님께

드림

FORNURSE's Vol 2

임상매뉴얼

첫째판 발행 | 2023년 2월 5일
2쇄 발행 | 2024년 1월 10일

저 자 | 간호사적응연구소
발 행 인 | 모형중
편 집 인 | 박지혜
디 자 인 | 이명호
발 행 처 | 포널스
등 록 | 제2017-000021호
본 사 | 서울시 강북구 노해로8길22, 3층
강 북 지 점 | 서울시 강북구 삼양로104, 1층
전 화 | 02-905-9671 Fax | 02-905-9670

포널스 FORNURSE
www.fornursebook.com

도서 반품과 파본 교환은 본사로 문의하시기 바랍니다.
검인은 저자와의 합의로 생략합니다.

I S B N 979-11-6627-357-5 93510
정 가 25,000원

FORNURSE's

임상매뉴얼

질환별 A to Z

Volume 2

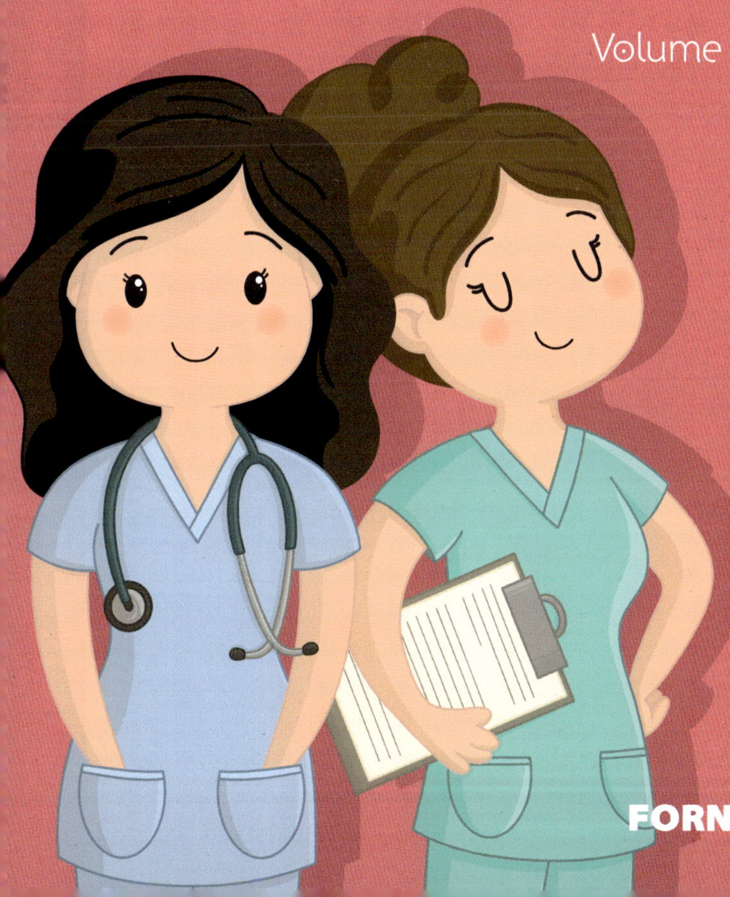

간호사적응연구소 지음

FORNURSE

머리말

포널스 임상매뉴얼은 두 권이 한 세트로 구성되어 있습니다. 1권에는 임상검사, 임상약물, 중환자실, 정신과, 수술실, 인체해부학, 간호과정과 진단에 대한 내용을 담아 실무 매뉴얼의 시초가 되었고, 그 알찬 내용을 증명하듯이 ㈜포널스에 많은 구독자를 만들어주었습니다.

이에 힘입어 새로이 출간되는 임상매뉴얼 2권은 질병중심의 A to Z로 환자 파악을 위한 간호과정(사정, 간호계획 및 중재, 간호평가와 결과)을 간략히 소개하며, 임상에서 주로 보게 되는 질환의 근거를 충실히 담아냈습니다. 또한, 임상에서 시행하는 다양한 검사와 치료과정을 설명하고 그 과정에 주의해야 하는 사항이 무엇인지 강조하였습니다.

따라서, 이 책은 간호사를 꿈꾸는 학생과 현재 임상에서 열심히 자기발전을 위해 노력하는 간호사들에게 유용한 실무지침서가 될 수 있을 것입니다.

TO. 학생 간호사

간호학과에 입학하여 1,2학년 동안 이론에 대해 열심히 공부하고, 3,4학년은 병원을 포함하여 다양한 실습지에서 임상실습을 경험하게 됩니다. 임상실습을 수행할 때 병원 환경에 적응하며 환자를 돌보는 것이 가장 중요하지만, 빼놓을 수 없는 것 중 하나가 case study입니다.

많은 학생들은 case study 과정에서 가장 첫 단계라고 할 수 있는 대상자 설정에서부터 고민에 빠지기 시작합니다. 어떤 환자를 대상으로 어떤 질문을 해야 하는지, 그 환자가 갖고 있는 질환은 어떻게 공부해야 하는지, 많고 많은 case의 환자에게 각각 어떤 care를 적용해야 하는지 막막합니다. 이러한 고민을 가진 모든 학생들에게 임상실습의 첫 길잡이로 [임상간호 메뉴얼 A to Z]를 권하고 싶습니다.

기본적으로 질환의 정의와 병태생리를 습득할 수 있도록 하고, 간호사정을 할 때 주의 깊게 봐야할 환자의 증상들, 그 증상에 따라 환자에게 제공할 수 있는 간호를 계획하고 중재와 평가하는 방법을 알려줌으로써 이 책은 여러분들에게 매우 효과적인 학습 길잡이가 될 것입니다. 이 학습을 디딤돌 삼아 면허 간호사가 된 후에 실제 임상에서 폭발적인 역량을 보여줄 것이라 믿어 의심치 않습니다.

TO. 면허 간호사

대부분의 종합, 대학, 상급종합병원은 진료과별 전문 병동이 있지만, 병원마다의 사정에 따라 다양한 진료과의 환자가 입원하기도 하며, 수술 후 발생한 각종 합병증 등으로 급성기 상태를 치료하기 위해 전동을 오기도 합니다. 이 때 전문병동의 진료과 특성과 다른 질환을 가진 환자가 입원을 하게 되면 익숙함에서 벗어난 care와 치료에 당황하기도 하는데, 해당 질환의 환자의 치료를 돕기 위해 또 다시 두꺼운 책을 펼쳐 공부하기는 쉽지가 않습니다. 이에 임상에서 쉽게 펼쳐 보면서 해당 질환에 주로 시행되는 검사와 치료의 진행과정을 빠르게 찾을 수 있도록 A~Z로 구분했으며, 이해하기 쉽게 그림과 함께 담아보았습니다.

Professional nurse가 되기 위하여! [포널스 임상메뉴얼 2권 A to Z]를 통해 어떤 환자가 입원하더라도 정확하게 환자를 파악하고 능숙하게 환자를 care하기 바랍니다.

간호사적응연구소

박지혜 소장

PART. 1 질병과 장애

A

Acne 여드름 ··· 12
Acute Pulmonary Edema 급성 폐 부종 ··· 15
Acute Respiratory Distress Syndrome 급성호흡곤란 증후군 ··· 19
Acquired Immunodeficiency Syndrome/Human Immunodeficiency Virus(AIDS/ HIV) 면역기능장애요구 / 후천성 면역 결핍증 ··· 22
Amputation 절단 ··· 26
Anaphylaxis 아나필락시스 ··· 28
Anemia, Iron Deficiency 빈혈, 철분결핍성 ··· 31
Anemia, Pernicious 빈혈, 악성빈혈 ··· 33
Anemia, Sickle Cell 빈혈, 낫적혈구 ··· 34
Aneurysm, Abdominal 동맥류, 대동맥 ··· 36
Aneurysm, Cerebral 동맥류, 뇌동맥 ··· 40
Arthritis, Osteo 관절염, 골관절염 ··· 41
Arthritis, Rheumatoid 관절염, 류마치스 ··· 43
Asthma 천식 ··· 45
Atelectasis 무기폐 ··· 47

B

Bell's Palsy 벨 안면 신경마비 ··· 49
Bone Cancer 골암 ··· 51
Breast Cancer 유방암 ··· 55
Breast, Fibrocystic Disease 유방, 섬유낭성 질환 ··· 60
Buerger's Disease 버거씨병 ··· 63
Burns 화상 ··· 66

C

Cardiac Arrhythmia 심장 부정맥 ··· 70
Carpal Tunnel Syndrome 손목굴증후군 ··· 75
Cataract 백내장 ··· 77
Cellulitis 연조직염 ··· 79
Cerebral Hematomas, Subdural and Epidural 뇌내혈종, 경막하와 경막외 ··· 80
Cervical Cancer 자궁경부암 ··· 82
Chronic Obstructive Pulmonary Disease (COPD) 만성폐쇄성폐질환 ··· 84

Cirrhosis 간경화 87
Colitis, Ulcerative 궤양대장염 90
Colorectal Cancer 직장결장암 92
Conjunctivitis 결막염 98
Corneal Disorders 각막질환 100
Coronary Artery Disease 관상동맥질환 102
Crohn's Disease 크론 병 105
Cusing's Syndrome 쿠싱증후군 107

D

Deep Vein Thrombosis (DVT) 심부정맥혈전증 109
Diabetes Insipidus 요붕증 112
Diabetes Mellitus (DM) 당뇨병 115
Diverticulitis 곁주머니염, 게실염 119

E

Embolism 색전증 121
Endocarditis, Bagterial 세균성 심내막염 123
Esophageal Varices 식도정맥류 126

F

Flail Chest 동요 가슴 128
Fractures 골절 130

G

Gastritis 위염 136
Gastroenteritis 위장염 138
Gastroesophageal Reflux Disease (GERD) 위식도 역류병 141
Genetic Disorders, Amyotrophic Lateral Sclerosis
유전질환, 근육축성 측삭경화증 144
Genetic Disorders, Cystic fibrosis 유전질환, 낭성섬유증 147
Genetic Disorders, Marfan's Syndrome 유전질환, 마르팡증후군 149
Genetic Disorders, Polycystic Kidney

유전질환, 뭇주머니 콩팥(다낭신장) 151
Genital Herpes 생식기 헤르페스 153
Genetal Warts 생식기 사마귀 155
Goiter 갑상샘종 157
Gonorrhea 임질 158
Gout 통풍 161
Graves'disease 그레이브스 병 163
Gynecomastia 여성유방증 165

H

Hemophilia 혈우병 167
Hemorrhoids 치질 170
Hodgkin's Lymphoma 호지킨 림프종 172
Hyperlimidemia 고지혈증 175
Hyperthyroidism 갑상샘 항진증 177
Hypopituitarism 뇌하수체 저하증 180
Hypothyroidism 갑상샘 기능 저하증 183

L

Lung Cancer 폐암 185
Lupus Erythematosus 홍반루푸스 188

M

Macular Degeneration 황반변성 190
Muscular Dystrophy 근육퇴행 위축 192
Myasthenia Gravis 중증근육무력증 196
Myocardial Infarction 심근경색증 198

O

Obesity 비만 201
Oropharyngeal Cancer 입인두 암 203
Osteomyelitis 골수염 206
Osteoporosis 뼈다공증 209
Ovarian Cancer 난소암 211

P

Parkinson's Disease 파키슨 병 215
Peptic Ulcers 소화궤양 218

Peripheral Vascular Disease (PVD) 말초혈관질환(병) 220
Pheochromocytoma 크롬친화세포종 222
Pickwickian Syndrome 피크위크 증후군 224
Pneumothorax 기흉 226
Polycythemia 적혈구증가증 229
Pressure Ulcers 압력궤양 231
Pulmonary Fibrosis 폐섬유증 234

R

Rashes 발진 237
Raynaud's Disease 레이노 병 240

S

Scabies 옴 242
Scleroderma 피부경화증 245
Scoliosis 척주측만증 247
Shingles 대상포진 249
Skin Cancer 피부암 251
Syphilis 매독 254

T

Thrombophlebitis 혈전정맥염 257
Trauma, Blunt Chest 흉부둔상외상 260
Trauma, Penetrating Chest 흉부를 관통하는 외상 263
Tuberculosis 결핵 266

U

Urticaria 두드러기 269

V

Varicose Vein 정맥류 271
Venous Stasis Ulcers 정맥울혈궤양 273

W

Warts 사마귀 276

X

Xanthomas 황색종 279

PART. 2 임상검사와 치료

Angiogram 혈관조영술 282
Bladder Scanning 방광스캔 287
Bronchoscopy 기관지경 290
Cardiac Surgery 심장수술 294
Computerized Tomography (CT) Scan 전산화단층 촬영술 300
Colonoscopy 대장내시경 검사 303
Dialysis 투석 306
Esophagogastroduodenoscopy (EGD) 식도위십이지장 내시경 검사 310
Endotracheal Intubation 기관내 삽관 314
Hemodynamic Monitoring 혈류역학적 모니터링 318
Hyperbaric Chamber 고압챔버 321
Laminectomy 척추후궁절제술 323
Mechanical Ventilation 기계적 환기 326
Magnetic Resonance Imaging 자기공명 영상 329
Ostomy Care 장루간호 332
Pneumonia, treatment of 폐렴의 치료 335
Pressure Ulcer, treatment of 압력궤양의 치료 339
Skin Graft 피부이식 343
Telemetry 원격측정 347
Total Hip Replacement 고관절 전치환술 349
Transurethral Resection of Prostate (TURP) 경요도적 전립선 절제술 355
Venous Stasis Ulcer Dressing Changes 정맥울혈 궤양 드레싱 효과 359

포널스 참고도서 362

FORNURSE 's
Clinical Nursing Manual

PART. 1

질병과 장애

A

여드름 Acne

– 여드름은 피지샘과 모낭의 질병이다.
– 여드름은 피지샘의 과다 분비와 모공의 폐쇄로 발생한다.
– 10대의 80%에서 일어나며 성인에게서도 일어날 수 있다.

사정

- 여드름(구진 뾰루지)
- 여드름 끝이 하얗거나, 검은색임
- 발진
- 흉터형성

간호계획 및 중재

- 개인위생
- 따뜻한 물과 부드러운(중성)비누로 세척
- 국소적 연고 : 레틴 A , 벤질 페록사이드, 국소항생제

간호평가 및 결과

- 적절한 개인위생의 중요성을 이해하고 수행한다.
- 적절한 국소약물을 사용한다.
- 피부상태 유지와 자아존중감을 유지한다.

간호 시 고려사항

▶ 기름, 그리스(수지), 코코아 버터에 노출되지 않도록 교육한다.

▶ 치료기간이 4–6주 소요됨에 대한 정보 제공한다.

▶ 음식이 여드름의 원인이 아님을 교육한다.

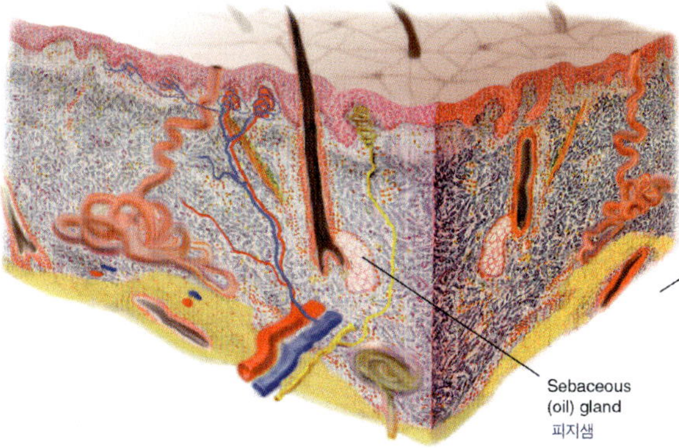

- 피지샘은 피부의 진피층에 위치한다.
- 피지샘의 과다활동이 여드름의 원인이다.

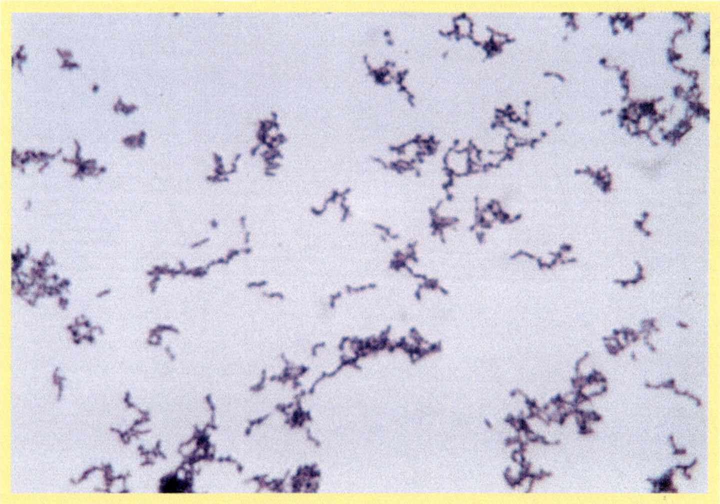

- 그람양성 박테륨 프로피오니 아크네(Propionibacterium acne)의 현미경 사진
- 피지샘에 살며 여드름의 원인균이다.

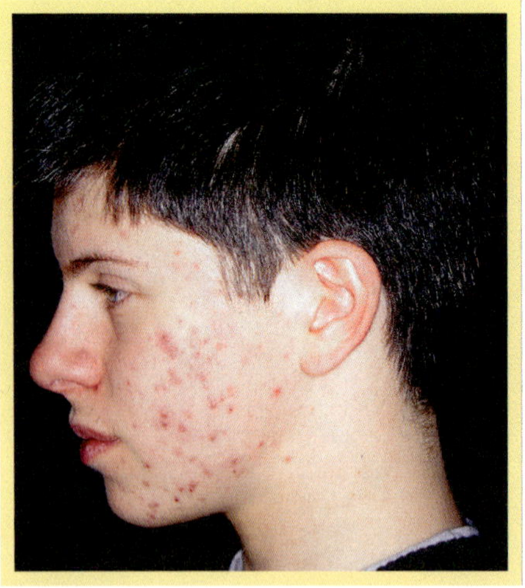

- 얼굴에 여드름이 있는 10대 소년
- 구진(papules)과 농포(염증이 있는 부위)가 보인다.
- 이런 경우 항생제 치료가 필요할 수 있다.

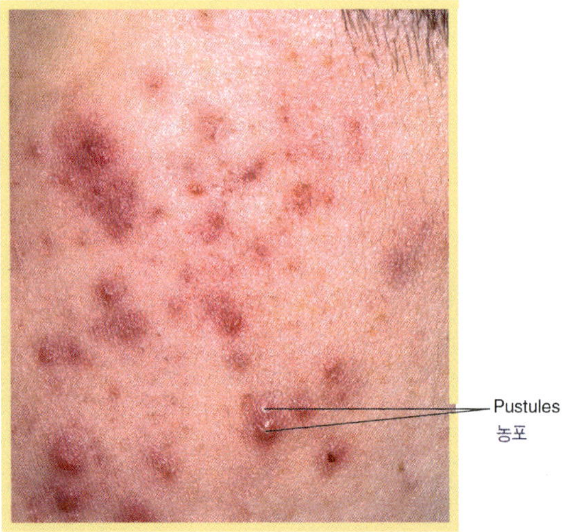

- 얼굴의 농포성 여드름
- 중간이 하얗게 변한 부위가 감염된 영역이다.
- 이런 경우 항생제 치료가 필요할 수 있다.

급성 폐 부종 Acute Pulmonary Edema

- 급성폐부종은 폐포의 폐 모세혈관으로부터 갑작스럽게 누출된 수액이 폐포안에 축적 되어 발생한다.
- 울혈성 심부전 대상자에게서 전형적으로 나타난다.

사정

- 짧은 호흡
- 청진시 나음(수포음)
- 저산소증
- 분홍빛 거품 많은 객담
- 목정맥의 확장

간호계획 및 중재

- 호흡음 청진
- 동맥혈검사
- 산소포화도 검사
- 산소공급
- 철저하게 섭취량/배설량 측정

간호평가 및 결과

- 짧은 호흡이 없다.
- 호흡음이 깨끗하다.
- 동맥혈가스 검사결과가 정상 범주이다.
- 산소 공급 없이 산소포화도를 유지한다.

간호 시 고려사항

▶ 급성 폐부종 치료를 위해 이뇨제, ACE 저해제, 몰핀 설페이트를 사용한다.

▶ 대상자교육 : 위험증상 발생 시 즉시 보고하도록 교육한다.
{체중 증가(1,350g이상 /주), 발목과 다리의 부종, 짧은 호흡}

▶ 대상자가 염분 제한식이를 철저하게 지키도록 한다.

A

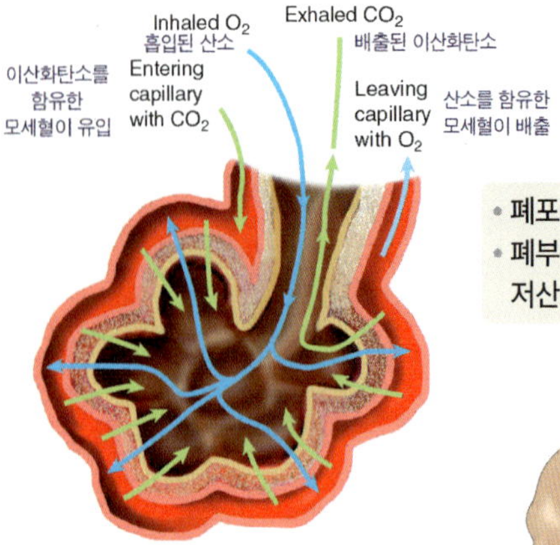

- 폐포에서 가스교환이 일어난다.
- 폐부종 시 가스교환이 방해를 받아 저산소증에 이른다.

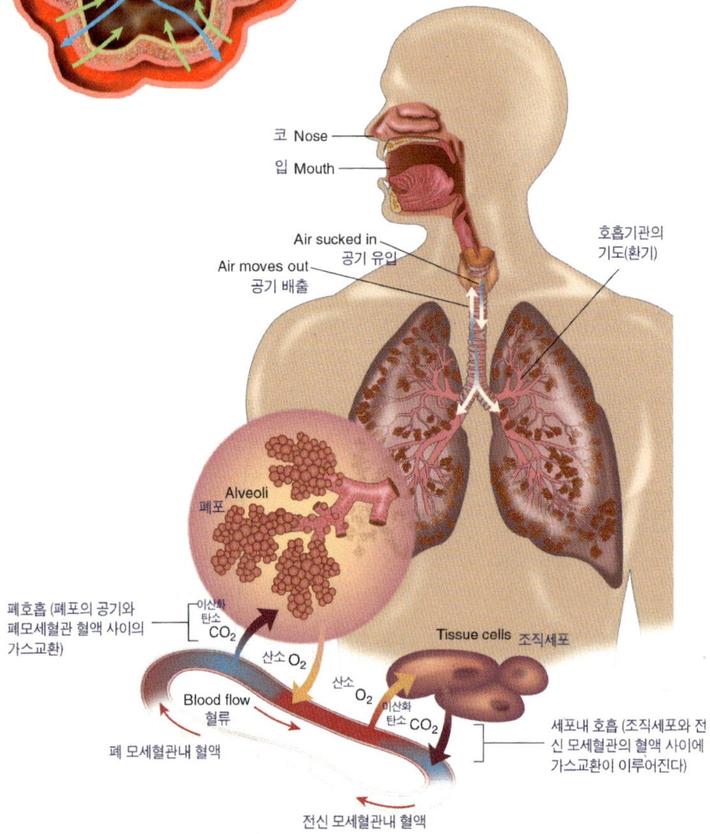

- 폐호흡시에 혈액과 폐포사이의 가스교환이 이루어진다.
- 세포내 호흡시에는 동맥혈과 조직 사이의 가스교환이 이루어진다.
- 페부종으로 동맥혈내 산소가 결핍되게 되면 조직내에서 이용할 수 있는 산소의 부족이 생긴다.

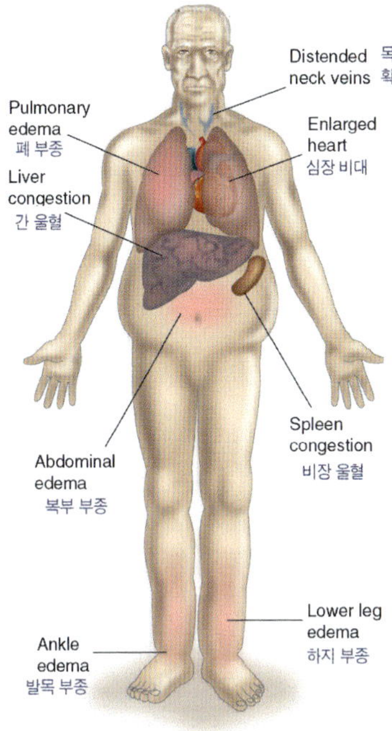

- 울혈성 심부전은 흔히 폐 부종을 일으키는 원인이다.
- 울혈성 심부전이 있는 대상자는 간의 울혈, 복수, 말초 부종, 목정맥 확장의 증상이 동반되기도 한다.

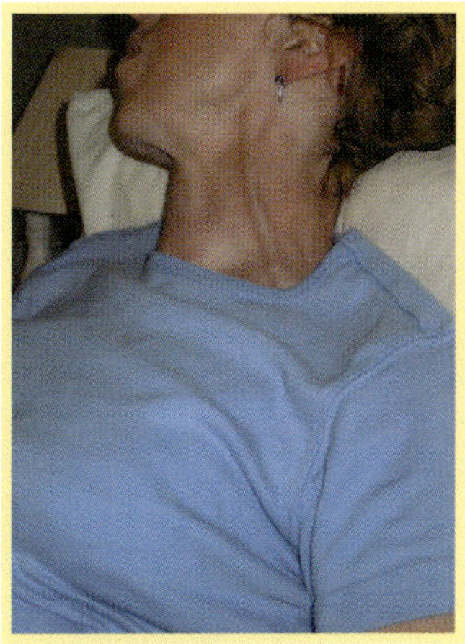

- 폐부종 대상자에게 수액이 과다 공급되기도 한다.
과잉 공급된 수액은 정맥의 용적을 증가시킨다. 간호사는 대상자 사정 시 그림에서 보는바와 같은목정맥 확장의 증상이 있는지 면밀히 관찰하여야한다. 폐부종과 목정맥 확장시에는 과잉 공급된수액을 제거하기 위해 이뇨제를 사용한다.

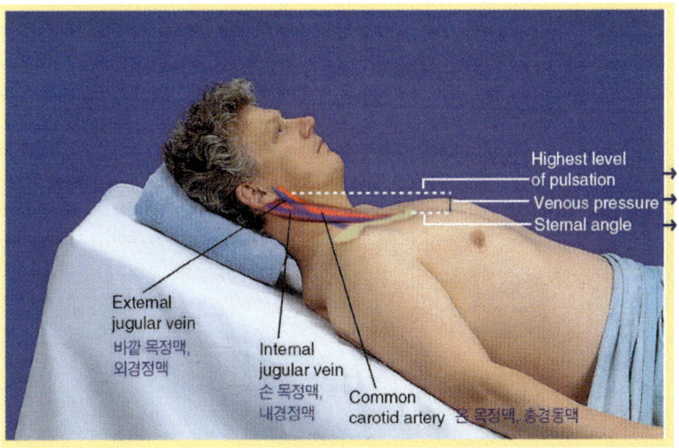

- 목정맥 확장을 사정하는 경우에는 침상 머리쪽을 30도 정도 올린다.

A

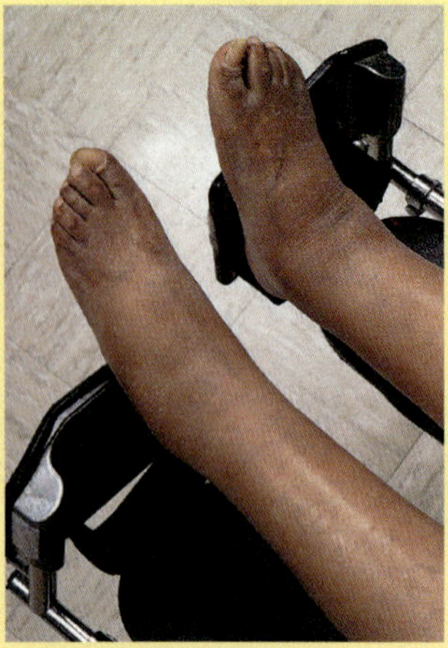

• 간호사는 폐부종 대상자에게 말초부종의 증상으로 흔히 나타나는 발과 발목의 부종이 있는지 사정해야 한다. 대상자 다리의 부종을 감소시키기 위해 다리를 올려야 한다. 부종의 원인인 과잉 공급된 수액을 제거하기 위해 이뇨제를 투여한다.

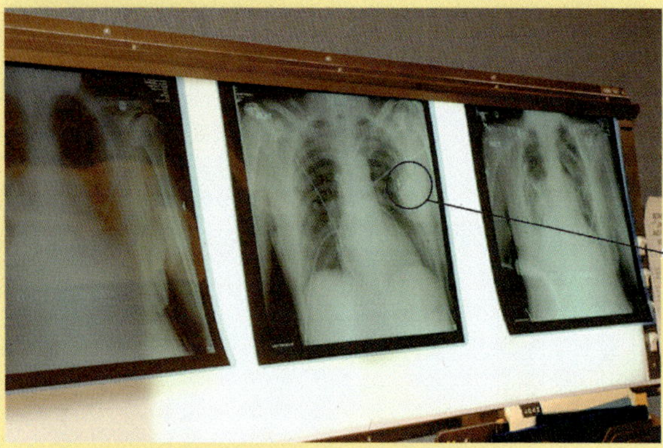

'Patchy' areas of edema

"반점":
폐부종 영역

• 폐 부종으로 진단된 대상자의 흉부 방사선 사진이다.
• 폐 위쪽의 하얀 부분, 반점이 나타난 부분을 주시한다.
• 이 부분이 폐 부종이 있는 부위이다.

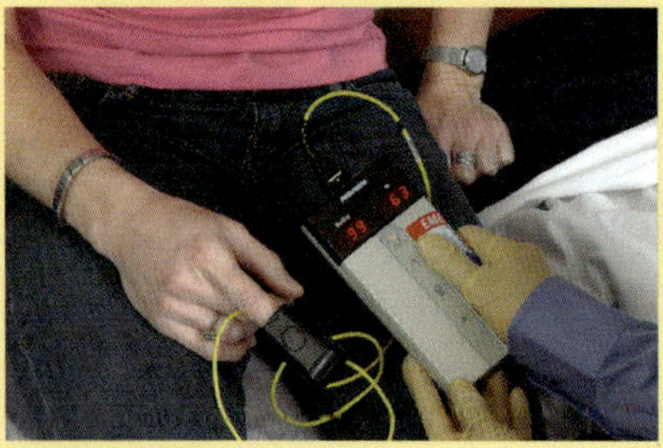

• 맥박 산소포화도 결과는 폐부종 대상자의 상태 파악을 위해 중요하다.

급성호흡곤란 증후군 Acute Respiratory Distress Syndrome

- 심인성이 아닌 폐부종으로, 폐포 손상으로 혈장과 염증세포에 대한 투과성 증가가 유발되며, 난치성 저산소혈증이 나타난다.
- 동의어로는 성인성 호흡곤란증후군(adult respiratory distress syndrome), 쇼크 폐(shock lung), 습윤폐(wet lung), 모세혈관누출 증후군(capillary leak syndrome, 성인성 유리질막병(adult hyaline membrane)을 포함한다.
- 사망률이 30-40%이다.

사정

- 호흡곤란
- 저산소증
- 청진시 나음
- 빠른 호흡

간호계획 및 중재

- 산소 공급
- 지속적으로 산소포화도 모니터링
- 침상 머리를 올려줌
- 호흡(폐)음 청진

간호평가 및 결과

- 산소 공급 없이 산소포화도가 유지된다.
- 호흡음이 깨끗하다.
- 호흡수가 정상 범주에 속한다.

간호 시 고려사항

▶ ADRS는 흡인, 패혈증, 흡입성 손상, 외상, 다량의 수혈, 췌장염 후 이차적으로 발생한다.

▶ 엎드린 자세는 페포내 체액의 이동을 원활하게 하는데 기여하여 가스교환을 증진시키기 위한 치료로 이용된다.

A

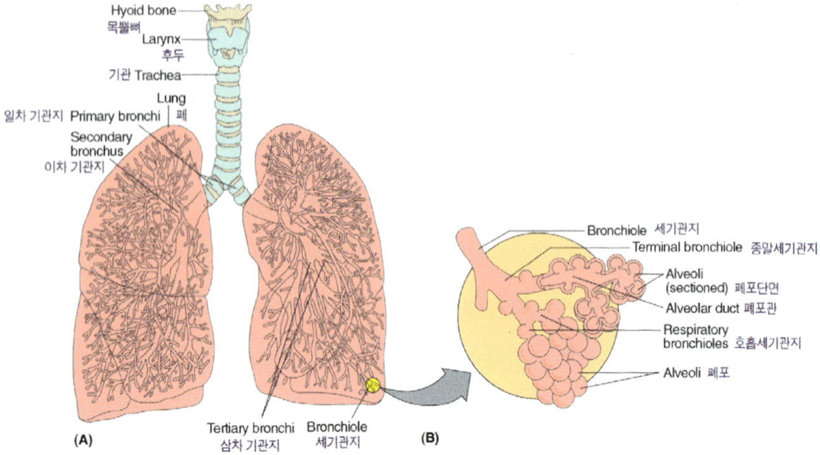

정상 폐의 해부

- 폐포는 가스교환이 일어나는 폐의 종말 단위이다.
- 급성호흡곤란증후군은 체액이 혈관으로부터 폐포안으로 새어나와 가스교환이 방해를 받고 저산소혈증에 빠진 것이다.

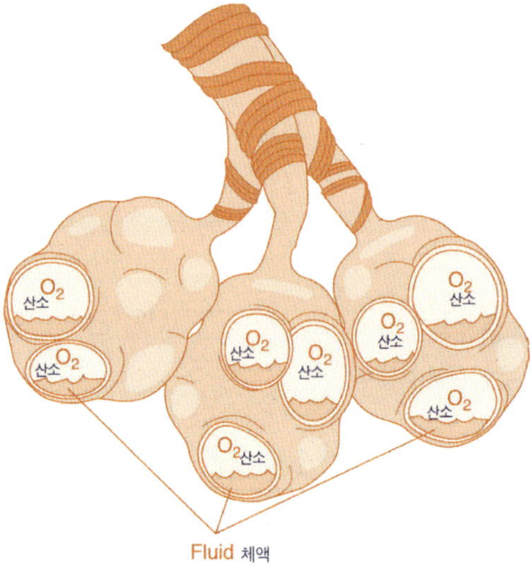

- 급성호흡곤란증후군은 체액이 폐포안으로 누출된 것으로 저산소혈증의 원인이 된다. 체액은 혈관으로부터 폐포로 누출된 것이다. 체액의 누출은 산소의 혈액안으로의 이동을 방해한다. 짧은 호흡, 저산소혈증, 청색증이 나타난다.

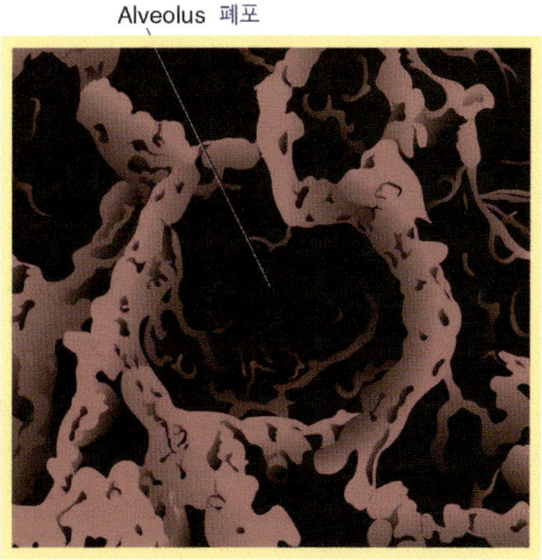

- 정상 폐포의 해부를 보여주는 폐포의 현미경 사진
- 급성호흡곤란증후군에서 폐포에 체액이 누출되어 가스교환이 결핍되면 저산소혈증에 이른다.

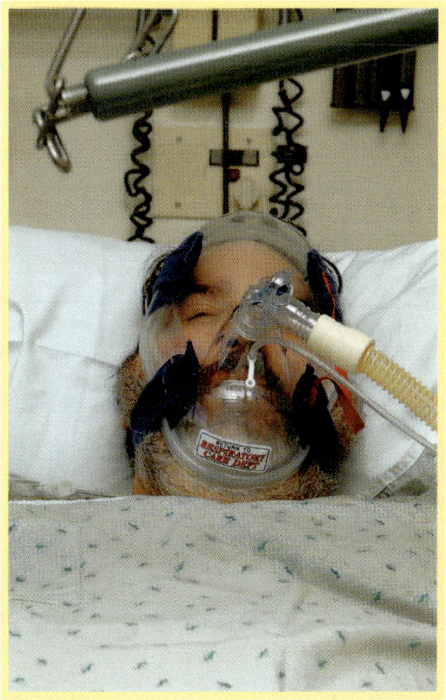

- 급성호흡곤란증후군 치료에는 BiPAP마스크 사용이 포함된다.
- BiPAP마스크는 기도에 양압을 가함으로써 폐포의 개방을 유지하고 가스교환의 증진을 돕는다. 마스크는 대상자에게 불편감 주고 콧등의 조직손상을 일으킬 수 있다.

A

면역기능장애요구 / 후천성 면역 결핍증
Acquired Immunodeficiency Syndrome /Human Immunodeficiency Virus (AIDS/ HIV)

- AIDS는 면역체계의 파괴를 일으키는 치명적인 질병이다.
- HIV(인간 면역결핍 바이러스)는 빠르게 복제되는 레트로 바이러스 감염으로 CD4Tcell을 파괴하고 감염된 사람을 다른 기회감염의 위험에 노출시킨다.
- HIV는 안전하지 못한 성관계, 혈액 및 분만전후를 통해 전파된다.

사정
- 백혈구 감소증
- 열
- 신경학적 변화
- 오심/구토/설사
- 체중감소

간호계획 및 중재
- 백혈구 감소 주의
- 감염의 증상과 증후
- 통증 완화
- 영양
- 신경계 사정

간호평가 및 결과
- 약물요법에 순응해야 함을 말로 표현한다.
- 충분한 영양섭취를 유지한다.
- 감염이 없다.
- 자아 존중감이 유지된다.

간호 시 고려사항

▶노인대상자는 면역체계의 기능이 떨어져 있으므로 HIV에 감염될 위험이 높다.

▶CD4 cell 숫자는 면역체계의 기능을 파악하는데 유용한 지표이다. CD4 cell이 500개 이하로 떨어지면 면역체계가 위험에 이르렀음을 암시한다.

▶CD4 cell이 200개 이하로 떨어지면 기회 감염이 일어난다.

▶톡소포자충증(toxoplasmosis), 캔디다시스, 계형 결핵균(Mycobacterium avium), 히스포플라즈증, 카포시스 육종, 폐포자충 폐렴 , 헤르페스 등이 포함된다.

▶대상자가 약물요법을 잘 지키도록 할 것과 약물의 부작용에 대해서 교육하여야 한다.

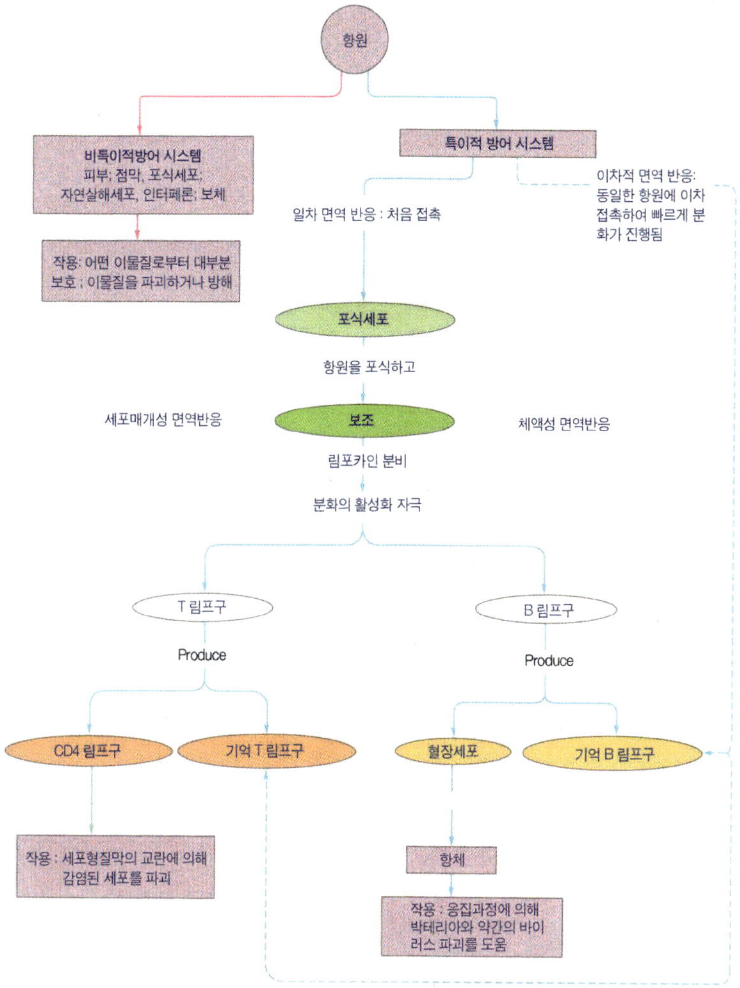

- 후천성면역결핍증에서는 T림프구가 표적이 되어 파괴되고 인체의 면역 시스템은 손상 되어간다. 특히 CD4림프구가 파괴된다.

A

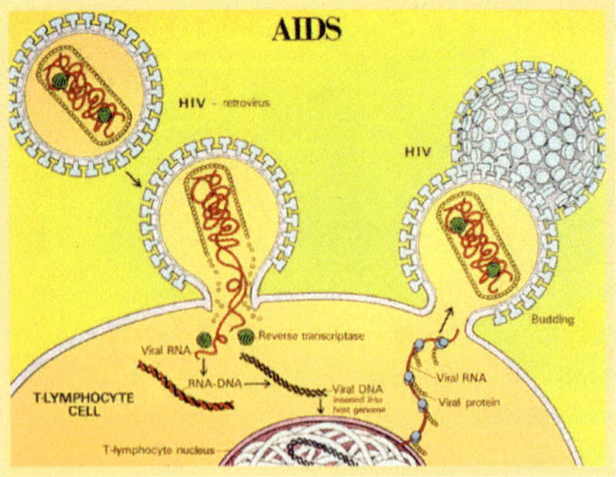

- 인간면역결핍바이러스(Human immunodeficiency virus)는 레트로 바이러스(retro virus) 이다.
- HIV는 T 림프구에 들어와서 정상 T 림프구의 RNA를 변화시킨다.
- 인체가 정상 T 림프구를 생성해내지 못하면 면역기능은 저하되게 된다.

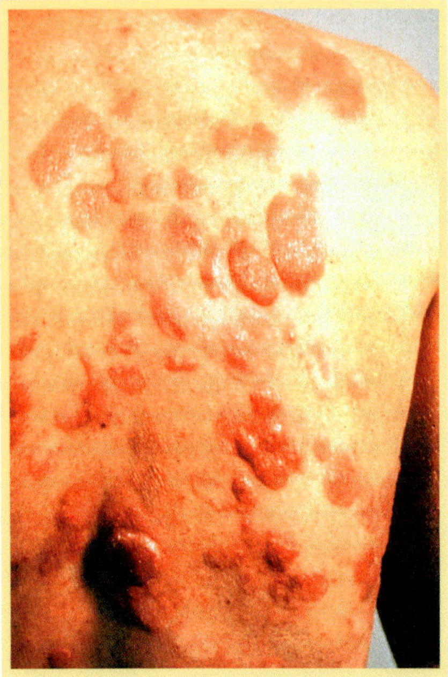

- AIDS대상자는 카포시육종(kaposis sarcoma)이 발생 할 위험성 놓여있다.
- 카포시육종(kaposis sarcoma)은 헬페스(herpes) 바이러스에 의해 흔하게 발생한다.
- 이러한 피부 병변은 통증이 매우 심하다.

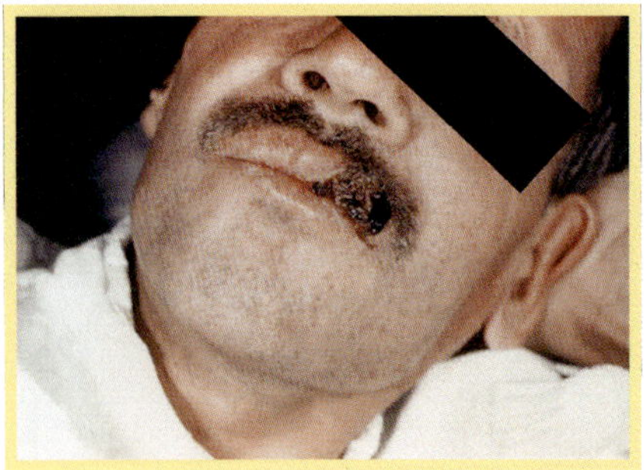

- AIDS대상자는 곰팡이균 감염에 취약하다. 위 그림은 손상된 면역 시스템으로 인해 발생한 히스토플라스마증 병변이다.

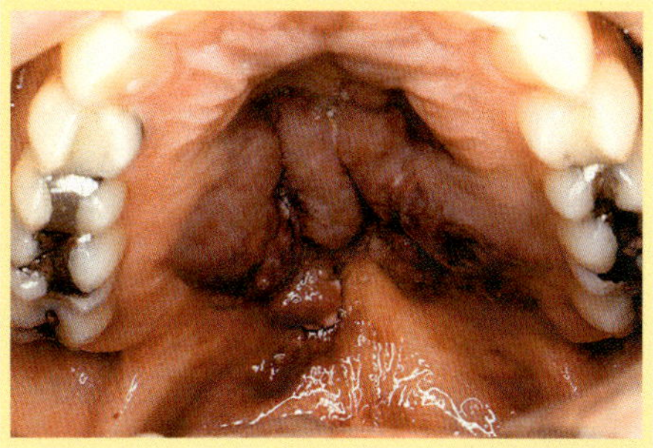

- 카포시육종(kaposis sarcoma)으로 입에 병변이 생길 수 있다.
- 이러한 병변은 매우 아프고 구강 간호를 자주 시행해야 한다.

- 구강칸디다증(oral candidiasis), 아구창도 AIDS 대상자에게 흔히 발생한다. 이러한 곰팜이 감염은 억제된 면역 시스템 때문이다. 입맛과 구강섭취의 변화가 올 수 있으므로 잦은 구강 간호가 필요하다.

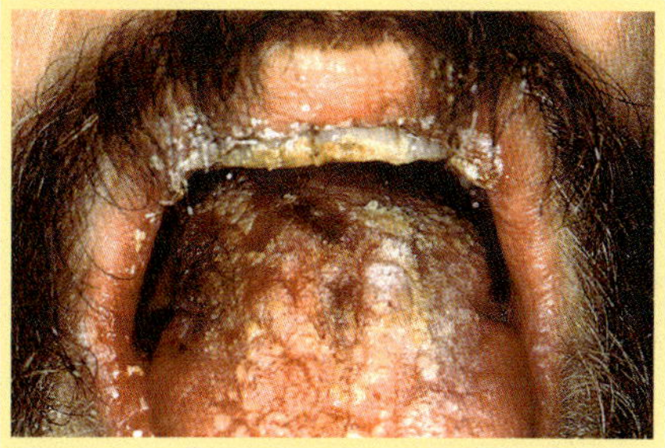

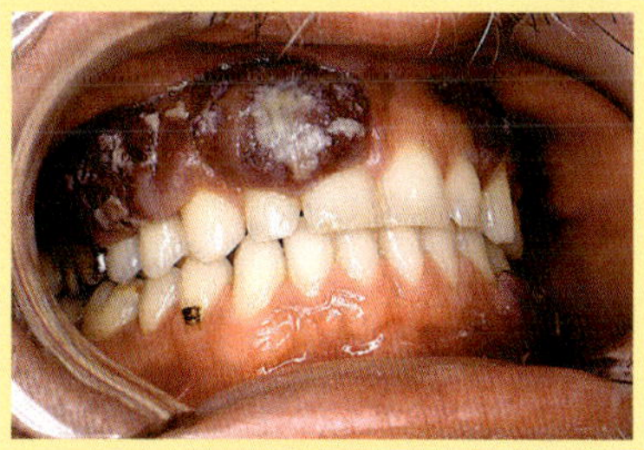

- 입안, 카포시육종(kaposis sarcoma)의 병변 위쪽에 구강칸디다증(oral candidiasis)이 발생한 모습. 통증이 매우 심하고, 미각의 변화와 영양섭취 부족을 일으킬 수 있으므로 구강 간호가 최우선적으로 필요하다.

- 다리에 생긴 카포시육종 (kaposis sarcoma) 병변. 이러한 병변은 감염의 증상이 있는지 사정하는 것이 필요하고 AIDS대상자는 면역기능이 저하되어 있으므로 상처부위를 깨끗하게 유지하도록 한다.

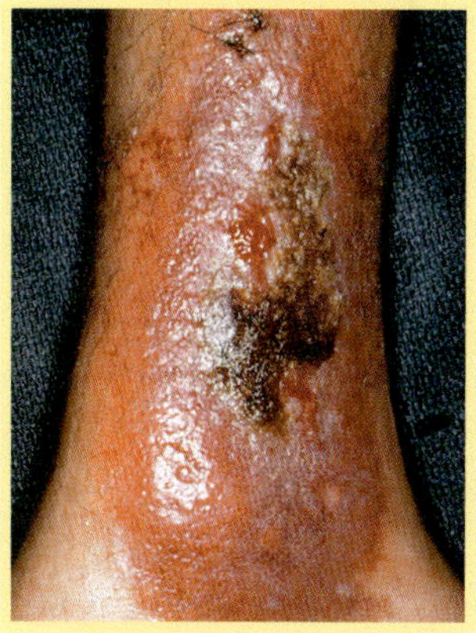

A

절단 Amputation

- 절단이란 팔, 다리의 제거 또는 팔 다리의 일부가 제거된 상태이다.
- 절단은 사고나 수술로 일어날 수 있다.

사정

- 맥박
- 색깔과 온도
- 감각
- 통증

간호계획 및 중재

- 통증 완화
- 감염의 증상을 감시
- 원위부위의 맥박 촉지
- 절단부위에 적절한 드레싱

간호평가 및 결과

- 통증이 완화됨을 말로 표현한다.
- 감염이 없다.
- 신체상이 유지된다.
- 의족의 적용과 간호를 확인한다.

간호 시 고려사항

▶ 간호사는 대상자가 절단부위의 환상통증을 경험할 수 있음을 인식하여야 한다.

▶ 대상자에게 의족을 고정시키기 전 절단부위에 피부 손상의 증상을 확인하도록 피부검진방법을 교육해야 한다.

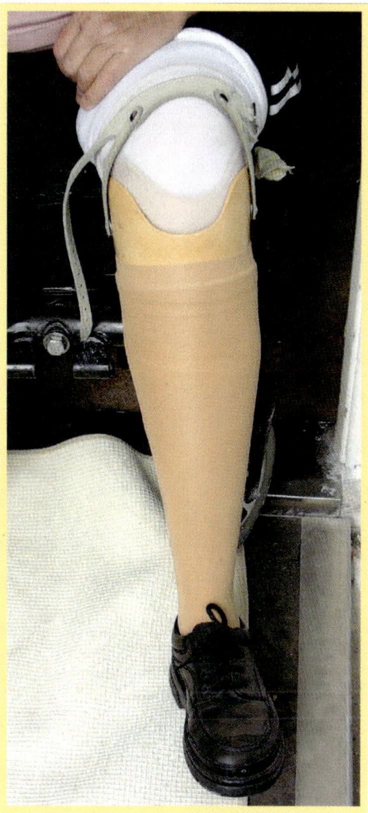

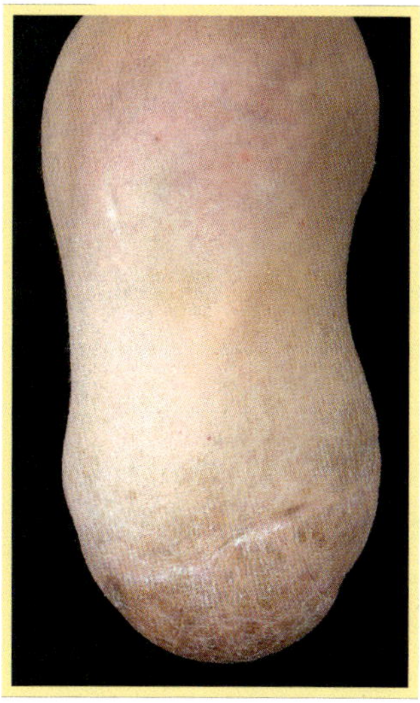

• 다리 아래쪽 절단후 절단 부위 말단 기저부분의 흉터가 잘 치유된 상태.

• 절단된 다리 말단 부위에 의족을 신긴 모습.
• 절단부위 말단의 피부손상이 올 수 있으므로 의족은 적절하게 잘 맞추어 고정해야 한다.

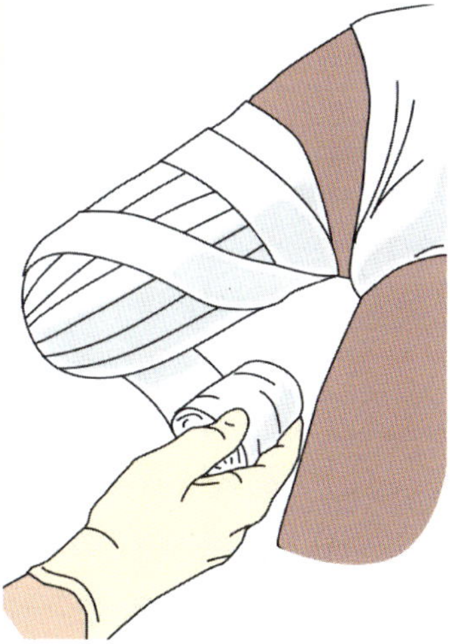

• 절단된 사지는 적절한 드레싱을 해야 한다. 절단 부위의 드레싱을 위해 붕대로 감을때 원형으로 돌려 감는 방법을 사용해야 한다.

아나필락시스 Anaphylaxis

- 아나필락시스는 중증의 생명을 위협하는 알레르기 반응으로 기관지 수축과 저혈압이 유발된다.
- 히스타민과 다른 물질이 방출되어 평활근 수축, 혈관 이완, 부종 기도폐쇄가 일어난다.
- 아나필락시스 유발물질에는 음식(예; 땅콩, 약물(페니실린), 곤충의 독(벌에 쏘임), 고무제품 등이 있다.

사정

- 저혈압
- 쌔근쌔근거림과 잡음
- 빈맥
- 전신 가려움증

간호계획 및 중재

- 청진
- 기도개방성
- 활력징후
- 산소보충

간호평가 및 결과

- 기도유지
- 적절한 산소화유지
- 적절한 혈압유지
- 음식, 약물등 알레르기원 확인

간호 시 고려사항

▶ 아나필라식스 반응에 대비하여 에피네프린 주사기(EpiPen kit)를 갖고 다니도록 교육한다.

▶ 응급상황시 알레르기가 있음을 알 수 있도록 팔찌를 부착하고 다니도록 교육한다.

▶ 알레르기 유발 물질을 피하도록 교육한다.

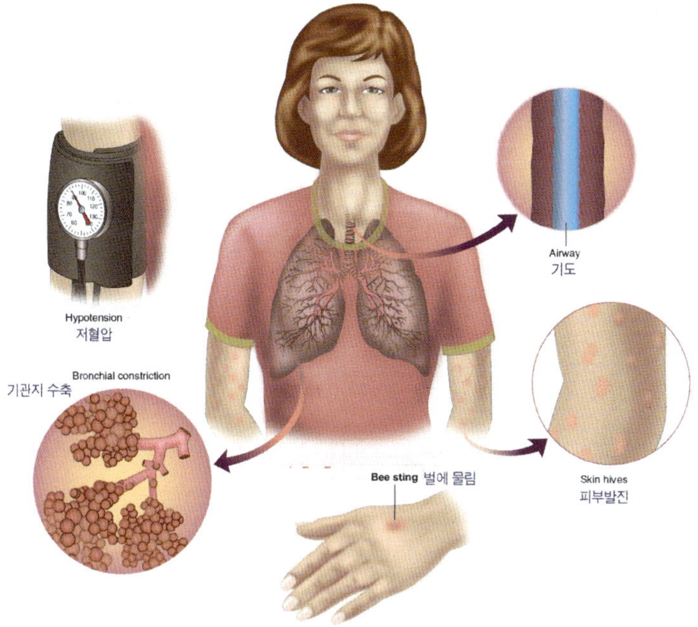

- 아나필락시스 반응은 약물, 벌에 쏘임, 음식 같은 것에 대한 알레르기 반응으로, 생명을 위협하는 응급상황이다. 대상자가 어떤 물질이나 항원에 접촉하면 인체에서 항원에 대한 반응으로 항체가 형성되고 알레르기 반응이 발생한다.
- 저혈압, 기관지 수축으로 사망에 이를 수 있다.
- 최우선적 간호는 기도를 확보하고 유지하는 것이다.

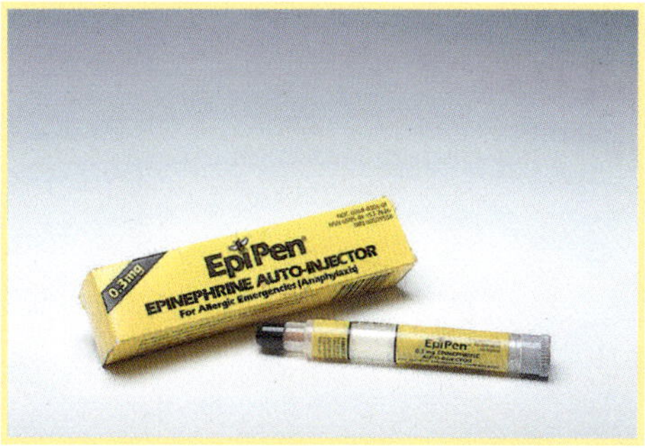

- 에피네프린을 주사하면 알레르기 반응의 효과가 전환되어 기관지 확장과 혈압 상승을 일어난다.

A

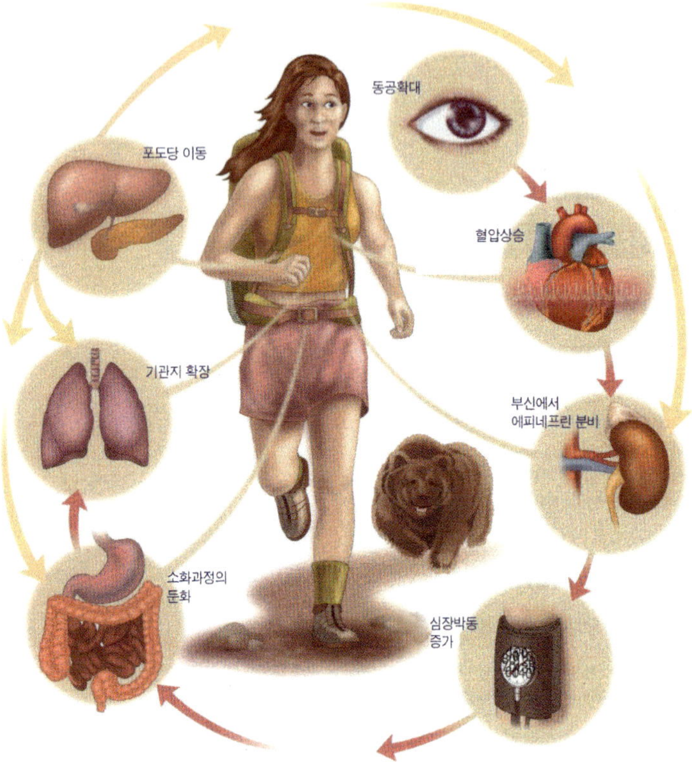

- 알레르기 대상자는 알레르기 대상자임을 의료진에게 알릴 수 있는 팔찌를 착용하고, 응급상황에서 주사 할 수 있도록 에피네프린 주사기를 가지고 다니도록 교육해야 한다.
- 에피네프린은 기관지를 확장시키고 혈압을 상승시킨다.

빈혈, 철분결핍성 Anemia, Iron Deficiency

- 빈혈은 적혈구수 혹은 헤모글로빈 수치가 감소한 상태이다. 빈혈은 여자에게 많이 발생하고 종종 위장관 출혈로 인해 발생하기도 한다. 철분 결핍성 빈혈은 식사 시 불충분한 철분 섭취의 결과이다.
- 이는 또한 적혈구 크기가 작고 색소가 적어 소적혈구성 빈혈, 혈색소 감소성 빈혈이라 불린다.

사정

- 피로
- 창백
- 짧은 호흡
- 심계항진

간호계획 및 중재

- 전혈구수 검사
- 혈액 및 혈액 제품보충
- 활동정도
- 영양공급

간호평가 및 결과

- 적혈구수가 정상 범위를 유지한다.
- 식사시 적절한 철분을 섭취한다.
- 충분한 일상생활을 유지한다.

간호 시 고려사항

▶ 여자와 임산부에게 발생률이 높다.

▶ 대상자에게 철분 함유량이 높은 식품을 많이 섭취 하도록 교육하여야 한다. (육류의 장기, 강낭콩, 소맥 및 시리얼, 녹황색 채소, 달걀노른자)

▶ 철분 보충제 투여 대상자는 검은 변, 타르변, 대변 잠혈검사시 가양성으로 나올 수 있음을 교육해야 한다.

▶ 비타민C는 철분의 흡수율을 높이고 유제품은 철분의 흡수를 감소시킨다.

▶ 철분제재를 정맥으로 주사하는 경우 부작용을 면밀하게 관찰하여야 한다.

A

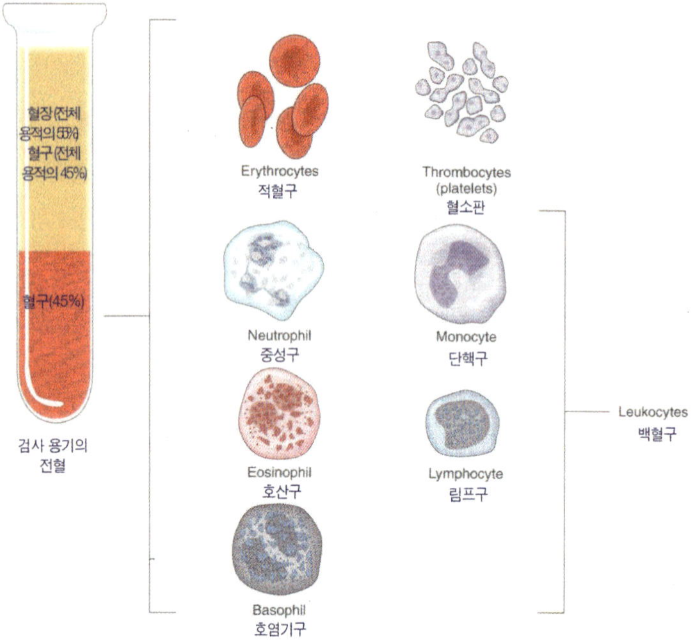

- 적혈구는 혈액을 구성하고 있는 세가지 서로 다른 세포의 하나로, 빈혈에서는 순환하는 적혈구양이 감소된다.

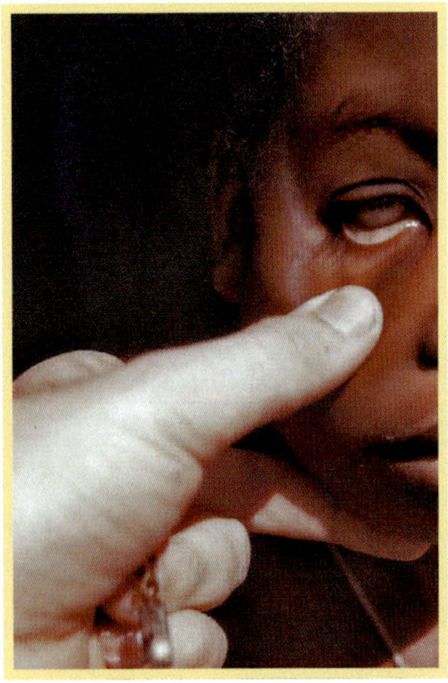

- 적혈구는 결막과 같은 조직의 색을 분홍빛 혹은 붉은색으로 나타나게 한다.
- 빈혈에서는 순환하는 적혈구의 수가 감소하므로 조직의 색이 창백 해진다.

빈혈, 악성빈혈 Anemia, Pernicious

– 빈혈은 적혈구수 혹은 헤모글로빈 수치가 감소한 상태이다. 악성빈혈은 위에서 분비되는 내인성 요소의 결핍으로 비타민 B_{12}의 흡수가 불충분해 발생한다. 결론적으로 거대적아구증이라 부르는 크고 미성숙한 적혈구가 나타나게 된다.

사정

- 피로
- 창백
- 짧은 호흡
- 심계항진

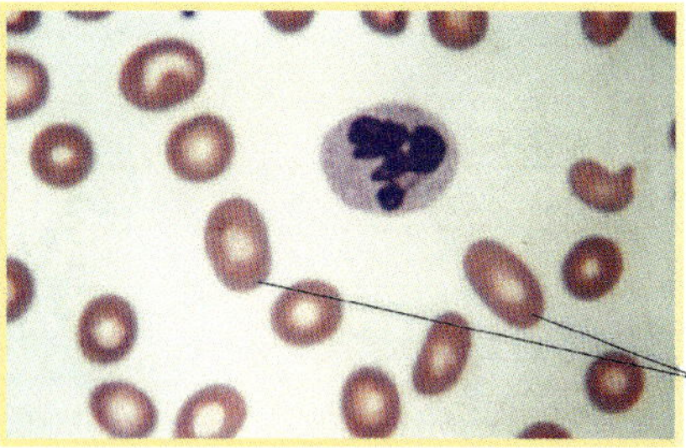

- 악성 빈혈 대상자의 적혈구 슬라이드
- 커다란 적혈구는 악성빈혈에서 특징적으로 볼 수 있는 형태이다.

간호계획 및 중재

- 전혈구수 검사
- 혈액 및 혈액 제품보충
- 활동정도
- 영양공급

간호평가 및 결과

- 적혈구수가 정상 범주이다.
- 비타민 B_{12} 보충
- 충분한 일상생활을 유지한다.

간호 시 고려사항

▶ 위장관 문합술을 받은 대상자의 경우 위에서 내인성 인자의 분비가 안되어 비타민 B_{12} 흡수 장애로 인한 악성빈혈이 발생할 위험이 높음을 고려해야한다.

▶ 장기간 비경구적인 비타민 B12 보충 치료가 필요할 수 있음을 교육한다.

▶ 비타민 B_{12} 함유량이 높은 동물성 단백질, 달걀흰자, 유제품등을 충분히 섭취하도 교육한다.

A

빈혈, 낫적혈구 Anemia, Sickle Cell

- 빈혈은 적혈구수 혹은 헤모글로빈 수치가 감소한 상태이다. 낫적혈구 빈혈은 유전적인 혈액 질환으로 헤모글로빈 모양이 비정상적이고 헤모글로빈 S가 나타난다.
- 저산소상태에서 비정상적인 헤모글로빈은 적혈구를 변형시키고 적혈구의 모양이 낫모양으로 변화되는 원인이 된다.
- 낫적혈구는 모세혈관을 통과할 수 없으므로 조직은 저산소증에 이르게 된다.

사정

- 피로
- 창백
- 짧은 호흡
- 통증
- 과거력

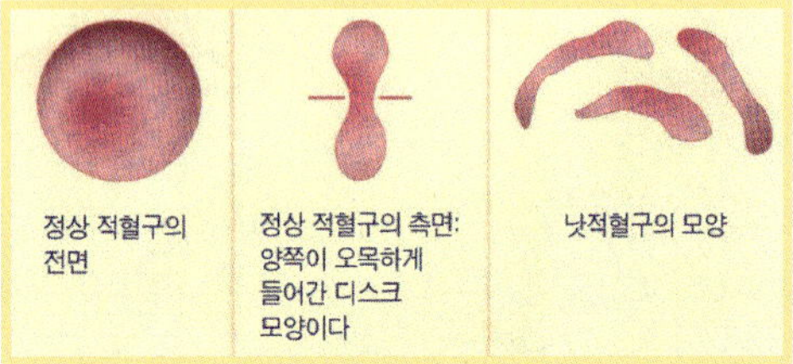

- 정상 적혈구는 디스크 모양이다.
- 낫 적혈구 빈혈 대상자의 적혈구는 낫 모양이다.

간호계획 및 중재

- 전혈구수 검사
- 혈액 및 혈액 제품보충
- 산소 보충
- 산소 요구량 감소
- 급성기동안 통증 관리

간호평가 및 결과

- 적혈구수가 정상 범주이다.
- 통증이 없다.
- 어려움없이 충분한 일상생활을 유지한다.

간호 시 고려사항

▶ 간호사는 낫적혈구 빈혈로 진단된 대상자의 유전 상담을 의뢰한다.

▶ 낫적혈구 빈혈 대상자에게 많은 낫모양 세포 위기 후, 마약성 진통제에 대한 내성이 생길 수 있고, 통증완화를 위해 마약성 진통제 필요량이 많아질 수 있음을 알려준다.

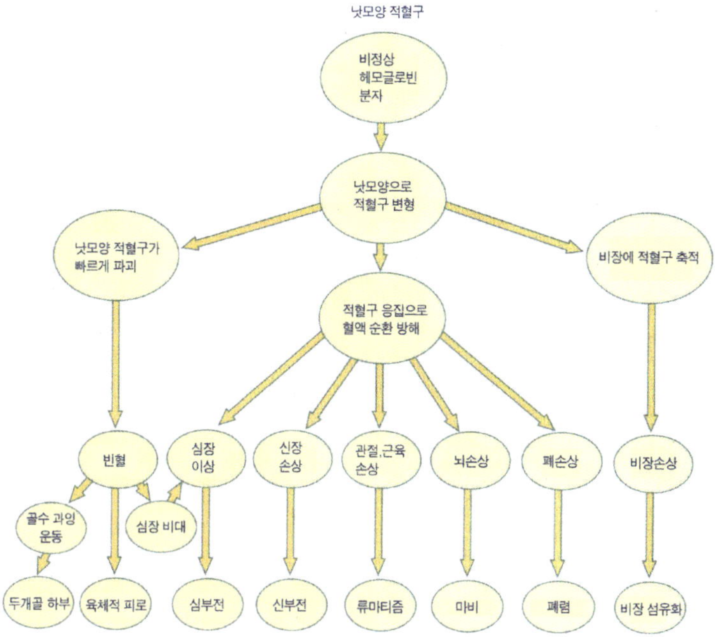

- 낫모양 적혈구 빈혈 대상자에게 일어날 수 있는 신체의 변화
- 조직은 충분한 산소를 공급받지 못해 허혈 상태에 이르고, 이로 인해 심부전, 신부전, 관절염, 마비 등에 이를 수 있다.

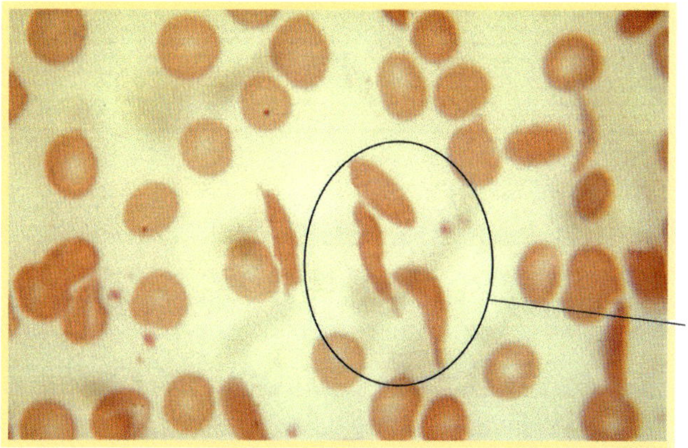

- 낫모양 적혈구 대상자의 혈액 도말 사진
- 적혈구가 둥근 모양이어야 하나 낫모양의 적혈구기 분명하게 관찰된다.

A

동맥류, 대동맥 Aneurysm, Abdominal

- 동맥류는 동맥이 국소적으로 확장되거나 약해진 것이다.
- 대동맥류는 대동맥 전체를 따라 어느 곳에서나 일어날 수 있으나 복부대동맥에서 가장 흔히 일어난다.
  원인은 고혈압과 동맥경화증이다.

사정

- 저혈압
- 복부통증
- 등(허리)의 통증
- 박동이 있는 복부의 덩어리

간호계획 및 중재

- 활력징후
- 소변량
- 말초맥박
- 하지의 운동기능/감각기능

간호평가 및 결과

- 활력징후가 안정적이다.
- 소변량이 절절하다.
- 말초 맥박이 촉지된다.
- 통증이 없다.

간호 시 고려사항

▶ 동맥류를 유발하는 위험 요인은 남성, 고혈압, 흡연, 만성폐쇄성폐질환, 결합조직 질환이다.

▶ 동맥류 원위부위의 운동과 감각기능을 모니터한다. 척수 허혈의 결과로 대상자의 5%에서 신경학적 증상이 나타난다.

▶ 대다수의 대상자들에게 예고된 임상증상 없이 나타난다.

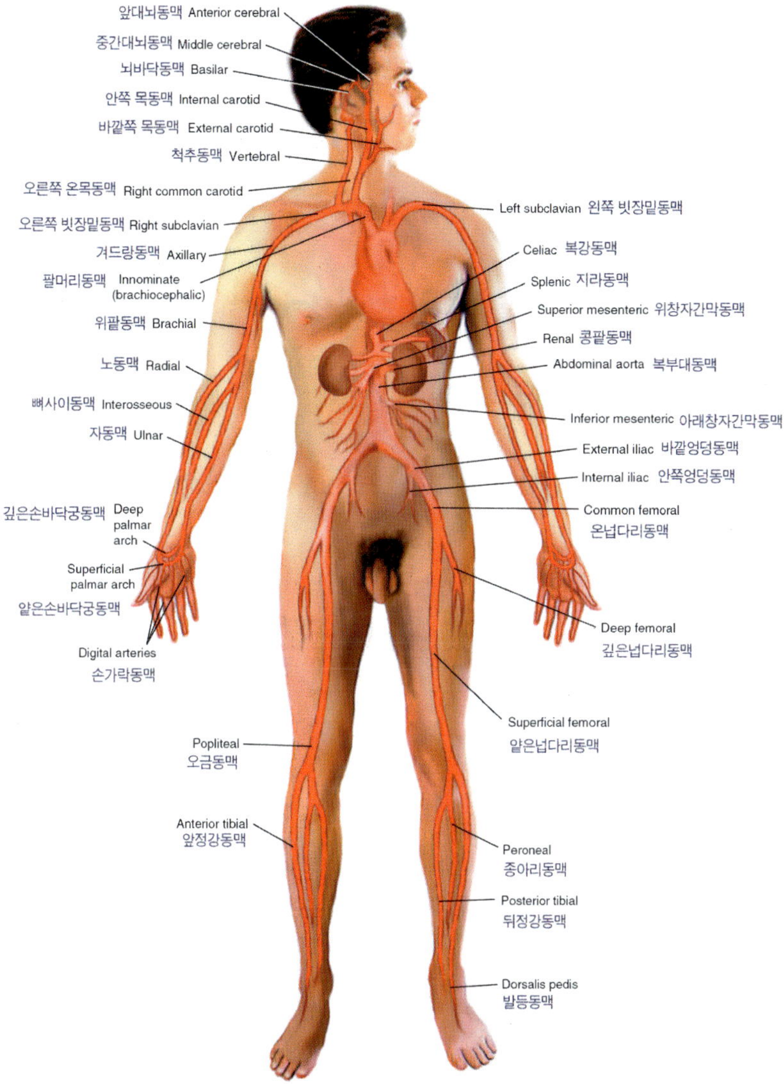

인체의 동맥

- 대동맥은 좌심실로부터 생긴 주된 동맥이다.
- 횡격막 위쪽의 대동맥은 가슴 대동맥이다. 복부동맥은 횡격막 아래에서 시작된다.
- 대동맥류는 대부분 복부 대동맥에서 발생한다.

A

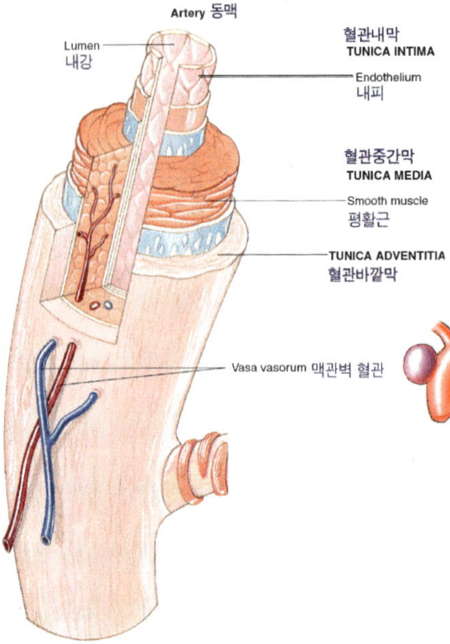

- 대동맥류는 동맥벽이 약해진 것이다.
- 동맥벽 약화는 일반적으로 동맥의 중간층 또는 혈관 중간막에서 일어나고, 유전적인 요인, 고혈압, 고지혈 증이 원인이다.

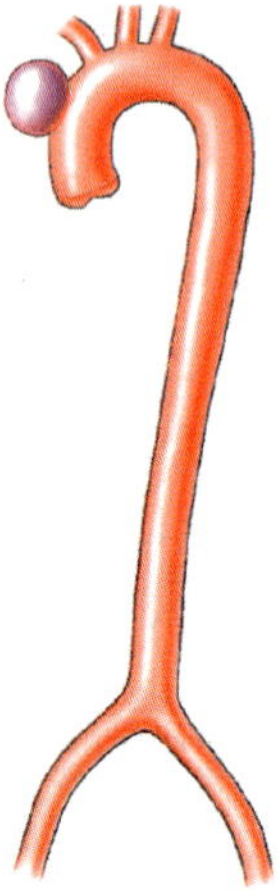

- 주머니 모양 동맥류(Saccular aneurysm)는 대동맥 분절의 바깥쪽에 주머니를 형성한 모양이다.

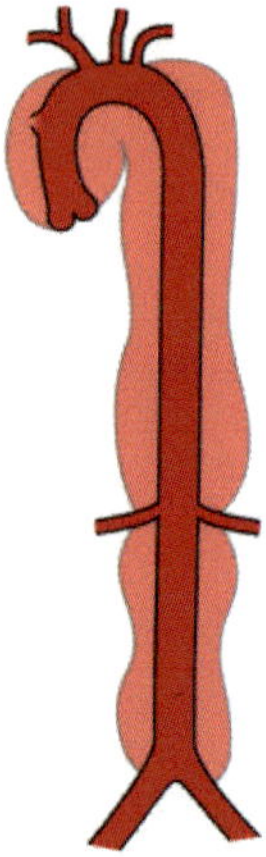

- 방추형 동맥류 (Fusiform aneurysm)는 동맥류의 모양이 방추형으로 대동맥의 전층에 걸쳐 발생한다.

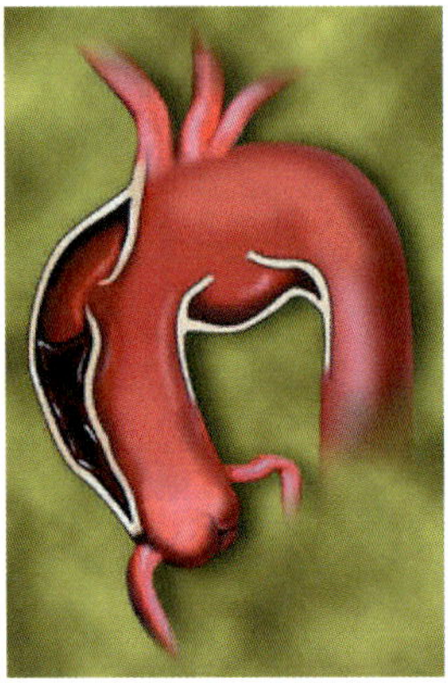

- 박리성 동맥류(Dissecting aneurysm)는 동맥의 찢어짐과 동맥내로의 출혈을 말하며, 혈종 형성의 원인이 된다.
- 대동맥 전층의 파열 되었다면 극심한 출혈로 인해 예후가 불량하다.
- 대상자는 극심한 요통, 빈맥 그리고 저혈압이 나타난다.

동맥류, 뇌동맥 Aneurysm, Cerebral

- 동맥류는 동맥이 국소적으로 확장되거나 약해진 것이다.
- 뇌동맥류는 뇌동맥 순환을 따라 어느 곳에서나 일어날 수 있으나 동맥의 분기점에서 가장 흔하게 발생한다. 뇌동맥류는 선천적이거나 혹은 후천적으로 발생한다.

사정

- 극심한 두통
- 오심과 구토
- 발작
- 의식 소실

간호계획 및 중재

- 활력징후
- 신경학적 상태
- 발작
- 통증 관리

간호평가 및 결과

- 활력징후가 안정적이다.
- 신경학적 상태가 유지된다.
- 통증이 없다.
- 발작이 발생하지 않는다.

간호 시 고려사항

▶ 신경학적 증상이 있는 대상자에 생리식염수 정맥주입 요법을 흔하게 실시한다.

▶ 칼슘채널차단제는 뇌혈관의 혈관연축을 예방하기 위해 투여한다.

▶ 뇌동맥류는 40대 이하의 남자에게 가장 흔하고 여자는 40대 이상에서 많이 발생한다.

A

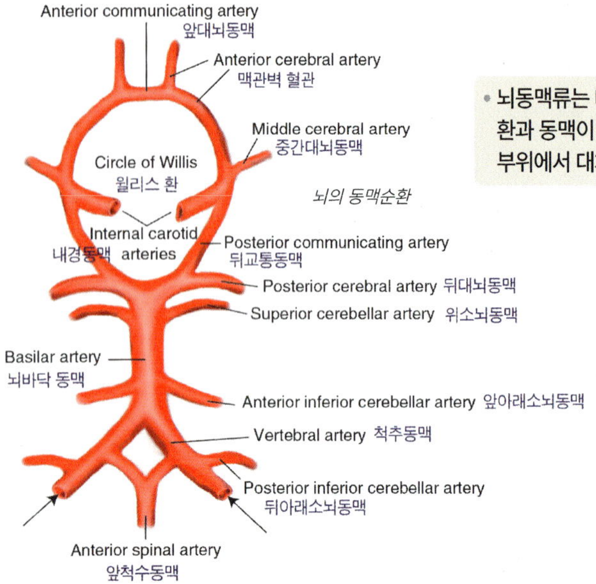

- 뇌동맥류는 대부분 윌리스 환과 동맥이 갈라지는 부위에서 대체로 발생한다.

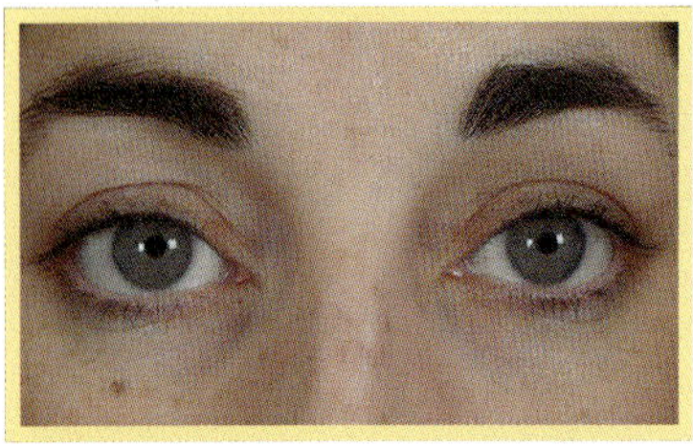

- 뇌동맥류 대상자의 동공 크기를 사정하는 것은 중요하다. 동공 크기나 반응의 변화는 두개강내 압력상승의 중요한 증후이다.
- 사진은 수축되거나 혹은 압축된 동공의 예이다.

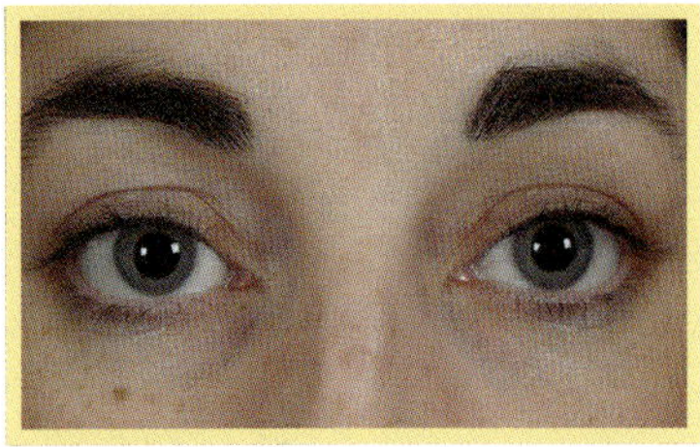

- 동공이 확장되거나 커져있다.
- 동공의 크기나 반응의 변화는 두개내압 상승을 알 수 있는 지표이다.

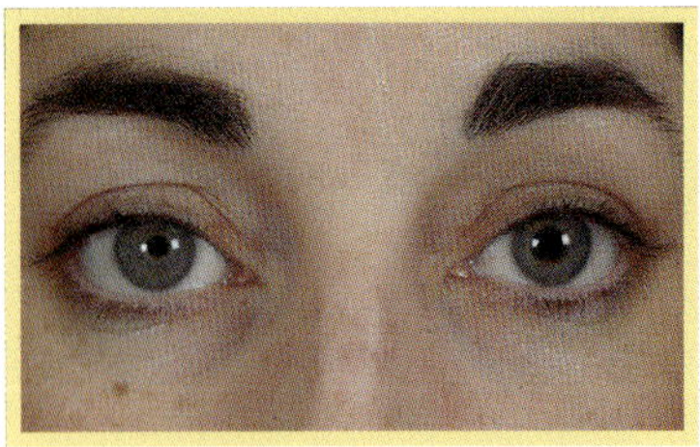

- 동공의 크기가 서로 다르다.
- 이는 두개내압 상승을 나타낸다.

관절염, 골관절염 Arthritis, Osteo

- 골관절염은 비염증성의 퇴행성 관절 질환으로, 관절 연골의 퇴행, 뼈 가장자리의 비후, 활액막의 변화를 특징으로 한다. 골관절염은 나이, 체중, 관절 손상의 증가와 함께 발생율이 증가한다. 일차적 골관절염의 원인은 잘 모르지만 이차적 골관절염인 경우 관절 외상이나 기계적인 스트레스에 기인한다.(비만, 운동)

사정

- 관절의 통증
- 강직 특히 아침에 심함
- 운동 시 마찰음
- 관절의 부종
- 움직임의 제한

간호계획 및 중재

- 운동범위(ROM) 측정
- 통증완화
- 항염증 약물
- 열 요법

간호평가 및 결과

- 일상적인 활동이 가능하다.
- 관절의 정상적인 운동범위 만큼 움직일 수 있다.
- 통증이 없다.
- 약물을 이해하며, 규칙적으로 약물을 복용한다.

간호 시 고려사항

▶ 관절의 통증이나 경직으로 걸음걸이가 불안정해질 수 있으므로 안전에 대한 주의를 지키도록 한다.

▶ 골관절염 약물 농도가 최고에 이르렀을때 활동하도록 활동계획을 수립한다.

▶ 물리치료사와 협력하여 구부리는 동작을 최소화하도록 잡는 장치와 같은 보조적인 도구의 사용을 격려한다.

A

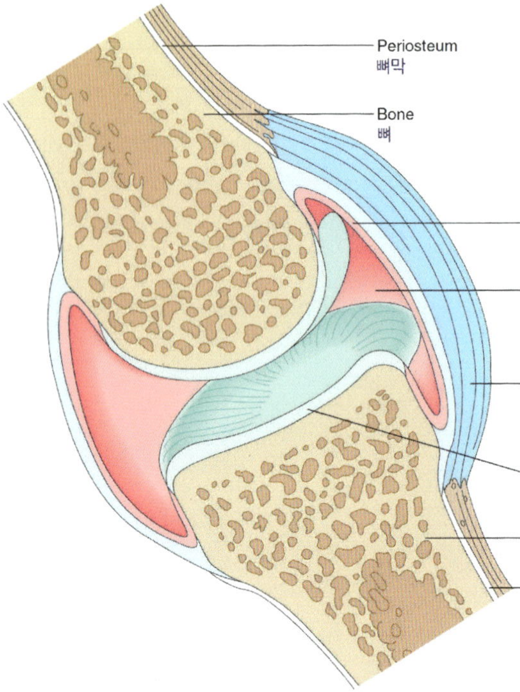

- 골관절염시 관절의 관절연골의 퇴화와 뼈의 표면 마찰로 마모가 있다. 이로인해 강직과 관절의 움직임에 제한이 생기게 된다.

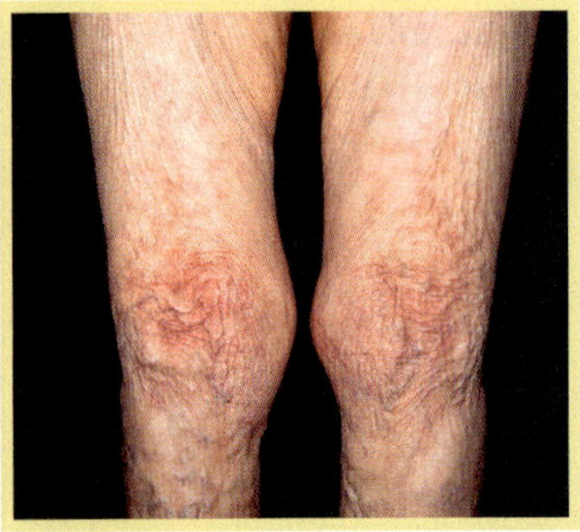

- 골관절염으로 인한 무릎관절의 변형
- 무릎 안쪽으로 변형이 보인다.
- 통증이 심하고 운동범위와 움직임에 제한이 있다.

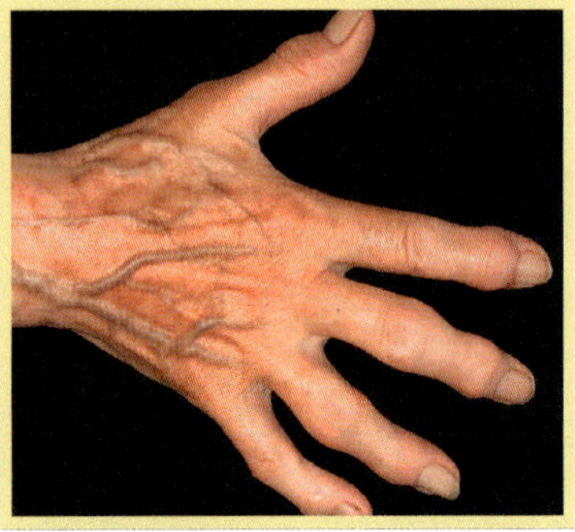

- 손가락 마지막 관절에 허벌든마디 (Heberden's node)가 보인다.
- 관절은 경직과 통증이 있다

관절염, 류마치스 Arthritis, Rheumatoid

- 류마치스 관절염은 관절의 만성염증을 원인으로 하는 자가면역 질환이다. 신장과 폐를 포함한 관절과 기관의 주변에서 일어난다. 대상자는 증상의 악화와 완화를 경험한다.
- 주로 팔꿈치, 무릎, 손가락, 발목, 발의 관절에서 발생한다.

사정

- 관절의 통증
- 강직(주로 아침에)
- 관절의 부종
- 손과 발의 변형

간호계획 및 중재

- 운동범위(ROM) 측정
- 통증완화
- 약물요법
- 열 요법

간호평가 및 결과

- 일상적인 활동이 가능하다.
- 관절의 정상적인 운동범위 만큼 움직일 수 있다.
- 통증이 없다.
- 약물에 대해 이해한다.
- 신체상을 유지한다.

간호 시 고려사항

▶ 간호사는 심낭염, 폐 섬유화, 폐결절, 늑막염 등 류마치스성 관절염 대상자에게 나타날 수 있는 전신적 이상 증상이 있는지 주의 깊게 관찰하여야 한다.

▶ 체력 관리와 휴식의 중요성에 대하여 교육하여야 한다.

▶ 살리실산염, 비스테로이드성 항염제(NSAIDS), 세포독성약물(Cytotoxic drug), 질병 완화제, Gold 요법과 치료에 대한 동의 등 약물치료와 관련된 사항을 대상자에게 교육한다.

A

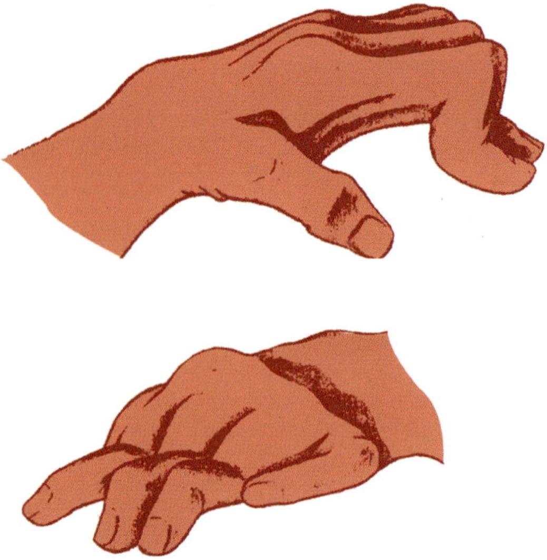

- 류마치스 관절염은 관절의 만성염증으로 인해 발생하고, 관절 모양이 손상되게 된다.
- 관절의 통증이 매우 심해 일상생활을 영위하기가 어렵게 된다.

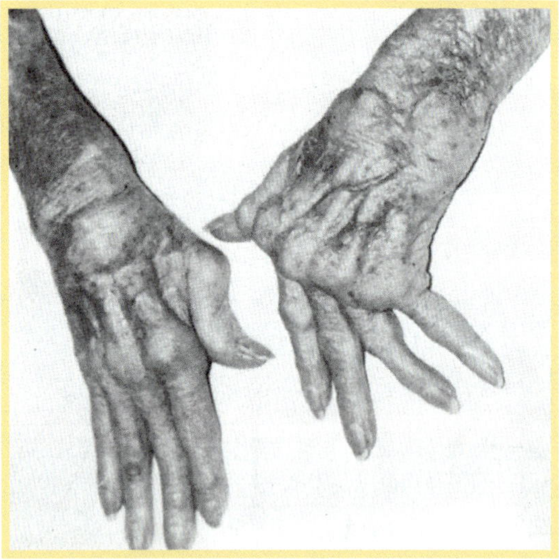

- 류마치스 관절염은 관절의 모양을 변형되게 만든다.
- 관절 변형이 있는 대상자에게 신체상의 변화는 당면한 중요한 과제이다.

천식 Asthma

– 천식은 만성적인 기도의 염증으로, 점액의 분비증가와 기도 내면의 염증이 발생한다. 천식의 원인은 알려져 있지 않으나 종종 알러젠과 같은 어떤 요인에 의해 유발된다. 유발요인으로는 상부호흡기 감염, 역류성 위장관 질환, 운동, 꽃가루, 흡연, 오염, 정서적 상태, 생리 등이 있다.

사정

- 짧은 호흡
- 가슴이 답답함
- 쌕쌕 소리나는 호흡(Wheezing)
- 기침

간호계획 및 중재

- 기관지확장제
- 산소 공급
- 호흡음 사정
- 활력징후

간호평가 및 결과

- 호흡음이 깨끗하다.
- 호흡이 짧지 않다.
- 증상을 악화시키는 요인을 확인한다.
- 약물요법을 이해한다.

간호 시 고려사항

▶ 대상자에게 인플루엔자 예방접종과 폐렴 예방접종을 매년 받도록 교육한다.

▶ 대상자는 알레르기를 치료를 고려하고 알레르기 테스트 시행한다.

▶ 적당한 흡입제 사용에 대해 교육한다.

A

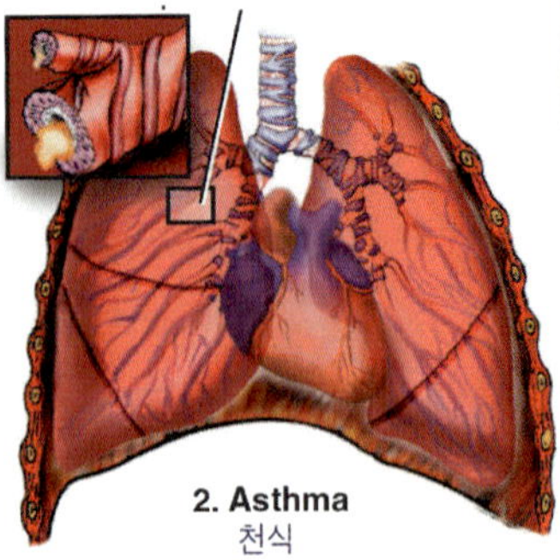

2. Asthma
천식

- 천식은 기도가 좁아지고, 저산소증에 빠지며 점액 생성이 증가한 상태이다.
- 대상자는 짧은 호흡, 호흡시 쌕쌕거리는 소리가 들린다.

- 흉곽의 모양: 1:2 에서 5:7 (만성질환으로 인한 술통형 가슴이 아닌 한)
- 기관의 위치: 중앙
- 타진 : 과도한 공명음
- 우발음 : 쌕쌕거림

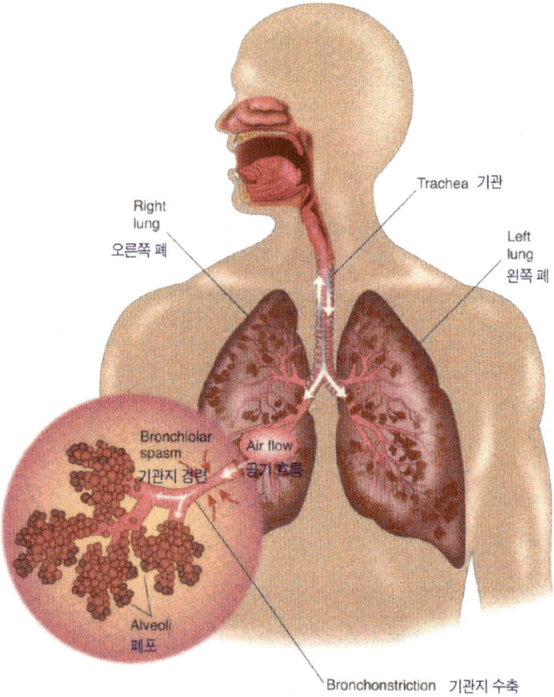

- 천식대상자에게 발생하는 기관지수축으로 폐포로 산소 유입이 차단되고 이로 인해 극심한 저산소증이 일어나게 된다.
- 가장 중요한 치료는 기도의개방성이 유지되도록 기관지확장제를 사용하는 것이다.

무기폐 Atelectasis

– 무기폐는 폐포의 허탈상태로 폐의 일부 혹은 폐 전체에서 일어날 수 있다. 분비물, 종양, 혹은 수술합 병증으로 일어난다.

사정

- 짧은 호흡통증
- 허탈된 부위의 호흡음 감소
- 산소수치 감소
- 흉통

간호계획 및 중재

- 호흡음 사정
- 기침과 심호흡
- 산소 공급
- 산소포화도

간호평가 및 결과

- 산소수치가 정상범주에 속한다.
- 호흡이 짧지 않다.
- 호흡음이 정상이다.
- 기침과 심호흡을 한다.

간호 시 고려사항

▶ 무기폐는 일반적으로 수술 후 합병증으로 발생하므로 대상자에게 심호흡과 기침을 강력하게 시키고 수술 후 폐활량 측정기(incentive spirometer)를 사용하도록 한다.

▶ 수술 후 무기폐를 예방하기 위해 가능한 빨리 운동을 시작하도록 격려한다.

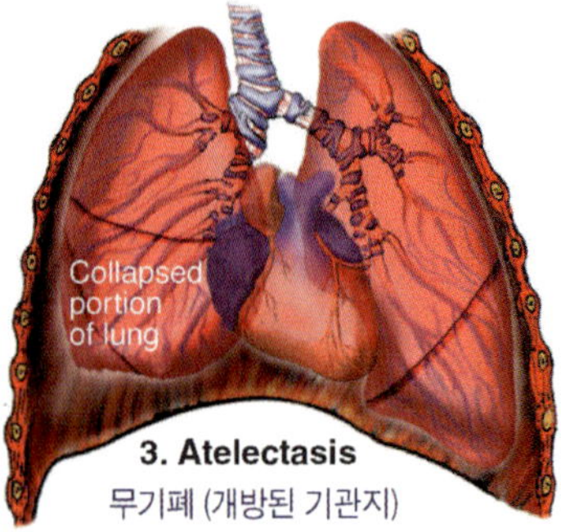

3. Atelectasis

무기폐 (개방된 기관지)

- 흉곽의 모양: 1:2 에서 5:7
- 기관의 위치: 침범된 쪽으로 이동
- 타진: 둔탁음
- 우발음: 악설음, 색쌕거림

- 무기폐는 기관지가 전혀 손상되지 않았다 할지라도 폐포의 일부가 허탈된 것이다.
- 이는 일반적으로 수술 후 발생하는 상황이다.
- 허탈된 폐포쪽의 호흡음이 감소한다.
- 기침과 심호흡 운동은 무기폐를 예방하는데 도움이 된다.

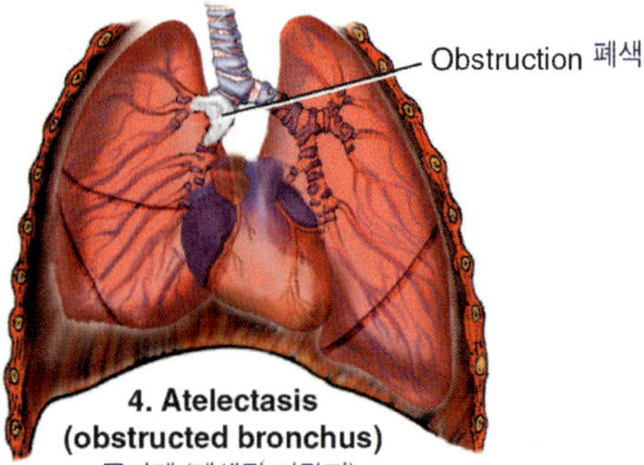

4. Atelectasis (obstructed bronchus)

무기폐 (폐쇄된 기관지)

- 흉곽의 모양: 1:2 에서 5:7
- 기관의 위치: 침범된 쪽으로 이동
- 타진: 둔탁음
- 우발음: 없음

- 분비물로 인해 기관지가 폐쇄되어 무기폐가 발생하기도 한다. 폐렴대상자에게서 일어난다. 침범 받은 폐포쪽의 호흡음이 없거나 감소한다.
- 기침과 심호흡 운동은 무기폐를 예방하는데 도움이 된다.

벨 안면 신경마비 Bell's Palsy

– 벨 안면신경 마비는 제 7번 뇌신경 손상으로 일어난 일시적인 한쪽 안면의 마비로, 안면 마비의 가장 흔한 원인이다. 원인은 알려져 있지 않으나 바이러스 감염 및 면역결핍으로 추측한다.

사정

- 경련(씰룩거림)
- 안면의 측면 마비
- 과도한 통증
- 안검하수증
- 침 흘림

간호계획 및 중재

- 분비물 조절
- 눈 보호
- 부드러운 음식으로 소량씩 자주 식사
- 통증 관리(조절)

간호평가 및 결과

- 통증이 없다.
- 안면 움직임이 회복된다.
- 충분한 식이 섭취가 유지된다.
- 약물치료를 이해한다.

간호 시 고려사항

▶ 벨 안면 신경 마비는 흔히 40세이상의 성인에게서 발생한다.

▶ 70%에서는 1–4주내사이에 완전하게 회복된다.

▶ 안대로 침범된 눈을 반드시 보호하도록 교육한다.

▶ 통증 완화를 위해 침범된 부위에 온습포를 적용하도록 교육한다.

▶ 안면 근육강화를 위해 하루에 3–4회 안면 근육 운동을 시행하도록 교육한다.

▶ 운동으로는 휘파람불기, 얼굴 찡그리기, 뺨 부풀리기가 있다.

▶ 부드러운 음식으로 식사 시 통증을 줄일 수 있음을 교육한다.

B

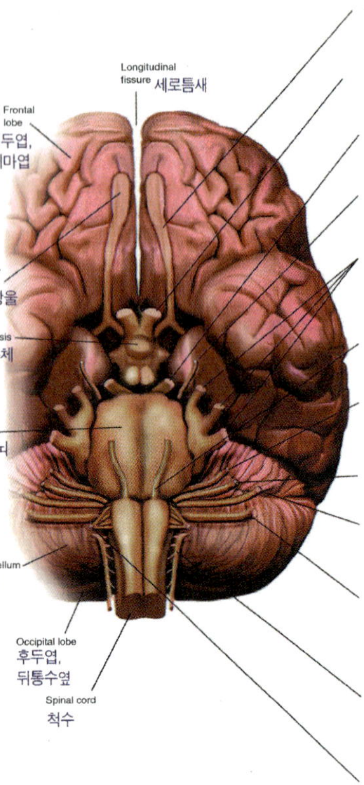

- 뇌신경과 기능. 벨 안면신경마비는 제 7 뇌신경 즉 얼굴신경의 손상으로 발생한다. 이 신경은 얼굴, 두피,미뢰, 눈물샘 근육에 운동과 감각을 유지해주는 신경이다. 얼굴근육의 운동기능이 상실되고 신경의 감각부분에서 통증을 인지한다.

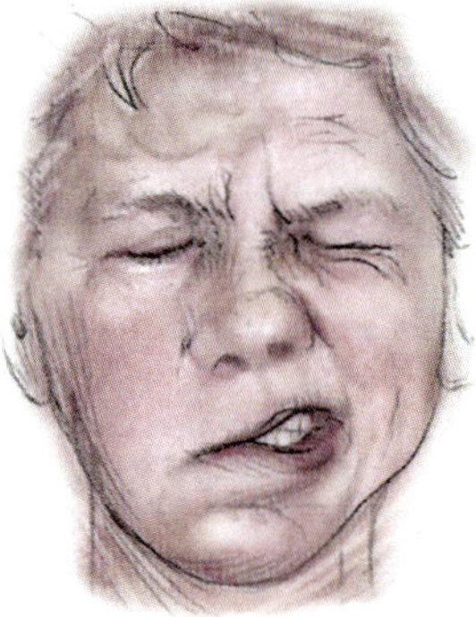

- 벨 안면신경 마비는 대개 얼굴의 한쪽면만 침범한다. 얼굴 표정이 비대칭적이고 침범된 쪽 얼굴이 아프다. 침범된 쪽의 눈을 상태가 호전될 때 까지 1-2개월 안대로 보호해야 한다.

골암 Bone Cancer

– 골암은 골육종(Osteosarcoma), 유잉육종(Ewing's sarcoma), 연골육종(chondrosarcoma), 섬유육종 (Fibrosarcoma)과 같은 다양한 형태의 원발성 종양에 의해 발생된다. 골육종은 원발성 종양의 가장 흔한 형태이며, 원위 대퇴골, 근위 경골과 상완골에서 가장 흔하게 나타난다. 골암은 전립선, 유방, 신장, 갑상선, 폐의 원발성 종양으로부터 전이된 경우도 있다.

사정

- 통증
- 부종
- 미열
- 압통이 있으면서 촉지 가능한 종괴

간호계획 및 중재

- 통증 관리
- 일상생활활동(ADL)
- 가동성 유지
- 지지 간호

간호평가 및 결과

- 의학적 치료를 이해한다.
- 독립성을 유지한다.
- 일상생활활동을 수행한다.
- 통증이 없다.

간호 시 고려사항

▶ 다발골수종은 가장 흔한 원발성 골종양이다.

▶ 대상자에게 치료 중 손상된 팔다리 절단의 가능성이 있음을 교육한다.

▶ 암 대상자의 뼈 통증을 사정한다.

▶ 간호사는 대상자의 혈청 칼슘 수치 상승을 감시할 필요가 있다.

B

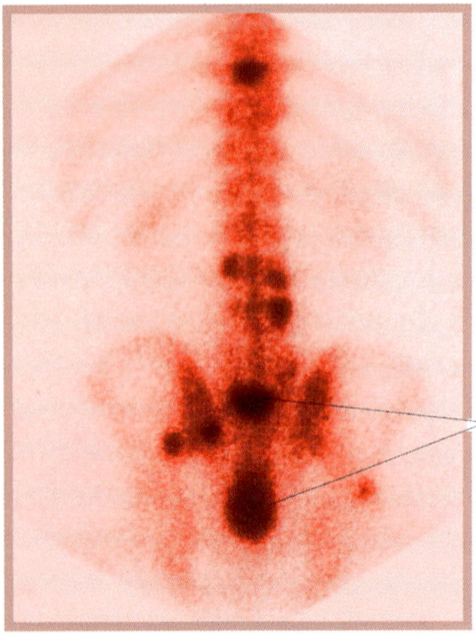

• 골내 전이된 부위를 보여주는 척추 하부의 영상. 어두운 원형 부위가 뼈 내의 암을 나타낸다. 대상자는 하부 요통을 호소할 것이다.

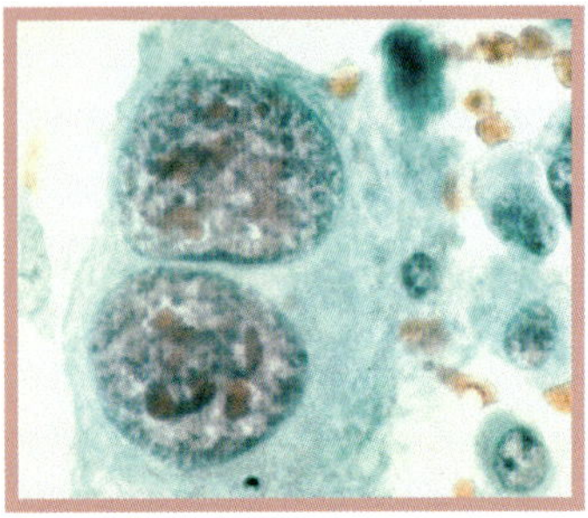

• 다리 종양의 흡인물에서 나타난 골육종의 조직 구조

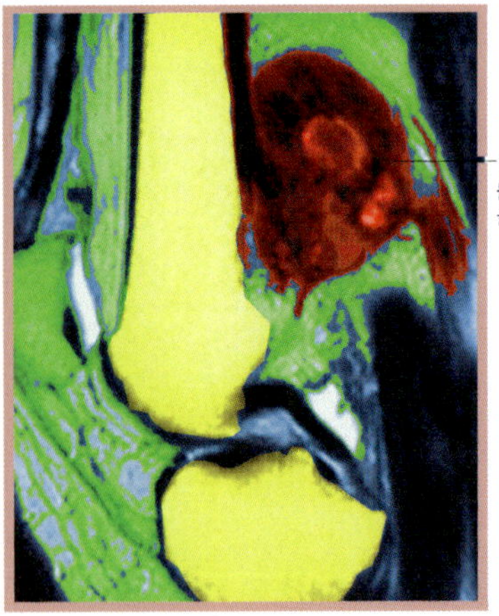

• 비골의 하부 말단부위를 침범한 골육종의 자기공명영상(MRI). 종양은 붉은색으로 나타나 있다.

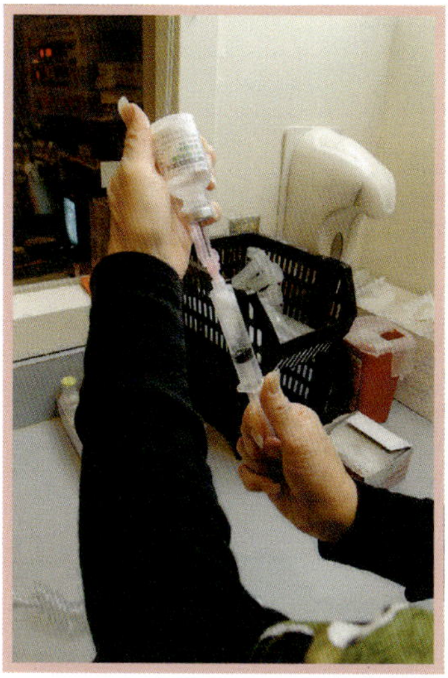

• CT 촬영 중 정맥을 통한 조영제가 사용될 수 있고, 방사선과 의료진에 의해 투여된다. 조영제 주입 전 반드시 대상자가 조개류나 요오드에 알레르기가 있는지 확인해야 한다.

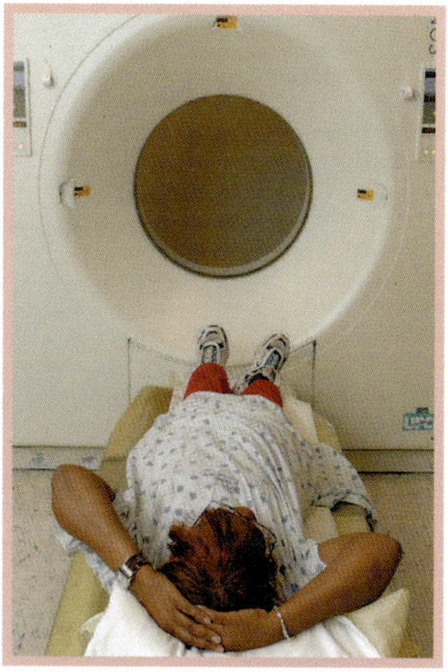

• CT 촬영을 시작하기 위해 자세를 취한 대상자의 모습. 대상자는 검사가 진행되는 동안 반드시 평평하게 누워있어야 한다.

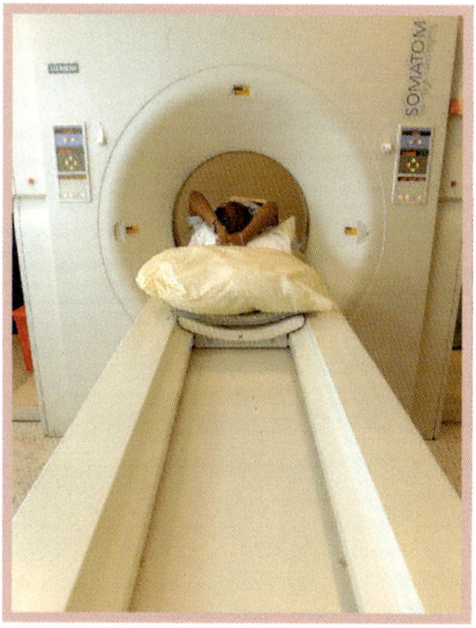

• 대상자가 스캐너를 완전히 통과하게 되면 검사는 종료된다. 이 과정은 보통 5-10분 가량 소요된다.

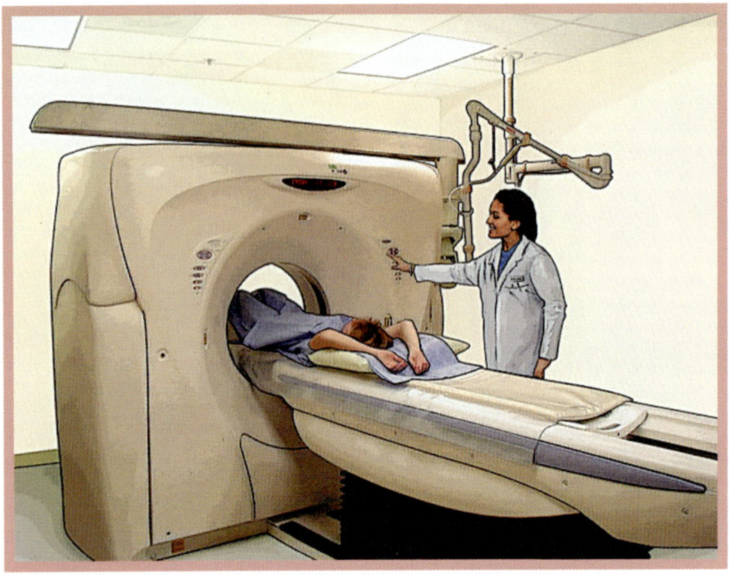

• CT 검사는 일반적으로 골암을 진단하는 데 이용된다. 검사 진행 중, 환자는 누워있어야만 한다. 대상자들에게 똑바로 누워있는 것이 불편할 수 있기 때문에 검사 전 진통제 투여가 필요할 수 있다. 암의 부위를 확인하기 위해 정맥으로 조영제를 주입할 수 있는데, 이런 경우 대상자의 조개류나 요오드 알레르기 여부를 확인해야 한다.

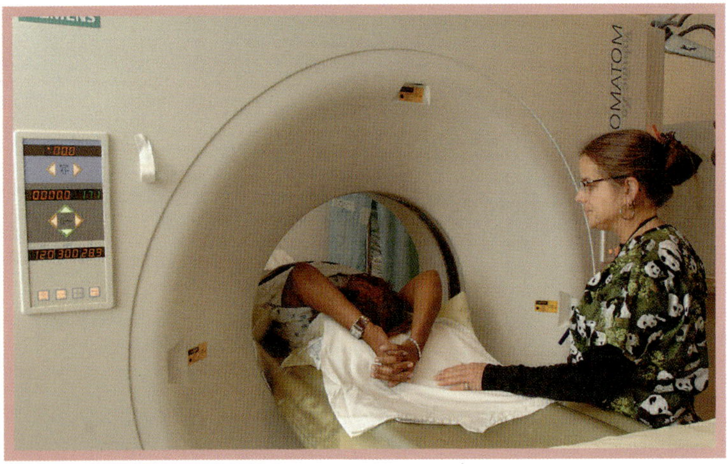

• 대상자는 천천히 스캐너로 들어간다. 폐쇄공포증이 있는 대상자는 이 검사를 위해 진정 요법이 필요하다.

유방암 Breast Cancer

-유방암은 35-54세 여성의 주요 사망 원인이다. 가장 흔한 유형은 젖샘관(유선관) 내면의 상피세포에서 발병되는 침윤성 선암(infiltrating ductal carcinoma)이다. 종양은 림프관을 침범하고 종양 세포를 액와의 림프절로 운반한다. 전위 부위는 뼈, 폐, 뇌 등이 있다. 유방암은 여성에서 가장 흔한 암이다.

사정

- 유방의 덩어리(종괴)
- 유방 압통
- 유두 분비물/유두의 내번
- 가족력, 특히 어머니 쪽

간호계획 및 중재

- 종괴의 위치, 크기, 모양
- 유두 분비물
- 가족력(어머니)
- 유방 자가검진과 정기적인 유방촬영

간호평가 및 결과

- 대상자는 정기적인 유방촬영을 시행한다.
- 매월 자가 유방검진을 수행한다.
- 의학적 치료를 이해한다.
- 신체상을 유지한다.

간호 시 고려사항

- ▶ 간호사는 남성에서도 유방암이 발생한다는 것에 대해 인식해야 한다.
- ▶ 대상자가 매월 월경주기와 같은 시기에 자가 유방 검진을 수행하도록 교육한다.
- ▶ 대상자가 40세 부터는 매년 유방촬영을 시행하도록 교육한다.
- ▶ 유방절제술을 받은 경우, 대상자에게 손상된 쪽의 팔에 방취제, 로션, 연고를 적용하지 않도록 교육한다.
- ▶ 대상자에게 손상된 쪽의 팔다리에 림프부종(종창)이 있을 수 있음을 교육하고, 손상된 쪽의 팔에서 혈압측정과 정맥천자는 금하도록 한다.
- ▶ 간호사는 대상자에게 유방암 환자를 위한 지지집단에 대한 정보를 제공해주어야 한다.

B

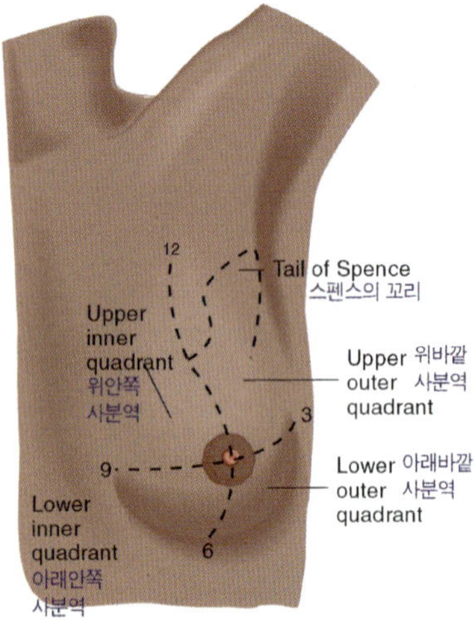

• 유방 조직의 다양한 사분역. 스펜스의 꼬리는 액와 근처에 위치하며, 대상자 자가 유방 검진시 이 부위를 확실히 촉진할 수 있도록 교육받아야 한다.

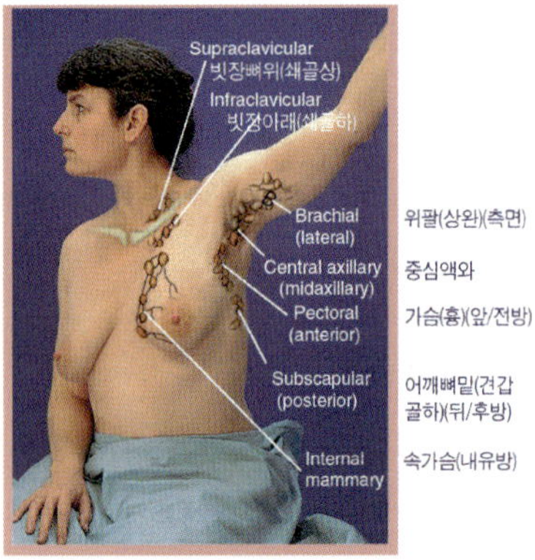

• 유방과 관련된 림프조직. 암세포는 이들 림프절을 침범하고 림프절을 통해 폐나 뇌와 같은 다른 신체 조직으로 확산된다. 이 확산을 전이라고 한다.

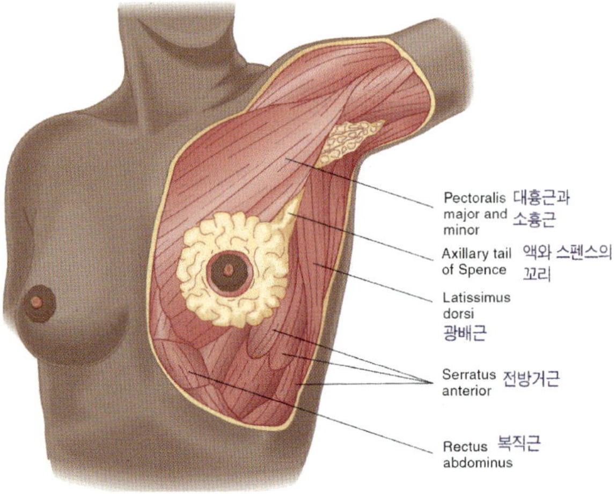

• 유방의 주요 근육. 근치유방절제술의 경우 모든 유방 조직 및 림프절과 함께 근육들도 제거된다. 이는 모든 암세포들이 확실히 제거되도록 하기 위함이다.

- 자가유방검진을 위한 세 가지 다른 촉진 방법이 있다. 세 가지 방법은 쐐기 방향, 동심원을 그리는 방법, 평행선 방향으로 촉진 하는 것이다. 쐐기 방향으로 촉진하는 경우는 대상자가 유방을 6 구역으로 나누어 각 구역에서 바깥쪽 경계에서부터 유두를 향해 안쪽으로 촉진한다. 동심원을 그리는 방법에서는 유방의 바깥 경계에서 촉진을 시작하여 원형을 그리며 유두까지 안으로 촉진한다. 평행선을 이용하는 방법은 검진을 유방 하부에서 시작하며 가슴뼈에서부터 신체의 측면으로 촉진하고 유방의 상부를 향해 위쪽으로 이동한다.

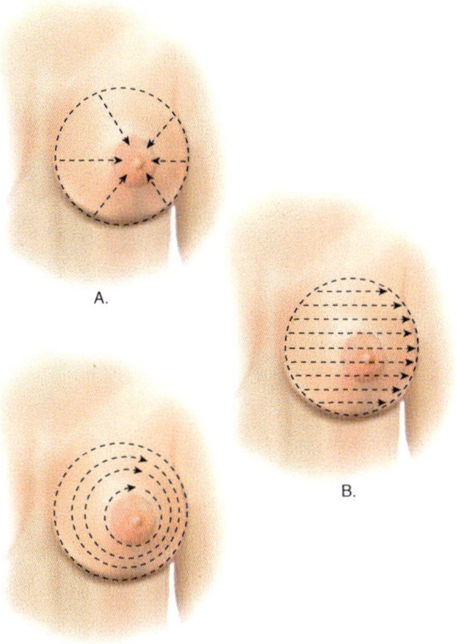

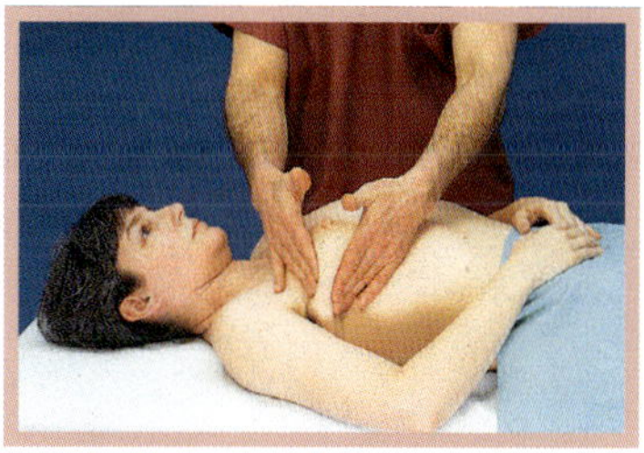

- 간호사가 선조직을 촉진한다. 대상자가 유방 자체뿐만 아니라 이 선조직도 촉진하도록 교육해야 한다.

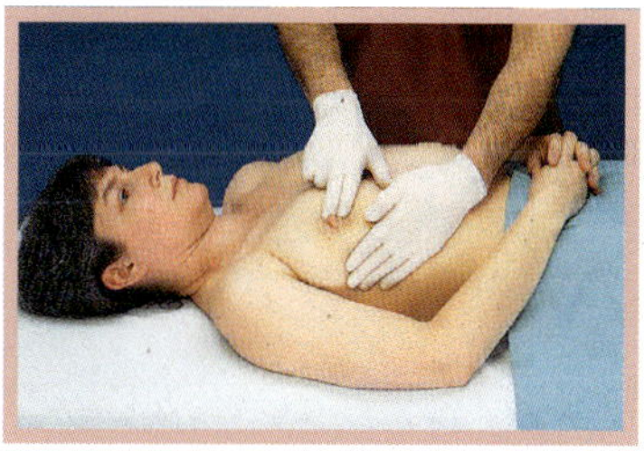

- 간호사가 젖꽃판(유륜)을 촉진한다. 대상자가 자가유방검진시 유방 외에 젖꽃판도 촉진하도록 교육한다.

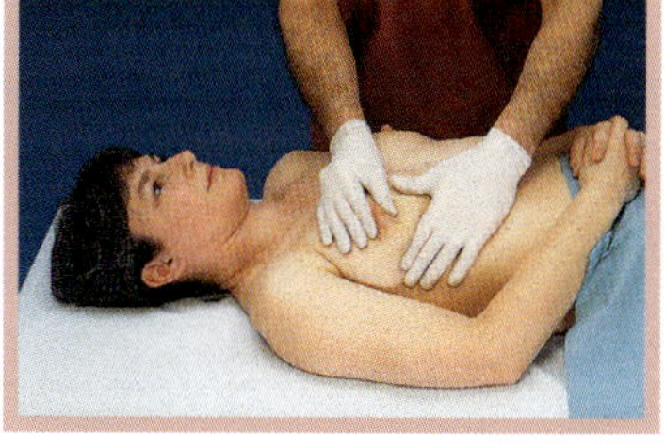

- 유방 검진의 마지막 단계는 비정상적인 분비물을 확인하기 위해 유두를 짜보는 것이다.

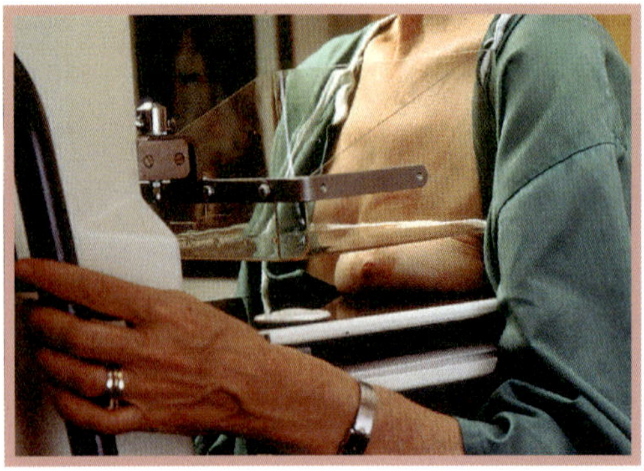

• 대상자는 유방촬영을 하고 있다. 유방촬영은 유방암의 선별검사로 권고된다. 40세부터 매년 유방촬영을 시작해야 한다.

• 유방 조직에서 종괴가 발견되었을 경우 바늘생검을 할 수 있다. 바늘로 유인된 세포로 암세포의 존재를 검사한다. 세포 흡인을 위한 바늘을 삽입하기 전 그 부위에 마취제를 주사한다.

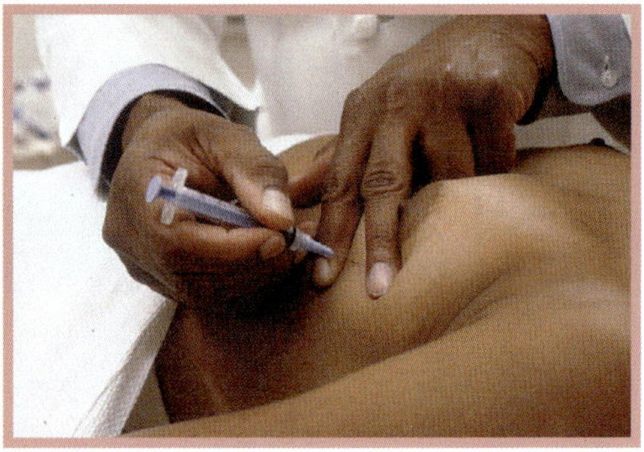

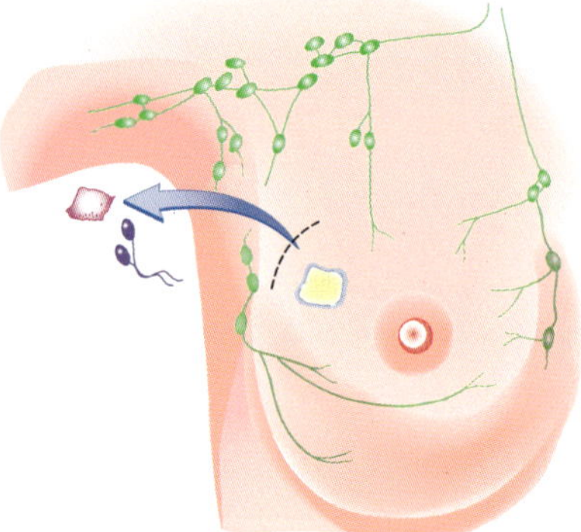

• 림프절의 제거 혹은 림프절 생검을 시행한 모습을 보여준다. 이 림프절은 암세포 존재를 확인하기 위해 검사한다. 암세포가 확인되면 치료가 수반되어야 한다. 치료는 몇 개의 림프절에서 암세포가 발견되었느냐에 따라 수술, 방사선치료 및 또는 항암화학요법을 진행한다.

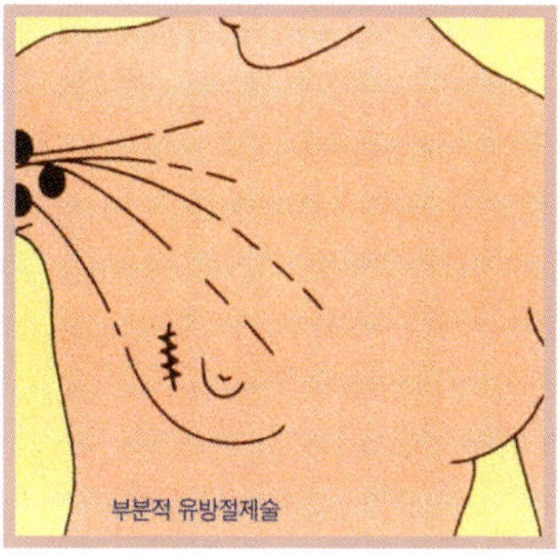

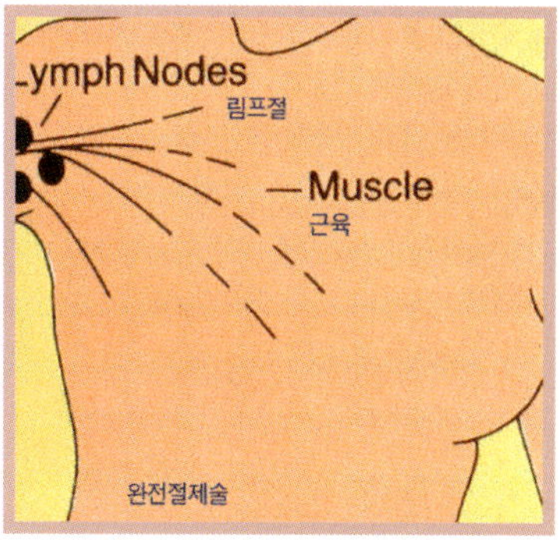

- 유방암으로 진단 시 종괴절제술을 시행할 수도 있다. 이 수술에서는 유방의 종괴만이 제거된다. 종괴절제술은 소수의 림프절에서만 암세포가 존재하는 경우에 고려할 수 있다.

- 단순 또는 완전 유방절제술에서는 유방조직과 유두가 제거되나 림프절과 근육은 보존된다. 결정은 대상자의 과거력과 의사의 선호도에 근거하여 개별적으로 이루어진다.

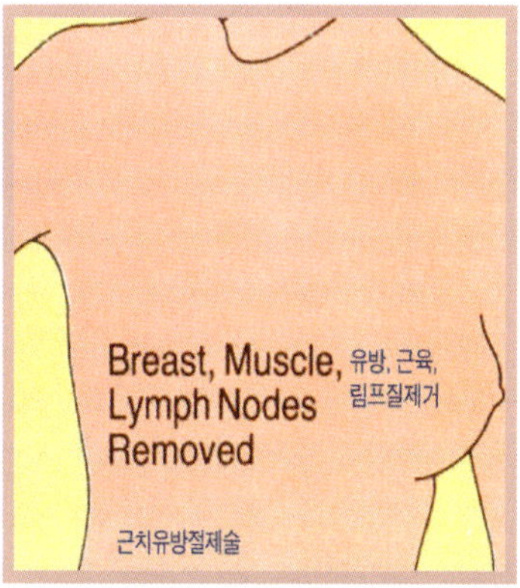

- 근치유방절제술(radical mastectomy)의 경우에는 유방, 유두, 근육, 림프절이 제거된다. 림프절 제거를 받은 대상자는 수술 부위 쪽의 팔에 림프부종이 발생할 위험이 있으며, 그 쪽 팔에서 혈압 측정, 채혈이나 정맥주사를 금하도록 해야 한다. 림프종은 항상 발생한다.

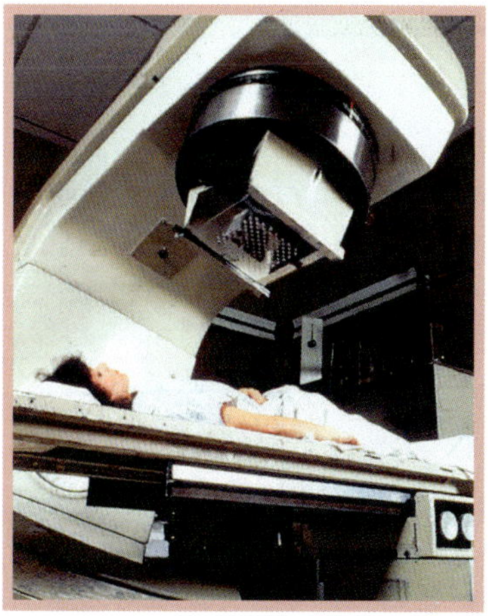

- 대상자가 유방암 치료를 위해 방사선치료를 받고 있다. 방사선으로 인한 피부 화상의 위험이 있으므로, 간호사는 반드시 방사선 조사 부위 피부의 통합성과 피부 손상을 사정해야 한다.

B

유방, 섬유낭성 질환 Breast, Fibrocystic Disease

– 섬유낭성 질환, 낭성 질환이나 형성이상은 유방조직의 한 개 이상의 촉진되는 결절이 있는 양성질환으로, 보통 호르몬 수준의 변화와 관계가 있다. 섬유낭성 변화는 전형적으로 배란 중과 월경 전에 일어난다.

사정

- 유방의 덩어리(종괴)
- 유방 압통, 충만감
- 월경 주기 전 부종
- 유두 분비물

간호계획 및 중재

- 유방자가검진
- 식이력
- 통증 관리
- 비타민 요법

간호평가 및 결과

- 대상자는 통증 감소를 말로 표현한다.
- 매월 자가 유방검진을 수행한다.
- 식이 조절(예: 카페인 섭취 제한, 염분섭취 제한)을 알고있다.
- 처방된 호르몬 요법을 이해한다.

간호 시 고려사항

▶ 대상자가 매월 월경주기의 같은 시기에 유방자가검진을 수행하도록 교육한다.

▶ 대상자에게 유방의 압통과 통증을 심화시킬 수 있는 카페인 섭취를 피하고 염분 섭취를 제한하도록 교육한다.

▶ 대상자에게 섬유낭성 유방 질환은 주로 양측에서 발생함을 교육한다.

▶ 대상자에게 유방을 충분히 지지하기 위해 패드가 잘 대어진 지지 속옷을 착용하도록 교육한다.

▶ 대상자에게 통증 완화에 도움이 되는 열이나 냉요법의 적용을 교육한다.

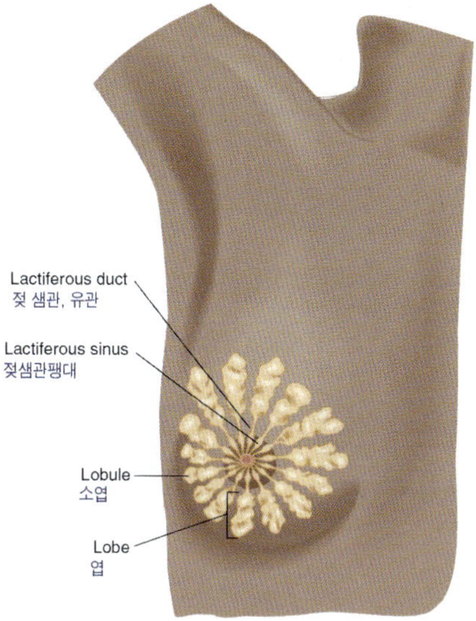

- 유방의 선조직. 섬유낭성 유방 질환을 가진 대상자의 경우 자가유방검진 시 구슬 같은 종괴들이 만져진다.

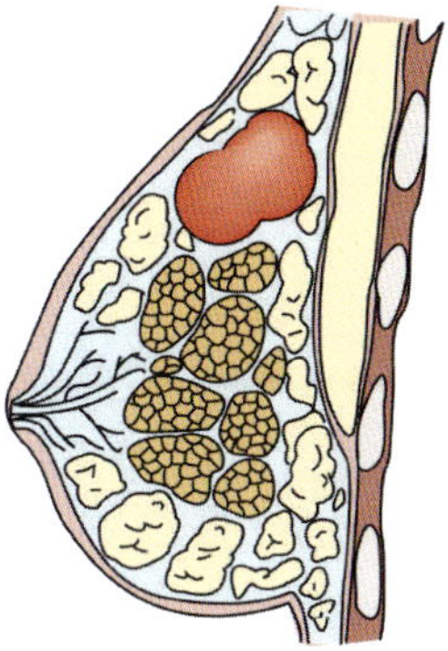

- 물혹이나 종괴들은 유방조직 안에 생기고 대상자는 통증을 느끼게 된다.

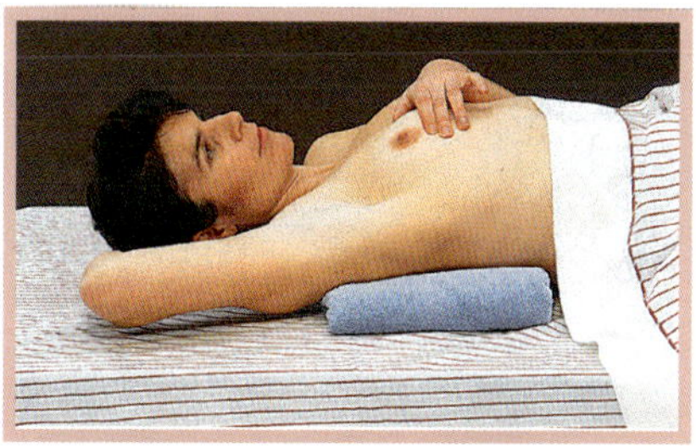

- 자가유방검진은 침대에 누워서 시행할 수도 있다. 대상자가 매월 같은 시기에 자가유방검진을 하도록 교육해야 한다.

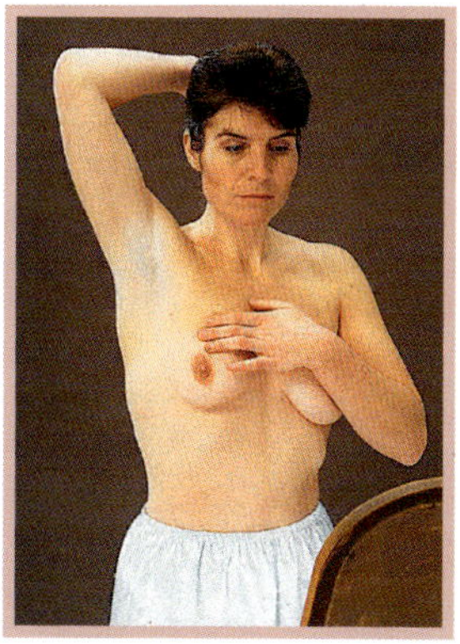

- 자가유방검진은 서 있을 때 시행할 수도 있다. 유방을 원을 그리면서 유방의 바깥 경계에서부터 유두를 향해 안으로 촉진한다.

B

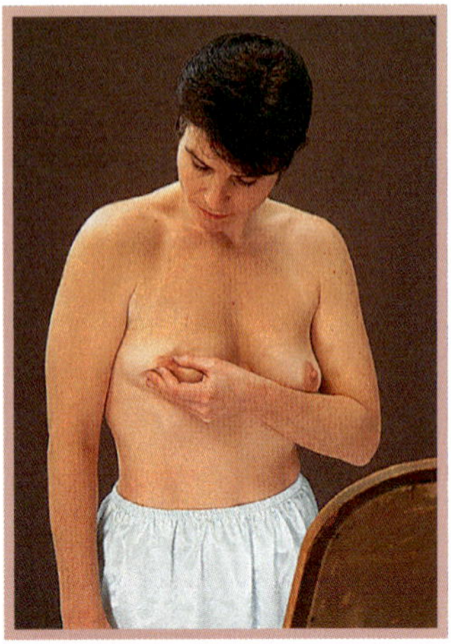

• 유방 조직 촉진 후에는 유두를 촉진하고 분비물이 나오는지 짜본다. 어떤 분비물이라도 비정상으로 간주되며 반드시 의사에게 보고 하도록 한다.

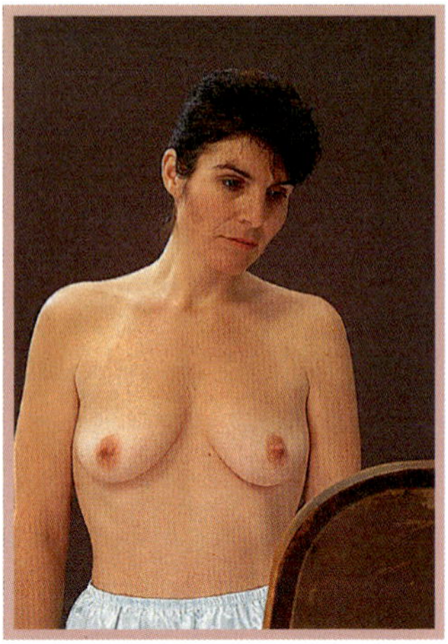

• 자가유방검진 시 거울 앞에서 팔을 옆으로 내린 채로 유방을 관찰한다. 유방의 비정상적인 종괴들이 있는지 검사한다.

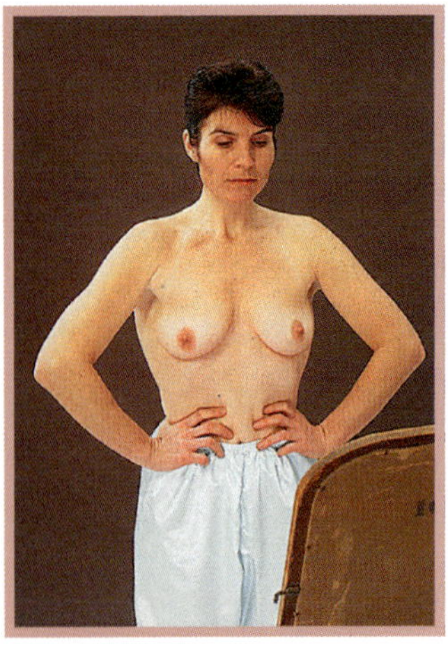

• 거울 앞에 서서 손을 엉덩이에 올려놓고 안쪽으로 조이면서 유방의 이상 종괴를 검사한다.

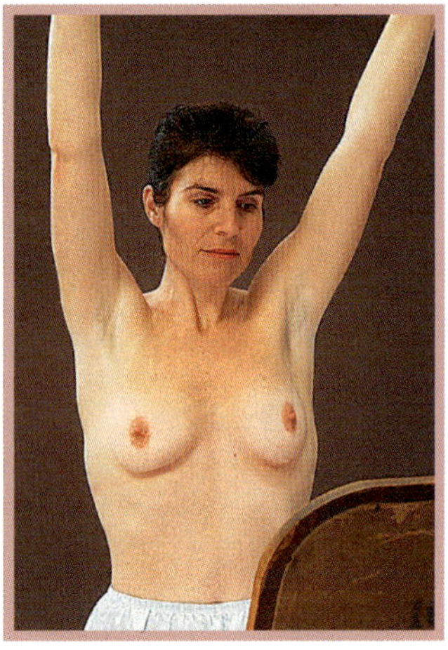

• 거울 앞에서 팔을 위로 들어올리고 가슴을 앞으로 내밀어 유방의 모양, 피부의 함몰 등을 검사한다.

버거씨병 Buerger's Disease

– 버거씨병은 전형적으로 손과 발에 발생하는 동맥과 정맥의 급성 염증 및 혈전증이다. 또한 폐쇄성혈전 혈관염(thromboangitis obliterans)라고도 불린다.

사정

- 절뚝거림(파행)
- 팔다리 통증
- 팔다리의 감각이상
- 궤양

간호계획 및 중재

- 팔다리의 순환
- 팔다리의 감각과 움직임
- 통증
- 흡연력

간호평가 및 결과

- 대상자는 금연의 필요성을 말로 표현한다.
- 통증이 없다.
- 적절한 감각과 기능을 유지한다.
- 팔다리의 피부 통합성을 적절히 유지한다.

간호 시 고려사항

▶ 흡연자들이 버거씨 병에 걸릴 위험이 훨씬 더 크기 때문에 대상자에게 금연을 교육한다.

▶ 대상자에게 극도의 추위를 피하고 추위에 오래 노출되지 않도록 교육한다.

B

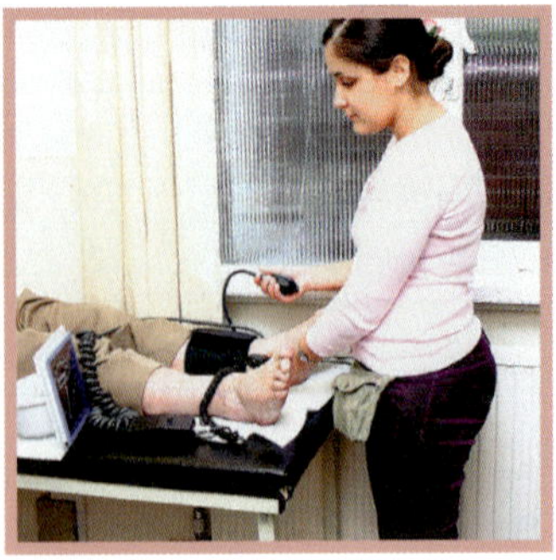

• 버거씨병 대상자는 도플러 혈압 측정을 하게 된다. 혈압계 커프를 다리에 감고 혈압을 측정한다. 혈류가 감소하기 때문에 팔에서 측정한 혈압과 비교해서 더 낮을 수 있다.

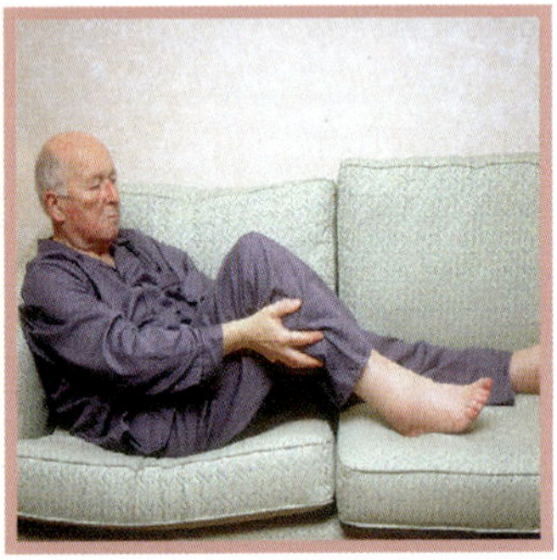

• 버거씨병 대상자는 간헐적 절뚝거림(파행)이나 아래다리의 통증으로 고통 받을 수 있다. 아래다리의 통증은 근육으로의 불충분한 혈류로 인해 발생된다. 대상자는 보행 시 이러한 통증을 경험할 수 있고 활동이 끝나면 통증은 사라진다.

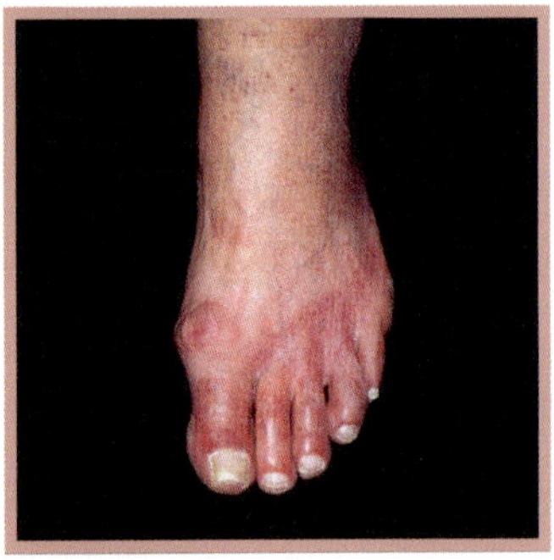

• 버거씨병 대상자의 발에서 진홍색 혹은 조홍색 발적을 발견할 수 있다. 발가락 전체에 걸친 발적에 주의해야 한다. 이런 변색은 동맥 순환 부전으로 인한 것이다.

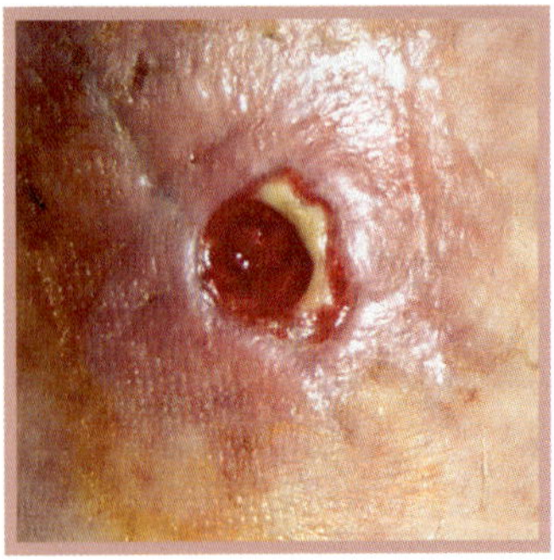

• 감소된 동맥혈류로 인한 아래 다리의 궤양. 감소된 혈류 때문에 이런 궤양은 치유되기 어려우며 감염의 위험이 높다. 치료는 국소항생제와 상처의 멸균 드레싱이다.

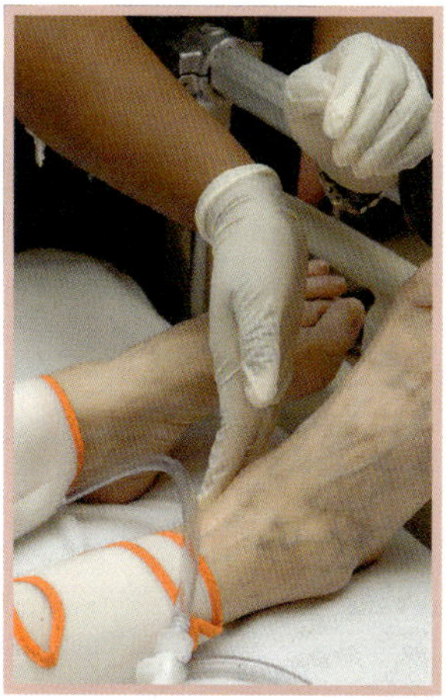

• 발등(족배) 맥박 촉진. 동맥 혈류가 감소되기 때문에 버거씨병 대상자에게 중요한 사정이다. 맥박이 촉진되지 않는 것은 불충분한 혈류를 의미하고 조직 허혈과 괴사를 야기한다. 혈류가 감소함에 따라 대상자는 심한 통증을 경험할 것이다.

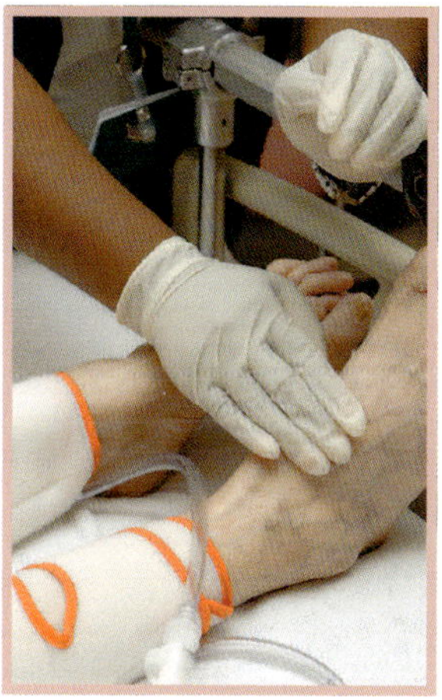

• 뒤정강(후경골) 맥박 촉진. 동맥 혈류가 손상받기 때문에 버거씨병 대상자에게 중요한 사정이다. 혈류가 감소함에 따라 대상자는 다리의 심한 통증을 경험할 것이다.

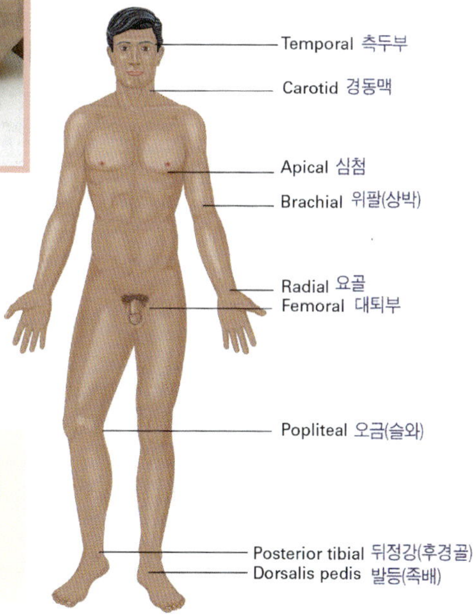

• 다양한 맥박 촉진 부위. 간호사는 버거씨병 대상자의 맥박 특성과 질을 사정해야 한다. 질병과정이 진행됨에 따라 말초 맥박은 감소된다.

화상 Burns

B

– 화상은 열, 화학물질, 방사능물질 및 전기에 노출되어 발생하는 조직의 손상을 말한다. 화상은 손상된 조직의 정도에 따라 분류된다 : 표피층에 걸친 표재성 화상, 진피까지 이르는 부분 화상, 피하 조직까지 걸친 전층 화상

사정

- 피부 손상 백분율
- 기도
- 활력징후, 혈압
- 혈관 내 혈류량
- 감염의 증상 및 징후

간호계획 및 중재

- 적절한 기도 유지
- 적절한 혈류량 유지
- 통증 관리
- 모든 시술 시 엄격한 멸균법 준수

간호평가 및 결과

- 대상자는 감염이 없다.
- 활력징후가 안정적이다.
- 통증이 없다.
- 신체상을 유지한다.

간호 시 고려사항

▶ 간호사는 노인 대상자들의 경우 피부가 더 얇기 때문에 화상이 더 광범위하다는 것을 인식해야 한다.

▶ 간호사는 전기화상을 입은 대상자의 경우 혈청 크레아틴 농도와 크레아틴인산 활성효소 수치 상승을 확인하여 횡문근 융해가 있지 않은지 사정해야 한다.

▶ 대상자에게 심한 화상일 경우 피부이식을 포함하여 여러 차례의 성형수술을 받게 될 수 있다는 것을 교육한다.

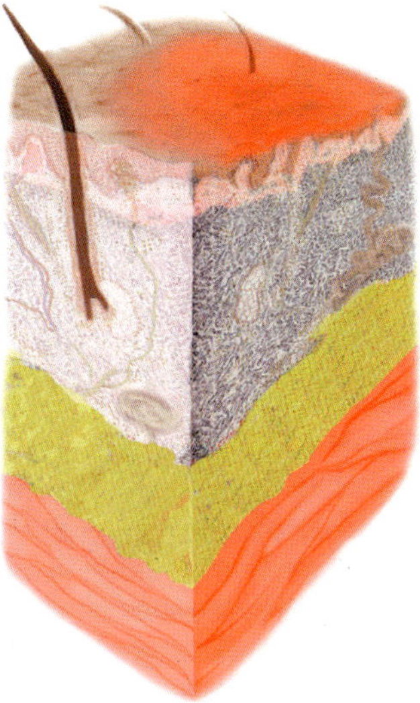

- 1도 화상 혹은 표재성 화상의 경우는 표피층의 손상이 있다. 햇볕화상은 표재성 화상이다.

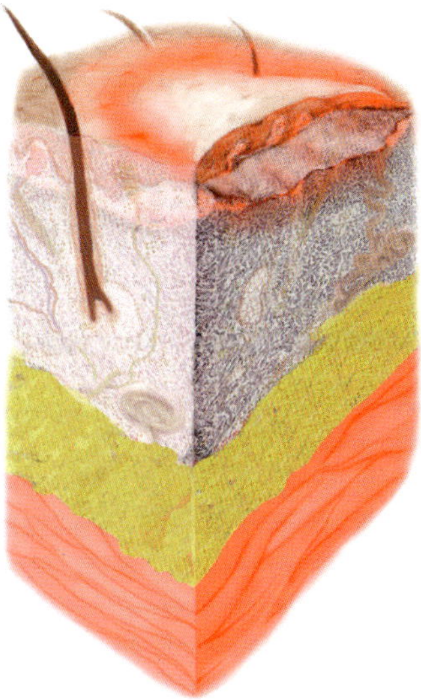

- 2도 화상 혹은 부분화상의 경우 손상은 표피층과 진피의 상부까지 이른다. 피부는 물집과 부종을 동반하여 발적과 통증이 있다. 간호사는 감염과 체액손실의 징후를 확인해야 한다.

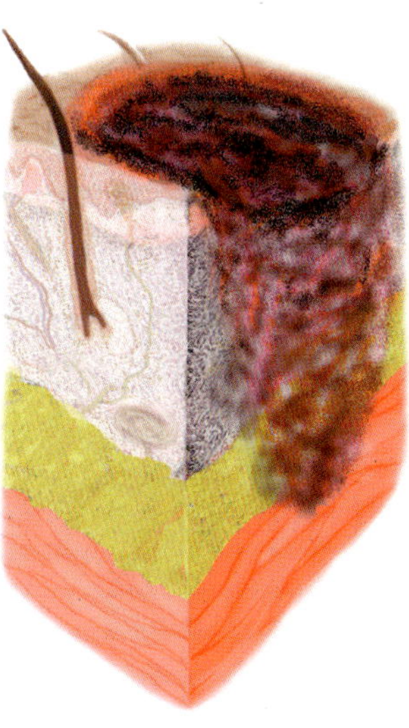

- 3도 화상 혹은 전층화상의 경우 손상이 표피, 진피와 피하조직까지 이른다. 피부는 건조하고 가죽 같으며, 숯처럼 까맣다. 이러한 화상은 일반적으로 죽은조직제거술과 피부 이식이 필요하다. 간호사는 반드시 체액손실을 사정하고 감염의 징후를 확인해야 한다.

B

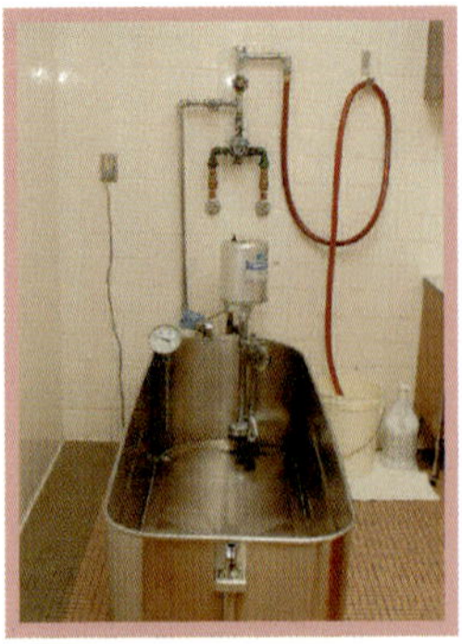

• 소용돌이목욕 요법은 화상 상처를 제거하는데 이용된다. 목욕 요법 전에 반드시 대상자에게 진통제를 투여해야 한다. 이 요법은 화상 부위로부터 죽은 조직을 제거해야할 필요가 있을 때 이용한다. 즉, 죽은 조직이 완전히 제거될 때까지 지속한다.

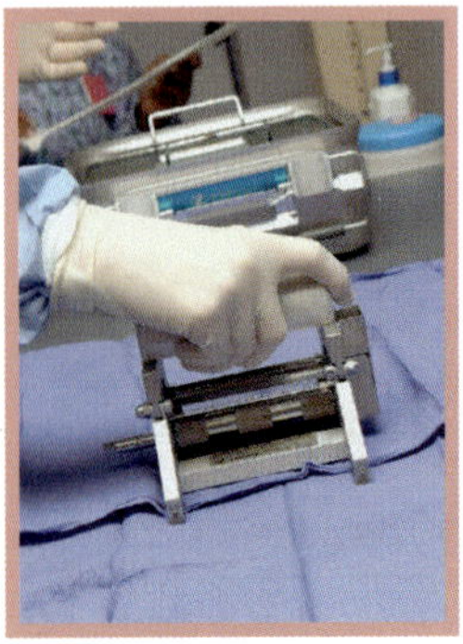

• 화상의 치료로서 피부 이식이 필요한 경우가 있다. 이 기구는 피부 이식을 준비하기 위해 수술실에서 사용된다.

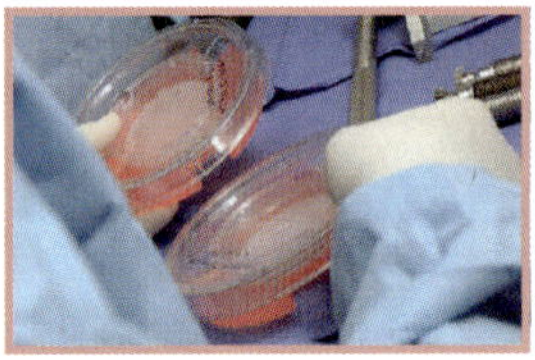

• 화상 상처를 덮는데 사용될 피부이식 조각들.

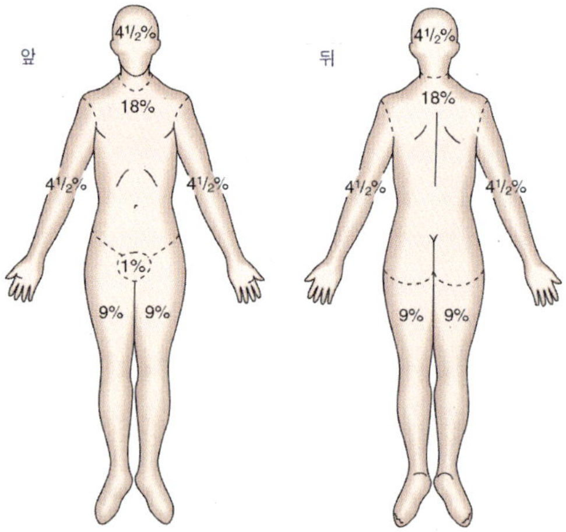

• "9의 법칙"은 화상 입은 체표면적을 측정하는 데 사용된다. 신체의 각 부분에 백분율이 설정되어 있다. 화상 입은 부분의 각각의 백분율을 더하면 그것이 화상 범위의 백분율이 된다. 신체 각 부분의 백분율은 성인, 청소년, 아동에 따라 달라진다.

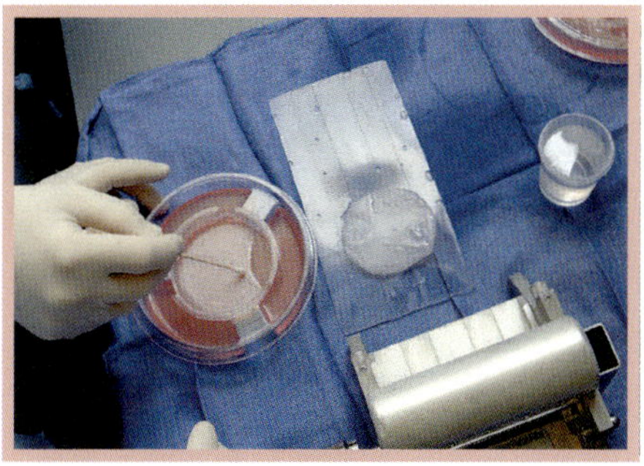

- 이식을 위해 준비 된 이식 물질.

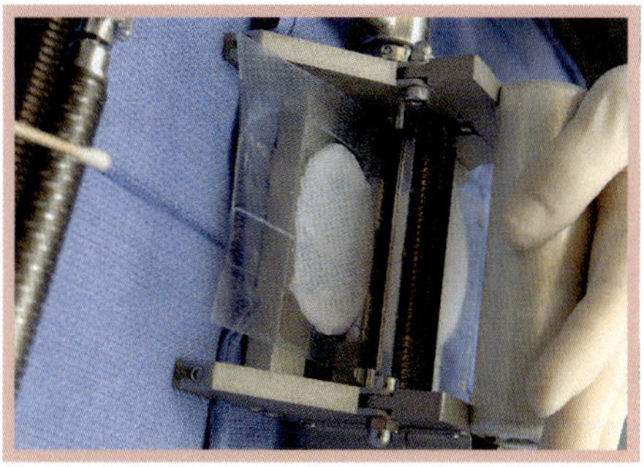

- 집도의에 의해 이식편이 준비되고 있다.
  이 기구는 이식편을 매끄럽게 하는데 사용된다.

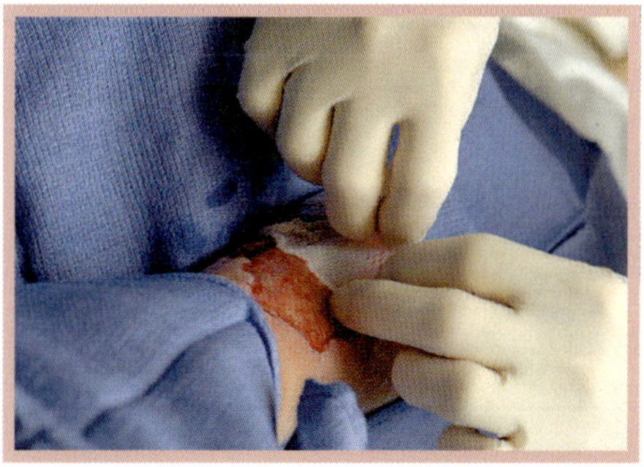

- 화상 상처에 피부이식 적용.

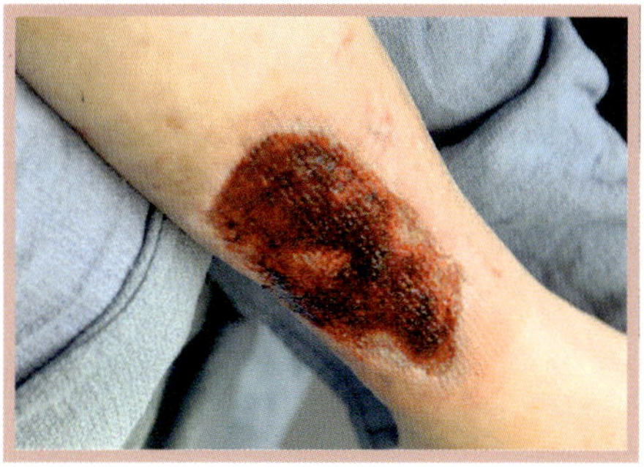

- 상처에 이식된 피부.
  이식편은 거의 보이지 않는다. 이식편은 상처에 접착되고 보호막을 형성할 것이다. 상피세포가 이식편 위로 자라고 이식편은 대상자의 원래 피부에 결합된다.

C

심장 부정맥 Cardiac Arrhythmia

– 심장 부정맥은 심장의 전기 전도 체계의 장애에 의해 발생한다. 부정맥은 전해질 불균형 혹은 판막의 기능이상에 의해 발생할 수 있으며, 생명을 위협할 수 있다. 가장 흔한 부정맥은 심방 세동, 심실 빈맥, 심실 세동이다.

사정

- 불규칙적인 맥박
- 흉통
- 숨참
- 기면
- 실신

간호계획 및 중재

- 산소투여
- 12–유도 심전도
- 맥박 사정
- 활력징후

간호평가 및 결과

- 대상자는 흉통이나 숨차는 증상이 없다.
- 정상 심장 리듬을 회복한다.
- 정상 혈청 전해질 수치를 나타낸다.

간호 시 고려사항

▶ 대상자에게 처방된 약물에 대해 교육한다.

▶ 칼륨 농도 저하로 인해 부정맥이 발생할 수 있기 때문에 혈청 칼륨 농도를 감시한다.

▶ 마그네슘 농도 저하는 심장 부정맥을 촉진시킬 수 있기 때문에 혈청 마그네슘 농도를 감시한다.

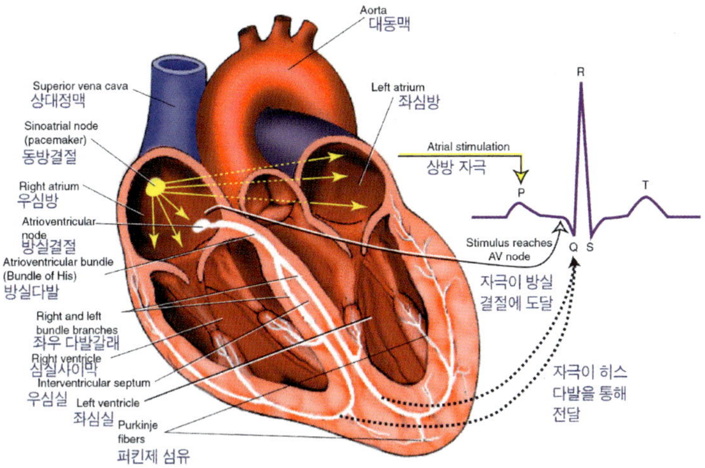

• 심장 전도 체계. 우심방에 위치한 동방 결절은 심장의 박동 조율기이다. 동방 결절에서 나오는 리듬을 동리듬(sinus rhythm)이라고 한다.

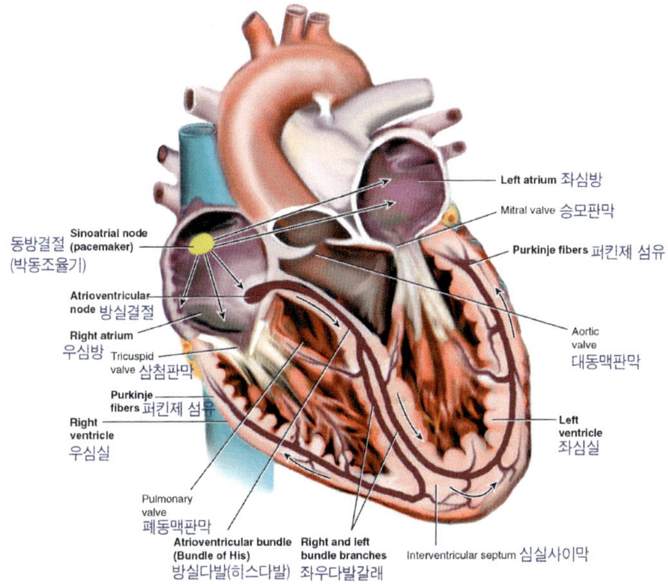

• 심장 전도 체계. 동방 결절에서 전기적 자극이 시작된다. 이 자극은 심방을 통해 삼첨판 위 우심방 하부에 위치한 방실 결절로 전도된다. 이 자극은 히스 다발로 전도된 후 좌우 심실로 자극을 전달하는 좌우 다발 갈래들로 각각 퍼져나간다. 이 전도 체계는 최종적으로 각 심실에 분포된 퍼킨제 섬유들로 전달된다.

C

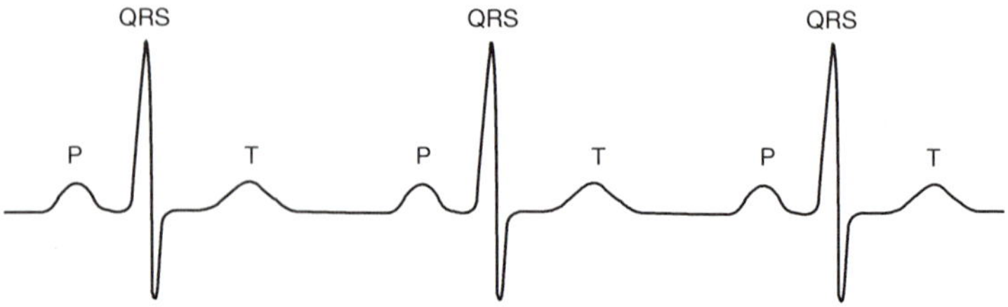

• 이 전기적 활동은 심전도 상에 PQRST 파형으로 나타난다. P 파는 심방의 전기적 활동을 나타내고 QRS와 T 파는 심실의 전기적 활동을 나타낸다.

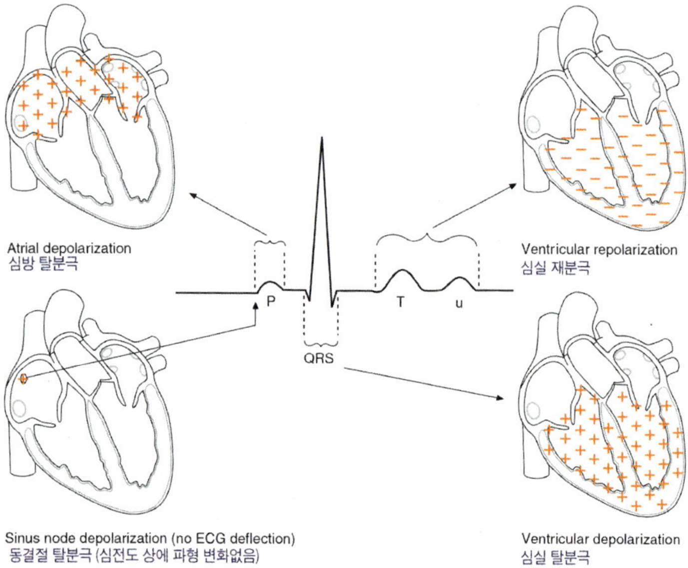

• 전기적 활동과 그에 대응하는 심장 내의 변화 간의 연관 관계를 보여 준다.

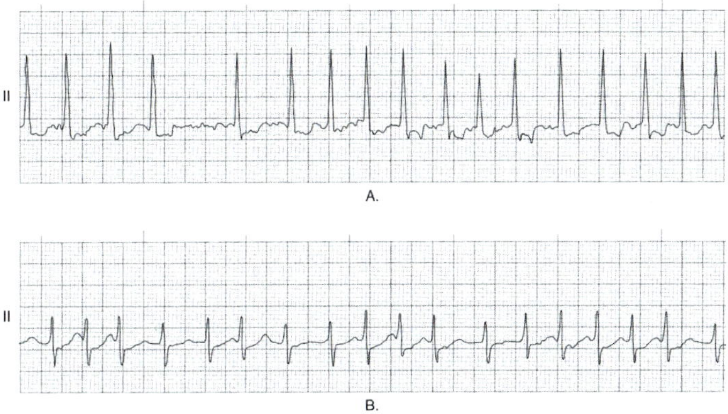

• 이 심전도는 흔히 볼 수 있는 부정맥의 하나인 심방 세동을 나타낸다. 이 리듬에서는 심방이 수축하지 못하고 진동한다. 이것은 심방 내의 혈액의 정체를 야기하여 응괴 형성을 유발할 가능성이 있다.

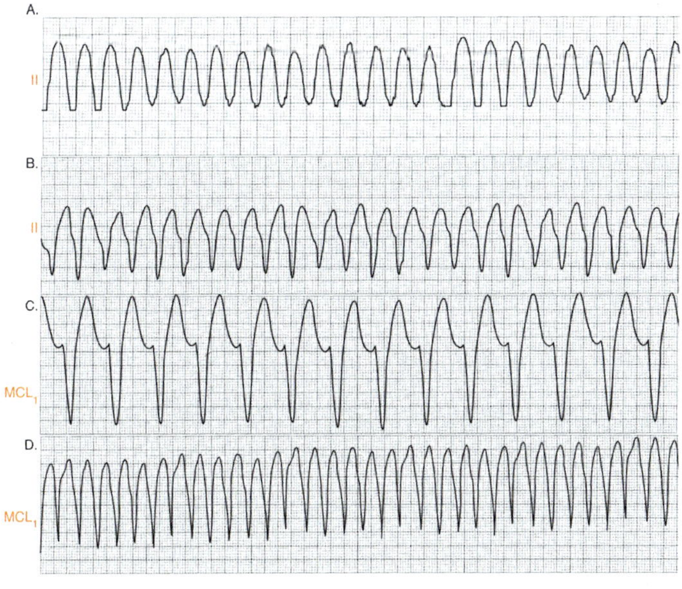

• 이 심전도는 심실 빈맥이다. 이는 생명을 위협할 수 있는 부정맥이다. 간호사는 대상자의 반응을 확인하고 호흡과 맥박을 사정할 필요가 있다.

C

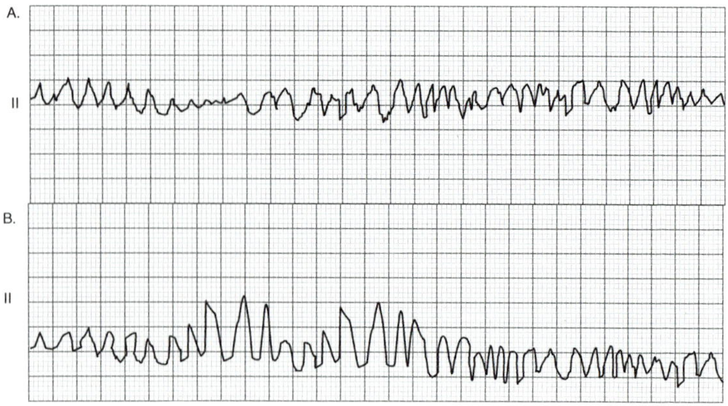

• 이 심전도는 심실 세동을 나타낸다. 이는 생명을 위협하는 부정맥으로 급사를 야기할 수 있다. 치료는 즉각적인 제세동이다.

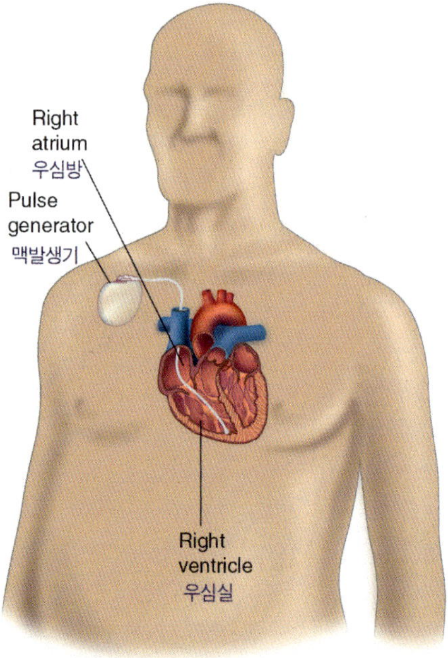

• 심실 세동과 같은 생명을 위협하는 부정맥이 의심되는 대상자의 경우 내부 심장율동전환기/제세동기를 삽입할 수 있다. 이 장치는 리듬의 변화를 감지하여 박동을 심장으로 전달한다.

손목굴증후군 Carpal Tunnel Syndrome

- 손목굴증후군은 손목굴로 가는 지점에 있는 정중신경(median nerve)에 압력이 가해질 때 발생하는 신경병증이다. 이것은 반복적인 손목의 움직임과 관계가 있다.

사정

- 손목의 동통
- 손목의 압통
- 엄지손가락의 근력 약화
- 손의 무감각/저림

간호계획 및 중재

- 티넬 징후 (Tinel's sign) 양성 (손목의 정중 신경 타진 시 유발되는 통증)
- 팔렌씨 징후 (Phalen's sign) (1분간 손목을 굴곡했을 때 통증과 무감각 발생)
- 처방에 따라 손 부목 적용
- 처방에 따라 비스테로이드성 약물 투여

간호평가 및 결과

- 대상자는 증상이 있는 팔의 근력을 유지한다.
- 통증이 없다.
- 일상생활활동(ADL)을 수행할 수 있다.
- 손목 부목의 사용을 이해한다.

간호 시 고려사항

- ▶ 대상자는 증상을 완화하기 위해 직장 내 활동생활을 조정해야 할 수도 있다.
- ▶ 대상자에게 통증 감소를 돕기 위해 밤에 손목 부목을 착용하도록 교육한다.
- ▶ 대상자를 사내 직원 건강관리 부서에 의뢰하여 근로자 재해 보상 가능 여부에 대해 알아보도록 한다.

C

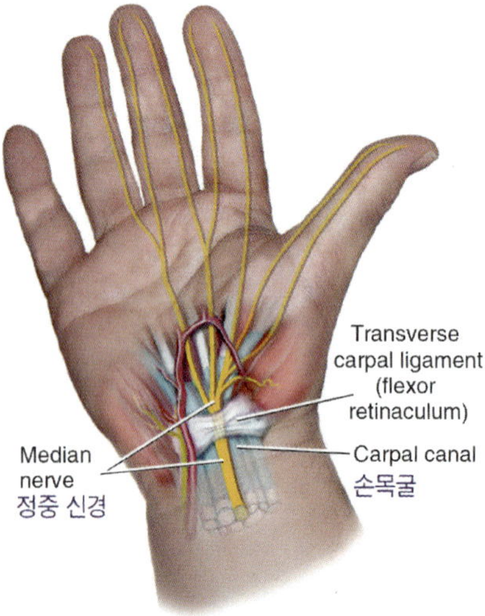

• 정중 신경은 손목의 윗부분에 위치한 손목굴을 지나간다.

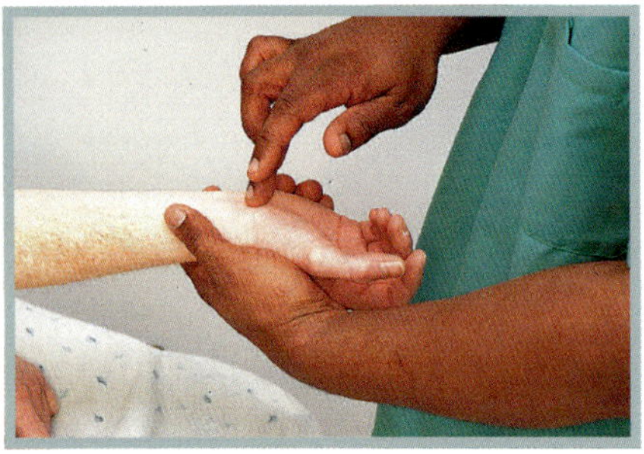

• 티넬 징후는 손목굴 증후군을 사정하기 위해 이용된다. 통증 반응을 유발하기 위해 손목의 정중 신경을 타진하여 이를 사정한다.

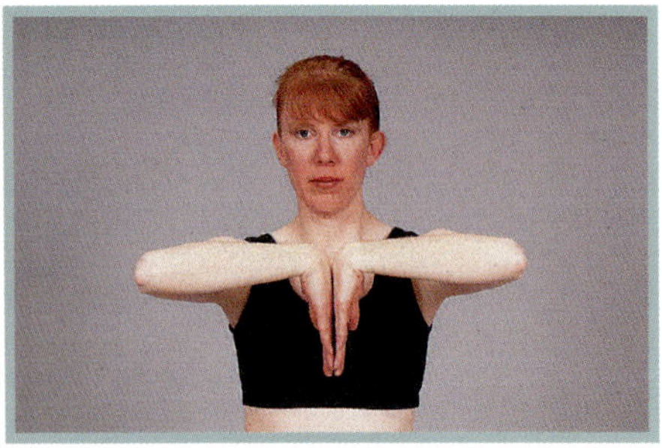

• 팔렌씨 징후도 손목굴 증후군을 사정하기 위해 사용된다. 1분간 손목을 굴곡시켰을 때 통증과 무감각이 생기면 양성 팔렌씨 징후라고 한다.

백내장 Cataract

– 백내장은 안구의 수정체의 혼탁으로 정의된다. 백내장은 수정체 내의 단백질 응괴 형성으로부터 발생되며, 노르스름하게 탁해지는 것과 시력장애가 그 특징적인 증상이다.

사정

- 흐린 시야
- 색깔 감각이 감퇴
- 복시
- 백색동공

간호계획 및 중재

- 정기적인 안과 검진을 받도록 교육
- 점안약 사용 교육
- 일반적으로 수술적 치료
- 몸 굽히기, 구토, 기침, 재채기, 무거운 물건 들기와 같이 안압을 상승시키는 활동을 하지 않도록 수술 후 교육 실시

간호평가 및 결과

- 대상자는 수술 후 관리의 제한 사항을 이해한다.
- 자가로 점안약을 투여할 수 있다.
- 안전을 유지한다.
- 정기적인 안과 검진으로 추후 관리한다.

간호 시 고려사항

▶ 대상자에게 백내장이 정상 노화의 과정으로서, 눈의 외상 후, 혹은 아동에서 선천적 기형으로 발생될 수 있음을 교육한다.

▶ 당뇨 대상자에게 백내장 발생 위험이 더 높다는 것을 교육한다.

▶ 대상자에게 색깔에 대한 지각이 변화될 수 있음을 교육한다.

C

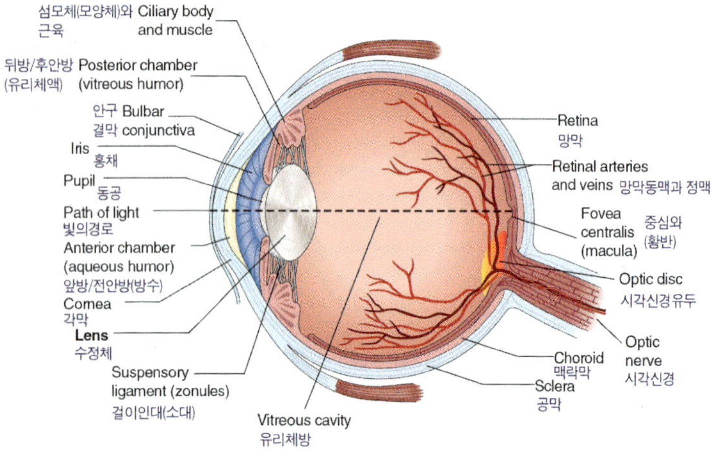

• 백내장은 수정체의 혼탁이다. 치료는 수정체를 제거하고 새로운 렌즈를 이식하는 것이다.

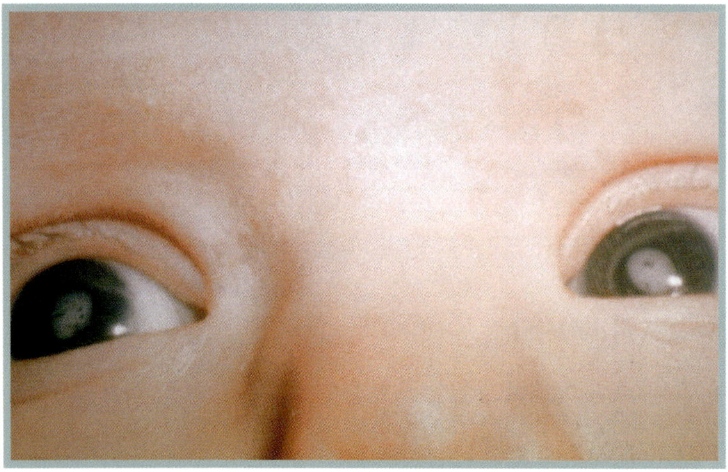

• 이 대상자는 양측성 백내장이 있다. 눈의 동공 안에 희고 혼탁한 모습에 주목하자. 백내장은 흰 부분이다. 이 대상자는 흐린 시야와 색깔 지각의 변화를 경험할 것이다.

연조직염 Cellulitis

– 연조직염은 일반적으로 포도알균이나 사슬알균에 의해 발생하는 세포나 결합조직의 염증을 말한다. 다른 원인으로는 바이러스나 진균이 있다.

사정

- 피부 외상의 최근 과거력
- 손상 부위의 발적과 열감
- 부종
- 통증과 소양증

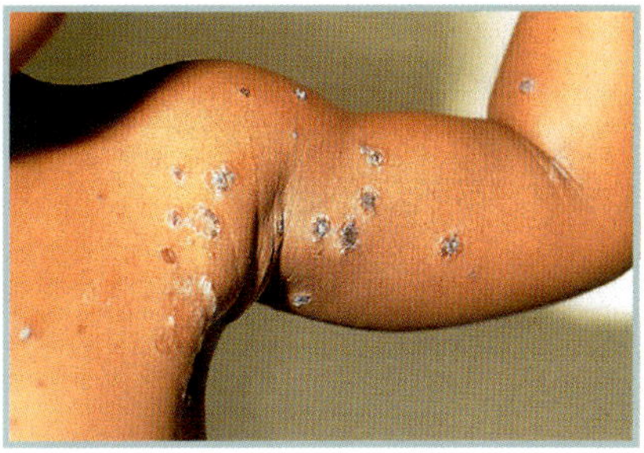

• 팔에 연조직염이 생긴 대상자. 조직의 발적과 부종에 주목하자. 치유를 돕기 위해서 염증 부위는 청결하고 건조하게 유지되어야 한다. 항생제 연고도 적용할 수 있다.

간호계획 및 중재

- 발병부위 사정
- 항균 비누로 세척
- 더운찜질 적용
- 통증 관리
- 항생제, 항진균제

간호평가 및 결과

- 대상자는 감염의 증상과 징후가 없다.
- 통증이 없다.
- 치료를 이해하고 따른다.

간호 시 고려사항

▶ 간호사는 부종의 정도를 감시하기 위해 발병 부위 사지의 둘레를 측정하도록 한다.

▶ 대상자에게 염증 부위를 깨끗하고 건조하게 유지하고 처방된 항생제 연고를 적용하도록 교육한다.

▶ 대상자에게 치유를 돕기 위해 발병 부위에 더운찜질을 적용할 수 있음을 교육한다.

C

뇌내혈종, 경막하와 경막외
Cerebral Hematomas, Subdural and Epidural

- 뇌내혈종은 경막외나 경막하의 공간에 위치한다. 경막 아래 위치하는 경막하혈종(Subdural hematoma)은 전형적으로 정맥성으로, 급성, 아급성(손상 후 6-20일 후 발생), 만성(경미한 외상 후 서서히 발전)으로 분류된다. 경막 위에 위치하는 경막외혈종(Epidural hematoma)은 동맥으로부터 발생하는데, 일반적으로 중간뇌막동맥(Middle meningeal artery)에서 발생한다.

사정

- 의식수준 저하
- 혈압과 맥박 저하
- 오심과 구토
- 호흡 저하

간호계획 및 중재

- 신경계 사정
- 활력징후
- 기도 유지
- 침상 머리 상승
- 발작 예방 지침

간호평가 및 결과

- 대상자는 식수준을 유지한다.
- 기도를 유지한다.
- 적절한 활력징후를 유지한다.
- 발작이 없다.

간호 시 고려사항

▶ 대상자와 가족에게 의식수준 저하, 구토, 발작과 같은 뇌내압 상승의 증상 및 징후가 나타날 때 즉시 의사에게 알리도록 교육한다.

▶ 아스피린과 쿠마딘과 같은 항응고제를 투여 중인 대상자가 낙상을 경험했다면 뇌내혈종의 발생 가능성을 감시해야 한다.

▶ 경막외혈종 대상자는 외상 후 단기적으로 무의식을 경험한 후 다시 명료해지고 지남력을 회복할 수 있다.

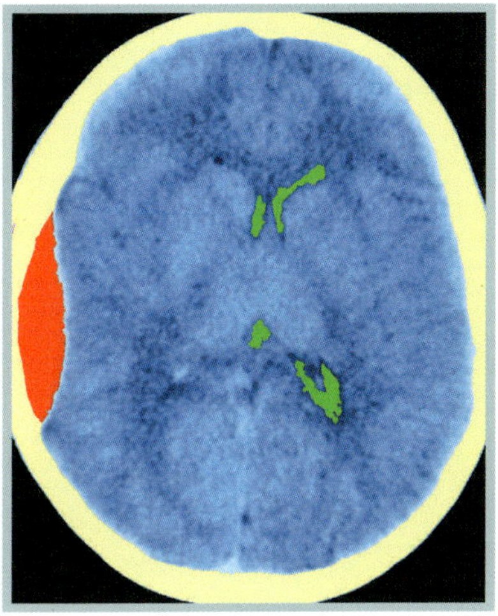

• 경막외혈종(붉게 보이는 부분)이 나타난 CT 영상 (다른색깔로 채색). 반드시 대상자의 신경학적 상태를 매시간 사정해야 한다.

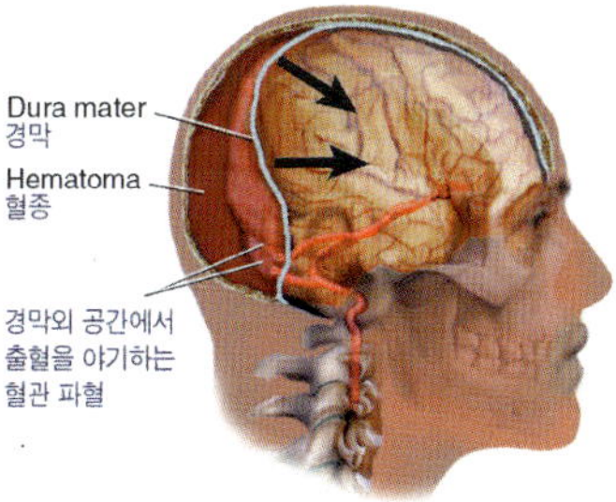

• 경막외출혈은 두개골 골절과 관련된다. 뇌조직의 변위를 일이키는 출혈의 압력에 유의한다. 이러한 변위가 의식수준 저하, 활력징후 변화, 동공 변화와 같은 대상자의 신경학적 상태 변화를 가져온다

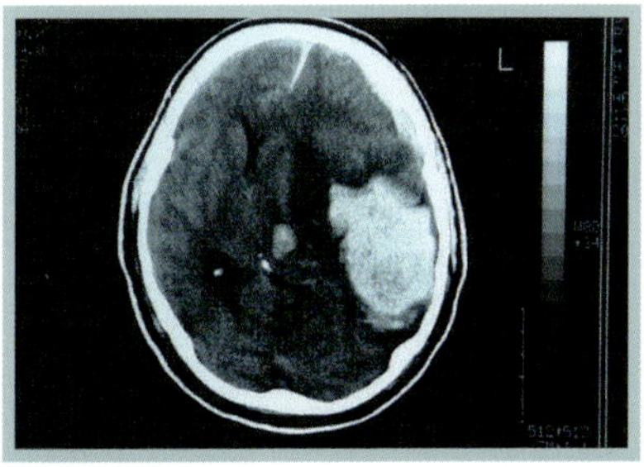

• 경막하혈종을 보여주는 CT 영상. 사진의 오른쪽 부위에 흰 영역으로 나타나 있다.

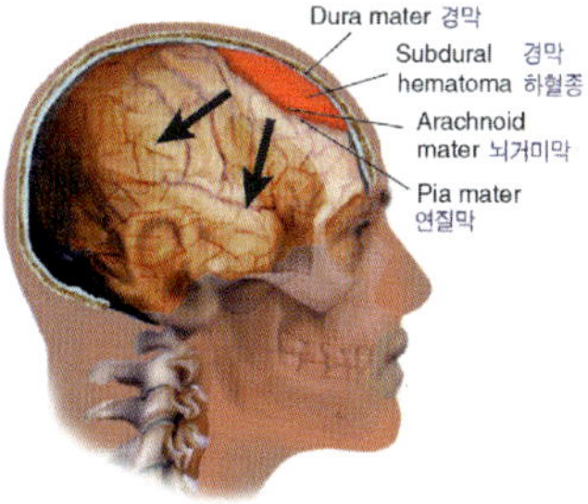

• 경막하혈종은 경막 아래 위치하며 일반적으로 경막 아래 정맥 파열의 결과이다. 경막하혈종은 빠르게 진행되거나 혹은 낙상 후와 같이 수일에 걸쳐 서서히 진행될 수도 있다.

자궁경부암 Cervical Cancer

C

– 자궁경부암(Cervical cancer)은 자궁경부의 암이다. 자궁경부암은 경부에만 국한된 침윤전암과 경부와 다른 골반구조까지 나타나는 침윤성암으로 분류된다. 자궁경부암은 보통 편평세포암이다.

사정

- 무통성 질 출혈
- 비정상 질 분비물
- 체중 감소
- 정상월경량 보다 증가 혹은 감소

간호계획 및 중재

- 가족력
- 수술 후 합병증 감시
- 방사선, 화학요법의 부작용 감시
- 치료에 대한 교육

간호평가 및 결과

- 대상자는 택 가능한 치료에 대해 이해한다.
- 통증이 없다.
- 수술, 방사선, 화학요법의 합병증이 없다.
- 신체상을 유지한다.

간호 시 고려사항

▶ 대상자에게 수술로 인해 질구의 외형이 변화할 수 있음과 상처 조직 때문에 성교시 통증과 극치감에 도달하기 어렵게 될 수 있음을 교육한다.

▶ 대상자와 보호자와 함께 성적 문제에 대해 논의한다.

▶ 딸이 있는 대상자에게 딸의 자궁경부암 발병 위험을 감소시킬 수 있는 인유두종바이러스(Human papillovirus) 백신 사용가능성에 대해 교육한다.

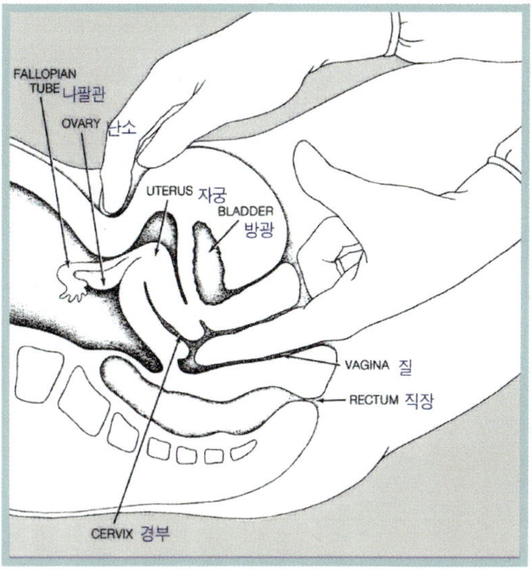

• 경부검진은 자궁경부암을 발견하기 위한 기본 검사이다. 복부를 아래로 눌러 검진자가 경부를 촉진할 수 있도록 한다.

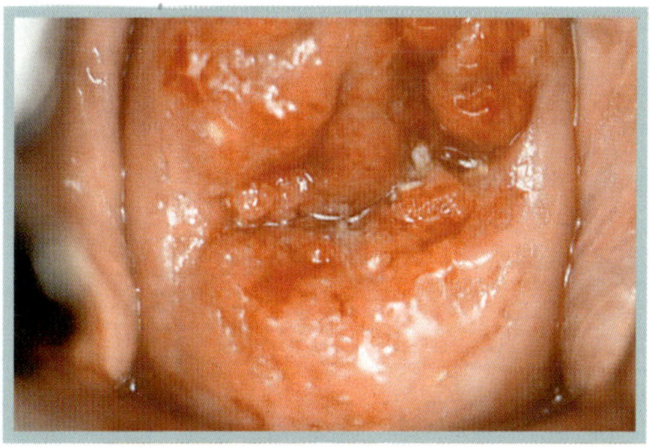

• 진행성 자궁경부암. 발병 부위에 통증과 경부로 부터 분비물이 있을 수 있다.

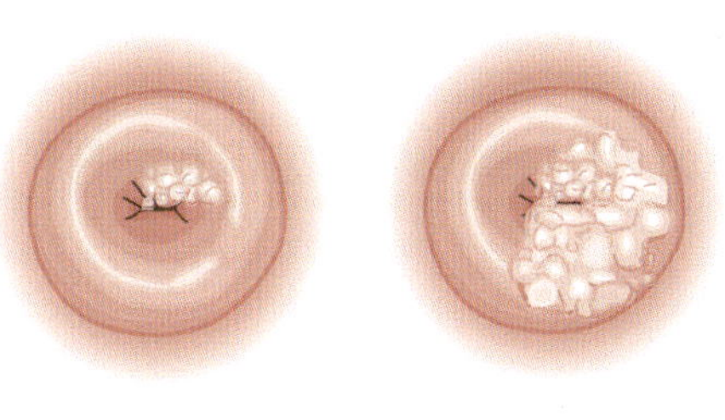

• 경부의 암세포. 왼쪽 그림은 암의 초기 단계이고, 오른쪽 그림은 진행성 암의 단계를 나타낸다.

만성폐쇄성폐질환

Chronic Obstructive Pulmonary Disease (COPD)

C

– 만성폐쇄성폐질환은 천식(Asthma), 폐기종(emphysema)과 기관지염(Bronchitis) 같은 만성 폐 질환을 말하며, 기관지수축, 점액 생성, 호흡곤란이 특징적으로 나타난다. 폐기종은 폐의 탄력성이 소실되어 폐가 과다팽창 되는 것을 말한다. 기관지염은 기관지의 염증을 말한다.

사정

- 만성 기침
- 부속근 사용
- 술통형가슴

간호계획 및 중재

- 산소 투여
- 침상머리 상승
- 맥박산소측정
- 기관지확장제

간호평가 및 결과

- 대상자는 숨차는 증상이 없다.
- 산소공급없이 충분한 산소화가 이루어진다.
- 기도 청결을 유지한다.
- 일상생활활동(ADL)을 수행한다.
- 금연한다.

간호 시 고려사항

▶ 고농도 산소가 만성폐쇄성폐질환 대상자의 호흡 욕구를 억제할 수 있기 때문에 고농도 산소 투여 대상자를 감시한다.

▶ 대상자에게 초콜릿과 우유가 분비물의 점도를 증가시킬 수 있음을 교육한다.

▶ 대상자에게 금연 프로그램/대체 요법에 대해 교육한다.

▶ 대상자에게 의사의 처방 없이 살 수 있는 기침억제제를 사용하지 않도록 교육한다.

▶ 대상자에게 매년 독감 예방접종과 폐렴 예방접종을 받도록 교육한다.

▶ 대상자에게 숨차는 증상을 완화시켜 주는 입술 오므리고 숨쉬기를 교육한다.

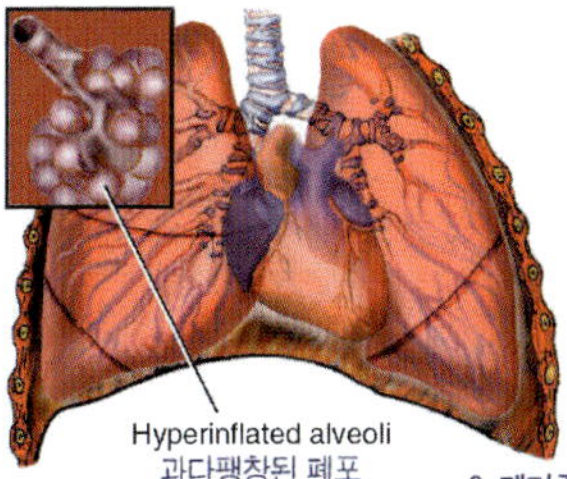

8. **폐기종**(emphysema)
- 흉곽 형태: 1:1
- 기관 위치: 중앙선
- 타진: 과다공명음
- 우발음: 쌕쌕거림(wheezes)

- 기관지염은 만성 폐쇄성 폐질환의 하나로 분류된다. 기관지염은 점액 생성증가와 함께 기도의 염증과 수축이 나타난다. 청진 시 건성수포음이나 쌕쌕거리는 소리를 들을 수 있다.

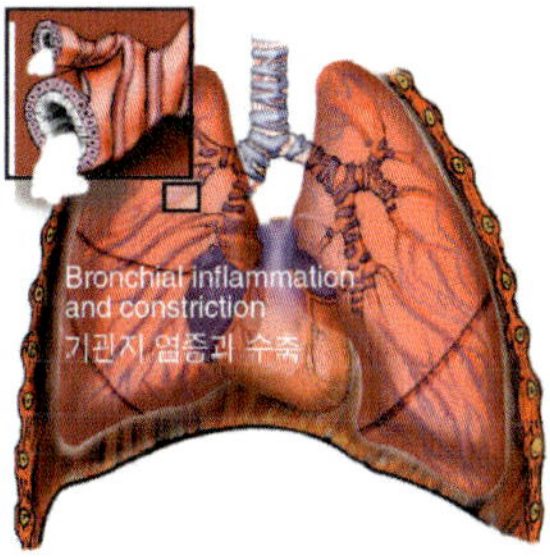

6. **기관지염**(Bronchitis)
- 흉곽 형태: 1:2-5:7
- 기관 위치: 중앙선
- 타진: 공명음
- 우발음: 수포음(crackles) 혹은 쌕쌕거림(wheezes)

- 폐기종은 만성 폐쇄성 폐질환의 하나로 분류된다. 폐기종에서는 폐포가 파괴되고 점차 과다 팽창이 나타난다. 청진 시 호흡음이 감소되고 타진 시 폐부위에서 과다공명음을 들을 수 있다

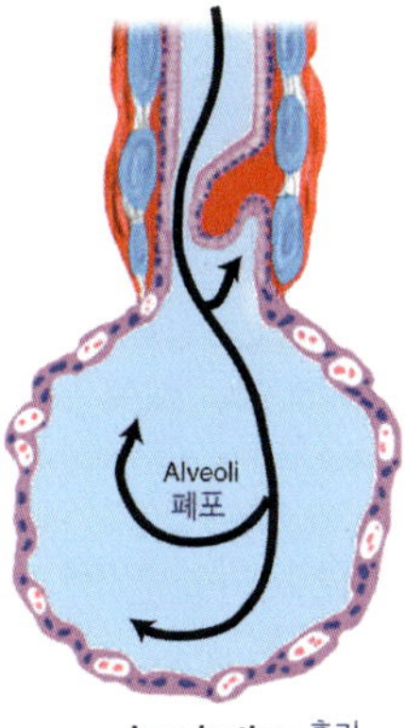

Inspiration 흡기

- 만성폐쇄성폐질환 대상자 에서는 공기 걸림이 흔히 발생한다. 호기 동안 기도가 닫히면서 폐포에 공기가 빠져나가지 못하고 가스 교환이 제한된다. 이로 인해 대상자는 숨차는 증상을 경험한다. 입술 오므리고 숨쉬기는 것을 공기 걸림을 예방하는데 도움이 된다.

C

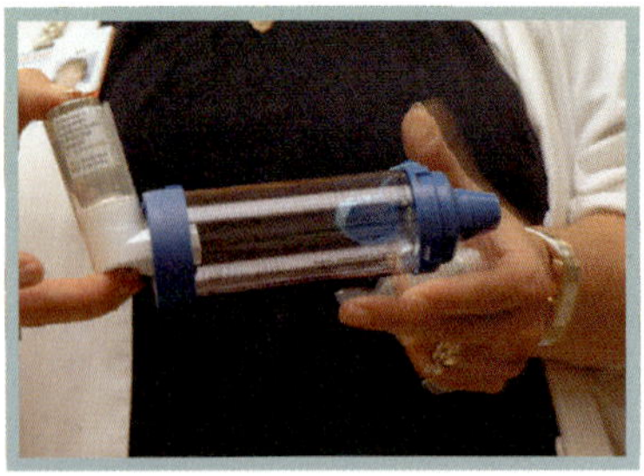

• 흡입기는 만성폐쇄성폐질환 치료에 이용된다. 사진과 같이 플라스틱 실린더 혹은 원통이 약물과 함께 사용된다. 약물은 원통의 한 쪽 끝으로 삽입되고 대상자는 마우스피스를 입술로 꽉 문다. 약물 분무 후 느리고 깊게 들이쉰 후 10초까지 숨을 참도록 교육한다.

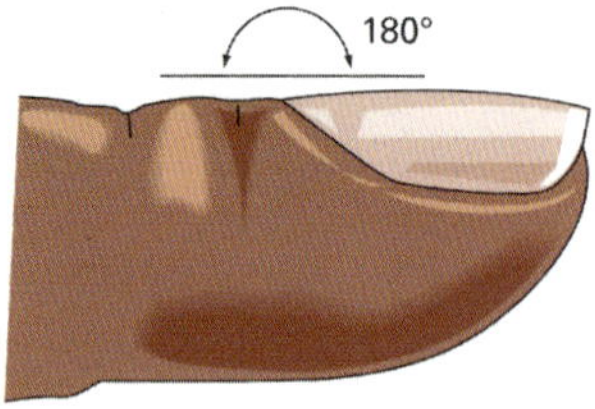

• 만성폐쇄성폐질환 대상자 에게서는 곤봉형 손톱 바닥을 발견할 수 있다. 이는 장기간에 걸친 저산소증으로 인한 것이다.

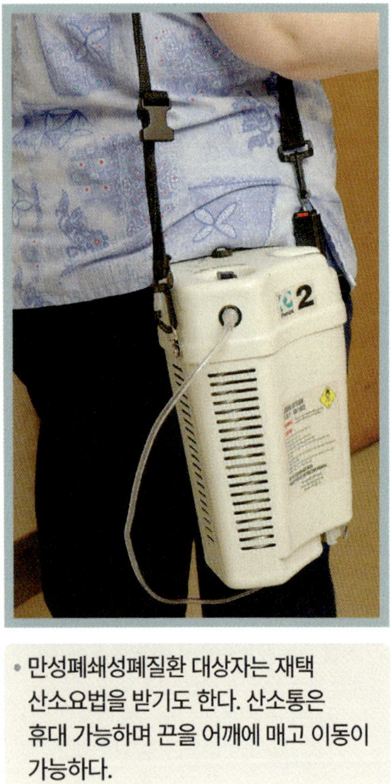

• 만성폐쇄성폐질환 대상자는 재택 산소요법을 받기도 한다. 산소통은 휴대 가능하며 끈을 어깨에 매고 이동이 가능하다.

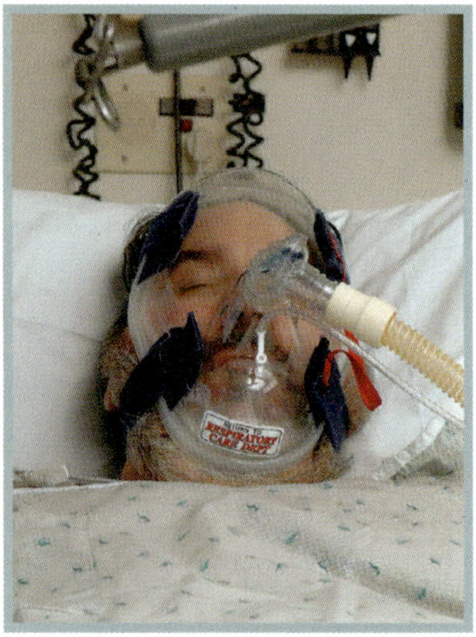

• 저산소증이 있는 만성폐쇄성폐질환 대상자의 경우 BiPap 마스크를 사용한다. 폐포의 개방을 유지하고 가스 교환을 촉진하도록 기도에 양압이 적용된다. 이 마스크는 대상자에게 매우 불편하다. 대상자는 또한 마스크로 인한 압력과 무게로 인해 피부손상을 받을 수도 있다.

간경화 Cirrhosis

– 간경화는 간의 손상과 섬유화 및 간기능 장애를 야기하는 만성 간질환이다. 원인은 C형 간염 (괴사후 간경화), 알코올 남용 (리엔넥(Laennec's)간경화), 담도계의 장애 (담관성간경화), 우심부전 (심장성간경화), 타이레놀과 콜레스테롤 저하제(스타틴)와 같은 약물이다.

사정

- 황달
- 전신 부종
- 복수
- 의식수준 저하
- 출혈

간호계획 및 중재

- 신경학적 사정
- 영양 상태
- 활력징후
- 수액 제한

간호평가 및 결과

- 대상자는 식이조절(예: 염분 제한)을 이해한다.
- 출혈이 없다.
- 알코올 섭취를 금한다.
- 간 기능 검사를 시행한다.

간호 시 고려사항

▶ 대상자에게 간경화가 여성에서 무월경을 유발할 수 있음을 교육한다.

▶ 대상자에게 알코올 섭취를 금하도록 교육한다.

▶ 대상자에게 식생활에서 단백질 섭취를 늘리도록 교육한다.

▶ 대상자에게 간경화가 남성의 경우 고환위축, 여성형유방, 발기부전을 유발할 수 있음을 교육한다.

▶ 대상자에게 간경화가 응고인자의 생성을 감소시킬 수 있으므로, 멍, 잇몸 출혈, 혈변과 같은 출혈의 징후를 관찰하도록 교육한다.

C

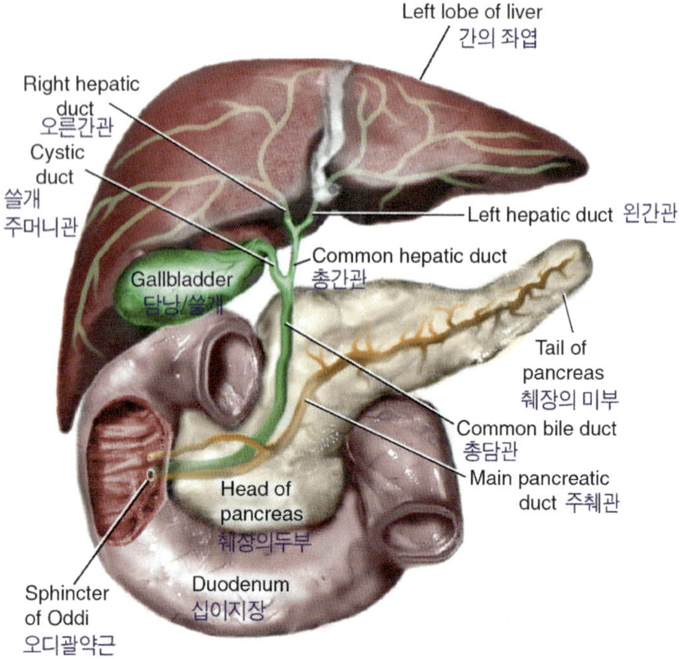

• 간, 담낭, 췌장. 간세포의 파괴는 간경화를 야기한다.

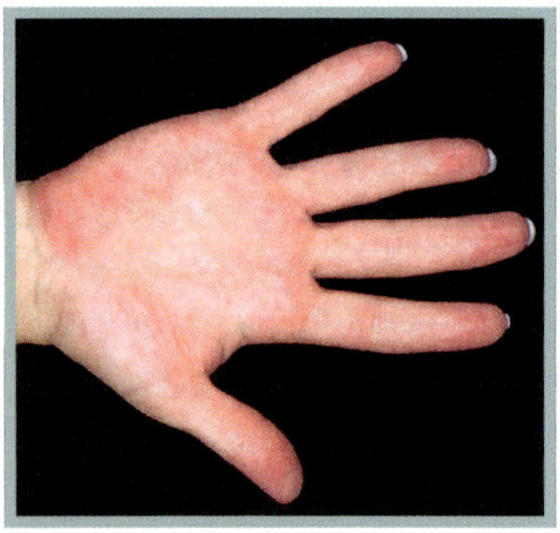

• 간경화 대상자에게 손바닥의 홍반이나 발적이 나타난다.

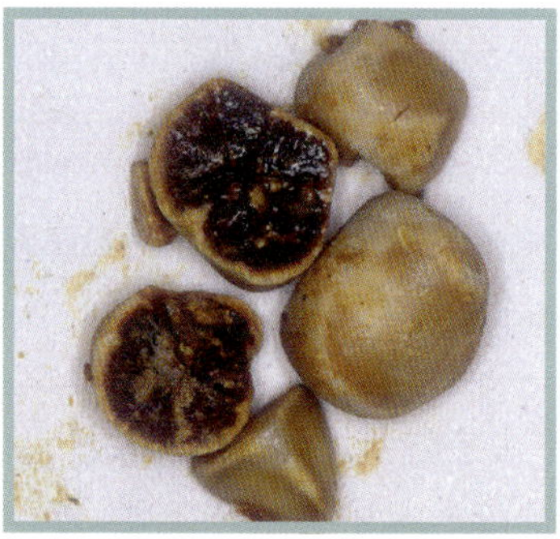

• 수술적 제거 후 담낭에서 발견된 담석.

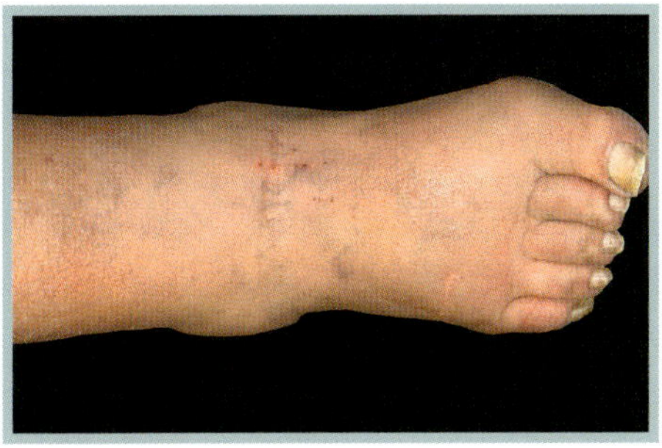

- 간경화 대상자는 체액 정체가 나타난다. 체액 정체는 발의 부종을 야기한다

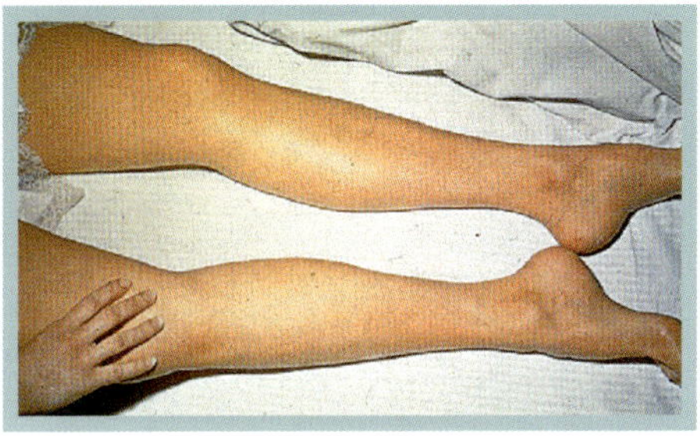

- 간경화 대상자는 황달이나 황금색의 변색이 나타날 수 있다. 황달은 피부와 공막에서 나타나며, 이는 혈액 중 빌리루빈의 축적으로 인한 것이다.

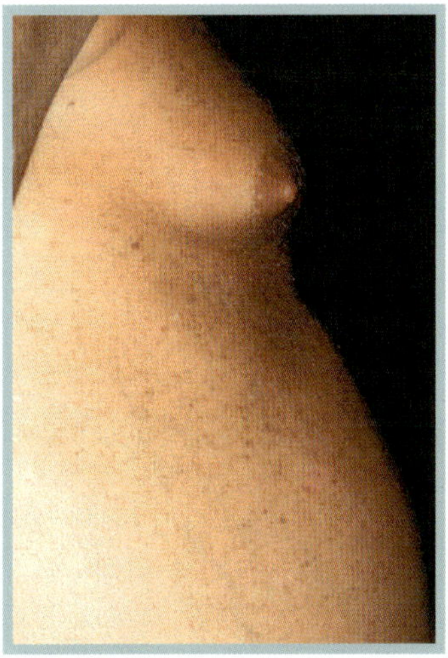

- 간경화 대상자에서 나타나는 체액 정체는 복강내 체액 축적, 즉 복수를 유발한다.

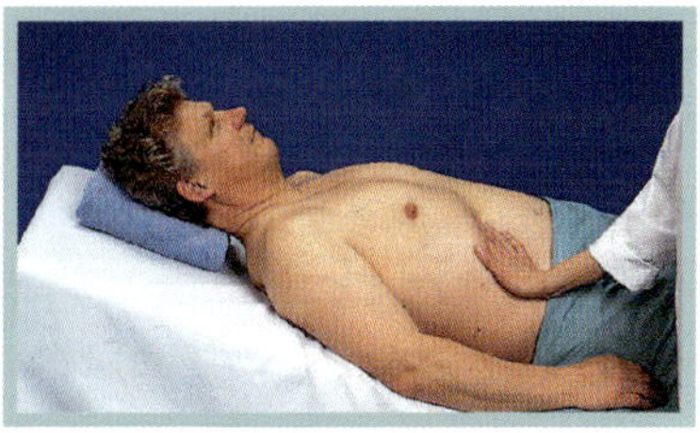

- 간호사는 간경화 대상자에게 반드시 간경정맥 역류를 사정해야 한다. 이는 문맥의 증가된 압력으로 인한 것이다. 대상자를 침상에 똑바로 눕게 하고 우상복부에 30-60초간 압박을 가한다. 간호사는 문맥의 증가된 혈류량을 의미하는 비정상적 소견인 목의 경정맥 확장을 관찰하도록 한다.

C

궤양대장염 Colitis, Ulcerative

– 궤양대장염은 대장과 직장의 만성 염증성 질환이다. 악화와 완화를 반복하여 결장과 직장의 내층에 궤양과 자극을 유발한다. 이는 자가면역질환으로 여겨진다.

사정

- 혈성 설사
- 복통
- 발열
- 체중 감소
- 항문 뒤무직(Tenesmus)(통증과 경련)

간호계획 및 중재

- 과거력
- 활력징후
- 대변의 양, 색깔, 굳기
- 정확한 섭취량과 배설량
- 수술적 치료가 필요할 수 있다.

간호평가 및 결과

- 대상자는 충분한 수분 섭취를 유지한다.
- 안정적인 활력징후를 유지한다.
- 혈성 설사를 하지 않는다.
- 의학적 치료를 이해한다.
- 신체상을 유지한다.

간호 시 고려사항

▶ 대상자에게 통밀, 견과류, 생과일, 야채를 섭취하지 않도록 교육한다.

▶ 대상자에게 카페인, 후추, 알코올을 섭취하지 않도록 교육한다.

▶ 대상자를 지역 지지집단에 의뢰하도록 한다.

▶ 잦은 설사로 인한 항문 주위 피부 손상과 자극의 징후를 감시한다.

▶ 대상자에게 배변시 마다 횟수, 굳기, 양을 기록하도록 교육한다.

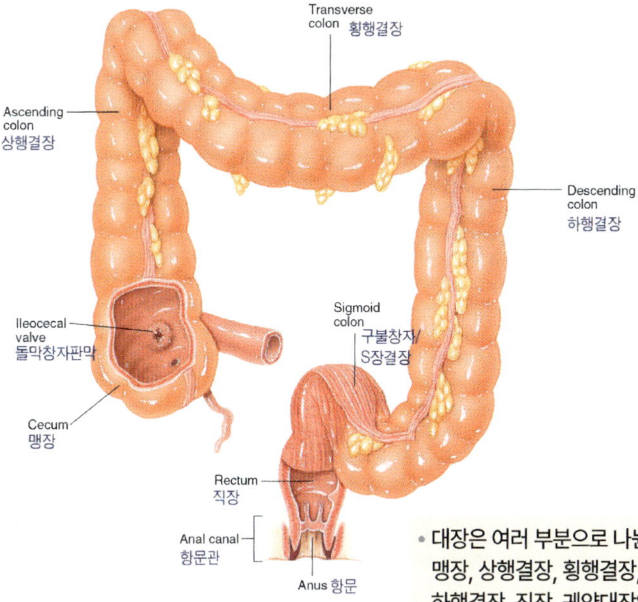

• 대장은 여러 부분으로 나뉜다: 맹장, 상행결장, 횡행결장, 하행결장, 직장, 궤양대장염은 대장의 모든 부위에 발생할 수 있다.

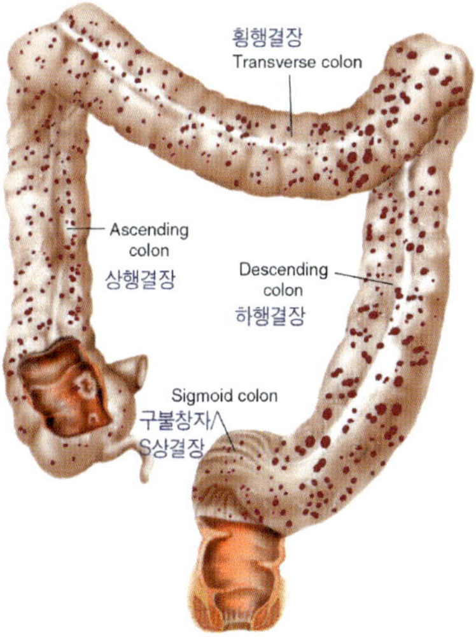

• 궤양대장염의 영향으로 대장에 전체적으로 염증 부위에 반점형 흔적을 남기게 되는데, 이는 출혈이나 혈성 대변을 유발한다. 대상자는 복통과 경련을 호소할 수 있다.

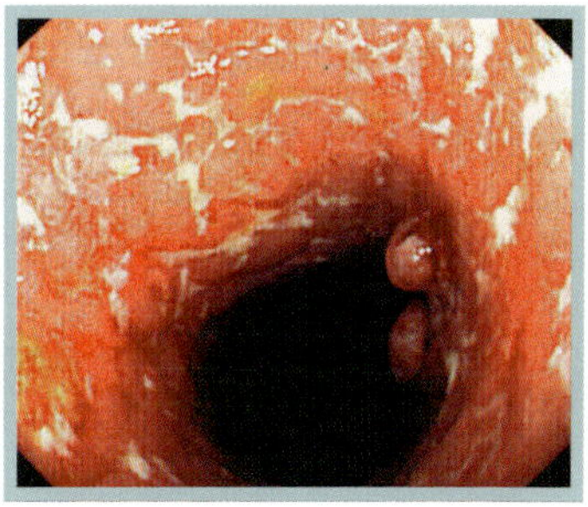

• 대장내시경을 통해 본 궤양대장염. 궤양 대장염의 특징인 궤양과 출혈이 보인다. 사진에서 폴립(polyp)도 볼 수 있다.
• 이 대상자는 잦은 설사와 혈변을 호소하였다.

C

직장결장암 Colorectal Cancer

– 직장결장암(CRC)은 결장이나 직장에 선종 혹은 선암종이 생긴 경우를 말한다. 직장결장암은 결장 점막 세포 분열의 변화를 야기하는 주요 종양 억제 유전자의 상실과 종양유전자의 활성화로 인해 발생한다. 종양은 결장의 모든 부위에서 발생한다.

사정

- 배변습관의 변화
- 혈변
- 체중 감소
- 복부 팽만

간호계획 및 중재

- 정상 배변 습관
- 식이력
- 분변잠혈 반응검사
- 전체혈구계산(CBC) 감시

간호평가 및 결과

- 대상자는 치료법을 이해한다.
- 정상 배변 기능을 회복한다.
- 대변에 혈액이 없다.
- 통증이 없다.

간호 시 고려사항

▶ 대상자와 가족에게 직장결장암의 고위험 요인에 대해 교육한다.

: 50세 이상, 동물성 지방 과다 섭취, 비만, 흡연

: 샘종폴립(adenomatous polyp), 크론씨병(Crohn's disease), 직장결장암, 과민성 대장증후군 과거력

: 직장결장암 가족력, 가족성 선종성 폴립증(FAP: familial adenomatous polyposis), 유전성 비폴립성 결장암 (HNPCC: hereditary nonpolyposis colon cancer)과 같은 유전적 경향

▶ 대상자에게 직장결장암의 크기와 병기에 따라 치료가 달라지며, 치료는 수술, 화학요법, 방사선, 완화치료가 있음을 교육한다.

▶ 조루술(Ostomy)이 필요할 경우, 대상자를 장루치료사에게 의뢰한다.

▶ 대상자와 가족에게 직장결장암 예방에 도움이 되는 과일, 야채, 정제하지 않은 곡물에 대해 교육한다.

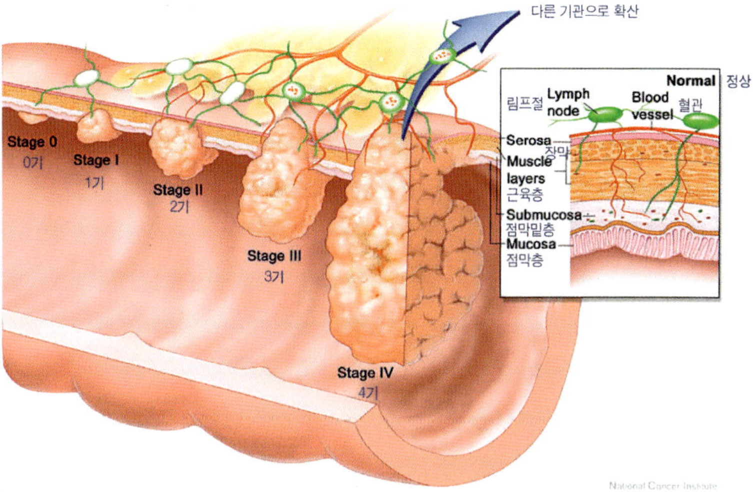

• 직장결장암의 병기(Stages). 0 기는 결장이나 직장의 내층 이하로는 침범되지 않은 상태이다. 1기는 결장의 여러 층에 걸쳐 침범되나 결장 밖으로는 침범되지 않은 상태이다. 일반적으로 보통 다른 치료없이 결장을 절제하는 치료를 행한다. 2기는 결장의 벽을 관통하여 주위 조직으로 전이가 있으나, 림프절까지는 아직 침범되지 않은 상태이다. 3기는 직장결장암의 진행성 단계로, 림프절 전이가 있으나 다른 조직이나 기관으로의 침범은 없는 상태이다. 결장과 직장암에서 모두 먼저 부분적인 수술 시행 후 방사선이나 화학치료를 진행하게 된다. 4기는 간, 폐, 난소와 같은 떨어져 있는 기관으로 전이가 있는 경우이다. 이 단계에서의 수술은 일반적으로 질환 자체를 치료하는 것 보다는 합병증을 완화하고 예방하기 위한 것이다.

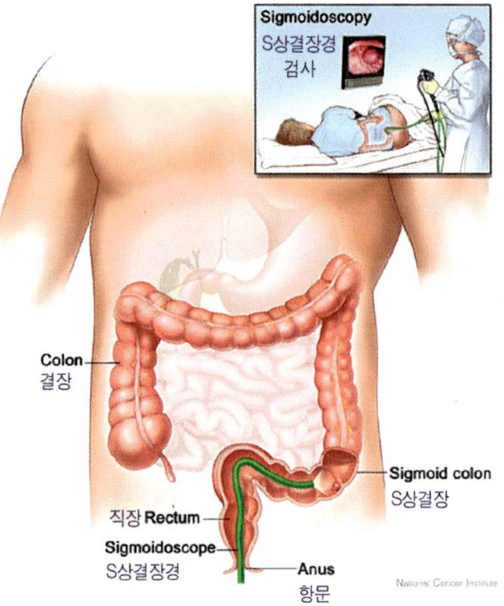

• 결장내시경검사 혹은 S상결장경검사는 결장암의 진단 검사로 이용된다. 정기적인 검진은 50세부터 시작하는 것이 권고 사항이다. 검사 전 장 청결을 위해 설사제를 투여한다. 검사 진행 중에 얕은 진정 상태를 유지하여 대상자가 반응할 수 있으나 검사를 시행한 기억은 없게 된다.

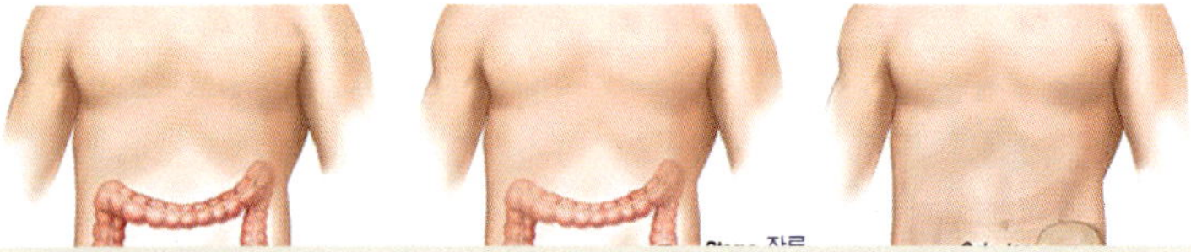

• 직장결장암의 치료는 암이 침범한 결장의 부분을 제거하는 것이다. 결장의 부분적 제거 후, 조루를 형성하고 그 위에 조루 주머니를 부착하게 된다. 대변 내용물은 정상적으로 장관에 머무르는 대신에 조루를 통해 배출된다.

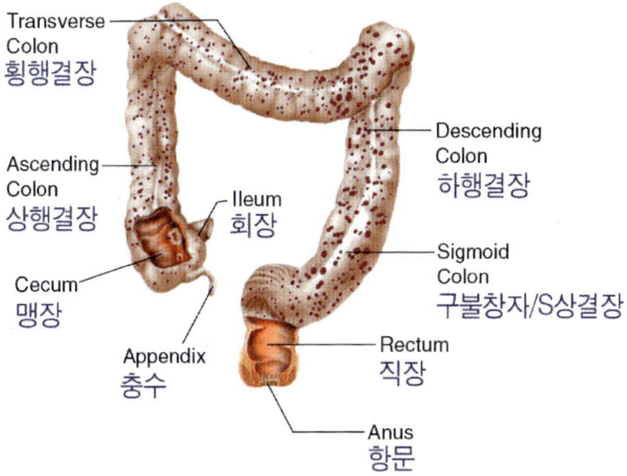

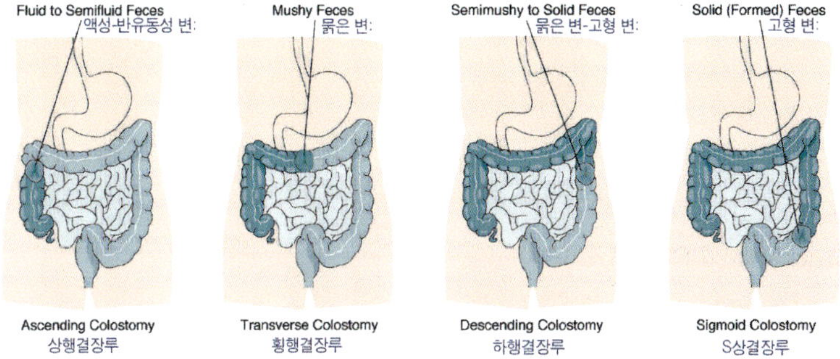

- 다양한 부위의 결장루가 있다. 상행결장이 제거되면 장루로부터 반유동성 변이 배출된다. 횡행결장루의 경우에는 변 내용물이 죽과 같은 상태이다. 하행결장루의 경우 변 내용물은 반고형이다. S상결장루의 경우에는 주로 고형변이 배출된다.

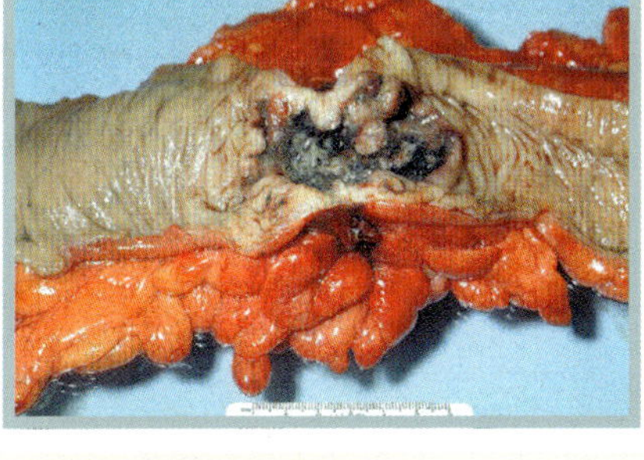

- 대장내시경에서 본 것과 같은 결장의 암종.

C

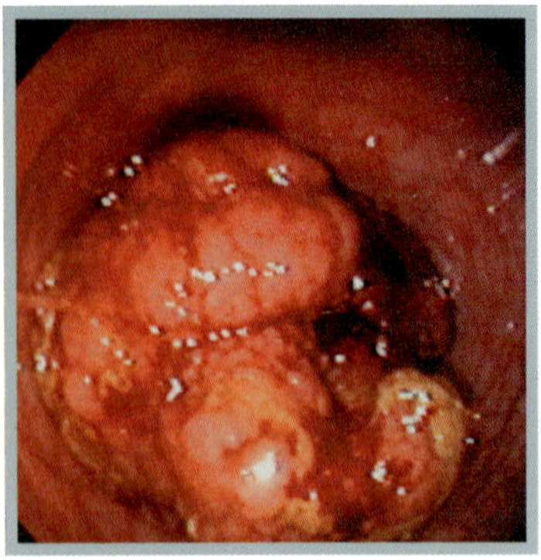

• 대장내시경 검사를 통해 의사는 결장 내를 시각화할 수 있다. 사진은 결장암 대상자의 경우에 나타날 수 있는 결장의 모습이다. 결장 내에서 붉어진 혈성 부위의 성장에 유의한다.

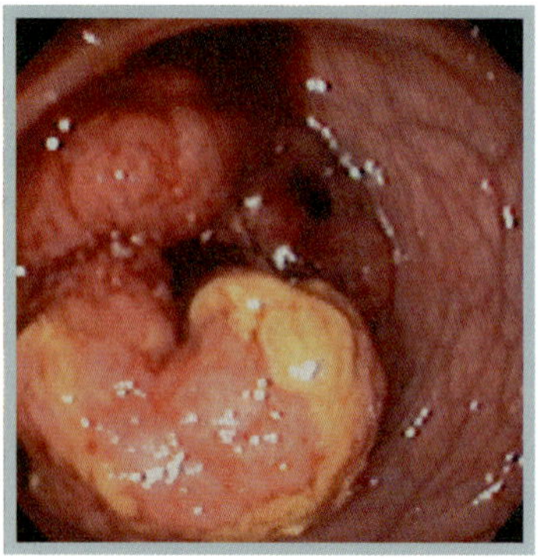

• 대장내시경을 통해 본 다른 모습이다. 결장 내에 큰 암종에 유의한다.

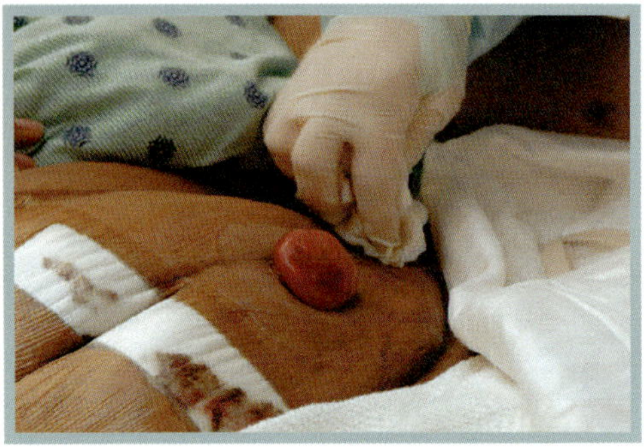

• 결장의 부분적 제거 후 조루를 만들게 된다.

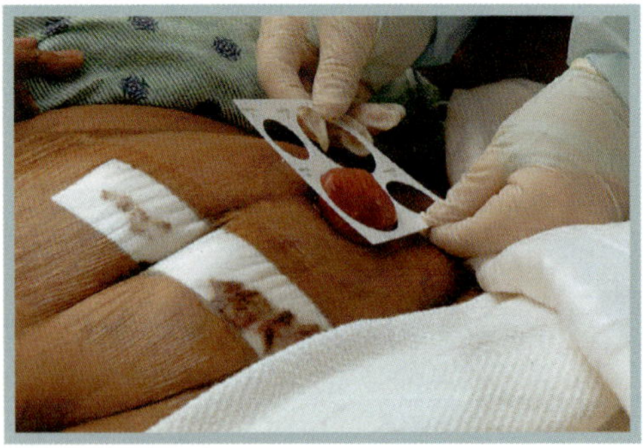

• 적절한 크기의 조루 주머니를 적용하기 위해 장루를 측정한다.

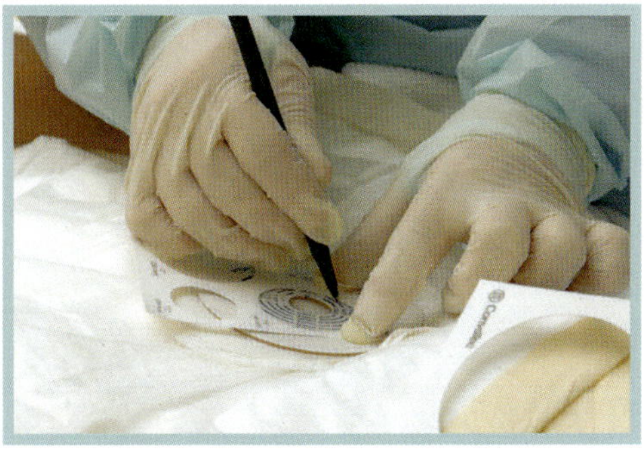

- 조루 주머니를 장루 위에 놓고 적합한 크기로 자를 부위를 표시한다.

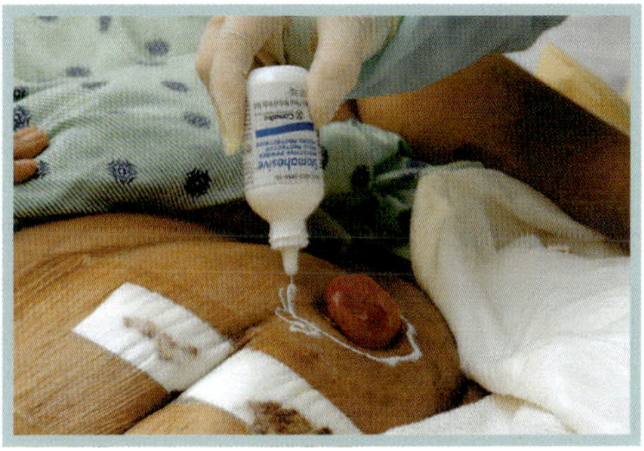

- 조루 주머니를 적용할 장루 주위에 특수한 파우더를 바른다. 이 파우더는 피부를 보호하고 피부손상을 예방하는 데 도움이 된다.

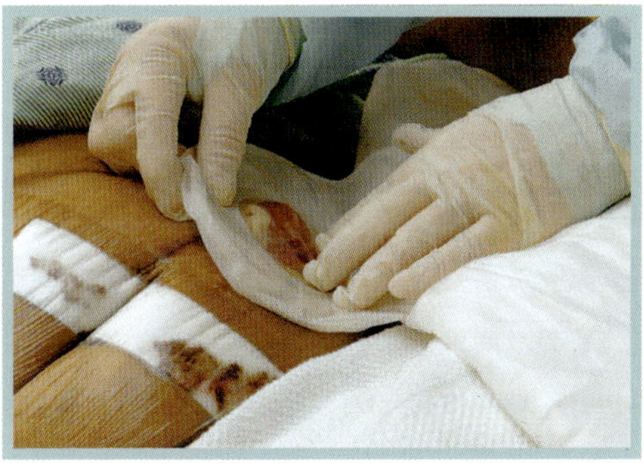

- 조루 주머니를 장루에 씌워 부착한다. 조루 주머니는 매주 혹은 필요시 교체하도록 한다. 대상자는 퇴원 전에 장루 관리에 대해 교육을 받게 되며, 교육은 보통 전문적으로 훈련된 장루전문간호사들이 하게 된다.

C

결막염 Conjunctivitis

– 결막염은 박테리아, 바이러스, 혹은 알레르기항원에 의해 발생하는 결막 즉 눈의 흰자와 눈꺼풀의 안쪽을 덮고 있는 얇은 막의 염증이다. 감염성 결막염은 "분홍색눈/충혈안" 으로 불리기도 한다.

사정

- 붉은 눈
- 눈의 분비물, 고름
- 눈이 가려움
- 눈물 흘림
- 흐린 시야

간호계획 및 중재

- 과거력
- 손씻기
- 안약 점적

간호평가 및 결과

- 대상자는 눈의 감염이 없다.
- 다른 쪽 눈이나 타인에게 박테리아의 전파를 예방한다.
- 점안약을 정확하게 투여한다.
- 손씻기를 잘 한다.

간호 시 고려사항

▶ 감염성 결막염은 쉽게 전파되므로 대상자에게 손을 잘 씻도록 교육한다.

▶ 감염이 있는 동안 눈 화장을 제한하도록 한다.

▶ 대상자에게 자극과 통증 감소를 돕기 위해 온찜질을 적용할 수 있음을 교육한다.

▶ 대상자에게 타인이 자신의 안약을 사용하지 못하게 하도록 교육한다

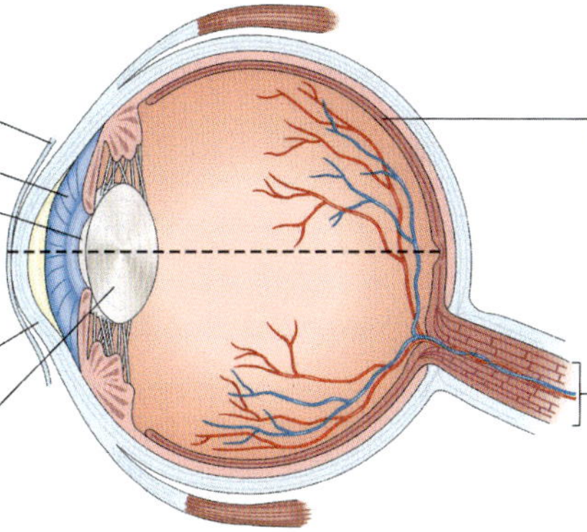

• 눈의 정상 해부이다. 결막은 눈을 덮고 있는 바깥막이고 눈꺼풀의 안쪽 표면이다. 이 막이 염증이나 감염으로 붉어지게 된다. 눈에서 분비물이 나오는 경우도 있다.

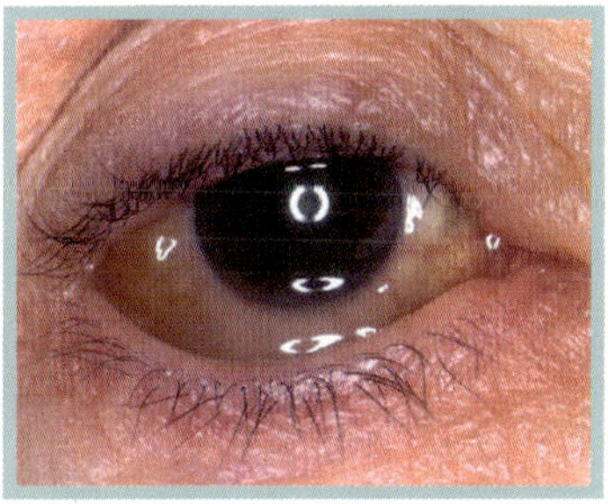

• 결막염 대상자로서 결막이 심하게 부어 있다. 이 눈에는 극심한 통증이 있다.

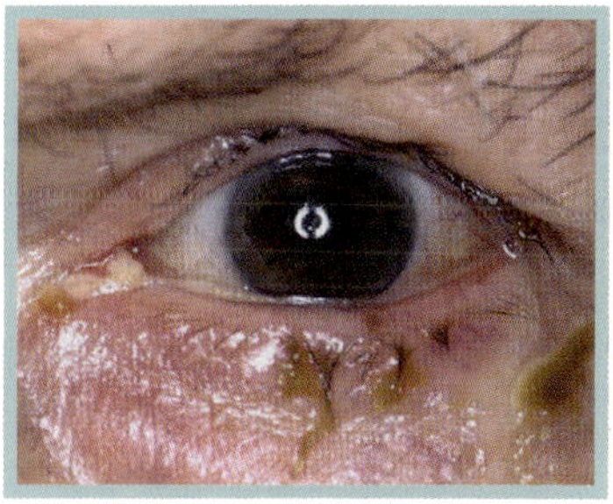

• 감염성 결막염. 눈의 가장자리에 고름이 보이고, 아래 눈꺼풀 밑에는 고름이 피부에 말라붙어 있다.

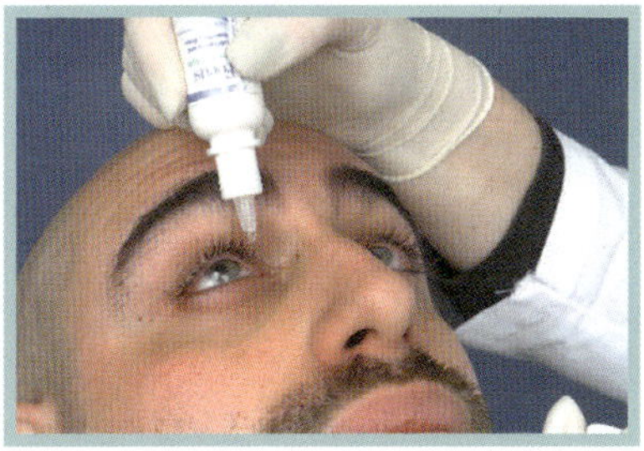

• 안약 점적. 결막염 대상자는 항생제 안약이 필요할 수 있다. 안약 점적 시, 약물은 안구 표면의 아래 안쪽으로 투여된다. 안약통의 끝부분이 멸균 상태여야 하기 때문에 통의 끝부분이 어디에도 닿지 않도록 한다.

C

각막질환 Corneal Disorders

- 각막질환은 홍채를 덮는 투명한 표면이면서 결체조직과 연속되는 각막에 영향을 미치는 여러 가지 질환을 포함한다. 각막질환에는 각막찰과상, 각막화상, 각막궤양, 각막의 이물질이 포함된다.
- 각막질환은 각막찰과상, 각막화상, 각막궤양, 각막의 이물질을 포함한다

사정

- 눈의 충혈
- 눈의 통증
- 눈의 가려움증
- 눈의 분비물

간호계획 및 중재

- 눈의 사정
- 시력측정
- 시력의 투명성 확인
- 두통

간호평가 및 결과

- 눈의 충혈과 통증 없어진다.
- 적정한 시력이 유지된다.
- 두통이 없어진다.

간호 시 고려사항

▶ 나이가 증가하면 각막조직이 변화됨을 교육한다.

▶ 눈의 보호 기구를 사용하여 각막 찰과상 예방을 교육한다.

▶ 각막의 찰과상을 예방하기 위해 컨텍츠 렌즈를 착용하지 않아야 하는 기간을 교육한다.

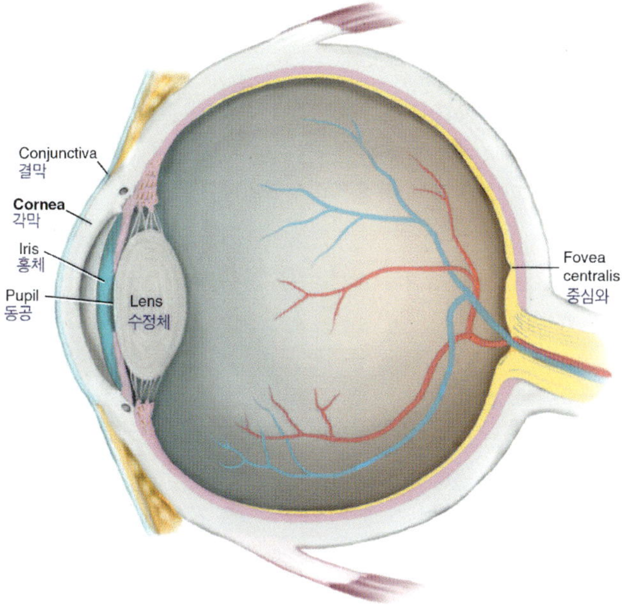

- 정상적인 눈의 해부학적 구조
- 각막은 홍체를 덮고 눈의 색을 나타내는 조직이다.

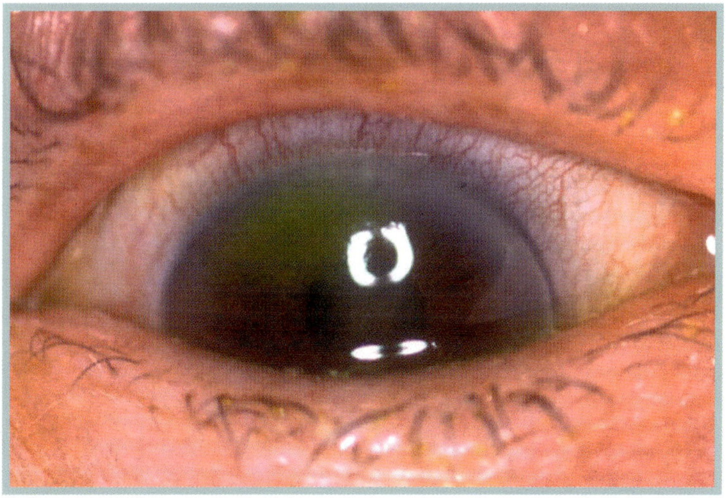

- 각막의 찰과상을 잘 관찰하기 위해 녹색으로 염색된 사진. 대상자의 눈을 보호하기 위해 안대가 필요하다. 찰과상은 특별한 치료 없이 시간이 지나면 치료 된다.

C

관상동맥질환 Coronary Artery Disease

– 관상 동맥 질환(CAD)은 심근에 산소와 혈액을 공급하는 관상 동맥이 좁아지거나 혈관이 막히는 질환이다. 혈관에 지방 죽종이 쌓이는 죽상 동맥증과 동맥의 내관 혈전이 형성되어서 발생한다.

사정

- 협심증
- 짧은 호흡
- 피로
- 발한

간호계획 및 중재

- 활력징후
- 가족력
- 위험인자
- 통증관리

간호평가 및 결과

- 협심증이 사라짐
- 증상 없는 일상생활을 유지한다.
- 저지방식이에 대해 이해한다.
- 금연
- 나이트로그리세린(NTG) 복용에 대한 이해가 충분하다.

간호 시 고려사항

▶ 여성은 폐경 이후 관상동맥질환 위험이 증가됨을 교육한다.

▶ 흉통이 있을 때는 나이트로그리세린을 복용하고, 복용 후 5분이 지나도 증상이 완화되지 않으면 다시 한번 같은 용량의 약을 복용한다. 만일 3번의 나이트로그리세린 복용 후에도 증상이 완화되지 않으면 119(응급구조)호출을 해야 함을 대상자에게 교육 한다.

▶ 나이트로그리세린 경구약과 스프레이의 유효기간 확인을 교육한다.

▶ 여성의 경우 남성과는 달리 전형적인 흉통보다는 어깨의 통증과 턱관절의 통증을 호소함으로 협심증의 증상을 표현하는 경향이 있음을 간호사는 알아야 한다.

▶ 남성의 경우 나이트로글리세린을 복용한 후 24시간 안에 비아그라나 시알리스와 같은 phosphodiesterase 억제제를 사용하게 되면 심각한 고혈압과 심장혈관계의 허탈이 생길 수 있음을 교육 한다.

관상동맥의 횡단면을 통한 동맥경화증,
죽상 동맥경화증의 발전과정

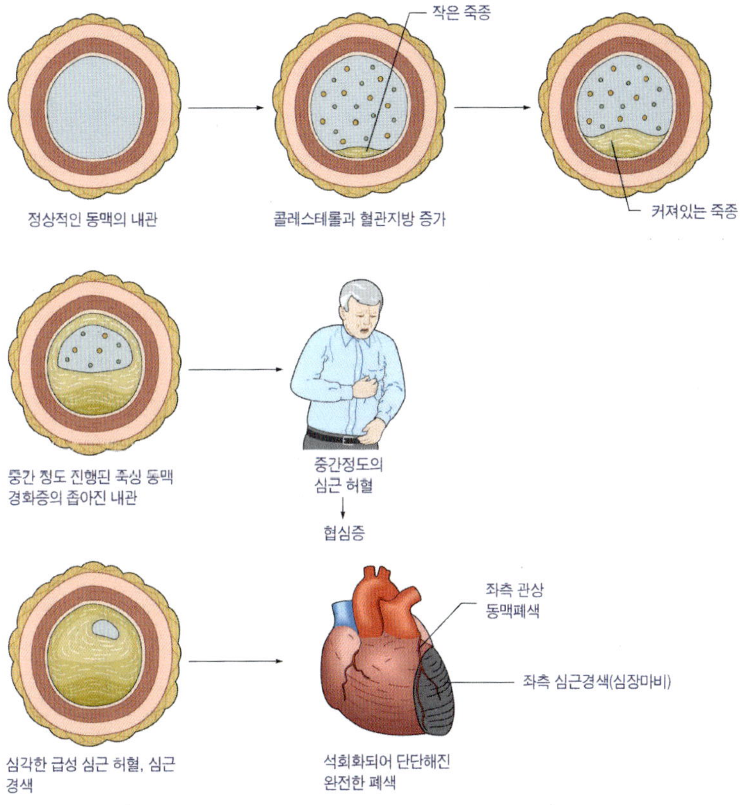

- 관상동맥질환은 콜레스테롤과 지방이 동맥혈관 내관에 축척되어 죽종을 만들고 죽종은 점점 단단 해지고 석회화되어 동맥의 내관이 축소되고 심장에 혈액와 산소의 공급이 감소되어 심근경색과 심근 허혈이 되는 것이다.

C

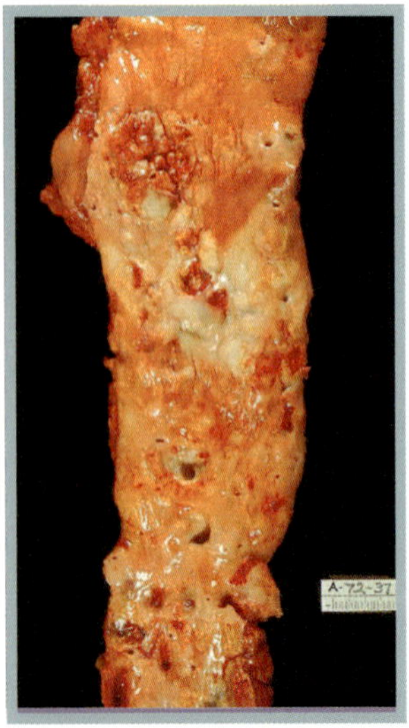

- 이 대동맥의 단면은 죽상 동맥경화증의 과정을 보여 준다.
- 대동맥의 안쪽표면에 지방침전이 보인다.

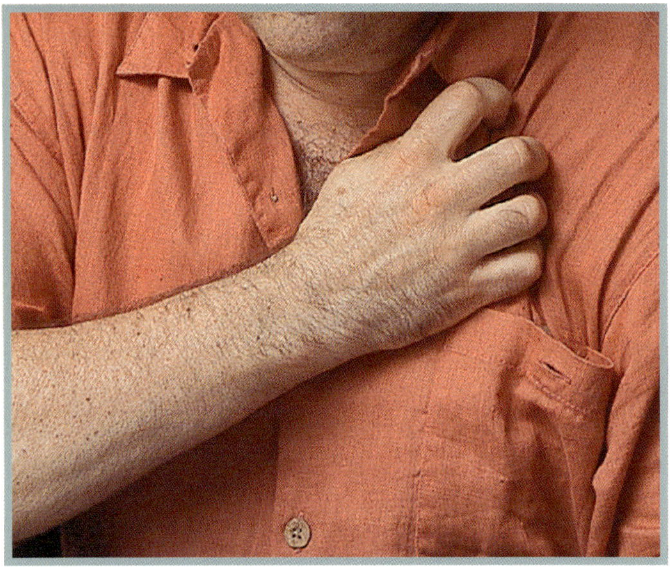

- 흉통이나 협심증을 가진 대상자의 전형적인 증상. 여성들은 안면관절이나 어깨쪽의 통증을 경험하기도 하나, 가슴이 터지는 듯한 흉통을 경험하는 경우도 있다.
- 대상자는 통증 때문에 자신의 가슴을 부여잡거나 움켜쥔다.
- 관상동맥 내관에 지방이 축적되어 심근에 혈액과 산소 공급이 감소하는 것이 협심증의 원인이 된다.

크론 병 Crohn's Disease

- 크론병, 혹은 국소성 장염은 1/3 이상의 경우에서 소장을 포함하는 소화관의 어느 부위에서도 발생하는 만성적이고 재발이 잘 되는 장의 염증성 질환으로 분류된다. 소화기관을 따라 반점(patchy areas)이 있으며, 이는 장의 벽을 관통한다.
- 장의 모든 층에 발병하여 소화기의 부조화를 이룬다.

사정

- 복통
- 설사
- 체중감소
- 피로
- 발열

간호계획 및 중재

- 영양공급
- 활력징후 확인
- 대변의 양, 양상 ,색깔
- 피부의 통합성

간호평가 및 결과

- 적절한 영양상태를 유지한다.
- 피부통합성을 유지한다.
- 내과적 치료에 대해 이해한다.

간호 시 고려사항

▶ 증상의 악화와 완화를 경험하게 될 것을 교육 한다.

▶ 스트레스 관리 기술이 악화기간의 감소에 필요함을 교육 한다.

▶ 소장의 질병으로 인해 흡수 장애를 경험할 수 있으므로 영양상태 관찰한다.

▶ 크론병의 경우 대장암의 발생률이 높기 때문에 정기적으로 대장암 검사를 받도록 교육 한다.

▶ 지지모임과 연계 해준다.

C

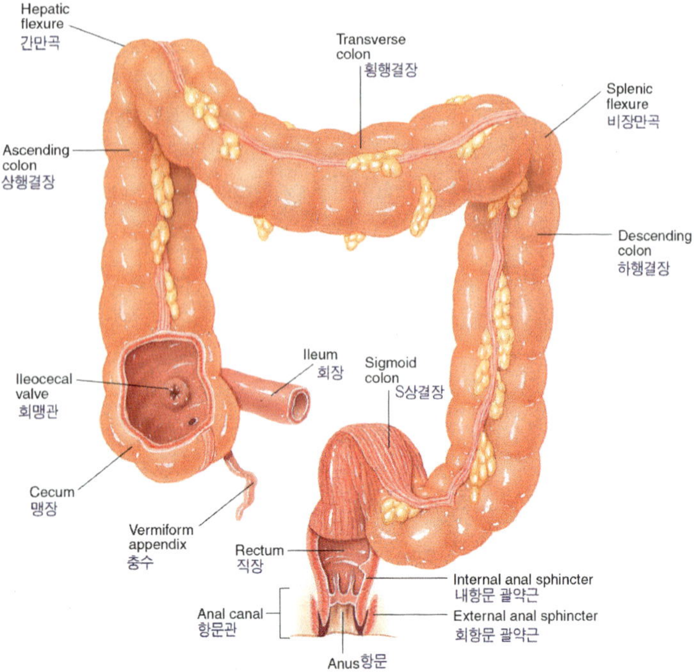

- 정상적인 대장의 해부 크론병은 위장관의 어디에서나 발생할 수 있다.

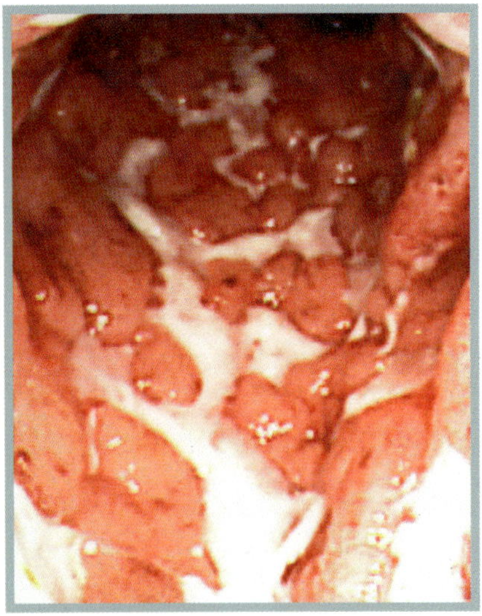

- 내시경을 통하여 본 크론병 대상자의 회장의 모습 궤양과 출혈이 보인다.
- 대상자는 복통과 대변의 출혈을 경험 한다.

쿠싱증후군 Cusing's Syndrome

- 쿠싱증후군은 부신피질의 신생물이나 종양에 의해 코티졸(cortisol)의 과다분비, 뇌하수체에서 ACTH의 과다분비, 혹은 외인성으로 스테로이드를 과다복용하여 발생한다.

사정

- 근력의 약화
- 고혈압
- 다모증
- 연약하고 얇은 피부 (THINNING OF SKIN)
- 몸통 비만과 가는 사지

간호계획 및 중재

- 활력징후
- 전해질 균형 관찰
- 체액의 축적의 증상
- 활동 보조

간호평가 및 결과

- 정상적인 활력 징후 양상을 보인다.
- 정상적인 일상생활을 수행한다.
- 피부의 통합성 유지한다.
- 감염의 발생이 없다.

간호 시 고려사항

- ▶ 대상자에게 질병인식 팔찌를 착용하도록 교육 한다.
- ▶ 종양은 외과적 수술로 제거 할 필요가 있음을 교육 한다.
- ▶ 혈당이 상승되면 코티졸의 상승도 동반되므로 혈당을 관찰해야함을 교육 한다.
- ▶ 경구용 프레드니손을 복용하는 경우 체중증가, 위장장해, 고혈당, 골다공증의 부작용에 대하여 교육한다.

C

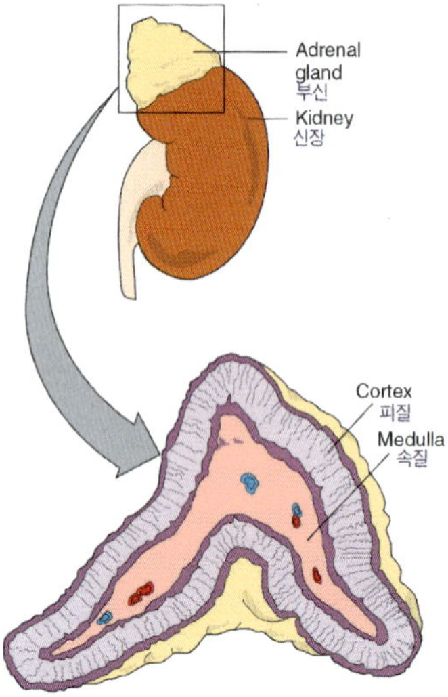

- 쿠싱증후군 혹은 쿠싱 질병은 부신 호르몬의 과다분비로 발생한다.
- 부신은 양쪽 신장의 상부에 위치한다.
- 부신피질, 부신 외층의 호르몬 과다분비는 쿠싱증후군을 유도한다.

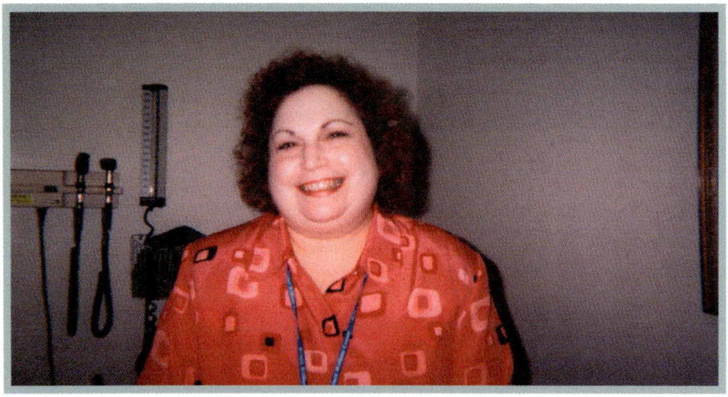

- 쿠싱증후군에서는 알도스테론의 증가로 체액과 나트륨이 축척 된다.
- 알데스테론은 신장에서 나트륨의 재흡수를 증가시키고 이는 수분의 재흡수를 증가시켜 부종이 생기게된다. 이 부종은 특별히 안면에 부종을 보이며 이것을 종종 Moon Face라고 말한다.

심부 정맥 혈전증 Deep Vein Thrombosis(DVT)

– 심부 정맥 혈전증은 정맥계에 혈전 혹은 혈액덩어리가 형성되는 것이다. 심부혈전증 발생의 위험요소는 Virchow' s triad에 기초하는데 이는, 혈관의 손상, 정맥울혈, 응고요소의 과다이다. 심부정맥혈전증 (DVT)는 주로 하지의 깊은 정맥에서 나타나고 위험요소로는 부동자세, 에스트로젠 사용, 임신, 심부전증이 포함된다.

사정

- 발생부위의 통증
- 발생된 사지의 부종
- 발생부위의 발열감
- 발생부위의 붉은 발적

간호계획 및 중재

- 운동이 예방의 중요한 요소
- 항응고제
- 연속적인 압박기구 사용
- 사지거상

간호평가 및 결과

- 색전과 혈전이 없다.
- 활동의 어려움이 없다.
- 항응고제를 사용한다면 출혈이 없어야한다.

간호 시 고려사항

▶ 긴 시간동안 앉아 있거나 움직이지 않는 것을 피해야 함을 교육한다.

▶ DVT로 진단받은 대상자는 긴 시간동안 쿠마딘 치료가 필요할 수 있으며, 출혈 증상을 관찰하도록 교육해야 한다. PT검사와 INR 검사결과를 관찰해야한다.

▶ 호만증후(homan's sign)가 가성 양성이 자주 나타나므로, 정기적으로 시행하지 않는다.

▶ 예방을 위한 방법에는 수술 후 조기이상, 무릎 혹은 대퇴까지 오는 압박스타킹의 사용, 연속적인 압박기구 사용 등이 있다.

▶ 예방적 투약으로 저분자량 헤파린 투여나 헤파린 지속적 투여 등이 포함된다.

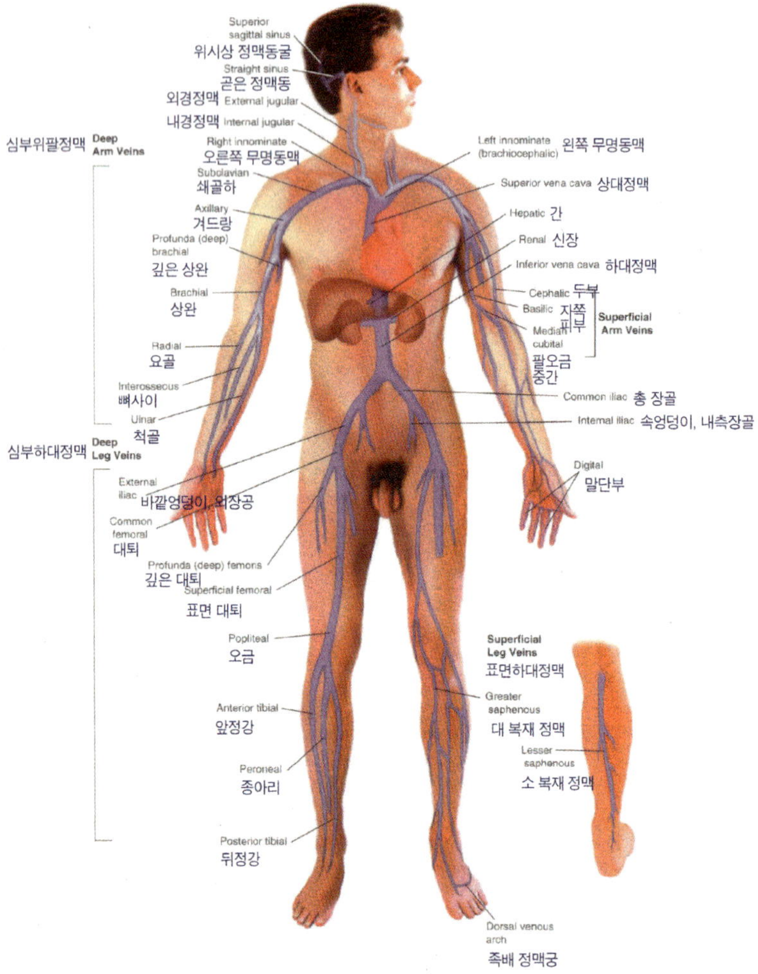

- 인체의 정맥계: 혈전은 어느 정맥 체계에서도 발생이 가능하나 대부분 다리의 깊은 정맥에서 주로 발생한다.

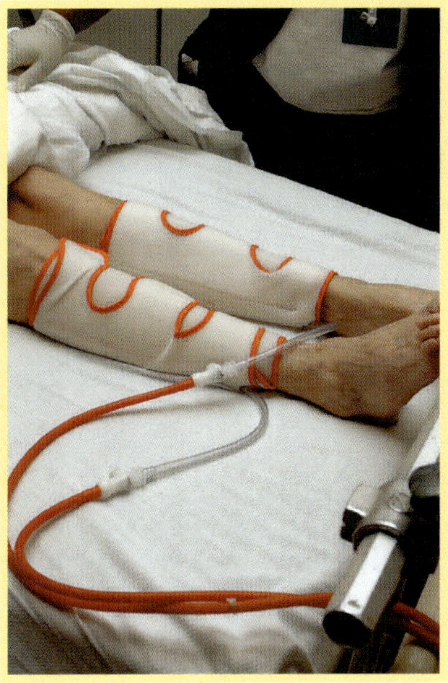

• 압박스타킹은 DVT 예방을 위해 사용된다. 이는 정맥계 근육의 활동처럼 간헐적으로 압력을 주었다 풀었다 하는 것이다. 압력을 부풀려줄 때 다리정맥의 혈액을 앞으로 짜내고 피 덩어리를 형성할 수 있는 정맥울혈을 예방하는 것이다.

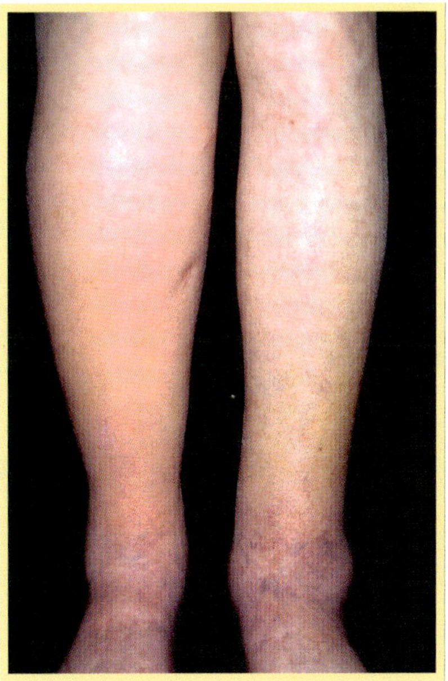

• 우측다리에 DVT가 생긴 대상자이다. 좌측과 비교할 때 우측 다리에 발적과 부종이 있음을 유의한다. 만일 DVT가 생기면, 피 덩어리가 떨어져 폐나 뇌로 이동할 수 있으므로 간호사는 발생 부위를 마사지 하면 안된다

요붕증 Diabetes Insipidus

- 요붕증은 뇌하수체 후엽의 장애나(중앙 요붕증) 혹은 신장단위에서 순환하는 항이뇨호르몬(ADH)에 대한 민감도가 떨어져(신장성 요붕증) ADH의 부족으로 발생 한다.

D

사정

- 다갈증
- 다뇨
- 의식수준
- 혈량 저하증(빈맥, 저혈압, 건조한 피부, 체중감소)
- 시각장애

간호계획 및 중재

- 활력징후 관찰
- 섭취량과 배설량 측정
- 전해질 수준 관찰
- 정맥으로 수액 보충

간호평가 및 결과

- 정상적인 활력징후를 유지한다.
- 정상적인 배뇨량을 유지한다.
- 정상적인 전해질 수치를 유지한다.
- 정상적인 의식수준을 유지한다.

간호 시 고려사항

▶ 요붕증은 뇌의 상해, 개두수술, 뇌종양의 결과로 생길 수 있다.

▶ ADH의 보충(바소프레신, 데스모프레신 혹은 DDAVP)은 구강투여시 흡수장애가 있으므로 정맥이나 비강 분무로 한다.

▶ 흡수량과 배출량은 1시간 간격으로 관찰한다.

▶ 소변의 비중은 적어도 하루에 한번은 측정한다.

▶ 만성 요붕증 대상자는 Medic Alert 팔찌를 착용한다.

▶ 리튬 복용 대상자는 이 약의 잠재적인 약물 부작용인 요붕증의 증상과 증후를 관찰해야 한다.

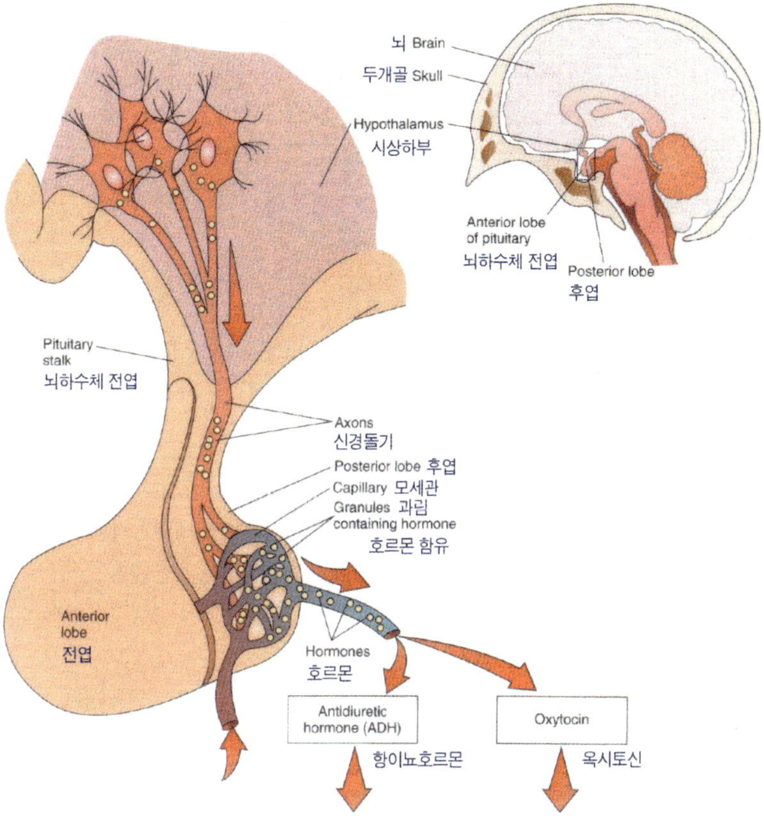

신장에서 수분에 대한 투과성이 증가되어 수분의 재흡수가 이루어진다.

유방유선에서 유즙분비를 촉진하고 자궁수축을 자극한다. 요붕증은 뇌하수체 후엽에서 분비되는 ADH의 부족의 결과로 나타난다.

- **요붕증은 뇌하수체 후엽에서 분비되는 ADH의 부족의 결과로 나타난다.**

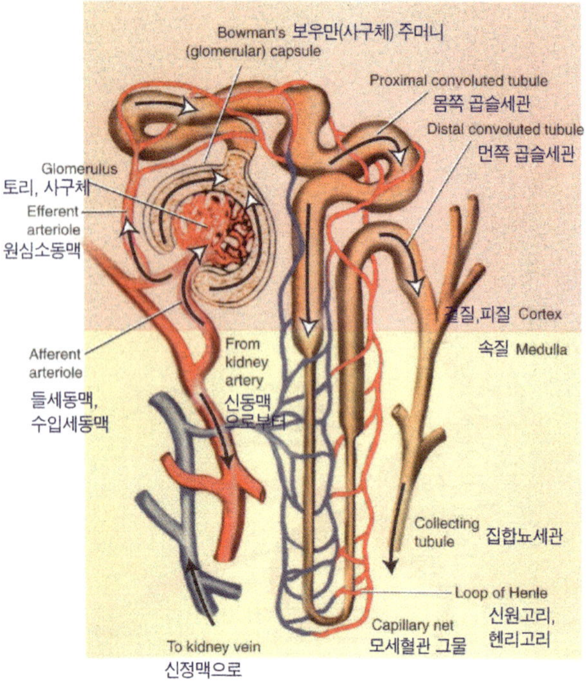

- 항이뇨호르몬은 신단위에 영향을 미치고, 부족한 항이뇨 호르몬은 많은 양의 소변이 배출되도록 할 수 있다.

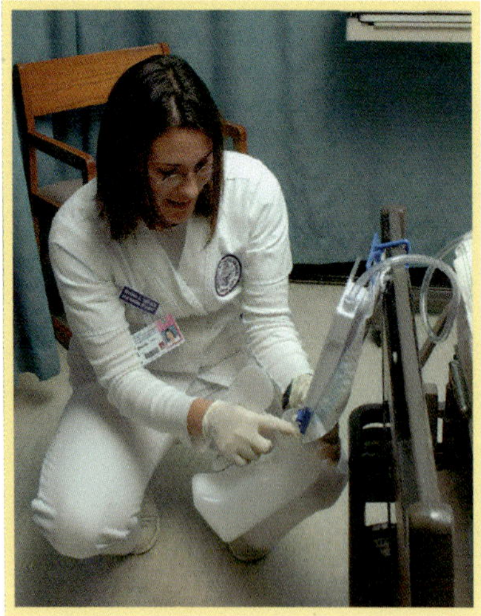

- 간호사는 요붕증이 있거나 생길 위험이 있는 대상자의 소변 배설량은 주의 깊게 관찰해야 한다.

당뇨 Diabetes Mellitus(DM)

- 당뇨는 고혈당증을 나타내는 만성 대사성 질환과 인슐린의 부족으로(type 1) 혹은 인슐린 결핍이나 저항에(type 2) 의하여 탄수화물, 지방, 단백질 대사에 장애를 가지는 그룹이 있다.

사정

- 다뇨
- 다갈
- 다식
- 체중감소

간호계획 및 중재

- 혈당수치 관찰
- 쿠스말 호흡, 산증, 호흡 시 단 냄새 등의 고혈당증상 관찰
- 전해질 균형 관찰
- 수액 보충
- 교육

간호평가 및 결과

- 대상자가 고혈당과 저혈당 증상을 이해한다.
- 매일 혈당 확인을 수행한다.
- 정확하게 인슐린을 투여한다.
- 적절한 식사 조절한다.

간호 시 고려사항

- ▶ 65세 이상인구의 20%가 당뇨병을 가지고 있다.
- ▶ 당뇨는 천 육백만의 사람들에게 영향을 미치며, 비만은 첫 번째로 교정가능한 위험인자이다.
- ▶ 당뇨를 가진 노인에게서 고혈당은 탈수로 발전 할 가능성이 높은 위험 요소이다.
- ▶ 백인에 비해 소수 그룹은 당뇨병의 합병증이 발생할 가능성이 높다.
- ▶ 임신과 관련된 당뇨는 임신성 당뇨병로 부른다.

D

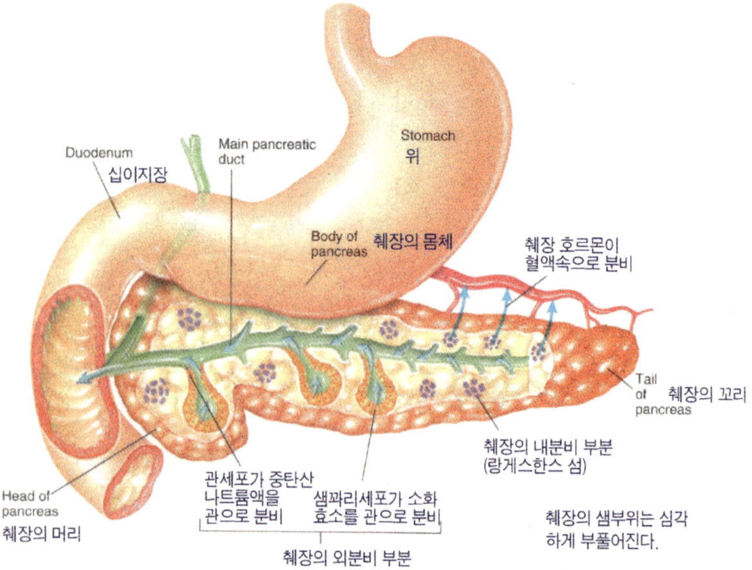

- 췌장은 위 뒤에 위치하고 있다. 췌장은 혈당이 상승하면 인슐린을 분비한다.
- 인슐린의 결핍의 결과가 당뇨병이다.

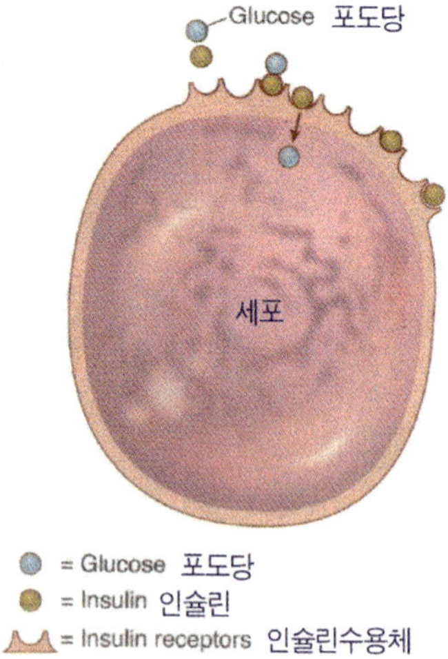

- 인슐린은 세포벽에 있는 인슐린 수용체에 당 분자를 결합시켜 세포로 운반한다.
- 인슐린이 세포 안으로 들어오면, 세포는 에너지를 보충하기 위해 사용한다.

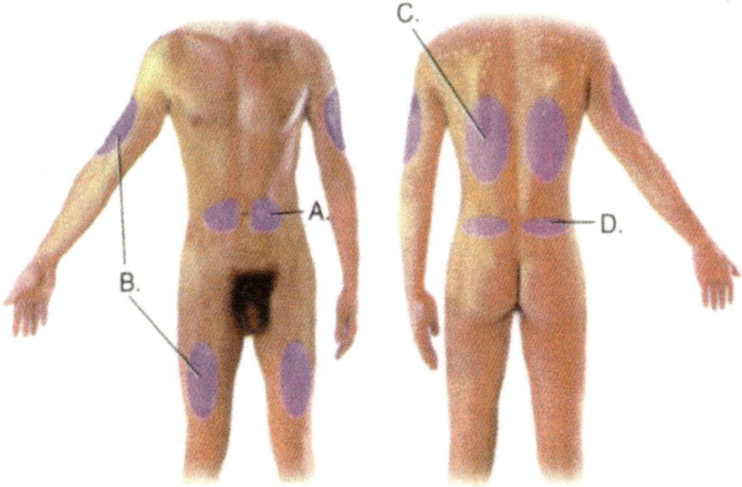

- 인슐린은 피하주사(subcutaneous injection)로 투여된다. 인슐린을 투여 할 수 있는 부위는 복부, 상완과 허벅지의 측부와 안 쪽 부위, 등의 견갑골 부위 등 여러 곳이 있다. 동일한 위치에 인슐린 주사를 반복해서 놓으면, 지방이상증이 생기거나 흡수 장애가 생겨 체내에 흡수되지 않을 수 있으므로 주사부위를 돌려가면서 놓도록 대상자를 교육한다.

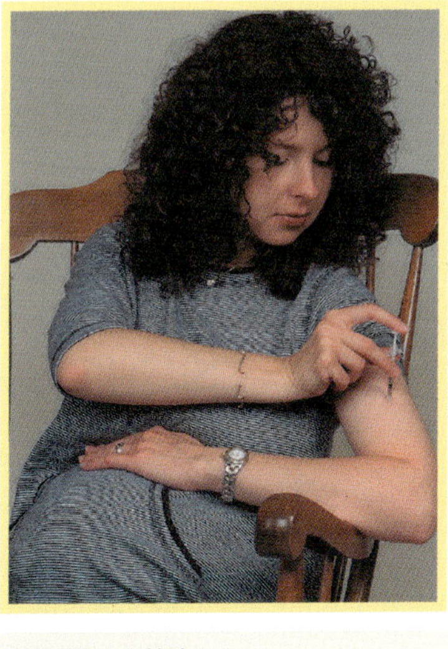

- 스스로 인슐린을 투여하도록 교육한다.

D

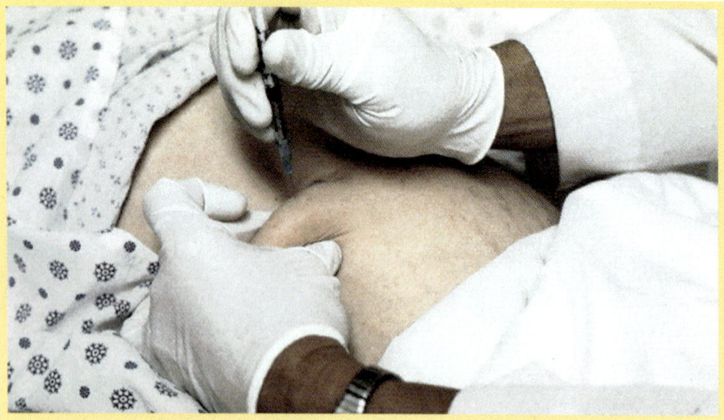

• 인슐린을 투여 할 때는 피부를 잡고 주사 바늘을 피부에 직각으로 주사한다.

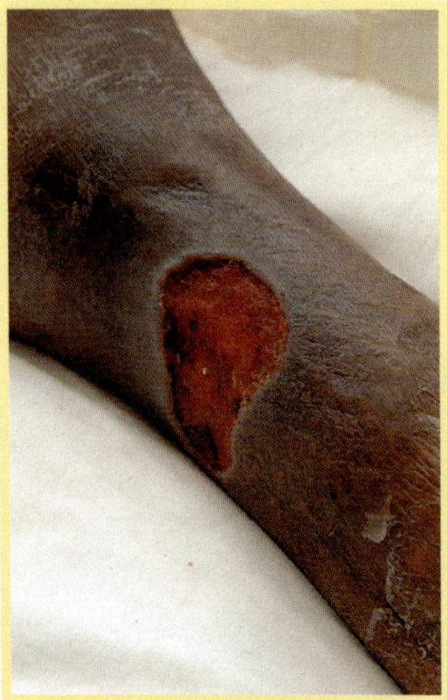

• 아래쪽 다리에 정맥 궤양이 보인다. 당뇨병 대상자는 정맥 궤양이 발생할 위험이 많다.
• 이러한 족부 궤양 대상자는 상처감염에 관해 쉽게 생각할 수 있기 때문에 간호사는 주기적인 발 관리 교육과 족부궤양 상처를 확인해야 한다.

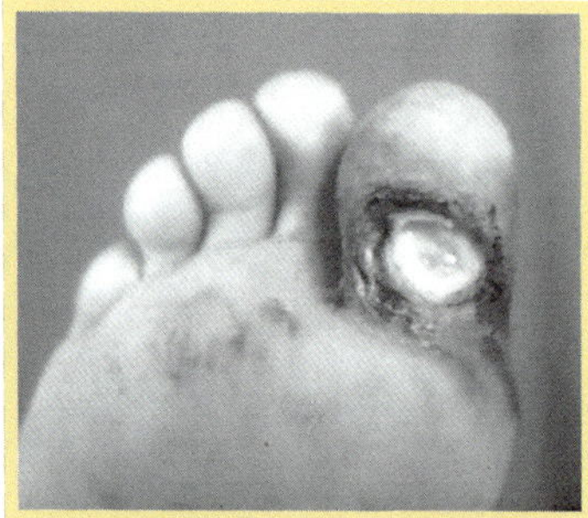

• 엄지발가락의 뒤쪽에 있는 궤양이다. 당뇨병 대상자는 매일 자신의 발을 청결하게 유지하여야 하며 순환을 막는 꽉끼는 신발은 가급적 피한다. 당뇨병은 치료기간이 길기 때문에 궤양치료 역시 오랜시간이 걸린다. 그러므로 치료기간동안 쉽게 감염 될 수 있기에 매일 드레싱을 해야한다.

결주머니염, 게실염 Diverticulitis

– 결주머니염은 결주머니(게실 diverticula) 또는 장점막의 주머니 모양의 돌출부위saclike outpouches에 소화되지 않은 음식이 고여 생기는 염증이다. 결주머니염은 섬유질이 적고 정제된 음식, 활동 수준의 감소, 그리고 변비와 연관되어있다.

사정

- 좌측 하사분위의 통증
- 열
- 메스꺼움과 구토
- 복부 팽만
- 잠혈

간호계획 및 수행

- 장의 운동 사정
- 변의 출혈 양상 확인
- 급성기 동안 금식 또는 유동식
- 통증 관리

간호평가 및 결과

- 정상적인 활력 징후를 유지한다.
- 감염이 없다.
- 씨앗이 있는 음식을 피하고 과일과 채소, 고식이섬유 음식을 섭취한다.

간호 시 고려사항

▶ 급성기 동안 항생제 사용한다.

▶ 장에 자극을 주는 알코올 섭취는 피한다.

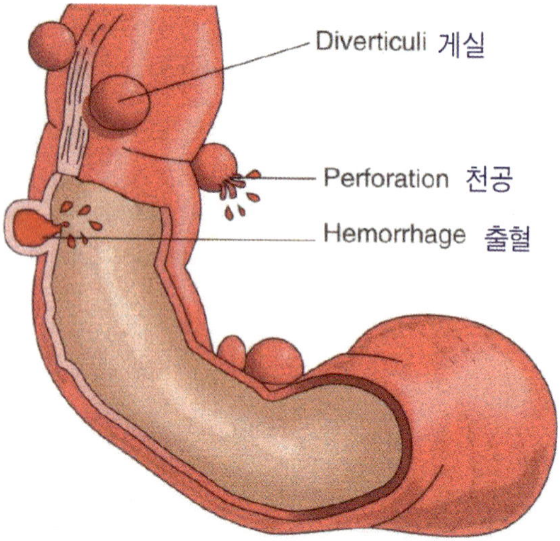

- 곁주머니(게실)은 대장벽의 팽출이다. 치료로는 고식이섬유 음식을 먹고 씨를 포함하는 음식을 피하는 것이다. 게실로 인하여 출혈, 혈변이 생길 수 있다. 대상자의 대변의 색깔은 어둡고 흑색변을 볼 수 있다. 결국 게실이 터져 내부 출혈의 원인이 된다. 이 시점에서 대상자는 복부가 단단해지고 극심한 복부 통증을 느낀다.

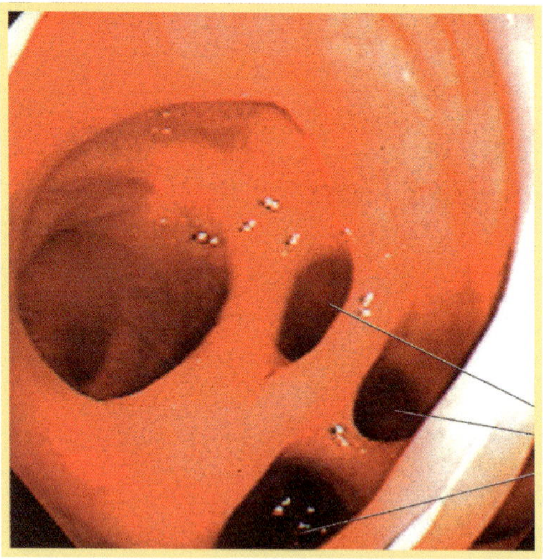

- 대장내시경을 통해 보인 게실이다. 아래 쪽 그림에서 보이는 구멍 또는 팽출outpouching 이 게실이다. 출혈이 없기 때문에 대상자가 더 많은 식이섬유를 섭취하도록 교육한다. 대상자는 매년 대장내시경을 찍는 것이 권고된다.

색전증 Embolism

– 색전증은 혈액응고 덩어리나 지방, 혹은 공기와 같은 비정상적인 입자인 색전이 혈관을 폐색시키는 것이다. 머리에 생기는 뇌색전 혹은 폐에 생기는 폐색전등 전형적인 증상을 일으킨다.

사정

- 의식 수준의 변화
- 가쁜 호흡
- 가슴 통증
- 호흡음의 감소

간호계획 및 수행

- 활력징후
- 폐 청진
- 산소 공급
- 심부정맥혈전증의 잔존에 관한 평가

간호평가 및 결과

- 정상적인 의식 수준을 유지한다.
- 산소공급 없이 적절한 산소화 유지한다.
- 안정적인 활력징후를 유지한다.

간호 시 고려 사항

▶ 삼수정맥혈전증에 대한 위험이 높은 대상자는 색전증의 증상을 관찰해야 한다.

▶ 색전증은 폐 또는 뇌 까지 침범 할 수있기 때문에 간호사는 이러한 합병증을 주시해야한다.

▶ 수술 후 조기 이상, 탄력 스타킹, 연속적인 압축 기기 착용으로 혈전 형성을 예방하고, 항응고제 투여 등으로 색전증을 예방하는 것이 중요합니다.

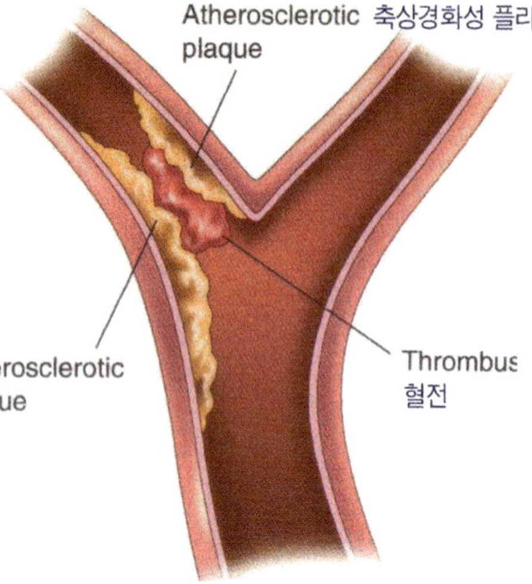

• 혈전증은 혈전이 형성되고 떨어져 혈관 내에서 이동한 결과 발생한다. 혈전은 대개 혈관 내 플라크가 생긴 주변부위, 혈소판이 응집된 부위에서 형성된다.

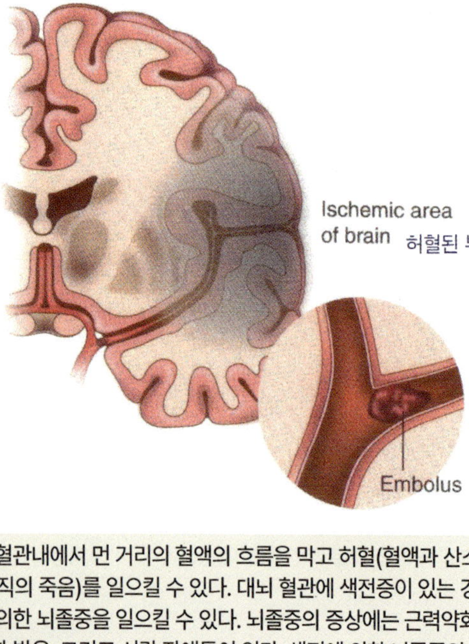

• 색전은 혈관내에서 먼 거리의 혈액의 흐름을 막고 허혈(혈액과 산소의 부족)과 괴사(조직의 죽음)를 일으킬 수 있다. 대뇌 혈관에 색전증이 있는 경우, 대상자는 색전에 의한 뇌졸중을 일으킬 수 있다. 뇌졸중의 증상에는 근력약화, 안면 하수, 불분명한 발음, 그리고 시각 장애등이 있다. 색전에 의한 뇌졸중의 치료에는 항응고제 치료가 포함된다.

세균성 심내막염 Endocarditis, Bagterial

- 세균성 심내막염은 심장 판맥을 포함하여 심장의 안쪽 층, 심장내막의 염증을 말한다. 판막에 증식 병변이 생기면, 정상적인 기능이 변화된다. 치료는 영향받은 판막을 수술적으로 교체하는 것이다. 세균성 내막염은 감염성 내막염이라고도 한다.

사정

- 열, 오한
- 심장잡음
- 가쁜 숨
- 손톱 끝이 파랗게 변함

간호계획 및 수행

- 활력징후 확인
- 항셍제 투여
- 고열에 대한 처치
- 대상자들의 수술 준비

간호평가 및 결과

- 안정적인 활력징후를 보인다.
- 감염이 되지 않는다.
- 심장의 기능을 유지된다.
- 판막교체의 필요성을 이해한다.

간호 시 고려 사항

▶ 세균성 심내막염은 승모판 탈출증이나 판막교체의 경험이 있는 대상자, 정맥으로 항생제투여를 장기적으로 진행한 대상자에게서 일차적으로 발생한다.

▶ 승모판 탈출증 대상자는 치과치료를 받기 전에 예방적 항생제를 사용 해야 한다.

▶ 대상자는 장기간 항생제 치료를 해야 한다.

E

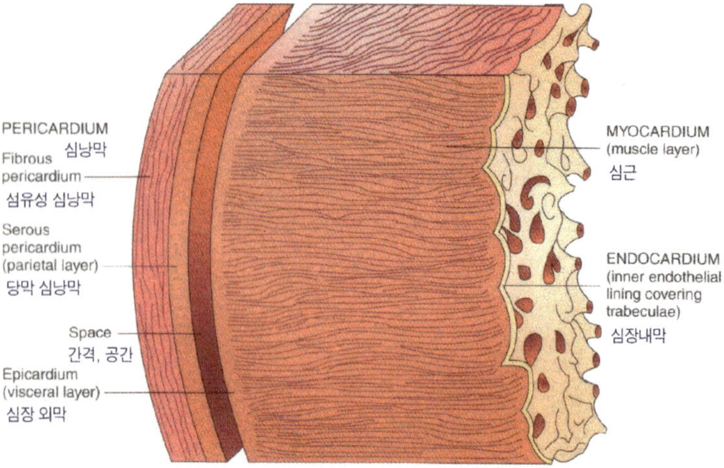

- 심장내막은 심장의 가장 안쪽 층, 그리고 심장 판막을 이루고 있다. 심장 내막염은 심장의 밸브에 영향을 준다.

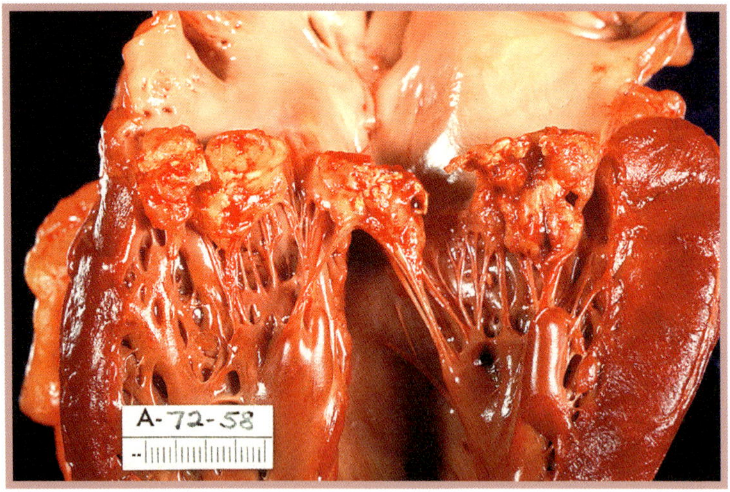

- 세균성 내막염은 심장의 판막을 침범한다. 판막에서 세균의 증식이나 성장이 생긴다.

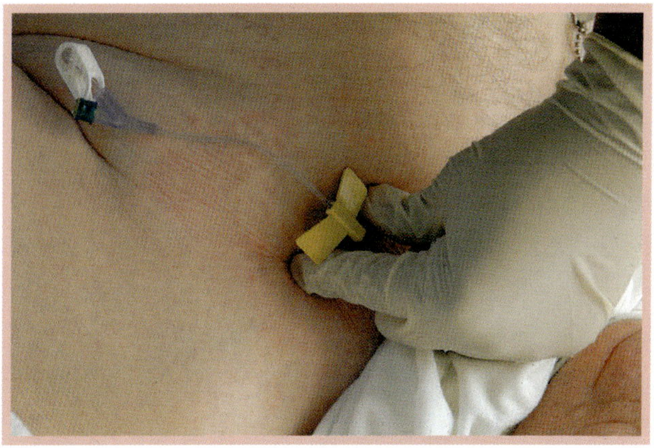

• 중심정맥 포트는 피부를 통해 나비 바늘로 주사한다. 항생제는 이관을 통해 중심정맥계로 직접 투여된다.

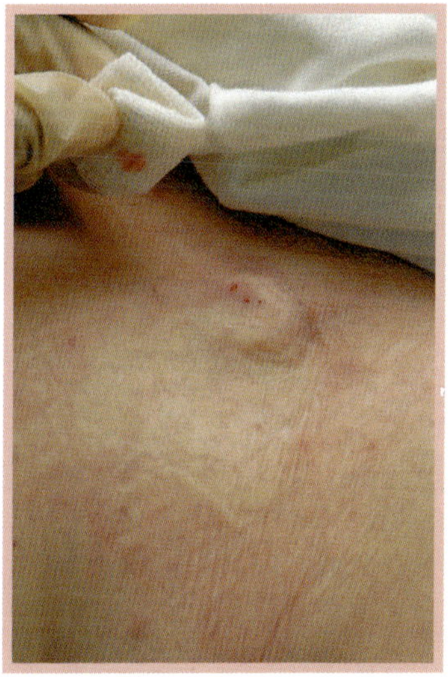

• 심내막염 대상자는 일반적으로 장기적으로 항생제를 사용한다. 위쪽 흉부 영역에 중심 정맥 포트를 삽입할 필요가 있을 수 있다. 장기간 항생제 치료를 위해 외과적 시술로 포트를 넣고 피부 아래있는 포트에 직접 주사바늘로 약물을 주입한다.

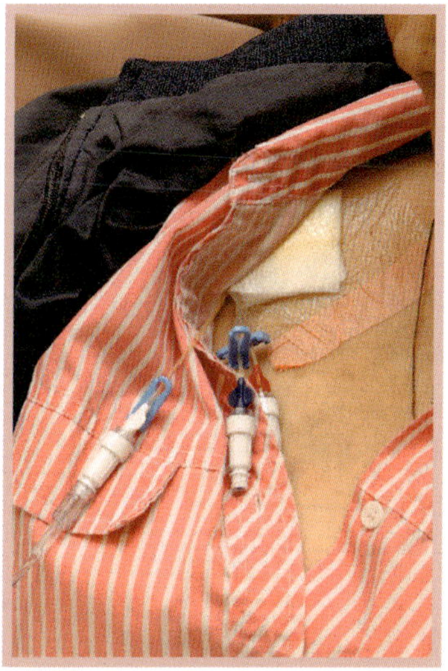

• 쇄골 하 정맥을 통한 중심 정맥관 삽입. 단기 항생제 투여 시 사용할 수 있다.
• 이 관은 다른 입구를 통하여 세 가지 다른 약물을 동시에 투여할 수 있다. 하지만 외과적으로 삽입된 관처럼 장기간 사용 할 수는 없다.

식도 정맥류 Esophageal Varices

– 식도 정맥류는 간경화증으로 인한 문맥고혈압의 결과로 식도점막의 정맥이 극심하게 늘어난 것이다. 문맥 고혈압은 간으로부터 오는 큰 혈관인 문정맥의 고혈압이다. 정맥류는 식도의 하단부위에 전형적으로 발생한다.

E

사정

- 혈액구토
- 고혈압, 빈맥
- 진하고 검은 변
- 소변량의 저하

간호계획 및 수행

- 활력징후 측정
- 구토의 양과 양상확인
- 필요시 수혈
- CBC 측정

간호평가 및 결과

- 안정적인 활력징후를 보인다.
- 출혈이 없다.
- 내외과적 치료를 이해한다.

간호 시 고려사항

▶ 음주를 금하는 것을 교육한다.

▶ 대상자는 변비를 피하기 위해 배변완화제를 사용하거나 섬유소와 물의 섭취를 늘리도록 교육한다.

▶ 토혈이나 검고 진한 배변이 있을 때 즉각적인 치료가 필요하다는 것을 교육한다.

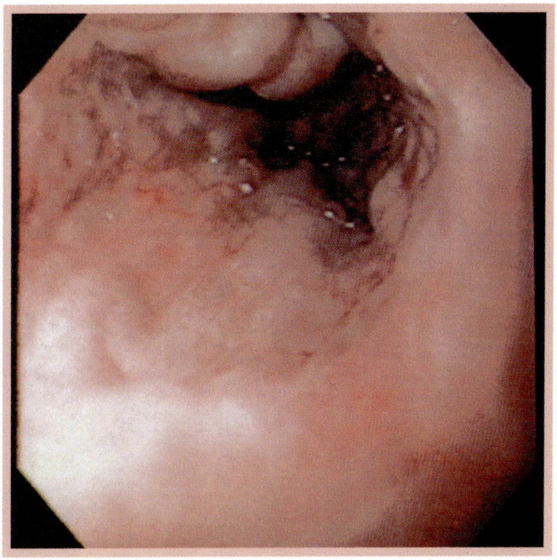

- 내시경을 통하여본 식도 정맥류의 사진. 간문맥의 높은 정맥압으로 인해 식도 정맥계에 많은 혈액이 고여 있고 식도 상부가 늘어나 있는 것이 보임
- 대상자는 복부통증, 가슴의 통증, 메스꺼림, 구토를 경험한다.

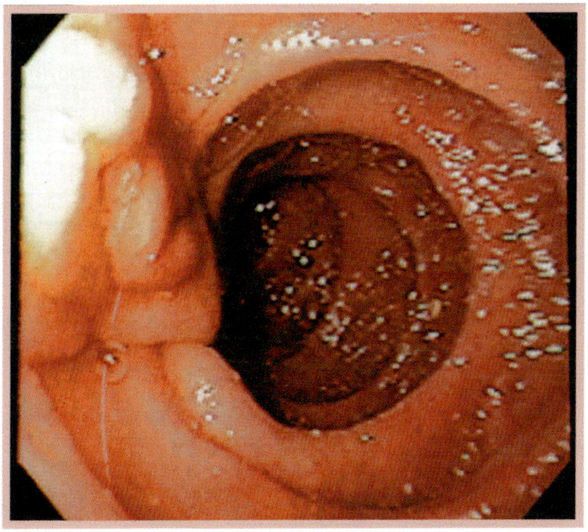

- 내시경을 통하여 본 식도 정맥류 사진. 그림의 왼쪽에 식도 정맥계가 늘어나 있는 것이 보인다. 식도 정맥류의 파열을 예방하기 위해 내시경을 통하여 금속밴드(metal band)로 정맥류 주변에 위치시킨다.

F

동요 가슴 Flail Chest

- 동요가슴은 늑골의 다발성 골절로 흉곽이 불안정한 상태이다.
- 불안정함은 저산소증과 부적절한 호흡의 원인이 된다. 보통 심각한 부상으로 발생한다.

사정

- 영향 받은 부위의 모순 운동(흉곽이 흡기시 들어가고 호기시 나온다.)
- 호흡곤란
- 저혈압
- 흉통
- 빈맥과 빠른 호흡
- 산소 포화도 감소

간호계획 및 중재

- 만일 저혈압이 아니라면 high fowler's 자세를 취한다.
- 산소를 공급한다.
- 기도삽관을 시행하고 기계환기기를 적용한다.
- 통증과 불안 치료
- 골절부위를 외과적 수술로 교정한다.

간호평가 및 결과

- 산소 공급 없이 적절한 산소화가 유지된다.
- 양측의 동일한 가슴팽창을 나타낸다.
- 숨가쁨이 없다.

간호 시 고려사항

▶ 동요가슴은 고속의 교통 사고와 특징적으로 연계되어 있다.

▶ 호흡 시 통증을 감소시키기 위해 지지대가 필요할 수 있음을 교육한다.

▶ 폐렴을 예방하기위해 한 시간마다 폐활량계를 이용한 운동과 깊은 호흡 기침 연습이 필요하다.

▶ 호흡 시 통증이 극심하므로, 간호사는 통증 완화에 관심을 가져야 한다.

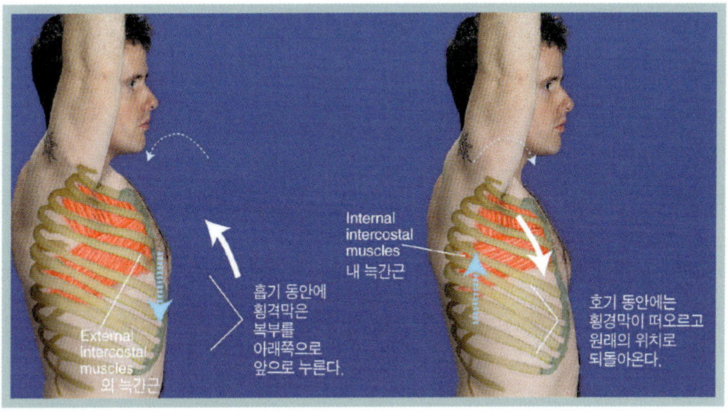

• 정상적인 호흡에서 흡기에는 팽창되고 호기에는 안정위치로 되돌아 온다.

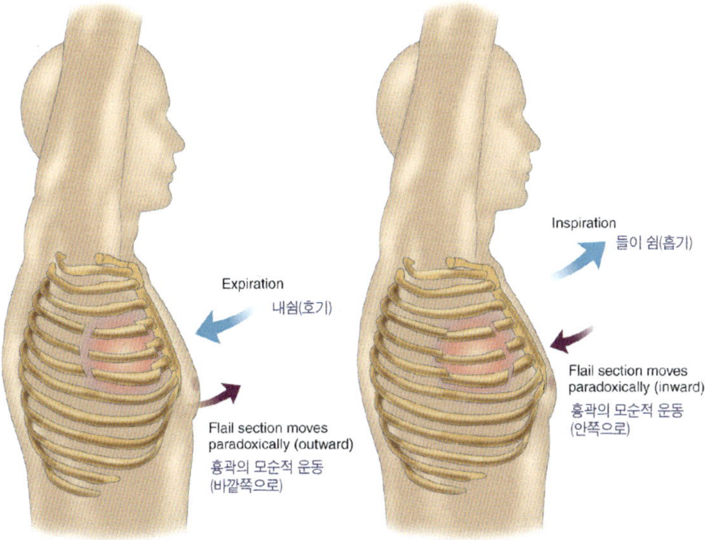

• 동요가슴은 호흡 동안 흉골의 모순적 운동을 보인다. 흉벽은 흡기에 안쪽으로 움직이고 호기에 바깥쪽으로 움직인다. 동요가슴은 늑골의 골절 대상자에서 보인다.
• 호흡할 때 통증이 심하며 대상자는 호흡노력을 최대화하고 폐렴을 예방하기 위하여 자주 진통제를 필요로 할 수 있다

골절 Fractures

– 골절은 뼈가 부러지거나 뼈의 연속성이 파괴된 것이다.

F

사정

- 맥박, 색깔, 체온, 골절의 말단부 관찰
- 변형
- 저린감
- 통증
- 저혈압, 빈맥 (쇼)

간호계획 및 중재

- 개방된 상처 부위를 덮어준다.
- 골절부위를 부목으로 지지한다.
- 활력징후 확인
- 통증치료
- 사지거상
- 신경혈관계 상태를 관찰한다 (통증, 창백, 맥박, 감각이상, 마비)

간호평가 및 결과

- 통증이 없다.
- 골절 말단부위의 적절한 감각과 혈액순환이 유지된다.
- 감염이 없다.
- 일상생활이 가능하다.

간호 시 고려사항

▶ 노인 여성에서는 골다공증으로 인해 골반의 골절이 자주 발생한다.

▶ 노인의 경우 부적절한 혈액순환과 감각으로 피부와 골 견인으로 인한 문제 발생의 위험이 높으므로, 간호사는 골절 말단부위의 감각과 맥박을 자주 확인해야 한다.

▶ 지방색전증은 골절의 일반적인 합병증으로 이는 황골수에서 지방구가 혈류로 분비되어서 발생한다. 지방색전증 대상자들은 가쁜 숨, 흉통, 저산소증, 청색증, 빈맥을 경험한다.

▶ 골수염은 뼈의 감염으로 개방성 골절에서 일반적으로 보여진다.

▶ 석고붕대를 한 경우 대상자에게 석고붕대가 조이거나, 무감각 증상, 저림, 석고붕대 적용 말단부위의 통증이 있을 때는 의사에게 연락할 것을 교육한다.

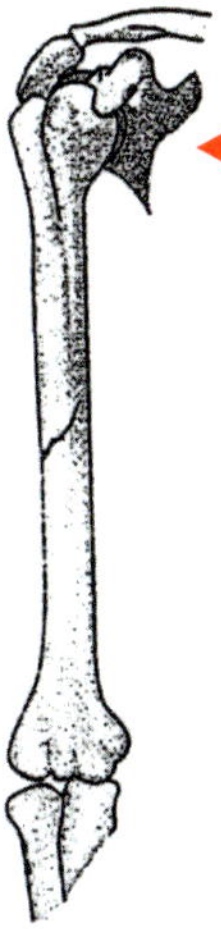

• 생나무골절은 불완전 골절로 전체 뼈에 해당되지 않는다. 뼈의 한쪽부분이 부러졌지만 다른 쪽은 구부러진 것이다. 이런 골절은 전형적으로 어린이에게 나타나며 이들의 뼈가 유연하기 때문이다. 보통 일주일 정도가 지나면 치료된다.

Greenstick 골절 (불완전)
(incomplete)

• 폐쇄성 골절 혹은 단순 골절의 경우 뼈가 피부 밖으로 노출되지 않고 연부조직주변에 손상을 준다. 치료는 석고 붕대를 하고 움직이지 않게 해야한다.

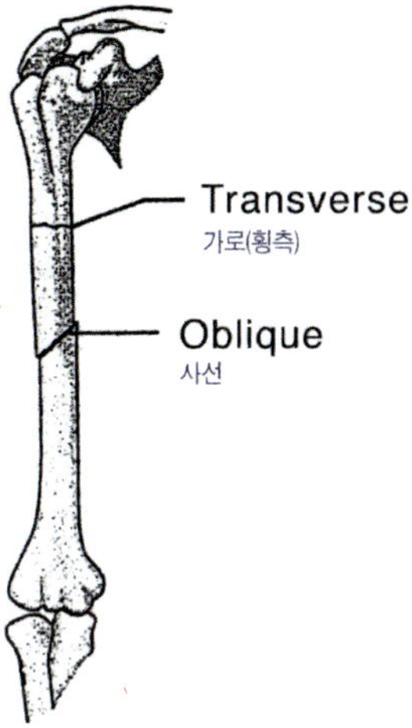

Closed 폐쇄 (단순,복잡)
(simple, complete)

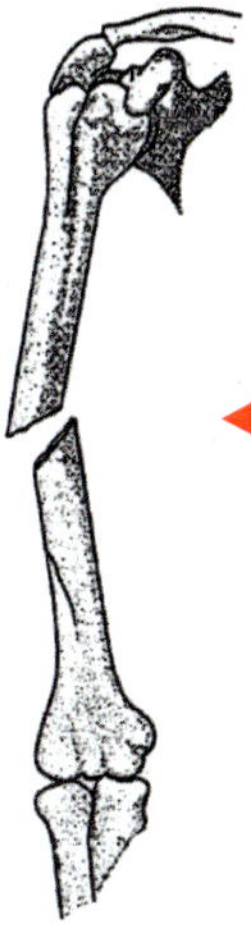

• 개방석혹은 복합성 골절에서 는 뼈가 피부 밖으로 노출된다. 이런 골절에서 대상자는 감염의 심각한 위험에 노출된다. 수술이 필요하며 수술 전 골절부위를 깨끗이 해야 한다.

Open 개방성(복합) 골절
(compound)

• 감입골절은 골절된 뼈의 부분이 골절되지 않은 부위속에 있는 것으로 조각이 약하지 않다면 골절은 안정성이 있다

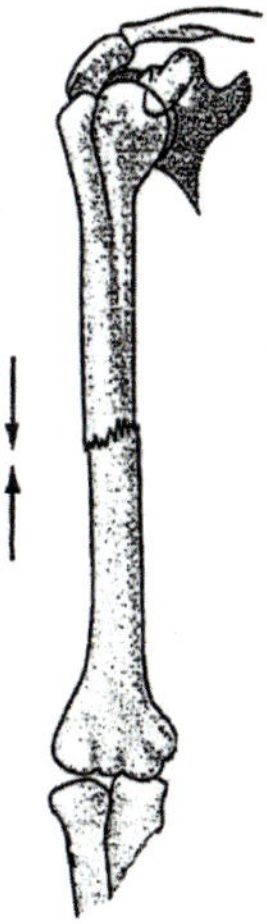

Impacted 감입골절

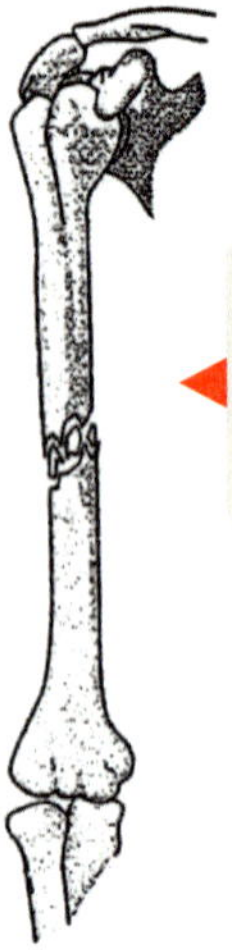

- 분쇄골절은 뼈가 부러져 조각이 된 것으로 강한 힘에 의한 골절 혹은 약한 뼈에 생긴다.
- 치료는 내적 혹은 외적 고정술로 뼈를 고정시킨다. 회복 시간이 오래 걸린다.

Comminuted
분쇄골절

- 나선형골절은 골절로 인해 뼈가 돌아가는 것으로 매우 불안정하다. 치료는 외과적 수술이 있고, 스크류로 뼈를 재조정 한다.

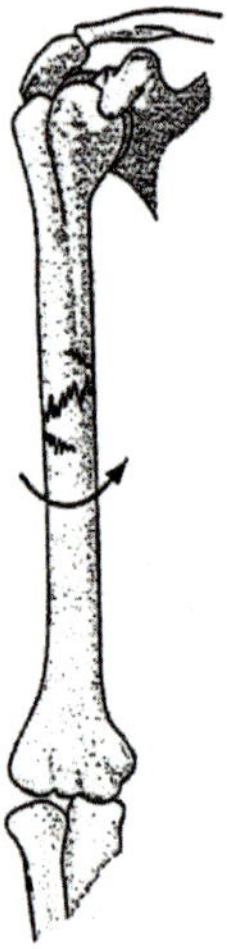

Spiral 나선형골절

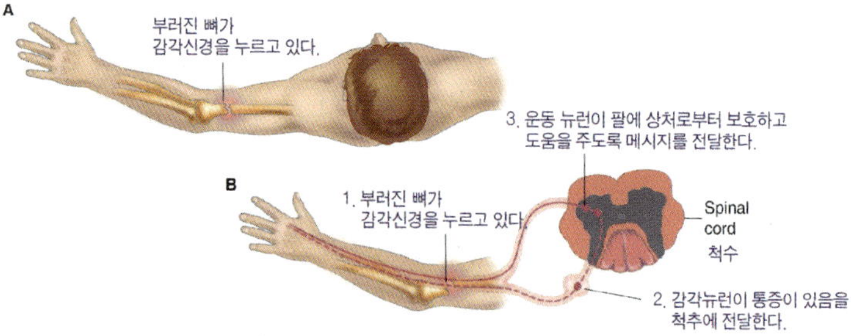

- 부러진 뼈가 감각신경을 교란한다. 간호사가 골절말단부위의 감각과 운동기능을 사정하는 것이 중요하다.

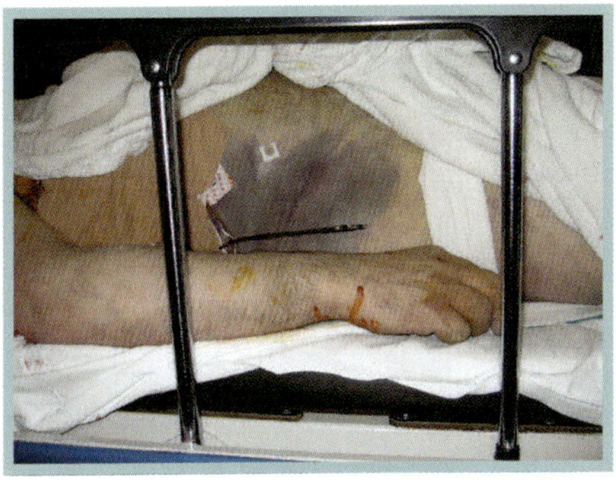

- 엉덩이뼈와 골반 뼈의 골절 결과 후복막의 출혈이 보인다.

- 피부 견인은 골절의 안정성을 위해 사용된다. 사지를 감싸고 골절의 말단부위에 추를 단다. 피부 견인은 주로 관절의 탈구 또는 단순 골절에 이용하고 골절과 관련된 근육의 경련을 감소시킨다. 추의 무게는 5-10 파운드를 사용한다.

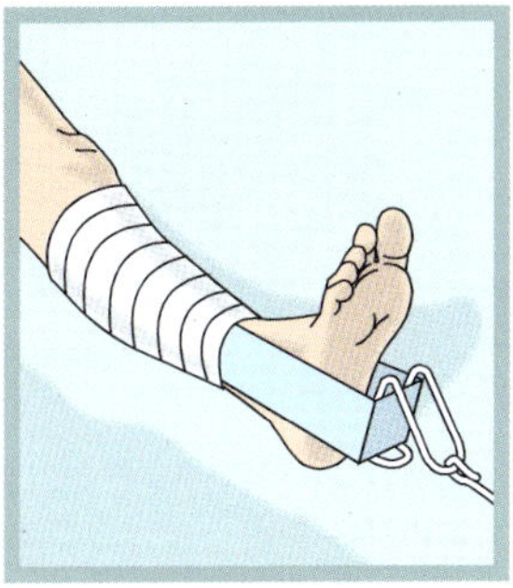

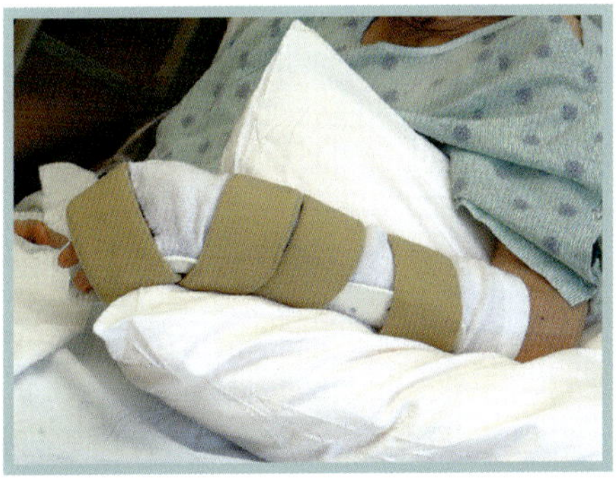

- 부목은 골절의 안정성을 위해 사용된다. 부목은 의학적 치료가 이루어 질 때까지 임시로 골절의 안정성을 유지하기 위해 사용된다.

- 골 견인은 뼈에 핀을 삽입하여 골절 부위의 안정성을 유지하기 위해 사용한다. 골 견인은 주로 긴뼈의 골절에 사용한다. 핀에 추를 연결하여 침대모서리 너머로 달아놓는다.
- 간호사는 추가 자유롭게 매달려 있고 침대 틀에 기대지지 않도록 하여야 한다.

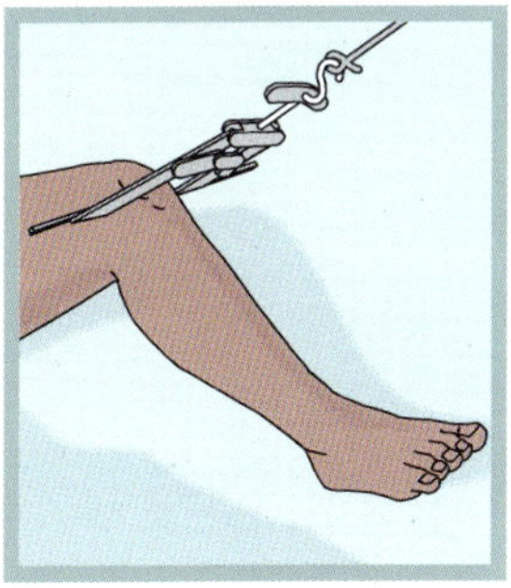

F

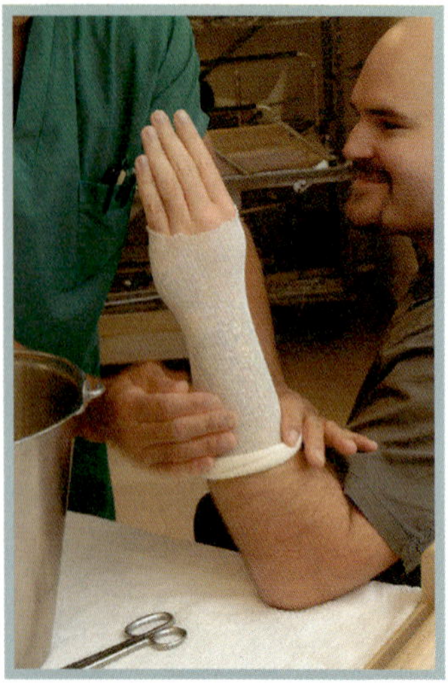

• 골절된 팔에 석고붕대를 하기 위하여 준비한다. 먼저 니트 스타킹을 팔에 씌운다.

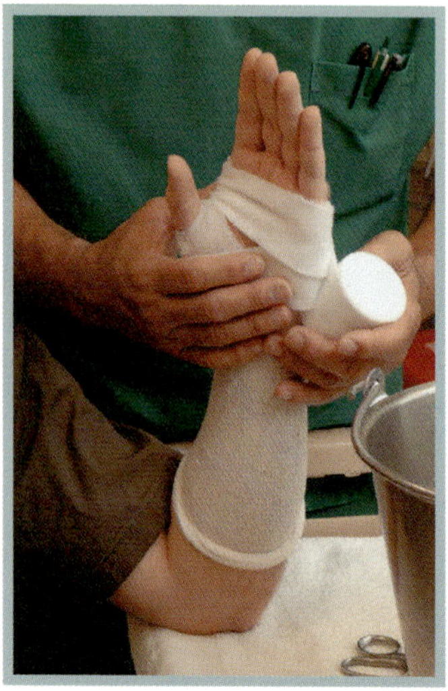

• 니트 스타킹위에 마른 붕대를 감는다.

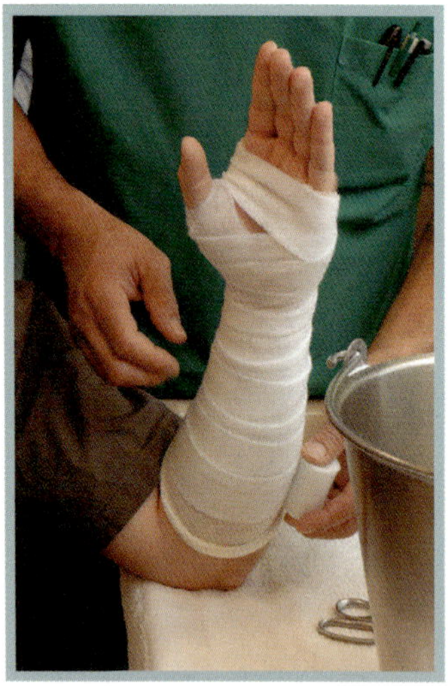

• 마른 붕대가 완벽하게 감싸졌다.

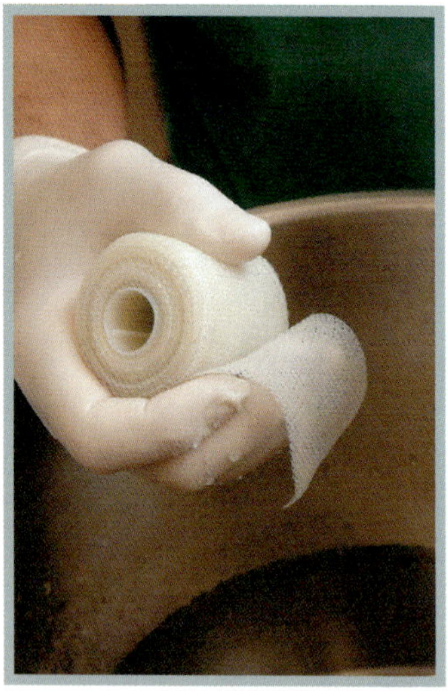

• 석고붕대를 물에 적신다.

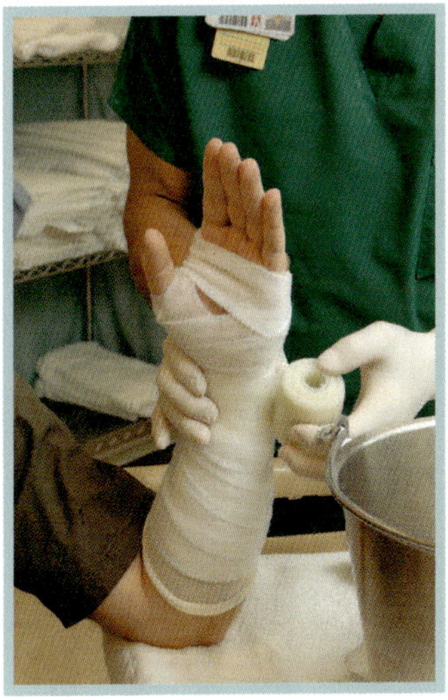

• 물에 적신 석고붕대를 팔에 감싼다.

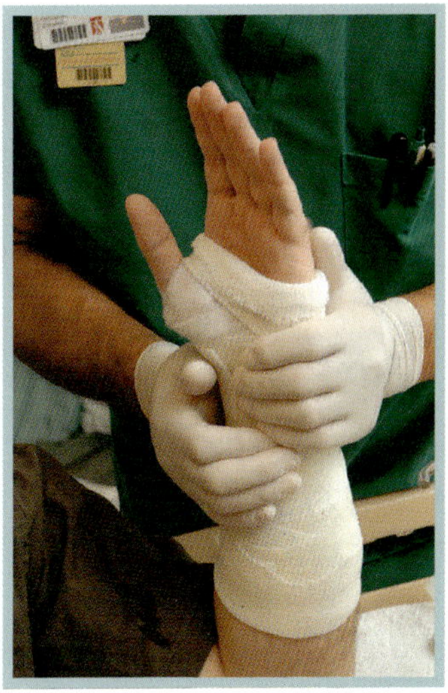

• 석고붕대 표면이 평평하도록 부드럽게 만들어준다.

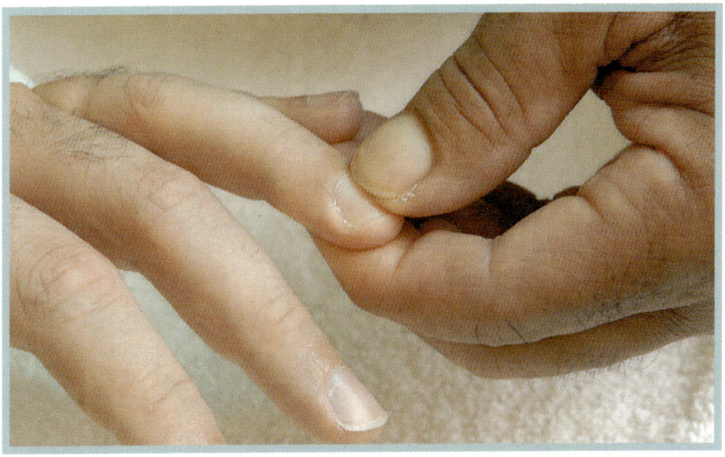

• 간호사는 석고붕대 말단주위의 혈액순환과 감각이상을 확인한다.
• 순환을 사정하기 위해 모세혈관 충만을 확인하고 감각을 사정하기 위해 손톱을 눌러본다. 석고붕대를 감은 후 처음 24~48시간동안의 혈액순환과 감각을 확인하는 것이 가장 중요한데, 이 기간 동안 부종이 나타나기 때문이다.

위염 Gastritis

- 위염은 위의 급성 혹은 만성 염증성질환이다. 감염(헬리코박터 필로리, helicobacter pylori),비스테로이드성 항염증약물, 알코올, 흡연, 방사선등이 원인이다. 지속적으로 염증이 치료되지 않으면 궤양으로 발전된다. 위염의 치료로 궤양을 예방할 수 있다.

사정

- 상복부통증, 팽만
- 식욕감퇴
- 메스꺼움,구토
- 궤양증상 : 혈변(대변에 혈액이 있음), 토혈(피를 토함), 출혈성 쇽(저혈압, 빈맥)
- 궤양 천공의 증상 : 혈변, 토혈, 출혈성 쇽(저혈압, 빈맥), 단단하고 통증이 심한 복부

G

간호계획 및 중재

- 메스꺼움과 구토 치료
- 제산제, H2수용체 길항제, PPI (위산분비억제제) 투여
- 만일 H Pylori가 있으면 항생제 (bismuth subsalicylate, metronidazole, 테트라사이클린) 투여를 고려
- 혈변 양상 관찰
- 토혈 관찰
- 소량의 잦은 식사를 권유

간호평가 및 결과

- 위의 통증이 없다.
- 적절한 영양섭취를 유지한다.
- 위염 촉진 요소를 피한다.
- 약물 치료 요법의 이해한다.

간호 시 고려사항

▶ 알콜, 비스테로이드성 항염증약물, 매운음식, 니코틴, 카페인이 촉진 요소에 포함된다.

▶ 비스테이드성 항염증 약물복용 시 복부통증, 출혈성 구토, 배변을 보고하도록 교육한다.

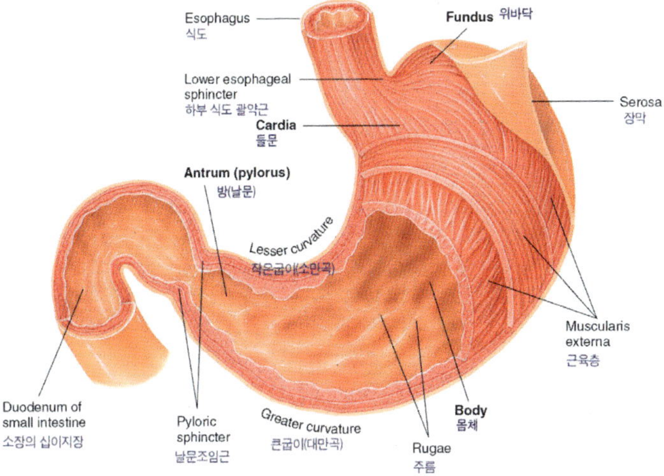

• 위의 해부. 위염의 경우 위의 내층에 염증이 있다.

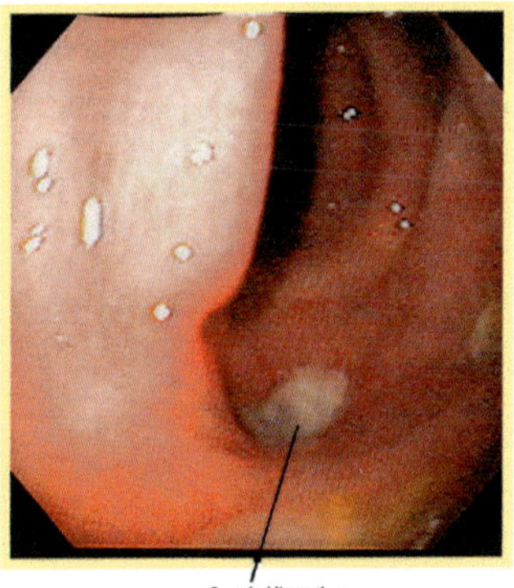

• 이 내시경사진은 위궤양을 보여준다. 내시경을 통해 하얗게 변색된 반점형의 궤양을 볼 수 있다. 이 단계에서의 치료는 위산분비를 감소시키기 위해 약물을 투여하는 것이다.

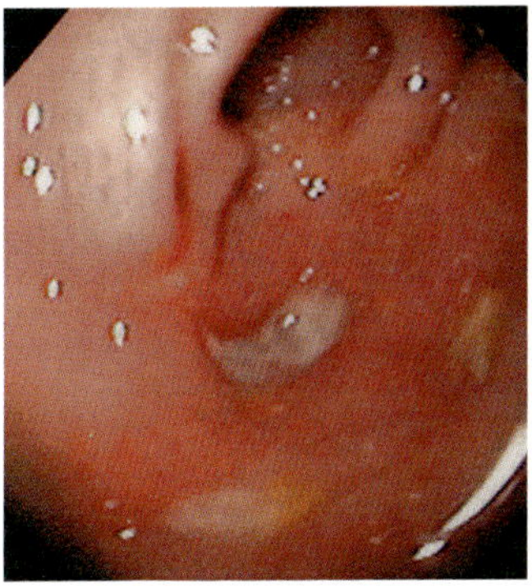

• 위궤양의 모습. 내시경 상의 하얀 반점 부분이 위궤양이다. 위궤양은 만성 위염에 의해 발병된다. 대상자는 위의 통증, 소화불량과 가슴 쓰림 증상이 있을 수 있다.

위장염 Gastroenteritis

– 위장염(Gastroenteritis)은 잦은 묽은 변과 구토를 유발하는 위와 장 점막의 염증을 말한다. 원인은 바이러스 혹은 박테리아에 의한 것일 수 있다.

사정

- 설사, 구토 증상의 시작에 대한 문진
- 활력징후
- 탈수의 증상과 징후
- 대변의 특성, 질과 양

G

간호계획 및 중재

- 정맥 수액 대체요법
- 매일 체중 측정
- 섭취량 및 배설량 측정
- 맑은 유동식이

간호평가 및 결과

- 설사와 구토가 없다.
- 체중을 유지한다.
- 적절한 수분 섭취를 유지한다.
- 피부통합성이 유지된다.

간호 시 고려사항

▶ 노년기 대상자들은 더 빨리 탈수가 나타날 수 있다.

▶ 대상자에게 식기, 컵, 접시를 다른 사람과 함께 사용하지 않도록 교육한다.

▶ 질병 전파의 위험을 최소화하기 위해 대상자가 매번 배변 후 손씻기를 하도록 교육한다.

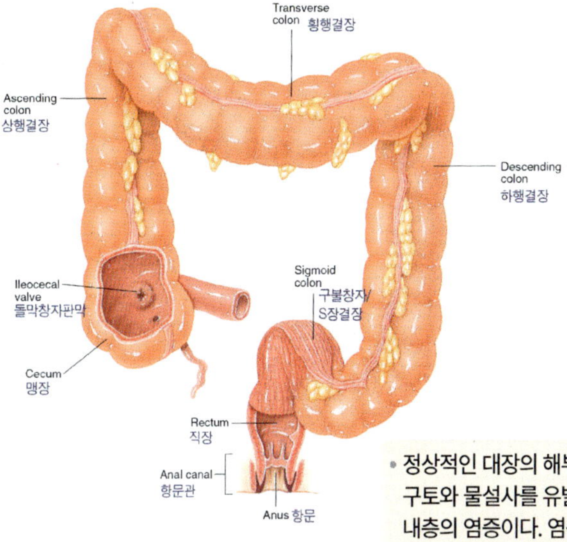

• 정상적인 대장의 해부. 위장염은 구토와 물설사를 유발하는 위장관계 내층의 염증이다. 염증으로 인해 대장이 수분을 흡수하지 못하기 때문에 물설사가 나타나는 것이다.

Anus 항문

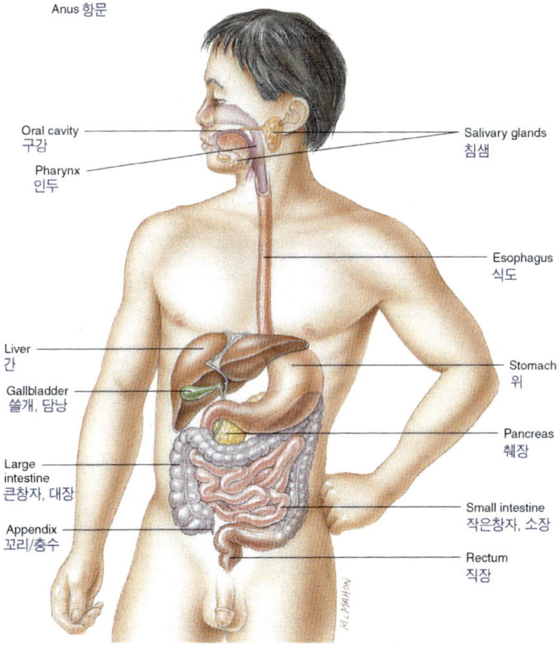

• 정상위장관계해부. 위장염은 위장관 직장계의 어느 곳에서든지 생길 수 있다.

G

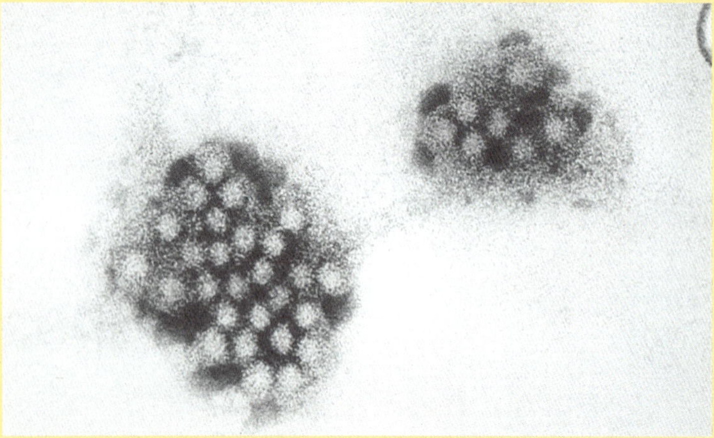

• Norovirus의 전자현미경 사진. Norovirus는 바이러스에 오염된 음식이나 음료를 먹음으로 발생되는 일종의 식중독이다. 증상은 1-2일 지속된다.

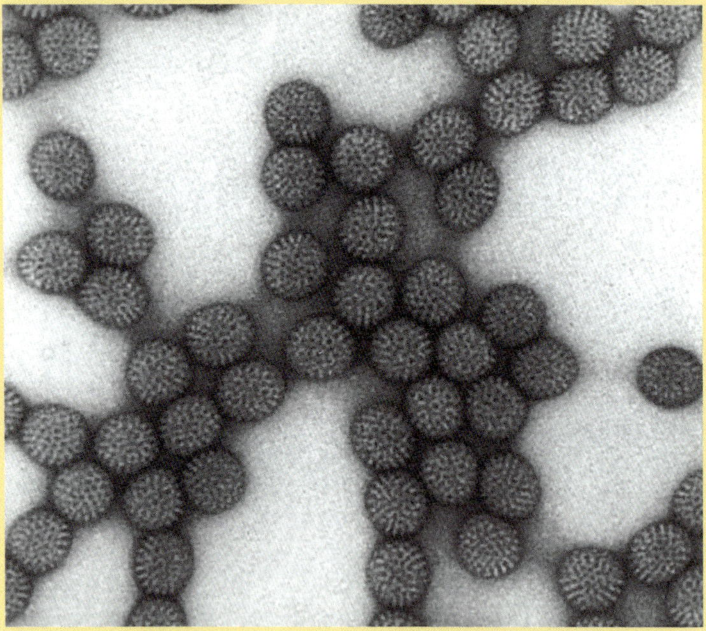

• Rotavirus의 전자현미경 사진. Rotavirus는 위장염의 흔한 원인이다. 대상자는 오염된 음식이나 물 혹은 오염된 표면의 접촉으로 인해 감염된다. 이 바이러스는 아동에게 흔히 설사를 유발한다.

위식도역류병 Gastroesophageal Reflux Disease(GERD)

– 위식도역류병은 위내용물의 식도 역류를 말하며, 식도점막의 자극과 염증 반응을 유발한다. 치료를 하지 않으면 식도의 염증이 유발되고(식도염) 식도 내에 궤양이 생길 수 있다.

사정

- 가슴쓰림(흉골하 혹은 상복부 통증), 특히 과식 후 혹은 몸을 앞으로 구부린 후
- 식도염
- 인두염
- 쉰소리
- 가슴앓이(산 역류에 의해 자극된 과다한 타액 분비)

간호계획 및 중재

- 하루 4–6회의 소량 식사
- 식사 시 혹은 식 후 1시간동안 곧게 선 자세
- 차거나 뜨거운 음료 제한
- 알코올, 카페인 섭취 및 흡연 제한
- 잠들기 전 음식 섭취 제한
- 처방에 따른 제산제, H2 차단제, 프로톤펌프억제제(proton pump inhibitors) 투여

간호평가 및 결과

- 소화불량이 없다.
- 약물치료를 이해한다.
- 고지방 식품, 알코올, 카페인, 니코틴과 같은 자극제를 피한다.

간호 시 고려사항

▶ 비만 대상자에게는 체중 감소가 증상 완화에 도움이 될 수 있다.

▶ 대상자에게 밤 동안 역류를 예방하기 위해 침상 머리를 8–12인치 올리도록 교육한다.

▶ 대상자에게 허리둘레를 조이는 옷을 입지 않도록 교육한다.

▶ 대상자에게 소량의 식사를 자주 하도록 하고 잠들기 2–3시간 전에는 음식을 먹지 않도록 교육한다.

▶ 대상자에게 식사 후 1시간은 똑바로 앉아 있도록 교육한다.

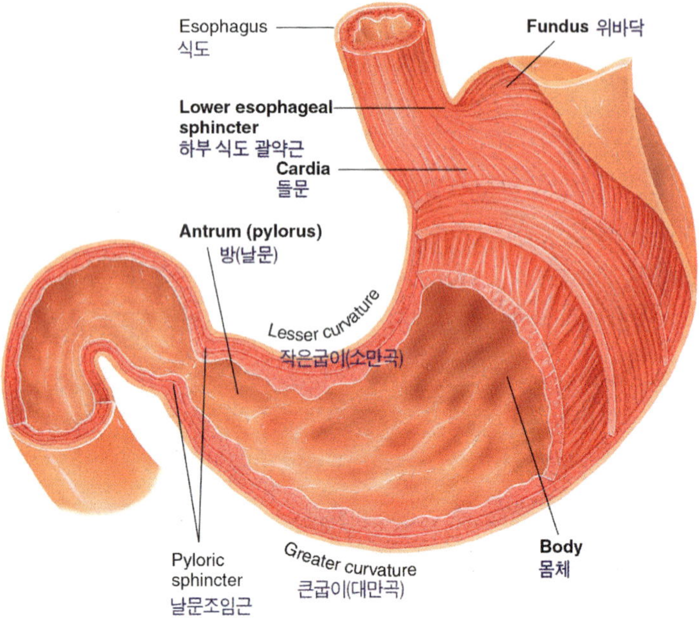

• 정상 식도 및 위의 해부. 하부 식도 괄약근이 위내용물이 식도로 역류하는 것을 막아준다. 위식도역류병의 경우 식도 괄약근이 역류를 막지 못해 위에서 식도로 산이 역류하게 된다.

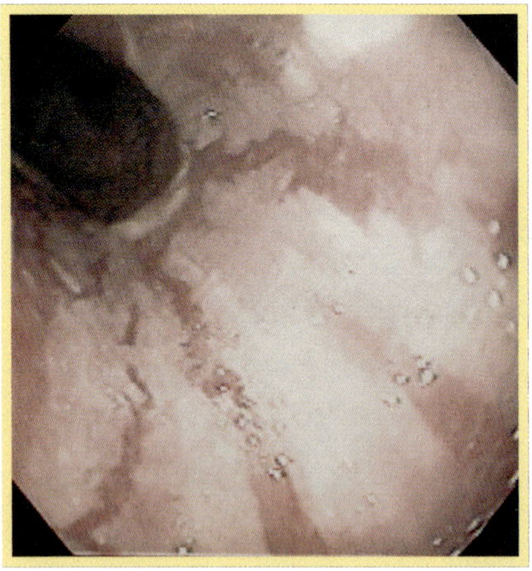

• 식도염의 내시경 사진. 식도염은 위식도역류병 대상자에서 흔히 발견된다. 흰 부분이 위식도역류병에서 위산의 역류로 인한 결과이다.

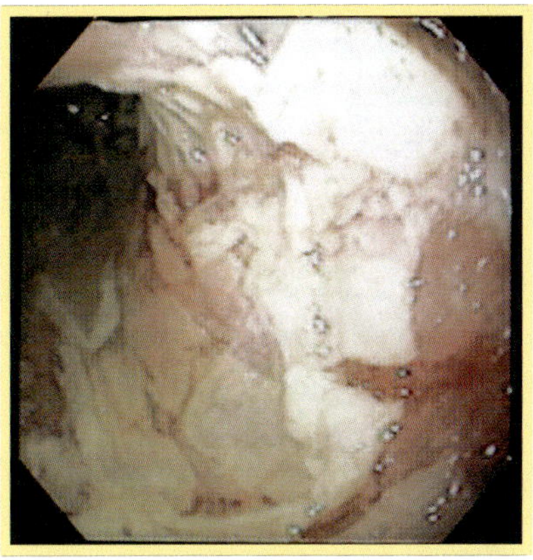

• 내시경을 통해 본 심한 식도염의 영상. 분홍색의 조직 대신 흰색의 내층을 볼 수 있다.

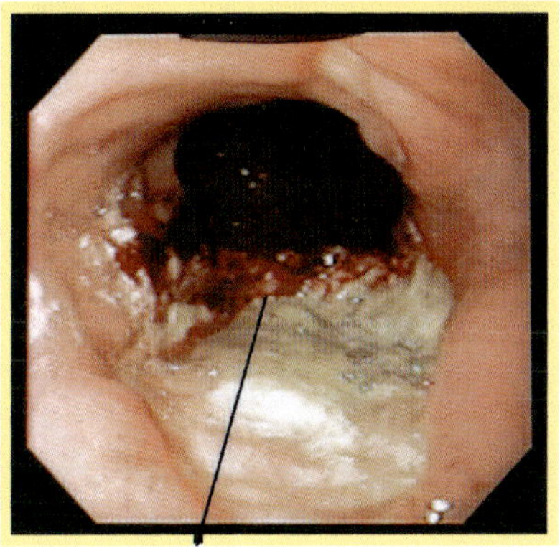

• 내시경을 통해 본 식도 궤양. 흰 반점형 부분이 궤양이고, 흰 부분의 위쪽에는 출혈이 보인다.

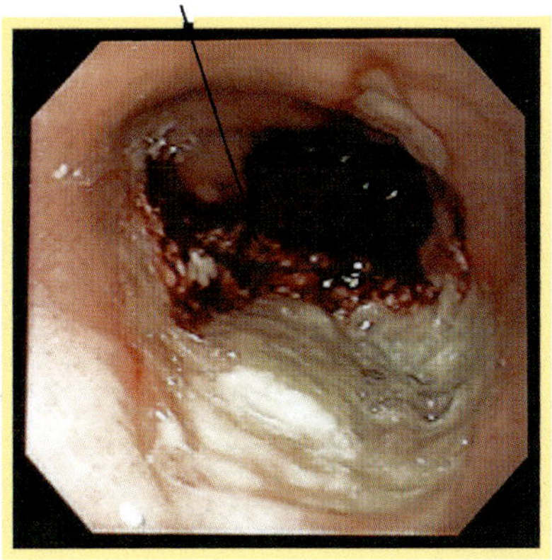

• 식도의 큰 궤양. 흰 궤양의 기저에 출혈이 보인다. 대상자는 혈성 구토가 있을 수 있고 그런 경우 즉시 출혈부위를 소작하기 위해 내시경을 시행해야 한다.

유전질환, 근위축성 측삭경화증
Genetic Disorders, Amyotrophic Lateral Sclerosis (ALS)

– 근육위축성 측삭경화증은 상위와 하위 운동신경세포들의 퇴행과 소멸을 유발하는 신경학적 질환이다. 신경세포 기능의 소실에 따라 근육은 점차 약해지고 위축된다. 근육위축성 측삭경화증은 아직 알려진 치료법이 없다.

G

사정
- 팔과 다리의 감각
- 팔과 다리 근육의 강도
- 삼킴곤란
- 대화할 때 피곤함

간호계획 및 중재
- 움직일 수 있게 한다
- 안락함 제공
- 휴식 제공
- 대상자와 가족에 대한 심리적 지지

간호평가 및 결과
- 합병증 없이 움직일 수 있다.
- 병의 진행을 이해한다.
- 지지체계를 유지한다.

간호 시 고려사항
▶ 근위축성 측삭경화증은 이 병으로 진단받은 유명한 야구선수의 이름을 따서 루게릭병으로 불린다.

▶ 남성이 여성보다 발병률이 높다.

▶ 40세에서 60세 사이에서 발병률이 높다.

▶ 근위축성 측삭경화증 가운데 약 5~10%는 유전된다.

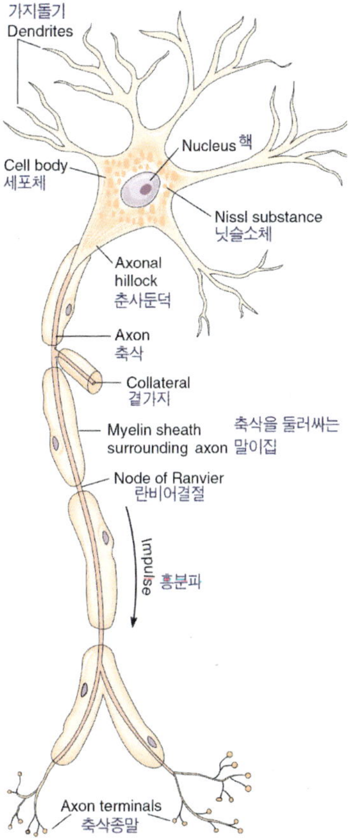

• 정상신경세로, 신경은 ALS에서 운동 신경원이 퇴화되고 죽어서 근력약화와 마비가 일어난다.

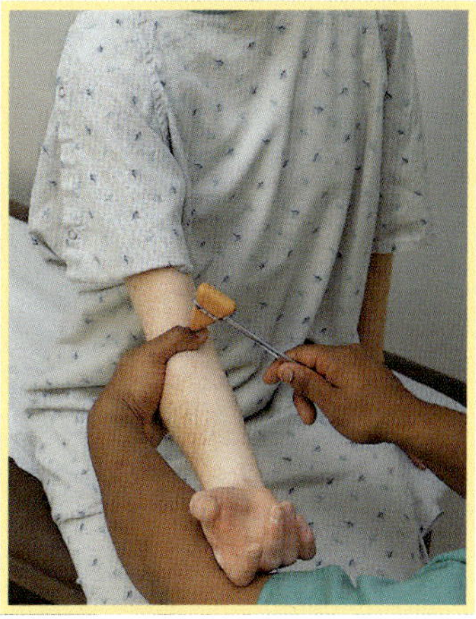

• 간호사는 근위축성 측삭경화증 대상자 위팔의 반사를 사정해야 한다. 그림에서 위팔 두갈래근 반사를 볼 수 있다. 병이 진행되면 반사는 약해지다가 없어진다.

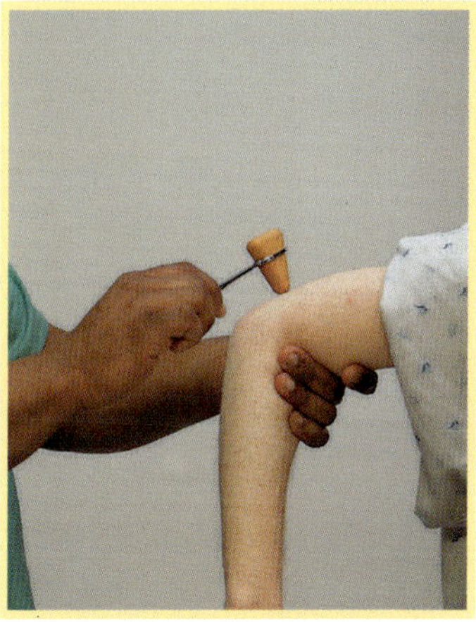

• 간호사가 위팔세갈래근 반사를 사정하고 있다. 근위축성 측삭경화증이 진행되면 이 반사는 약해지다가 없어진다.

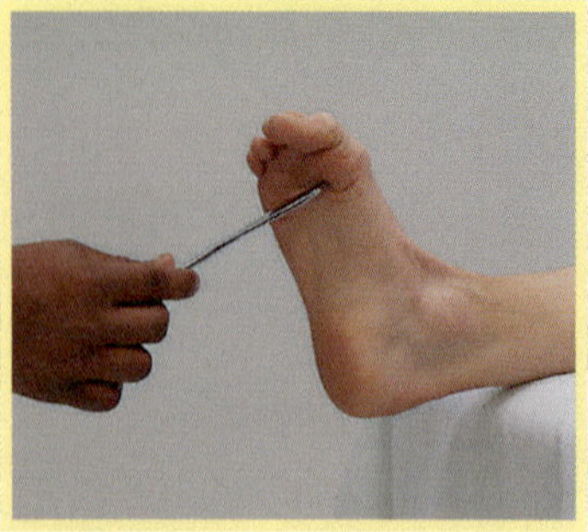

• 간호사가 바빈스키 반사를 사정하고 있다.

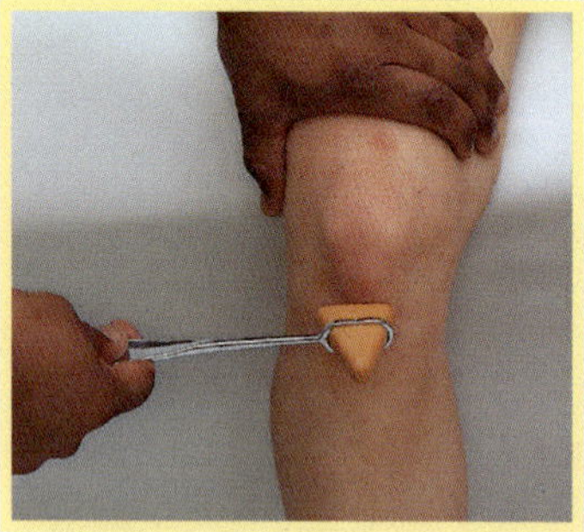

• 만성폐쇄성폐질환 대상자 에게서는 곤봉형 손톱 바닥을 발견할 수 있다. 이는 장기간에 걸친 저산소증으로 인한 것이다.

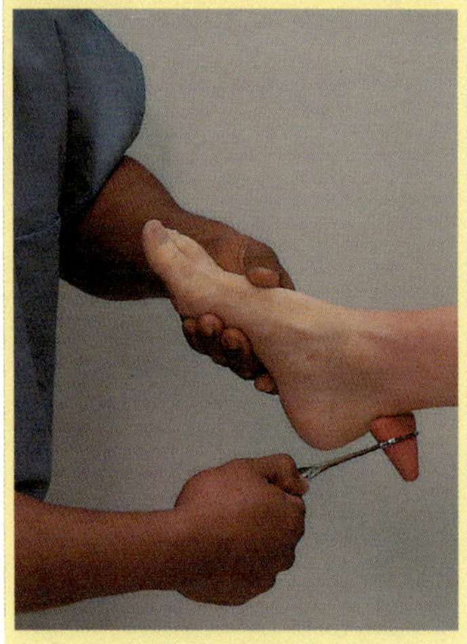

• 간호사가 아킬레스 반사를 사정하고 있다. 근위축성 측삭경화증이 진행되면 이 반사는 약해지다가 없어진다.

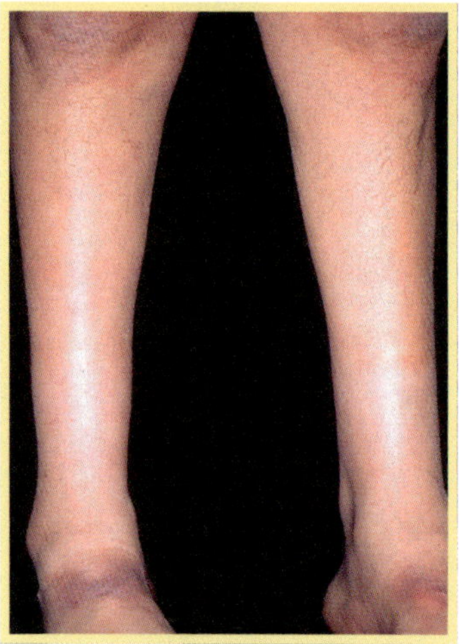

• 대상자의 다리는 근육 조직이 작아짐에 따라 위축되어 있다. 이것은 근위축성 측삭경화증에서 볼 수 있는 신경근육기능의 점차적인 소실 때문이다.

유전질환, 낭성섬유증
Genetic Disorders, Cystic fibrosis

- 낭성섬유증은 정액샘과 땀샘의 유전병이다. 낭성섬유증은 인체의 상피세포가 CFTR(Cystic Fibrosis Transmembrane Conductance Regulator)라는 비정상 단백질을 만들도록 유도하는 결손 유전자에 의해 발생한다. CFTR은 폐, 소화관, 침샘과 비뇨생식계통을 덮고 있는 세포에서 발견된다. 점액이 짙고 끈적끈적해지고 이동이 어려워져서, 폐 감염이 일어나고 췌장은 영양소 흡수에 필요한 효소를 분비하지 못한다.

사정

- 영양실조
- 끈적끈적한 폐 분비물
- 크고 악취가 나는 대변
- 위 통증과 불쾌감

간호계획 및 중재

- 기침과 심호흡을 하도록 한다.
- 적절한 영양을 공급한다.
- 적절한 수분 상태를 유지한다.
- 가슴타진과 체위배액

간호평가 및 결과

- 대상자는 폐 감염이 없다.
- 적절한 영양 상태를 유지한다.
- 통증이 없다.

간호 시 고려사항

▶ 낭성섬유종 대상자의 40%는 18세 이상이다.

▶ 성인기까지 사는 낭성섬유종 대상자의 평균 수명은 약 35세이다.

▶ 대상자는 부모로부터 각각 하나씩 두 개의 결손 유전자를 물려 받는다.

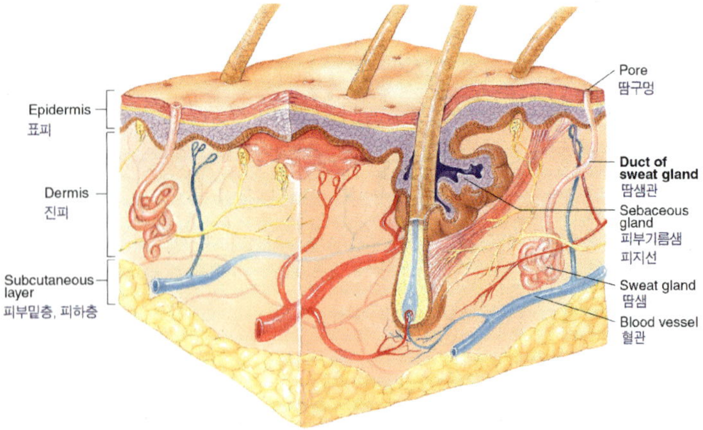

G

- 정상 피부의 해부. 낭성섬유종은 피부와 몸 전체를 걸쳐 있는 땀샘과 점액샘을 침범한다.
- 폐와 췌장의 점액은 끈적끈적 해져서 기관의 기능을 바꾸어 놓는다.

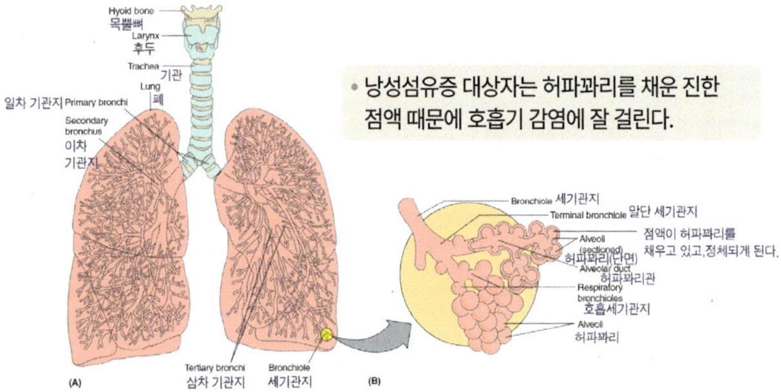

- 낭성섬유증 대상자는 허파꽈리를 채운 진한 점액 때문에 호흡기 감염에 잘 걸린다.

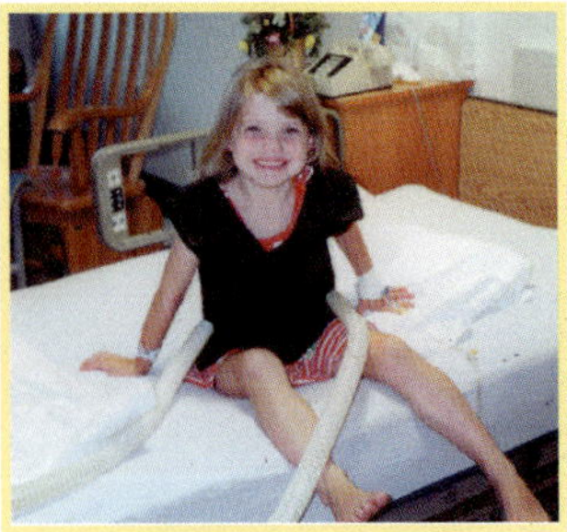

- 낭성섬유증 대상자에게 쓰이는 치료 조끼. 이 흉부 물리치료 조끼는 허파꽈리에 있는 진한 분비물을 묽게 만들어 대상자가 뱉어낼 수 있도록 돕는다.

유전질환, 마르팡증후군
Genetic Disorders, Marfan's Syndrome

- 마르팡증후군은 눈, 뼈대, 심장혈관 계통의 변형과 결손을 일으키는 유전성 결합조직병이다. 마르팡증후군은 fibrillin-1 유전자 돌연변이가 원인이다. Fibrillin-1은 인체 탄력조직의 지지대와 같은 중요한 역할을 한다. fibrillin-1 유전자 돌연변이에 의해서 이 지지대가 파괴되면 특히 대동맥, 눈, 피부의 탄력조직이 변화한다. 또한 fibrillin-1 유전자 돌연변이는 긴뼈들이 과도성장 하도록 해서, 마르팡증후군 대상자들은 큰 키와 긴 팔다리를 갖게 된다.

사정

- 골격 구조
- 척추 변형의 사정
- 심장 청진
- 심실위부정맥

간호계획 및 중재

- 심장음 사정
- 심전도 감시
- 정기적인 눈 검사

간호평가 및 결과

- 대상자는 정상적인 심장 기능을 유지한다.
- 일상생활 동작을 수행할 수 있다.
- 적절한 시력을 유지한다.

간호 시 고려사항

- ▶ 마르팡증후군은 보통염색체 우성 유전한다.
- ▶ 마르팡증후군은 10만 명당 4~6명꼴로 발생한다.
- ▶ 성별에 관계없이 50%의 확률로 자손에게 전해진다.
- ▶ 마르팡증후군으로 진단 받은 대상자들은 심장내막염의 위험 때문에 치과 치료 전에 미리 항생제를 복용해야 한다.

G

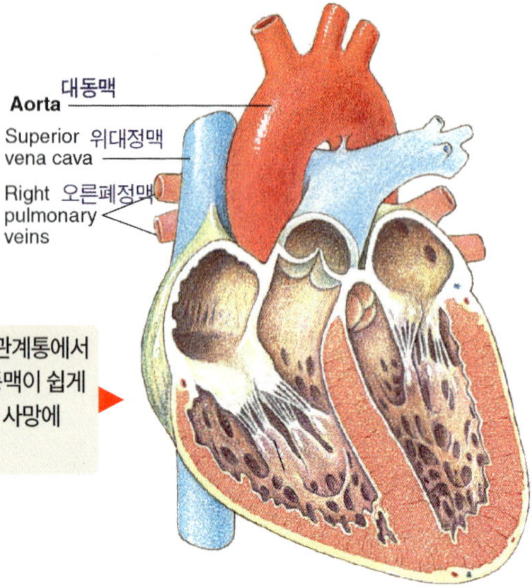

• 마르팡증후군은 심장혈관계통에서 대동맥을 침범한다. 대동맥이 쉽게 찢어져 터지면 대상자가 사망에 이를 수도 있다.

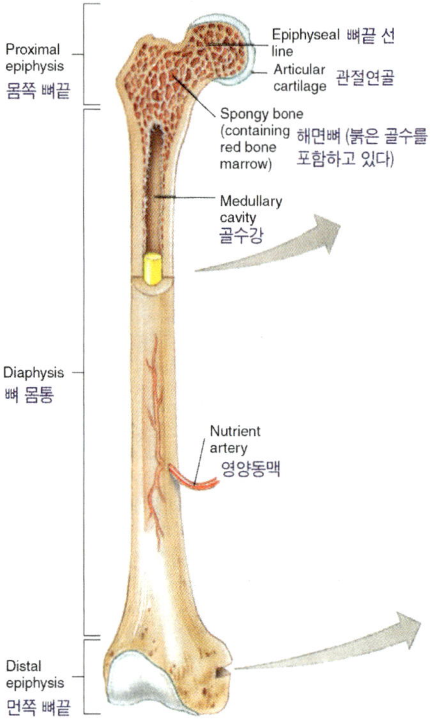

• 마르팡증후군은 위팔뼈나 넙다리뼈와 같은 긴뼈를 침범한다. 그래서 긴뼈들이 과도 성장하게 되고, 마르팡 증후군 대상자들은 큰 키와 긴 팔다리를 가지게 된다.

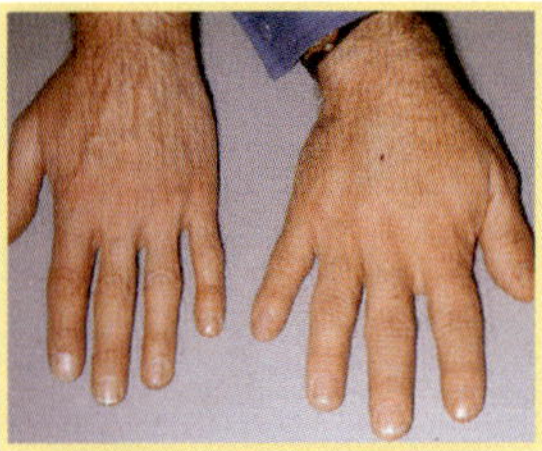

• 오른편 손은 마루팡증후군 대상자의비대해진 손을 보여준다. 정상인의 손인 왼편 손과 비교해서 얼마나 더 커졌는지 유의한다.

유전질환, 뭇주머니콩팥(다낭신장)
Genetic Disorders, Polycystic Kidney

– 뭇주머니콩팥병은 콩팥의 사구체와 세뇨관에 생긴 수많은 낭이 특징인 유전질환이다. 낭들은 서서히 콩팥조직을 대체해서 결국 콩팥부전에 빠지게 된다. 보통염색체 우성 뭇주머니콩팥이 가장 흔하다.

사정

- 튀어나오고 팽창된 배
- 복통
- 혈뇨나 뿌연 소변
- 옆구리 통증
- 고혈압

간호계획 및 중재

- 소변의 양과 특성을 사정
- 커진 콩팥을 촉진
- 혈압 감시
- 부종 감시

간호평가 및 결과

- 대상자는 적절한 콩팥 기능을 유지한다.
- 정상 혈압을 유지한다.
- 통증이 없다.
- 일상생활 동작을 수행할 수 있다.

간호 시 고려사항

▶ 뭇주머니콩팥 대상자는 비뇨기관 감염을 자주 앓게 된다. 따라서 소변 볼 때 통증과 타는 듯한 느낌이 있으면 즉시 의사에게 알리도록 교육한다.

▶ 대상자들이 질병으로 인한 통증을 타이레놀과 같은 일반의약품으로 조절할 수 있도록 교육해야 한다.

▶ 뭇주머니콩팥은 고혈압을 일으킬 수 있으므로, 대상자들이 매달 혈압을 재도록 교육한다.

G

• 콩팥의 정상 해부

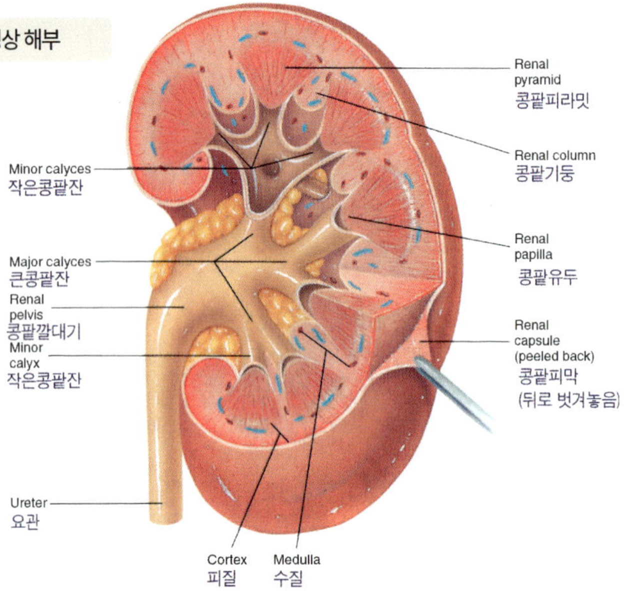

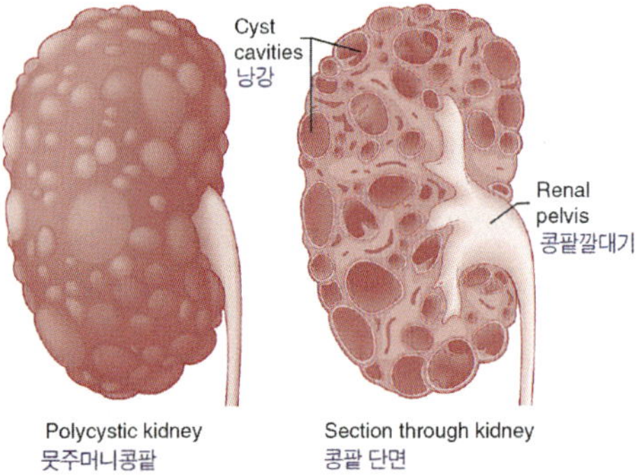

• 뭇주머니콩팥병 대상자의 콩팥에 많은 낭이 있다.

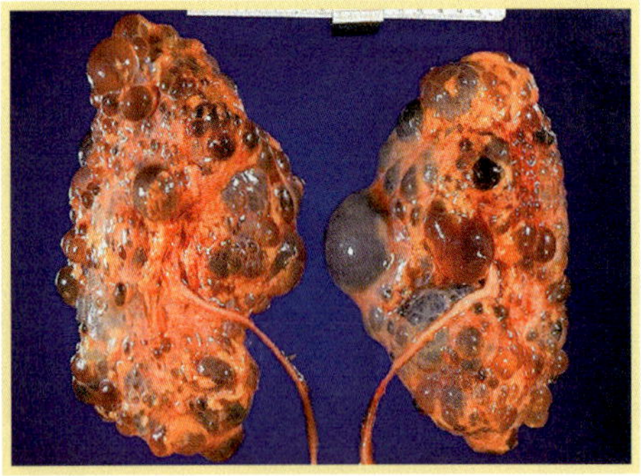

• 뭇주머니콩팥병의 병리. 콩팥 전체에 걸쳐있는 많은 낭과 물집에 유의한다.

생식기 헤르페스 Genital Herpes

– 생식기 헤르페스는 단순헤르페스 바이러스로 인한 성병이다.

사정

- 생식기(음경, 음낭, 외음순, 질, 자궁경부) 그리고/또는 항문 주위에 있는 잔물집이나 물집
- 열
- 피부의 저린 느낌
- 두통

간호계획 및 중재

- 생식기 사정, 물집 발생 여부 기록
- 활력징후
- 성접촉의 과거력
- 통증 관리

간호평가 및 결과

- 대상자는 생식기 헤르페스가 성병임을 이해한다.
- 병의 전파를 막는다.
- 약물 치료에 대해 이해한다.
- 신체상(body image)을 유지한다.

간호 시 고려사항

▶ 잠복기는 2일에서 20일이며 평균 일주일이다.

▶ 대상자가 연고를 바를 때 장갑을 끼도록 교육한다.

▶ 생식기에서 입으로 전염될 수 있다.

▶ 병변이 있을 때는 성접촉을 피하고, 성행위를 할 때 항상 콘돔을 사용하도록 교육한다.

▶ 대상자에게 지지모임에 관해 교육한다.

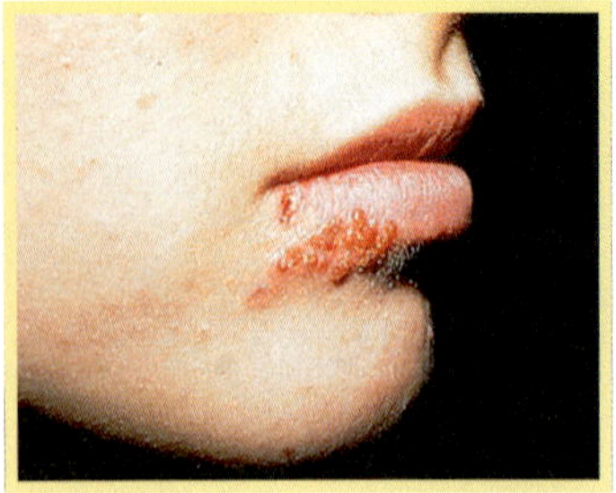

• 단순헤르페스

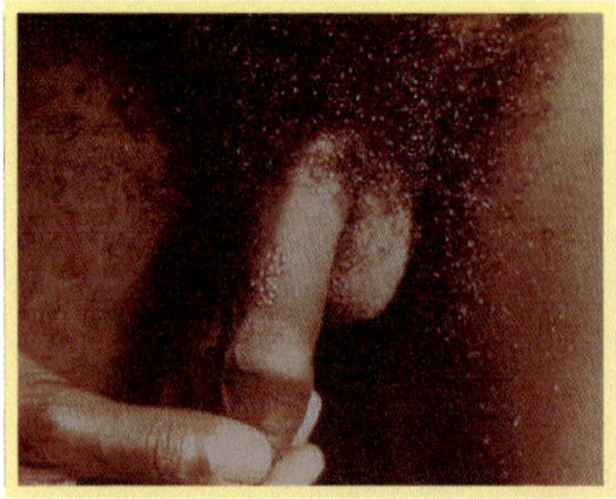

• 음경의 단순헤르페스. 병변에 통증이 있으며, 소변 볼 때 통증과 작열감이 있을 수 있다. 항바이러스제로 치료한다.

G

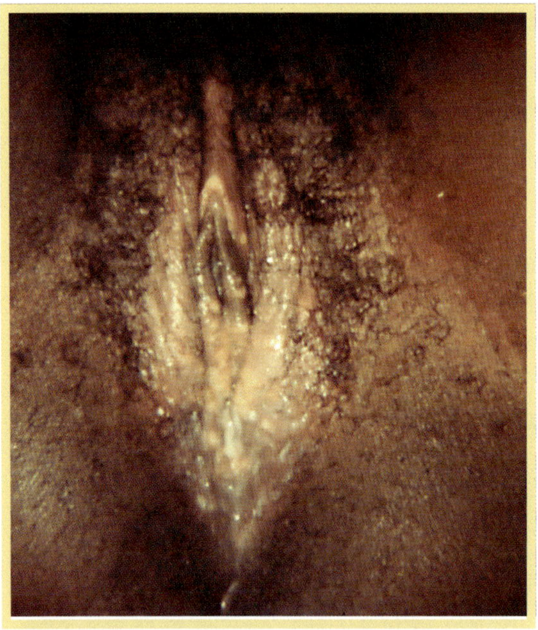

• 음순에 단순헤르페스가 보인다. 병변에 통증이 있으며, 소변 볼 때 통증과 작열감이 있을 수 있다. 생식기 헤르페스는 자궁경부암의 위험을 높인다. 항바이러스제로 치료한다.

생식기 사마귀 Genetal Warts

– 생식기 사마귀 또는 성병성 사마귀는 인체유두종바이러스 Human Papillomavirus가 일으키는 성병이다. 이 병에 걸린 남성과 여성의 생식기에는 사마귀나 덩어리가 생긴다.

사정

- 생식기에 부드럽고 축축한 피부색의 덩어리
- 생식기에 가려움, 작열감
- 성행위 도중 불쾌감, 통증이나 출혈

간호계획 및 중재

- 생식기 검사
- 손 씻기
- 전염에 대해 교육

간호평가 및 결과

- 대상자의 생식기 사마귀가 성행위로 전염됨을 이해한다.
- 위생 상태를 유지한다.
- 성 행위 할 때 콘돔을 사용한다.

간호 시 고려사항

▶ 생식기 사마귀는 여성의 자궁경부암이나 남성의 음경암으로 발전할 수 있다.

▶ 잠복기가 길다.

▶ 사마귀를 제거해도 바이러스는 남아있다.

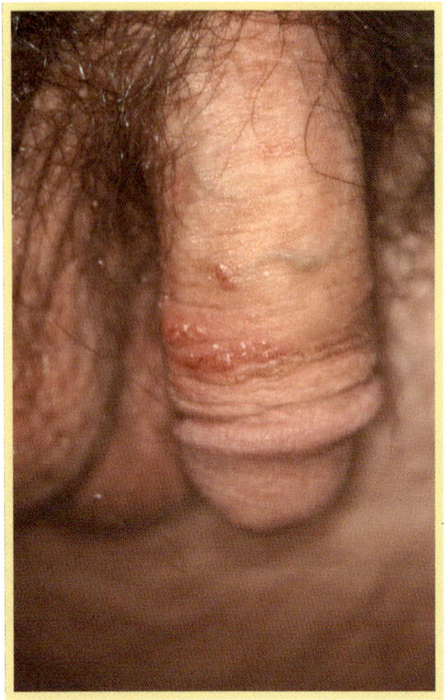

• 음경에 생긴 생식기 사마귀. 사마귀는 아프지 않지만 가려울 수 있다. 사마귀에서 배액이 있을 수 있다. 남성은 요도, 음경, 음낭과 항문 주위에 주로 사마귀가 생긴다. 냉동요법이나 레이저치료로 사마귀를 제거할 수 있다.

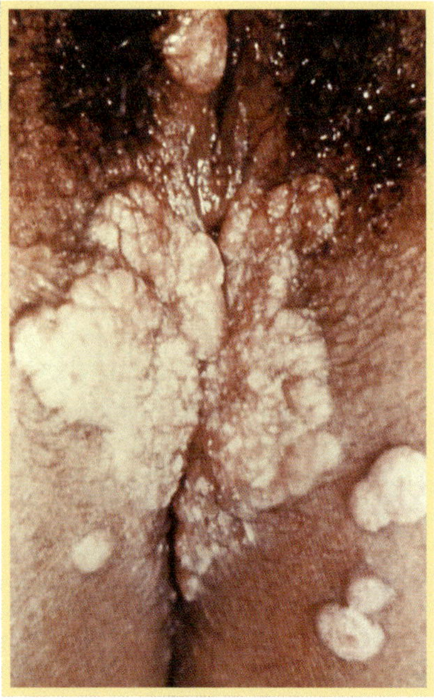

• 음순에 생긴 생식기 사마귀. 생식기 사마귀는 인체유두종바이러스가 원인이며, 여성의 자궁경부암 위험도를 높인다. 이 바이러스에 대한 백신이 개발되어 있다

갑상샘종 Goiter

– 갑상샘종은 갑상샘이 커진 것이다. 단순 갑상샘종은 갑상샘이 인체에 필요한 갑상선 호르몬을 충분히 생산할 수 없을 때 발생한다.

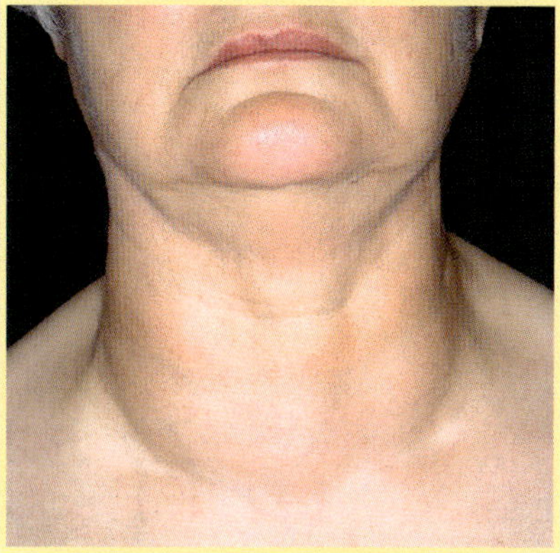

• 지나친 활성 상태의 갑상샘을 가진 대상자의 목에 갑상샘종이 보인다. 대상자의 목이 부은 것에 유의한다. 갑상샘이 전체적으로 커져서 목에 종괴가 보인다. 간호사는 적절한 기도 확보와 연하 능력 유지를 위해 대상자를 관찰해야 한다.

사정

- 비대해진 목
- 연하 곤란
- 삼킬 때 통증
- 협착음

간호계획 및 중재

- 기도(연하상태 평가) 사정
- 삼킴 사정
- 목 정맥 팽창

간호평가 및 결과

- 대상자는 기도를 적절하게 유지한다.
- 연하 능력을 유지한다.

간호 시 고려사항

▶ 이온화된 식용소금으로 풍토성 갑상샘종을 예방할 수 있다.

▶ 갑상샘종은 여성에서 더 흔하다.

▶ 가족력이 있다.

▶ 갑상샘종은 40세 이후에 더 흔하다.

임질 Gonorrhea

– 임질은 그람 음성균인 임균이 일으키는 성병이다. 임질은 성 접촉이나 감염된 산도를 통한 출산에 의해 전염된다.

G

사정

- 배뇨통
- 남성의 음경 분비물, 여성의 질 분비물
- 항문의 가려움과 작열감
- 인두염

간호계획 및 중재

- 성 과거력
- 성 접촉 횟수
- 성병 과거력
- 증상 여부

간호평가 및 결과

- 대상자는 모든 성행위 파트너에게 치료의 필요성을 알린다.
- 치료 방침에 충실하다.
- 안전한 성행위의 필요성을 표현한다.

간호 시 고려사항

▶최초 증상은 감염된 파트너와 성 접촉 후 3일에서 10일 후에 나타난다.

▶임질은 미국에서 가장 흔히 보고되는 전염성 질환이다.

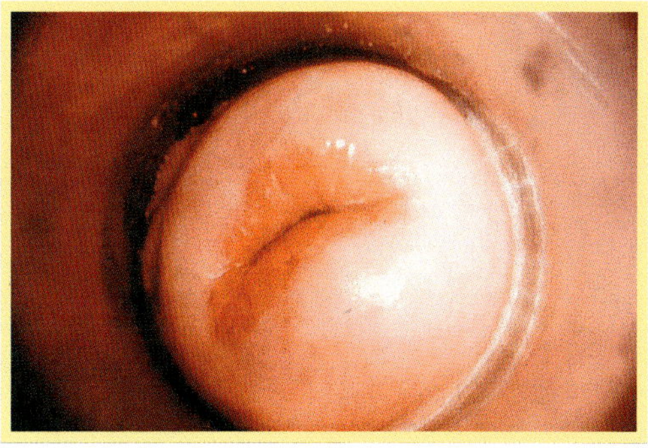

• 질확대경검사에서 보이는 자궁경부의 임질 감염. 대상자는 아무런 증상을 못 느낄 수 있다.

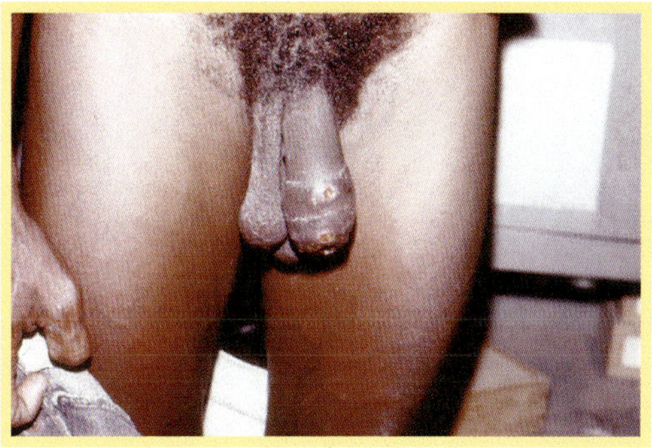

• 음경의 임질 감염. 배뇨통, 음경 분비물, 항문 가려움 이나 자극 등의 증상이 나타난다. 항생제로 치료 한다.

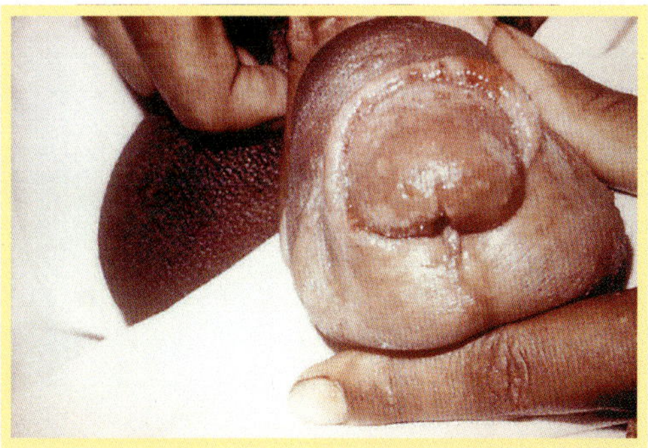

• 음경의 임질 감염과 감돈포경. 감돈포경은 음경꺼풀이 귀두에 들러 붙어서 되돌아오지 못한다. 통증이 무척 심하다.

G

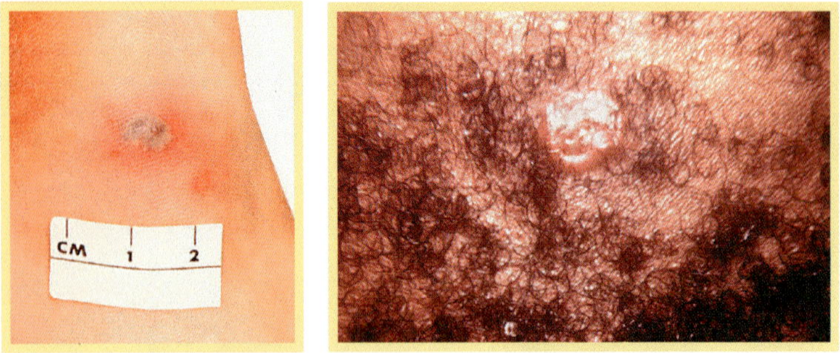

• 임질의 피부 감염. 항생제로 치료한다.

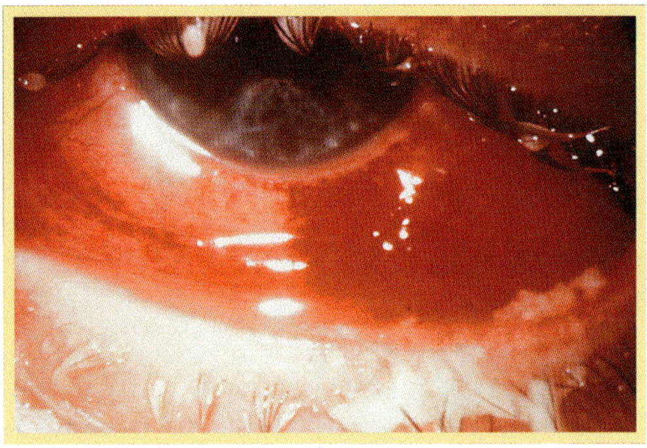

• 임질균에 의한 결막염. 접촉에 의해 눈으로 전파된다. 충혈, 눈물, 분비물 등이 증상이다. 치료는 항생제로 한다.

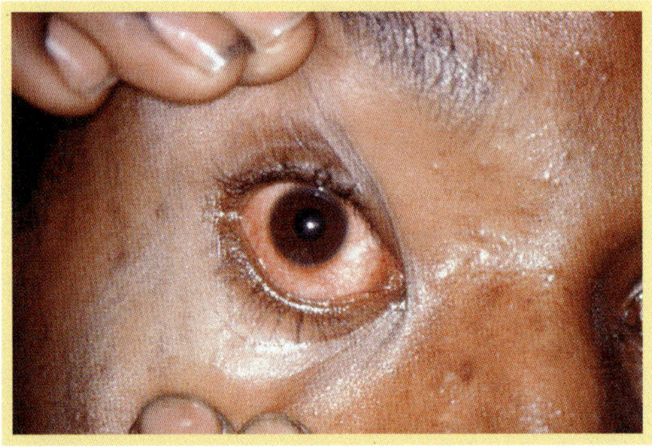

• 심한 임질 결막염. 부분적인 시각상실을 초래할 수 있다.

통풍 Gout

– 통풍은 유전 경향이 있는 대사질환이다. 고요산혈증(높은 요산 농도)과 요산으로 이루어진 통풍결절이 나타난다. 통풍결절은 관절에서 볼 수 있으며, 부종과 발열과 같은 급성 이물 반응을 일으킨다.

사정

- 통증
- 부종
- 침범된 관절쪽 관절운동 제한
- 귀, 손, 발 관절에 흔하다.

간호계획 및 중재

- 침상휴식 (첫 24시간 동안)
- 온찜질
- 냉찜질
- 팔다리 올리기
- 저퓨린 식이
- 처방에 따라 비스테로이드성 항염제 투여

간호평가 및 결과

- 대상자는 통증이 없다.
- 일상생활 동작을 수행할 수 있다.

간호 시 고려사항

▶ 술, 내장, 멸치, 정어리, 청어, 홍합, 대구, 가리비, 송어, 베이컨, 칠면조, 송아지고기, 사슴고기 등 퓨린을 많이 함유한 음식을 피한다.

▶ 통증을 줄이기 위해 비스테로이드성 항염제가 쓰인다.

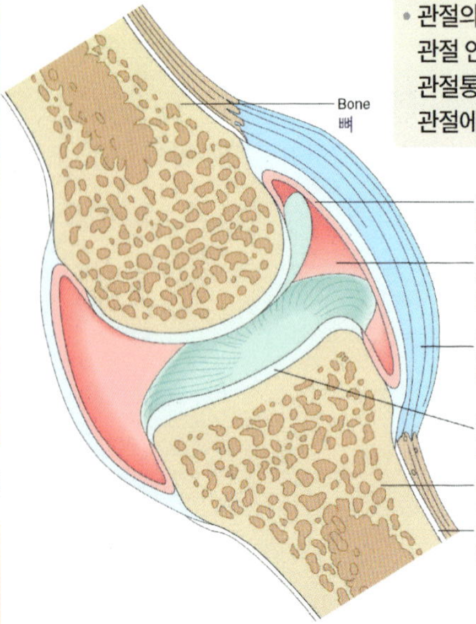

• 관절의 해부. 통풍에서 과도하게 쌓인 요산은 관절 안에서 통풍결절을 형성한다. 통풍결절은 관절통을 유발하며, 특히 엄지 발가락 관절에서 흔하다.

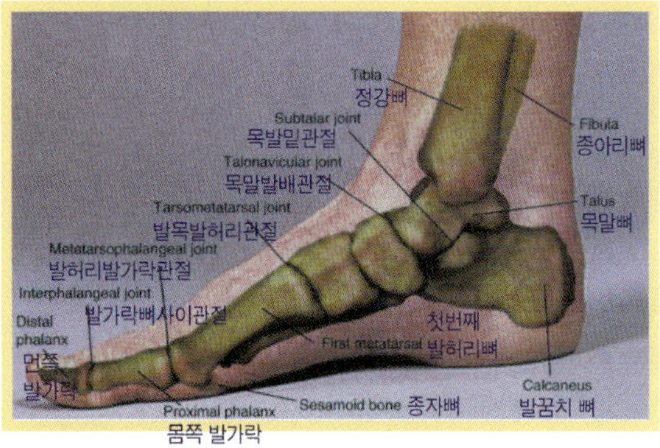

• 통풍의 전형적인 증상은 엄지발가락 통증이다.

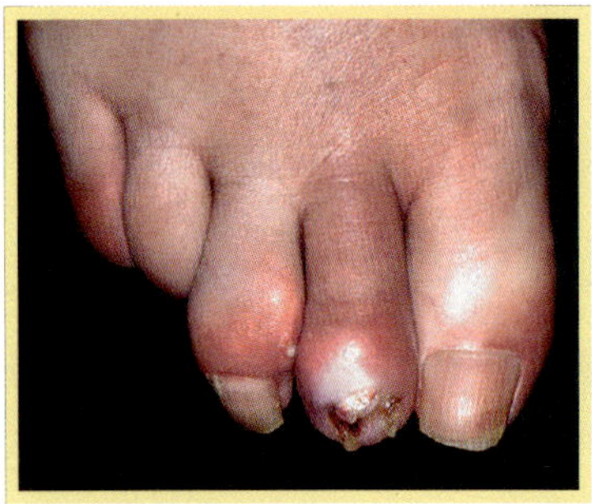

• 두 번째와 세 번째 발가락에 요산염나트륨으로 이루어진 통풍결절이 형성되어 있다. 통풍결절은 주로 발 관절에 나타나며 아프다. 두번째 발가락의 통풍결절은 하얗고 크림색이고, 매우 발적되어 있다. 세 번째 발가락은 붉게 부어있다. 대상자는 부종을 줄이기 위해 통풍이 있는 발을 올리고 있어야 한다.

그레이브스병 Graves' disease

– 그레이브스병 또는 중독성 광범위 갑상샘종은 갑상샘기능항진증의 가장 흔한 원인이다.

사정

- 빠른맥, 고혈압, 빠른호흡
- 갑상샘종
- 발열
- 초조, 신경질, 불안

간호계획 및 중재

- 활력징후
- 심전도
- 위장관계 증상
- 기도유지

간호평가 및 결과

- 대상자는 적절한 기도를 유지한다.
- 안정적인 활력징후를 갖는다.
- 정상적인 갑상샘 기능을 갖는다.
- 정상적인 심장 박동을 갖는다.

간호 시 고려사항

▶ 갑상샘기능항진증 치료에는 약물치료와 수술적 중재가 있다.

▶ 갑상샘기능항진증은 여성에서 더 흔하다.

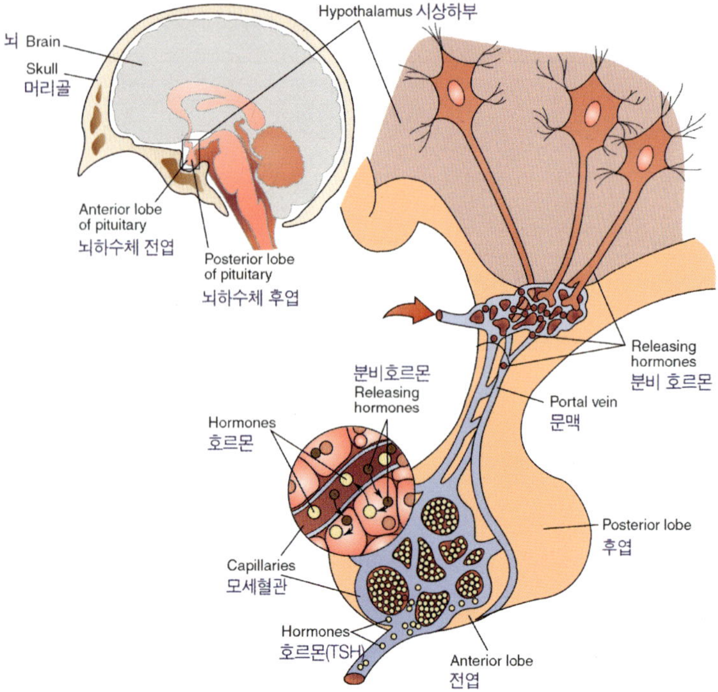

- 그레이브스병은 갑상샘 호르몬이 인체에 과도하게 방출된다. 뇌하수체 전엽에서 분비되는 갑상샘 자극 호르몬은 갑상샘을 자극해서 갑상샘호르몬을 분비하도록 자극한다.

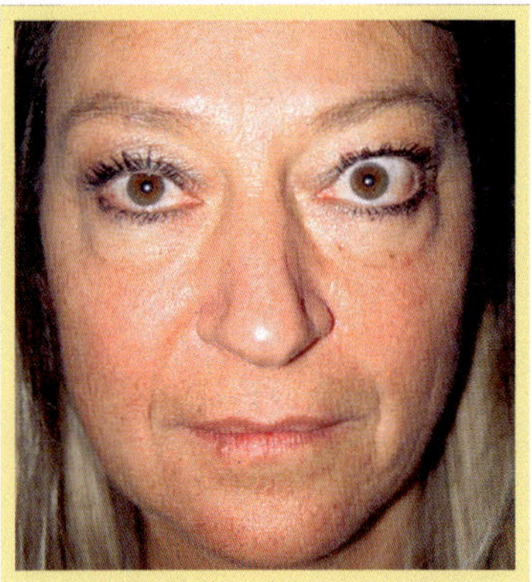

- 그레이브스병에서 볼 수 있는 안구돌출증. 안구건조를 막기 위해 대상자가 점안약을 사용하도록 교육해야 한다.

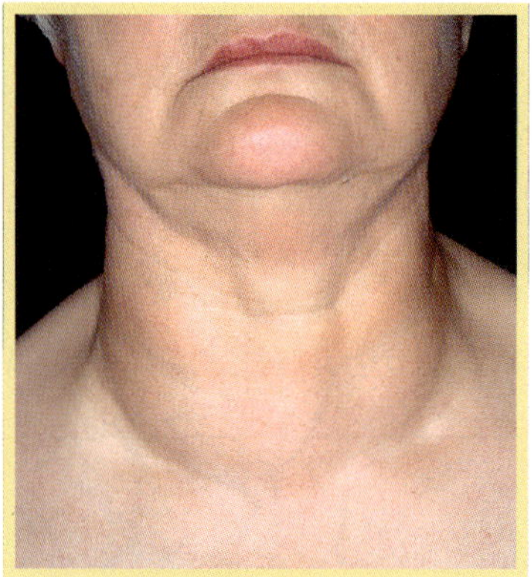

- 그레이브스병에서 갑상샘호르몬이 지나치게 생산되면, 갑상샘종으로 불리는 갑상샘의 비대가 나타난다.

여성유방증 Gynecomastia

– 여성유방증은 선상 조직의 증식으로 남성 유방조직이 증대된 것을 말한다.

사정

- 유방 증대
- 혈청 에스트로겐 농도의 증가
- 혈청 테스토스테론 농도의 감소

간호계획 및 중재

- 투약
- 유방조직 확대 사정
- 병력 청취

간호평가 및 결과

- 대상자는 적절한 신체상을 유지한다.
- 치료가능성을 이해한다.

간호 시 고려사항

▶ 간호사는 약물 사용에 관해 여성유방증 대상자의 병력청취를 철저히 수행해야 한다.

▶ 여성유방증의 원인 중 하나가 궤양치료제, 항암제, 항생제와 같은 약물이기 때문이다.

▶ 간호사는 대상자에게 여성유방증 치료법 중 하나가 수술적 축소술임을 알려야 한다.

▶ 간호사는 여성유방증 대상자들이 진통제나 얼음찜질로 유방 통증을 줄일 수 있도록 교육해야 한다.

G

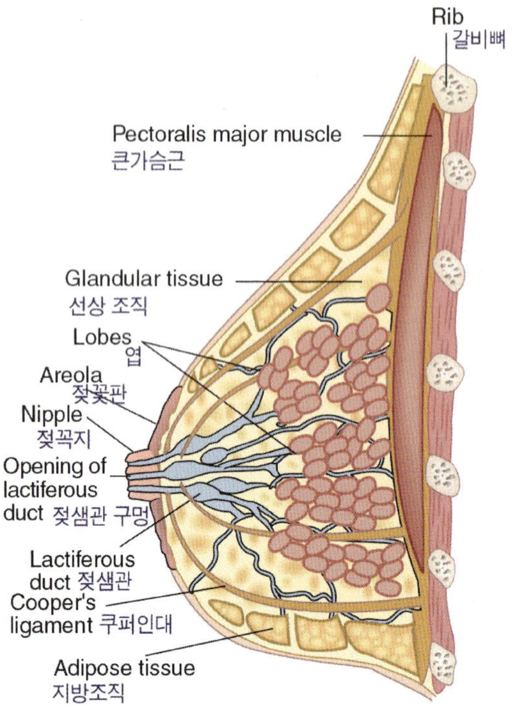

• 여성유방증은 남성 유방조직의 확대를 특징으로 한다.

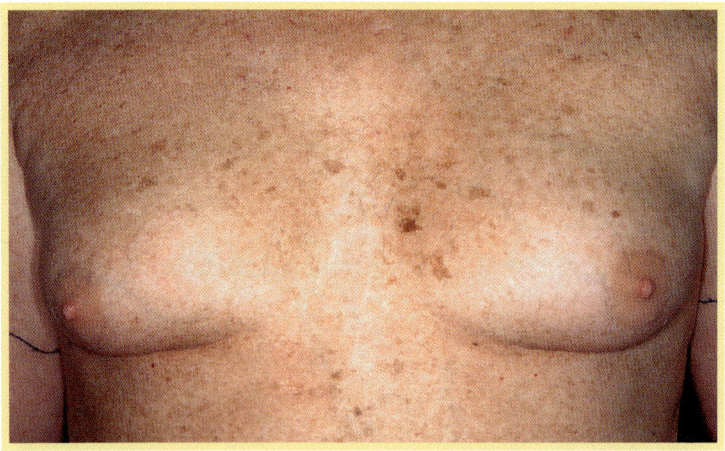

• 여성유방증 남성 대상자. 유방조직의 확대에 유의한다. 유방 확대에 따른 잠재적인 신체상 손상 여부를 사정해야 한다.

혈우병 Hemophilia

– 혈우병은 응고인자의 결핍을 야기하는 유전병의 집단이다. 인자 Ⅷ, Ⅸ, Ⅹ의 결핍이 출혈성 질환의 약 95%를 차지한다. 혈우병 대상자는 응고인자 부족으로 인해 출혈 위험도가 높아진다.

사정

- 관절통이나 근육통
- 멍
- 혈관절증(관절 안 출혈) – 체중부하 관절에서 가장 흔하다.
- 출혈(외상이나 수술 후 치명적일 수 있다.)
- 산소화 상태

간호계획 및 중재

- 활력징후를 자주 측정한다.(쇼크의 징후–저혈압과 빠른맥박)
- 수혈이나 응고인자 투여를 예상한다.
- 특히 수술 부위의 출혈 여부를 관찰한다.
- 응고 인자 수치를 감시한다.
- 응고 인자에 대한 과민반응(가슴 압박감, 두드러기, 재혈압)을 감시한다.

간호평가 및 결과

- 대상자는 안정적인 활력징후를 보인다.
- 출혈이 없다.
- 의료식별 팔찌를 착용한다.

간호 시 고려사항

▶ 대상자의 유전자 상담을 의뢰한다. 혈우병 A는 남성 1만 명당 한 명꼴로 발생하고, 어머니에서 아들로 성염색체 열성 유전된다. 혈우병 B는 남성 4만 명당 한 명꼴로 발생하고, 어머니에서 아들로 성염색체 열성 유전된다.

▶ 대상자가 멍, 잇몸 출혈, 혈변 등 출혈 징후를 주의해서 관찰하도록 교육한다.

▶ 대상자가 의료표시 팔찌를 착용하도록 교육한다.

▶ 대상자가 아스피린이나 이부프로펜(ibuprofen) 등 혈액 응고를 억제하는 약물 투여를 피하도록 교육한다.

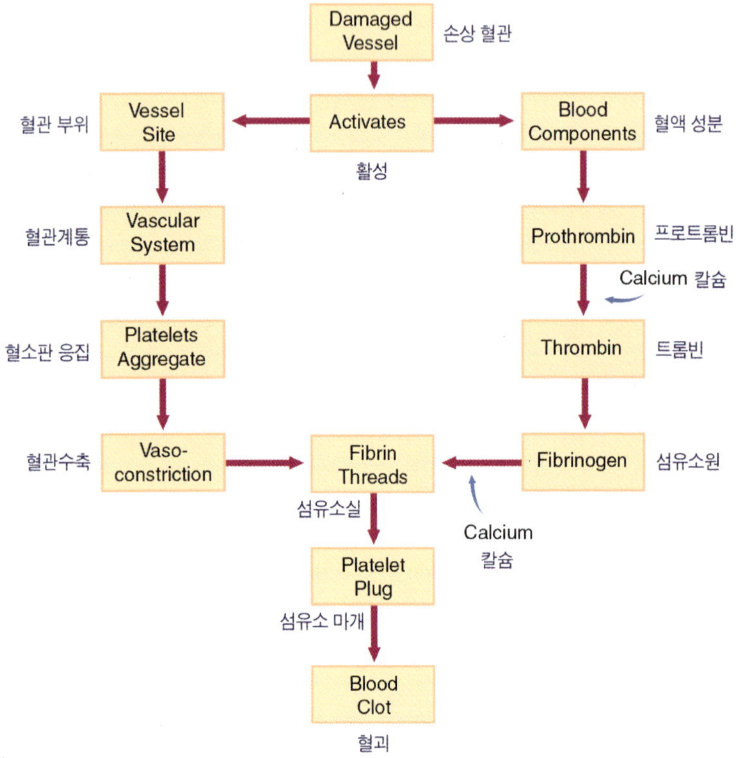

• 정상적인 혈액응고 과정. 혈우병에서는 응고인자의 결핍으로 비정상적인 응고나 출혈을 일으킨다.

H

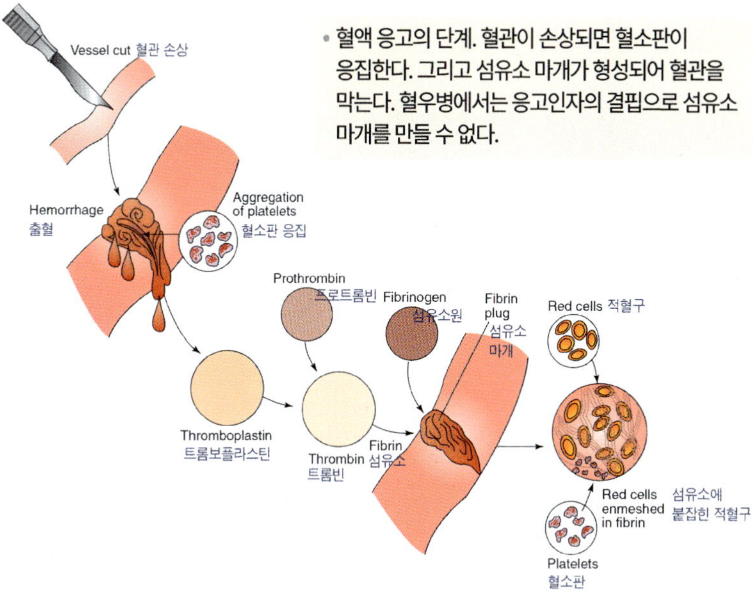

• 혈액 응고의 단계. 혈관이 손상되면 혈소판이 응집한다. 그리고 섬유소 마개가 형성되어 혈관을 막는다. 혈우병에서는 응고인자의 결핍으로 섬유소 마개를 만들 수 없다.

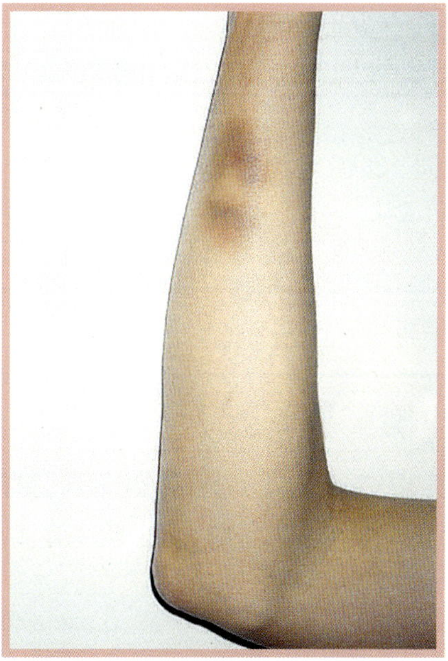

• 간호사는 혈우병 대상자에서 얼룩출혈이나 멍을 감시해야 한다. 혈우병 대상자는 혈액을 응고시키는 능력이 결핍되어 있기 때문이다

Part.1 H

치질 Hemorrhoids

- 치질은 항문이나 직장의 정맥이 붓거나 확장된 것을 말한다. 내치질(internal hemorrhoids)은 항문 괄약근 위에 위치하고, 외치질((external hemorrhoids)은 항문 괄약근 바깥에 위치한다.

사정

- 출혈
- 통증
- 가려움
- 작열감

H

간호계획 및 중재

- 항문 주위 시진
- 출혈 사정
- 통증과 작열감을 감소시키기 위한 치료를 제공한다.
- 규칙적인 장운동을 촉진하기 위해 식이섬유가 풍부한 음식과 음료를 제공

간호평가 및 결과

- 대상자는 증상이 없다.
- 식이섬유가 풍부한 음식과 적절한 수분 섭취의 필요성을 말할 수 있다.
- 증상을 완화시키는 치료법을 이해했다고 말할 수 있다.
- 가능한 외과 치료의 필요성을 이해한다.

간호 시 고려사항

▶ 가임기 여성에게 임신 동안 치질이 발생할 수 있음을 알려준다.

▶ 대상자가 식이섬유 섭취를 늘여서, 규칙적인 장운동을 촉진하고 치질 발생 위험을 낮추도록 교육한다.

▶ 치질로 인한 통증을 줄일 수 있는 대변 연화제(Stool softner)에 관해 교육한다.

▶ 통증과 가려움을 줄일 수 있는 일반의약품에 관해 교육한다.

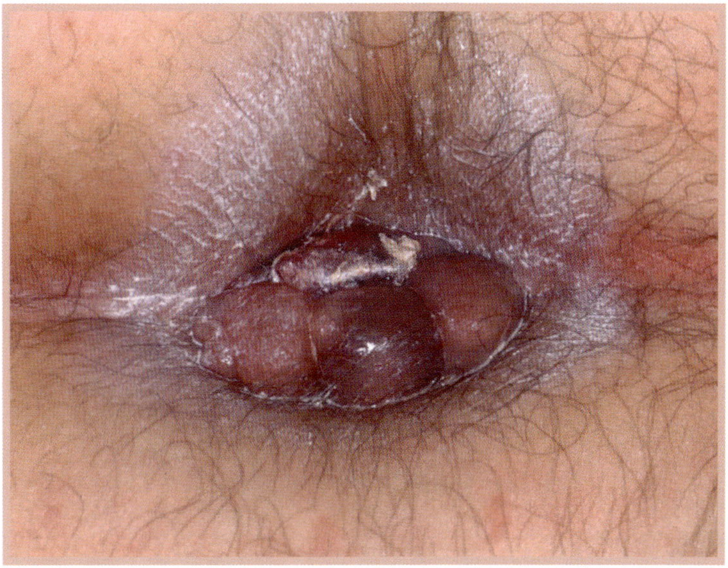

• 항문 바깥에 치질이 보인다. 대상자는 항문 주위에 작열감, 가려움이나 통증을 느낀다.

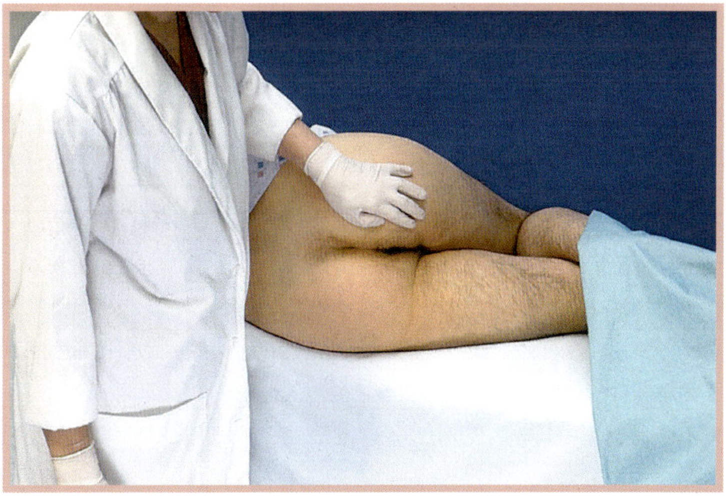

• 치질 여부를 사정하기 위해 간호사는 대상자가 옆으로 누운 자세를 취하도록 한다.

호지킨 림프종 Hodgkin's Lymphoma

– 호지킨 림프종은 림프절이나 림프절 사슬에서 발생하는 림프계 암이다. 호지킨 림프종이 발생한 림프절에서는 리드–스턴버그 세포(Reed–Sternberg cells)를 볼 수 있다. 호지킨 림프종은 Ⅰ단계에서 Ⅳ단계로 나누어진다. Ⅰ단계는 하나의 림프절 부위만 침범한다. Ⅱ단계는 횡경막의 한쪽에서 두 개 이상의 림프절 부위를 침범한다. Ⅲ단계는 횡경막 양쪽의 림프절을 침범한다. Ⅳ단계는 림프계 이외 다른 기관을 침범한다. 조기에 진단할수록 예후가 좋다.

사정

- 림프절 종대, 통증이 있거나 없을 수 있다
- 발열, 체중감소
- 야간 발한
- 전신적인 권태감

H

간호계획 및 중재

- 세심한 피부 간호
- 감염 감시
- 적절한 영양 섭취 권장
- 피로하지 않도록 적절한 휴식 권장
- 혈액제재, 과립구집락자극인자, Epogen 제재 투여를 예상

간호평가 및 결과

- 대상자는 항암요법과 방사선치료를 이해한다.
- 감염이나 출혈, 빈혈이 없다.
- 피부의 통합성을 유지한다.

간호 시 고려사항

▶ 남성 대상자에게 치료가 불임을 유발할 수 있다고 교육한다.

▶ 치료를 하는 동안에는 체온을 감시하고 감염 위험을 줄이기 위해 사람이 많은 곳을 피하도록 교육한다.

▶ 피부 손상에 주의하고, 방사선치료를 받은 부위에는 거친 비누를 사용하지 않도록 교육한다.

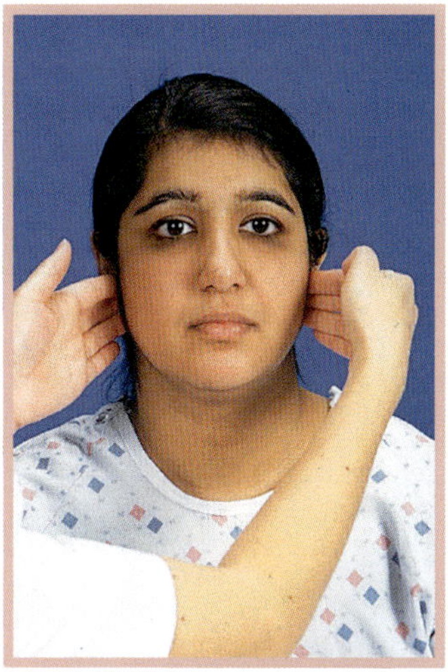

(1)

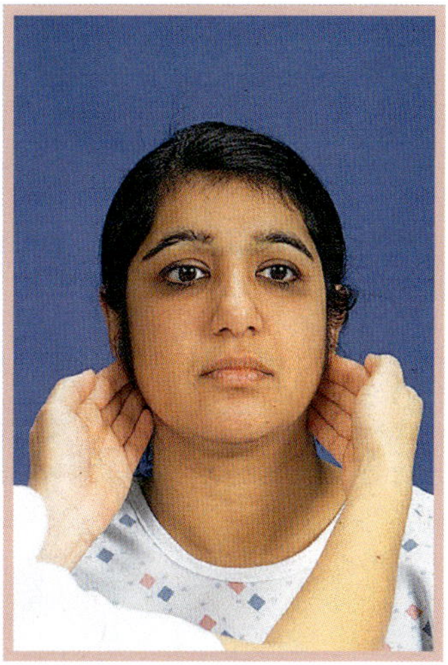

(2)

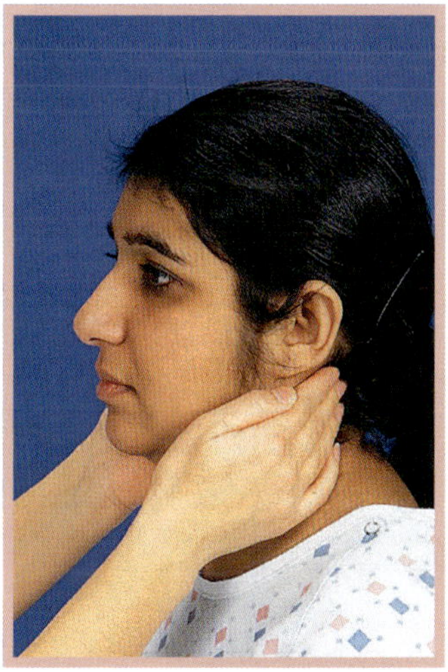

(3)

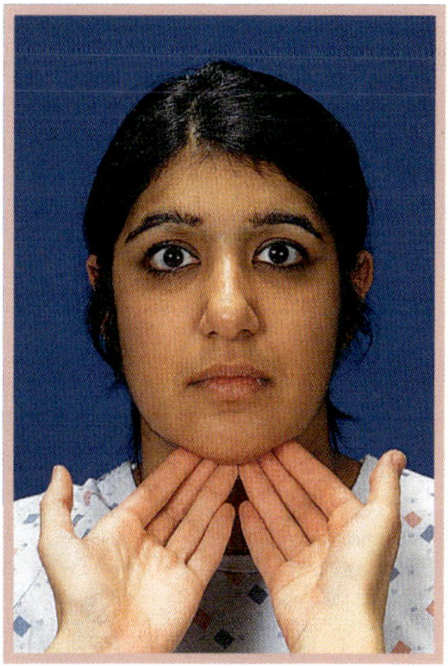

(4)

- 간호사는 호지킨 림프종 대상자에서 림프절 압통이나 통증, 부종 여부를 사정하기 위해 촉진을 시행해야 한다. 위 그림은 촉진에 적절한 순서와 위치를 보여주고 있다.

Part.1 H

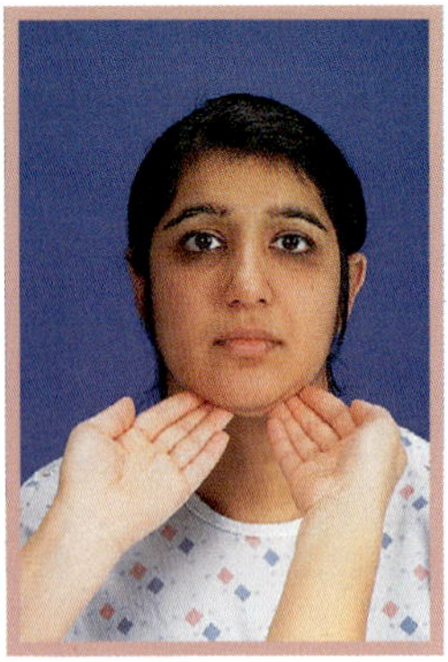

(1)

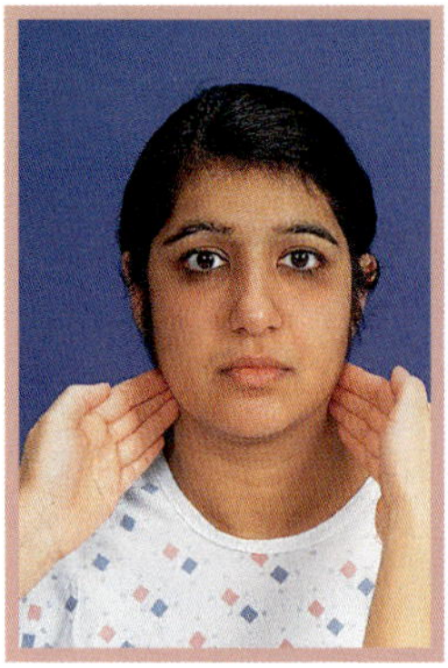

(2)

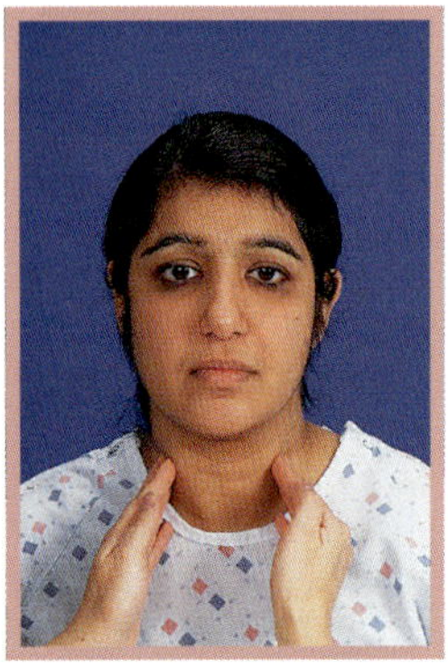

(3)

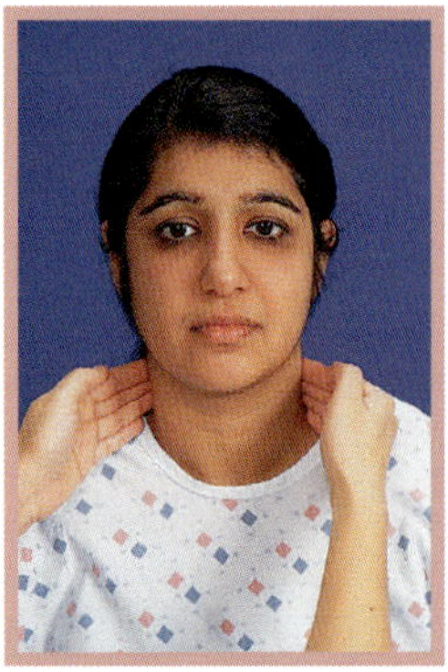

(4)

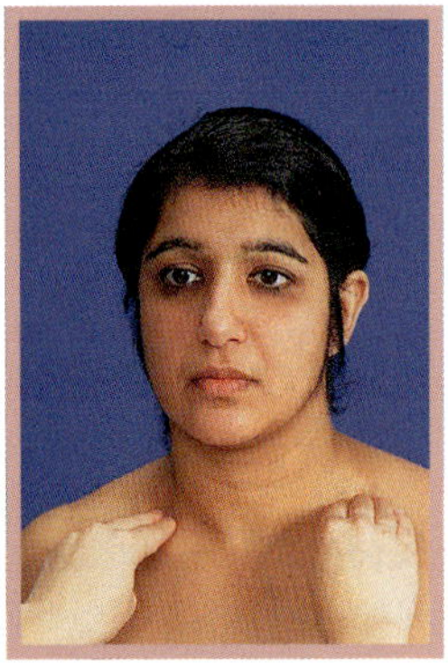

(5)

- 간호사는 호지킨 림프종 대상자에서 림프절 압통이나 통증, 부종 여부를 사정하기 위해 촉진을 시행해야 한다. 위 그림은 촉진에 적절한 순서와 위치를 보여주고 있다.

H

고지혈증 Hyperlimidemia

– 고지혈증에서는 콜레스테롤과 중성지방과 같은 혈중 지질이 증가한다. 지질이 증가하면 혈관 내벽에 플라크를 형성하고, 이는 혈관 내강을 좁게 만들어 혈류를 제한한다.

사정

- 식이섭취
- 가족력
- 활동 수준
- 지질 검사

간호계획 및 중재

- 위험인자 사정
- 식이섭취 사정
- 지질 검사 감시
- 지질 수준을 낮추기 위해 약품(niacin, statins) 투여

간호평가 및 결과

- 대상자는 지방 섭취를 줄일 필요가 있다고 말한다.
- 약물치료를 이해한다.
- 일상적으로 지질 수준을 감시할 필요가 있다고 말한다.

간호 시 고려사항

▶ 내장, 크림, 버터, 패스트푸드와 같이 지방이 풍부한 음식을 피하도록 교육한다.

▶ 운동을 증가시키는 것이 혈중 지질 수치를 낮추는데 도움이 된다고 알려준다.

▶ 스타틴(statins, 지질을 낮추는 약물)을 복용하고 있는 대상자에게 우상복부 통증이나 창백하고 노란 소변, 잿빛 대변 등이 나타나면 바로 알리도록 교육한다. 이러한 약물의 부작용인 간기능장애를 뜻할 수 있기 때문이다.

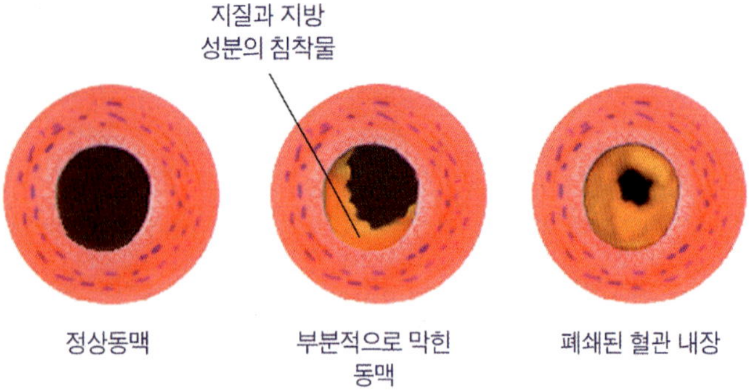

(A)

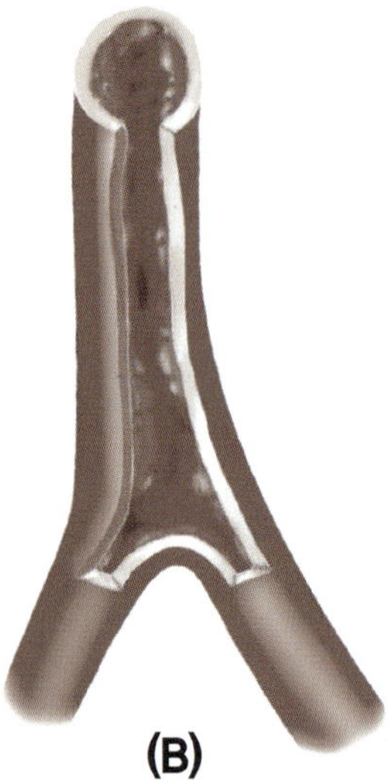

(B)

- A. 동맥 단면. 고지혈증은 혈관 안에 지방이 쌓이게 한다.
- B. 혈관 내강에 지방 성분이 쌓이면 동맥을 완전히 막아 허혈을 일으킬 수 있다.

갑상샘항진증 Hyperthyroidism

- 갑상샘항진증은 갑상샘 호르몬을 지속적으로 분비하는 질환이다. 이에 따라 삼요오드티로닌 (triiodothyronine, T3)과 티록신(thyroxine, T4) 농도는 증가하고, 갑상샘자극호르몬(thyroidstimulating hormone, TSH) 농도는 낮아진다. 갑상샘중독발작(Thyrotoxic crisis)은 갑상샘항진증의 치명적인 합병증이다.

사정

- 갑상샘이 커진다
- 빠른맥박, 두근거림
- 피로
- 더위를 참지 못한다(Heat intolerance)
- 체중감소
- 안구돌출

간호계획 및 중재

- 산소화 정도 감시
- 심장부정맥 감시
- 수액과 영양을 적절히 섭취하는지 확인한다
- 눈 간호 제공(인공눈물, 밤에는 눈가리개)
- 치료 후에 갑상샘저하증이 발생하지 않는지 감시
- 감염이나 스트레스, 임신 등이 일으킬 수 있는 갑상샘중독발작이나 갑상샘 급성발작(Thyroid storm) 감시

간호평가 및 결과

- 대상자는 안정적인 활력징후를 보인다.
- 규칙적인 심장 박동을 유지한다.
- 적절한 영양 섭취를 유지한다.
- 치료 방침을 이해했다고 말할 수 있다.

간호 시 고려사항

▶ 안구돌출증을 가진 대상자는 인공눈물을 사용하고 밤에는 머리를 올려서 눈 통증을 줄이도록 교육한다.

▶ 항갑상샘 치료를 받고 있는 대상자에게는 느린맥, 피로, 변비, 체중증가와 같은 갑상샘저하증의 징후와 증상에 대해 교육한다.

▶ 방사성 요오드 치료를 받고 있는 대상자는 다음과 같은 퇴원교육이 필요하다. 혼자 잘 것, 어린이와 접촉을 피할 것, 개인위생을 실천할 것, 수건과 옷을 매일 빨 것, 맨손으로 음식을 만들지 말 것 등이다.

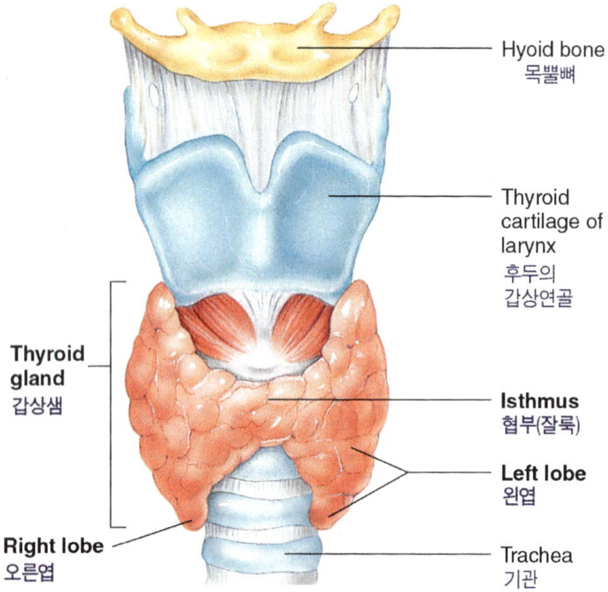

• 갑상샘의 정상 해부. 갑상샘은 나비 모양의 기관으로 기관의 앞에 위치한다. 협부(잘룩)는 갑상샘의 오른엽과 왼엽을 이어준다.

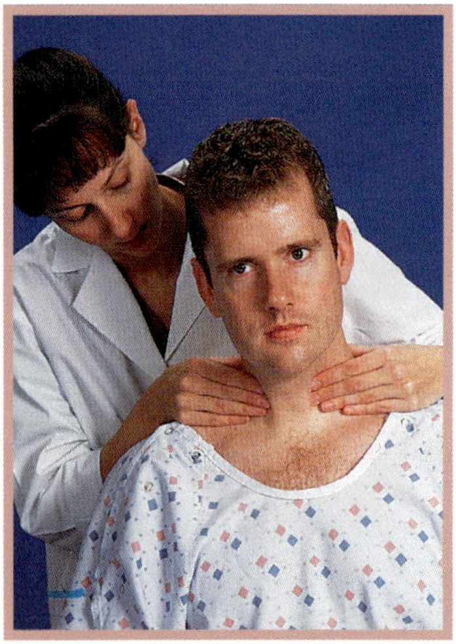

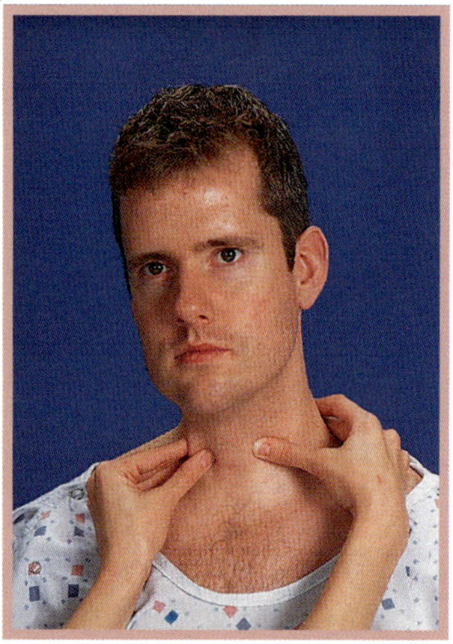

• 갑상샘 종대를 사정하기 위해 간호사는 갑상샘을 촉진한다. 여기에는 앞 접근법과 뒤 접근법이 있다. 갑상샘항진증에서는 갑상샘이 커져 있다.

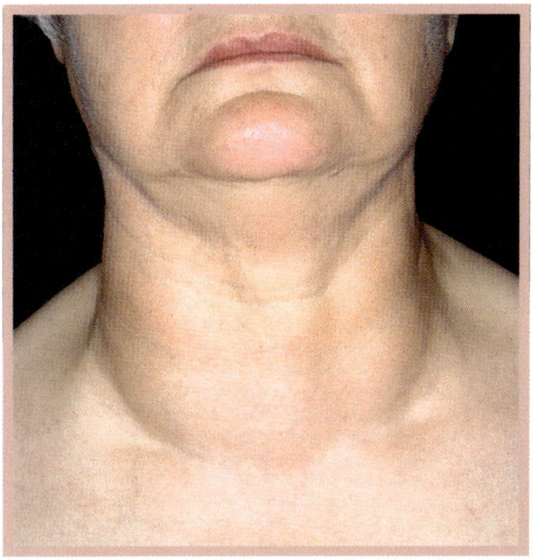

• 갑상샘항진증에서는 갑상샘이 지나치게 활성화되어 있으며, 갑상샘종 또는 갑상샘 종대를 볼 수 있다. 간호사는 적절한 기도 확보와 삼킴곤란 여부 등을 사정해야 한다. 커진 갑상샘이 기관이나 식도를 누를 수 있기 때문이다.

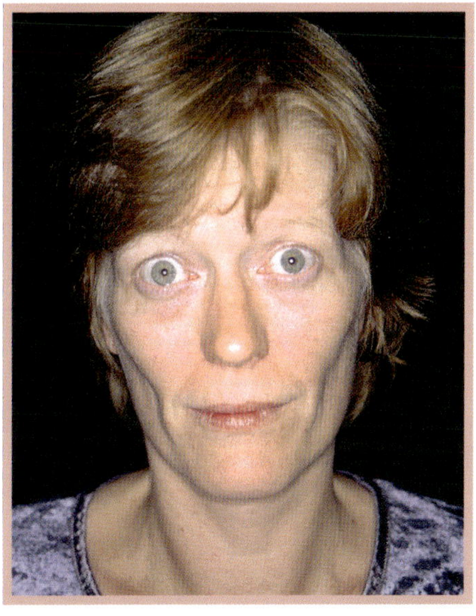

• 안구돌출증이 있는 갑상샘항진증 대상자의 모습. 대상자가 빤히 쳐다보고 있는 것처럼 보인다. 눈이 마르고 통증을 느낀다. 눈이 마르지 않도록 하기 위해 인공눈물을 사용할 수 있다.

뇌하수체저하증 Hypopituitarism

– 뇌하수체저하증은 뇌하수체가 호르몬을 합성하거나 분비하는 능력의 부족에서 야기된다. 부신겉질자극호르몬 호르몬(ACTH)의 부족은 혈관 허탈을 일으키고, 갑상샘 자극 호르몬(TSH)의 부족은 심박동수와 호흡의 억압을 일으킨다.

사정

- 피로
- 허약
- 추위에 대한 민감성
- 불임
- 저혈압

H

간호계획 및 중재

- 종양이 있을 경우 수술적 제거를 예상한다.
- 보충 호르몬의 투약을 예상한다. (갑상샘, 성, 성장 호르몬)
- 혈압을 모니터한다.
- 불임에 대해 의논한다.

간호평가 및 결과

- 안정적인 활력징후를 유지한다.
- 결핍된 호르몬을 평생 복용해야 할 필요성에 대해 표현한다.
- 대상자의 상태를 알리는 팔찌를 착용한다.
- 신체상을 유지한다.

간호 시 고려사항

▶ 평생동안 호르몬 대체 요법을 받아야 함을 교육한다.

▶ 여자 대상자의 경우, 호르몬 대체 요법(융모성선 자극호르몬)이 출산을 위해 필요할 수도 있음을 알려준다.

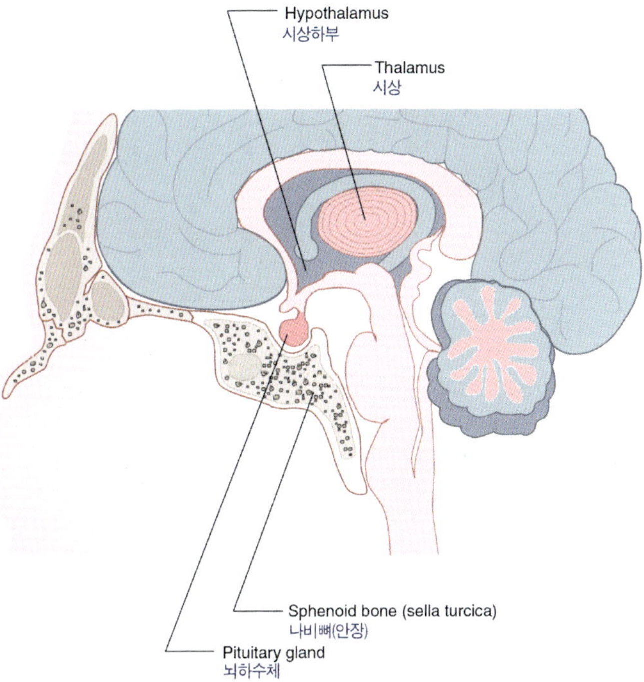

• 뇌하수체의 위치를 보여주는 뇌의 정상 해부

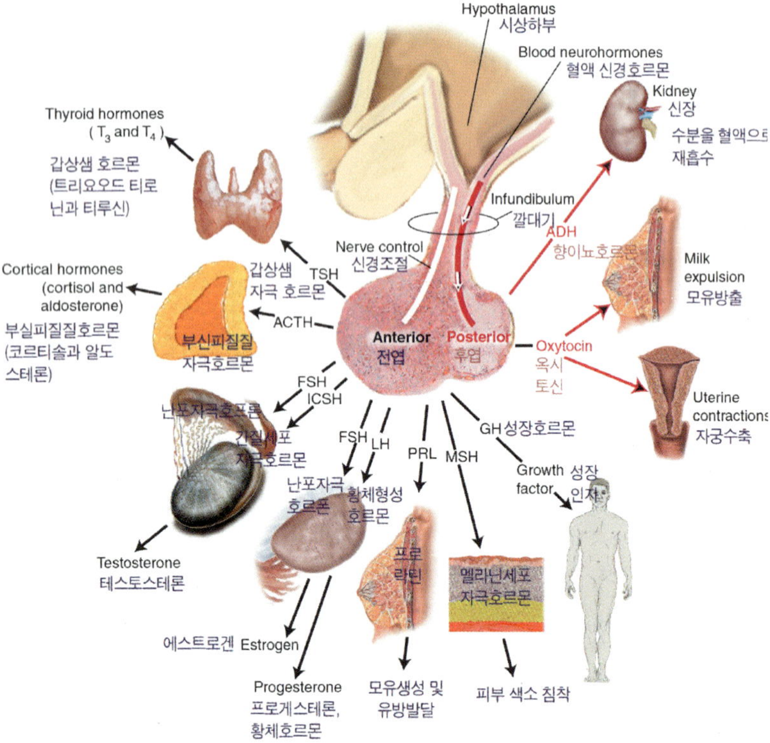

- 뇌하수체와 호르몬 분비.
- 뇌하수체는 전엽과 후엽으로 구분된다. 뇌하수체는 성장(성장 호르몬 분비), 신진대사(갑상샘 호르몬의 분비), 성적 특성의 발달(에스트로겐과 테스토스테론의 분비), 혈당 대사(코르티솔의 분비), 혈액량(알도스테론의 분비) 조절 역할을 한다.

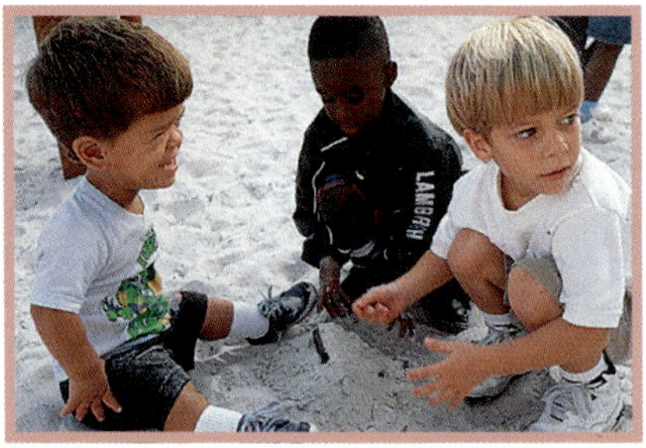

- 뇌하수체저하증은 성장 호르몬이 분비를 저하시켜서, 소아에게 있어 왜소증을 일으킨다. 이 것은 신체성장 호르몬을 정상적으로 성장이 끝날 때까지 즉, 십대 말까지 투여함으로써 치료될 수 있다.

갑상샘 기능 저하증 Hypothyroidism

– 갑상샘 기능 저하증은 갑상샘에 의한 갑상샘 호르몬 생성이 부족한 임상적인 상태이다. 증상은 전반적인 권태감에서부터 심장박동수나 호흡이 생명을 유지하기에 너무 느릴 때 나타나는 점액 수종 혼수까지 나타난다.

사정

- 피로
- 몸무게 증가
- 건조한 피부
- 한랭 못견딤(증)
- 서맥
- 변비
- 혼동

간호계획 및 중재

- 휴식시간을 자주 제공한다.
- 활력 징후를 모니터한다.
- 따뜻한 환경을 제공한다.
- 수분 섭취를 격려한다.
- 변비를 모니터하고 치료한다.
- 투약을 한다(levothyroxine(T4)이 선택 가능한 약물이며, liothyronine (T3)도 투여될 수 있다)

간호평가 및 결과

- 안정적인 활력징후를 유지한다.
- 적절한 산소화 상태를 유지한다.
- 평생 동안 약물 치료가 필요함을 이해한다.
- 적절한 영양 섭취를 유지한다.

간호 시 고려사항

▶ 여성과 노인이 좀더 자주 갑상샘 기능 저하증에 이환된다.

▶ 갑상샘 기능대체 요법을 평생동안 지속적으로 받아야 함을 교육한다.

▶ 갑상샘 약물은 최대 흡수를 위해서 아침 공복에 복용해야 함을 교육한다.

▶ 한랭 못견딤(증) 때문에 추운 기온에서는 여벌의 옷을 입도록 교육한다.

▶ 갑상샘 호르몬 대체 보충 약물의 용량이 적절한지를 확인하기 위해 일 년에 한번 갑상샘 수치를 검사하도록 교육한다.

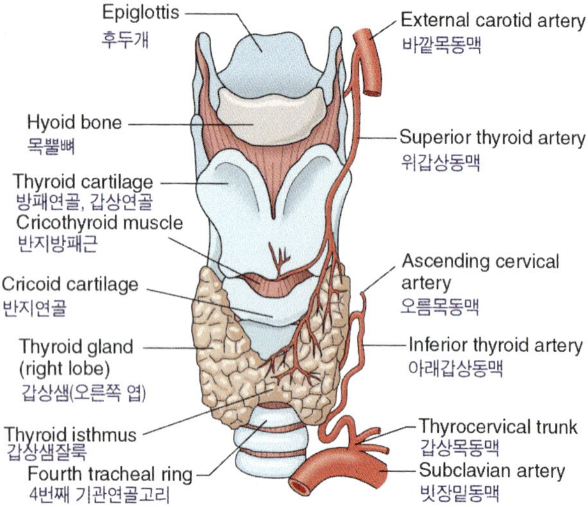

H

- 갑상샘은 기관의 앞쪽에 위치한 나비모양의 구조이다. 잘룩은 갑상샘의 좌엽과 우엽을 연결한다. 갑상샘 호르몬 분비의 부족은 갑상샘기능저하증을 일으킨다.

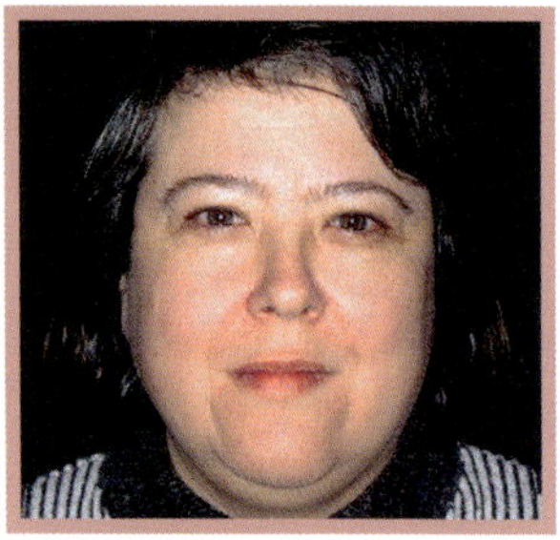

- 부풀어 오른 얼굴은 갑상샘 기능 저하증 대상자에게서 볼 수 있다. 갑상샘 호르몬의 결핍은 대사를 느리게 하고 부풀어 오른 얼굴, 한랭 못견딤(증), 체중 증가, 변비증상을 일으킨다. 일단 갑상샘 호르몬이 보충되기 시작되면, 이 증상은 경감된다.

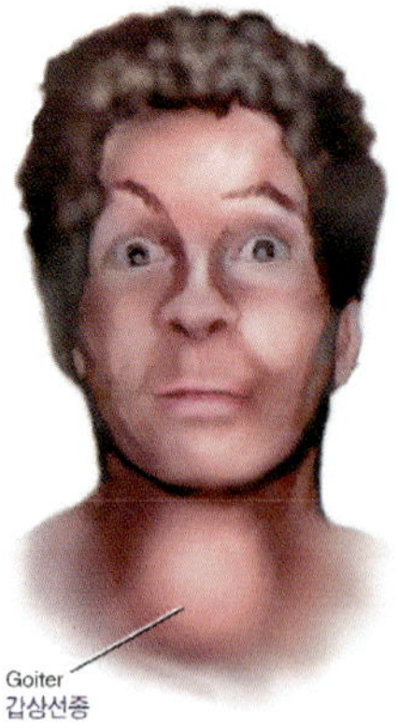

- 갑상샘의 비대 혹은 갑상샘종(goiter)은 갑상샘 기능저하증에서 보여진다. 갑상샘 호르몬의 수치가 낮을 경우, 갑상샘은 지속적으로 갑상샘 호르몬을 분비하도록 자극을 받고, 이 것은 갑상샘이 비대 해지는 원인이 된다. 대상자는 기관이 압박될 수 있기 때문에 적절한 기도유지를 위해 사정할 필요가 있다. 그리고 비후된 갑상샘이 식도를 압박할 수 있기 때문에 삼키는 능력이 사정될 필요도 있다.

폐암 Lung Cancer

– 폐암은 폐 조직이 돌연변이하고 조직을 침범한 악성 신생물 세포에 의해 야기되는 폐의 악성종양이다. 이 세포는 림프계와 혈관을 통해서 다른 장소로 이동할 수 있다.

사정

- 기침, 혈액이 섞인 객담
- 천명음
- 숨참
- 체중 감소
- 삼킴의 어려움
- 목소리의 변화

간호계획 및 중재

- 산소 공급
- 산소 포화도를 포함한 활력 징후의 빈번한 측정
- 적절한 통증 경감 제공
- 오심을 조절하기 위한 투약
- 구강 간호를 자주 하도록 격려
- 휴식 시간을 자주 제공
- 감염의 예방
- 적절한 수분 및 영양 섭취 격려
- CBC와 혈소판 모니터

간호평가 및 결과

- 수술, 항암 화학 요법, 방사선 요법을 포함한 치료에 대한 이해를 표현한다.
- 적절한 산소화 상태를 유지
- 피부 통합성 유시
- 금연

간호 시 고려사항

▶ 금연을 지도한다.

▶ 산소 공급이 호흡곤란을 경감시키는데 도움이 될 수 있다는 것을 교육한다.

▶ 숨찬 증상을 경감시키기 위해 기댈 수 있는 의자에 일어나 앉도록 교육한다.

▶ 호흡 억제, 변비, 졸림 등 진통제의 부작용을 지도한다.

▶ 말기 대상자는 호스피스에 의뢰한다.

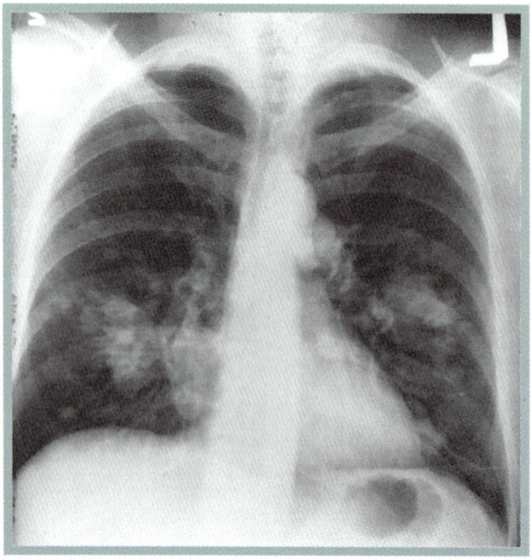

• 폐암을 보여주는 흉부 X-ray. 오른쪽 폐의 아래 부분에 하얗게 된 부분을 주목할 것. 이 부분이 암세포이다.

L

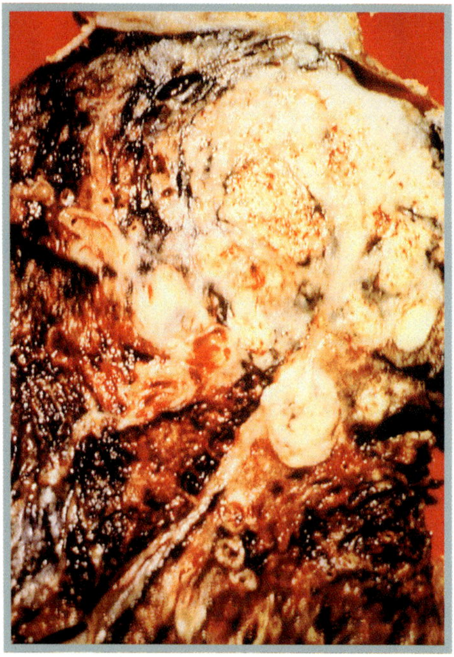

• 폐암을 가진 인체 폐의 단면. 정상 폐조직은 분홍색이다. 위쪽의 하얀 부분이 암이다. 까만 부분은 대상자가 흡연자였음을 알려준다. 암은 수술로 제거될 필요가 있다.

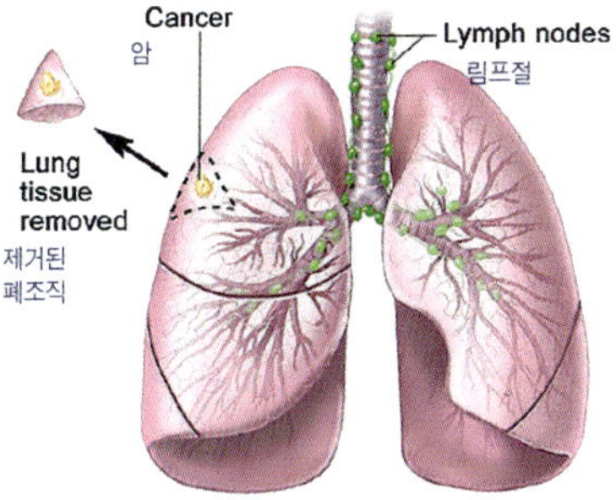

• 폐암의 수술적 치료는 종양과 주변 폐조직만을 제거하는 쐐기 절제술이 있다. 이 수술은 개흉술(흉곽을 여는 것)을 해야하고, 대상자는 수술 후 많은 통증을 느낄 것이다. 폐의 한 부분만 제거하기 때문에 대상자는 수술 후 곧 회복 될 수 있다.

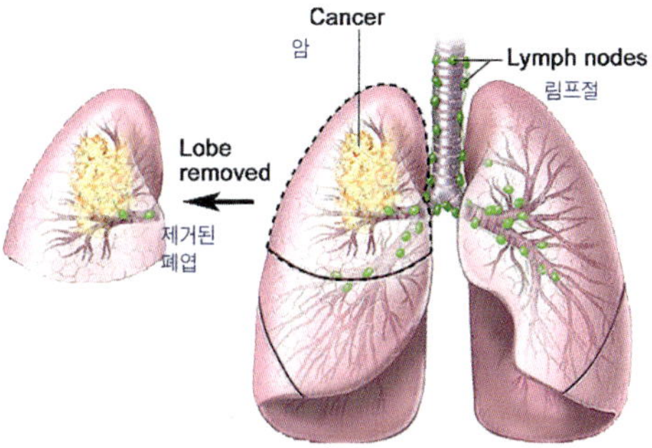

• 엽절제술(lobectomy) 역시 폐암의 수술적 치료이다. 엽절제술에서는 폐의 한 엽이 제거된다. 이 수술은 개흉술 접근이 필요하고 대상자는 일주일 정도까지의 입원이 필요하다. 폐의 엽이 제거되기 때문에 산소 공급에 어려움을 겪을 수 있다.

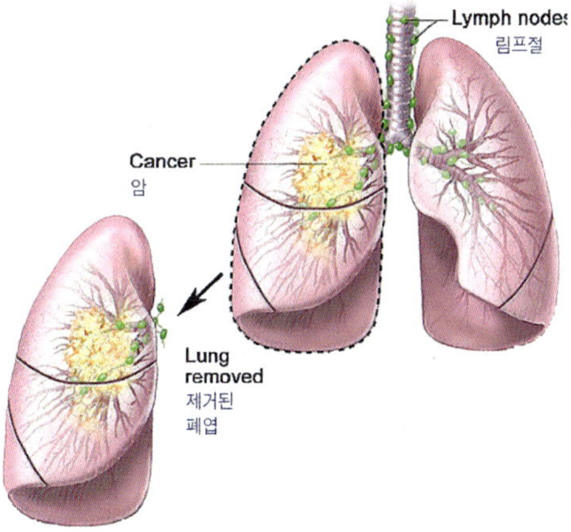

• 폐암을 위한 또다른 수술적 치료는 폐절제술 혹은 전체 폐 제거가 있다. 이 수술은 개흉술이 필요한 중요 수술이다. 전체 폐가 제거되기 때문에 대상자는 산소 공급에 문제가 있을 수 있고, 반드시 저산소증 증상을 모니터해야한다.

Part.1 L

홍반루푸스 Lupus Erythematosus

– 홍반루푸스는 자발적인 완화와 악화로 특징지어지는 만성적이면서 잠재적으로 치명적인 자가 면역 질환이다. 홍반루푸스는 피부, 신장, 관절, 심장, 폐, 뇌의 변화를 포함한다.

사정

- 얼굴과 상체에 생기는 건조하고 각질이 일어나는 발진
- 근육통
- 발열
- 피로와 허약감
- 소변량 감소

간호계획 및 중재

L

- 피부 사정
- 소변량 모니터
- 관절통과 운동범위 사정
- 호흡음 사정

간호평가 및 결과

- 일상적인 활동을 유지할 수 있다.
- 통증이 없다.
- 각 기관의 적절한 기능을 유지한다.
- 악화와 완화의 기간이 있을 수 있음을 이해한다.

간호 시 고려사항

▶ 햇빛에 나갈 때는 긴 옷을 입거나 SPF 30 이상의 햇빛 차단제를 사용하도록 교육한다.

▶ 햇빛에 노출되는 것을 피하도록 교육한다.

▶ 보습을 위한 화장품을 사용하도록 교육한다.

▶ 순한 샴푸를 사용하고 파마와 염색을 피하도록 교육한다.

▶ 순한 비누를 사용하도록 지도한다.

▶ 질병의 악화를 나타내는 첫 번째 증상인 발열을 모니터하도록 교육한다.

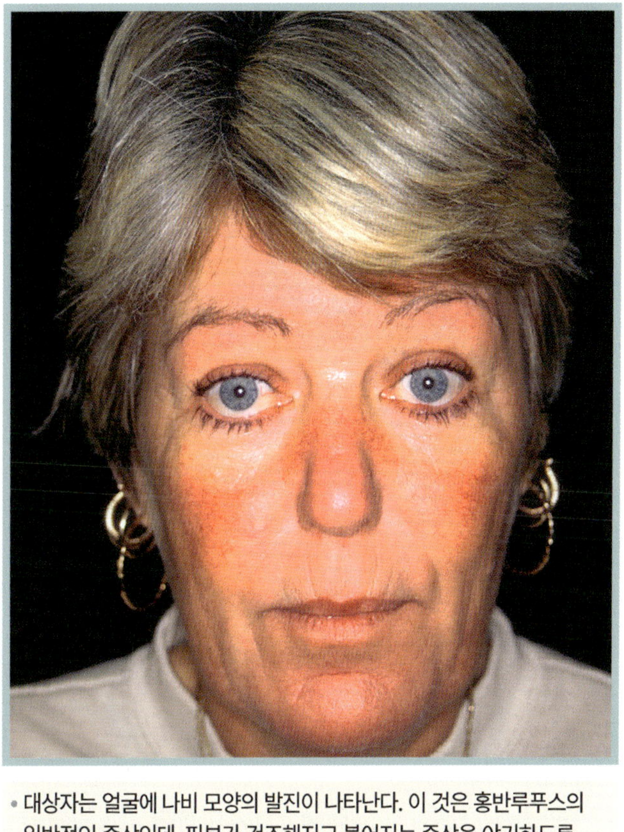

• 대상자는 얼굴에 나비 모양의 발진이 나타난다. 이 것은 홍반루푸스의 일반적인 증상인데, 피부가 건조해지고 붉어지는 증상을 야기하도록 질병이 피부의 콜라겐 연결에 영향을 미치기 때문이다. 대상자는 보습 화장품을 사용하고 향수가 많이 들어가거나 거친 비누는 사용을 피해야 한다

황반 변성 Macular Degeneration

– 황반 변성은 읽고, 쓰고, 운전하는데 필요한 중심 시력을 담당하는 망막의 부분인 황반(macula)의 황폐화이다. 망막 모세혈관의 경화가 특징적으로 나타난다. 이 질병은 건조하거나(비신생혈관 nonneovascular) 습한(신생혈관 neovascular) 형태로 진단된다.

사정

- 흐린 시력
- 난시
- 시력 상실
- 황반 변성에 대한 특별한 시력 검사

간호계획 및 중재

- 시력 사정
- 시야 사정
- 안전한 환경 제공

M

간호평가 및 결과

- 적절한 시력을 유지한다.
- 정기적인 안과 검진을 받는다.
- 상해를 입지 않는다.

간호 시 고려사항

▶ 흡연은 황반 변성과 관련이 있기 때문에 금연을 지도한다.

▶ 페노티아진(phenothiazines : 항정신병약물)은 황반 변성을 유발한다는 것을 알려준다.

▶ 안전에 대해 지도해야 하는데, 이는 황반 변성은 중심 시력의 상실이 나타나서 대상자가 운전을 할 수 없을 수도 있기 때문이다.

▶ 읽고 쓰는데 도움이 필요할 수도 있음을 교육한다.

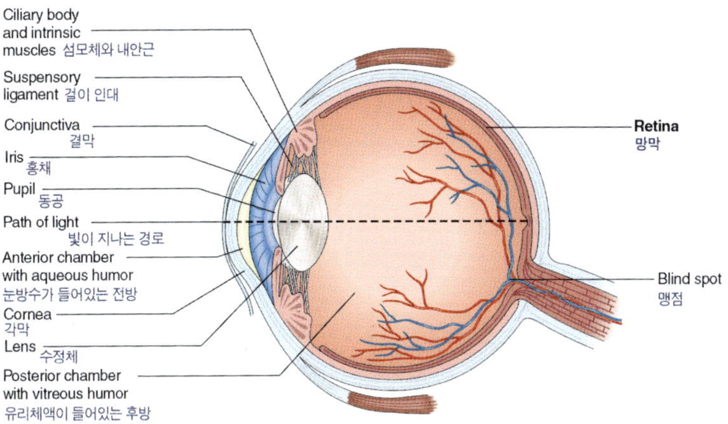

- 황반 변성에서는, 망막의 일부인 황반이 파괴된다. 이 것은 중심 시력의 상실을 일으킨다.

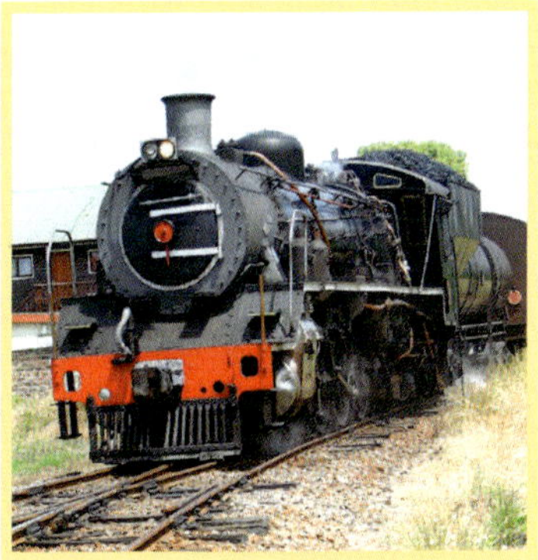

- 건강한 황반으로 보이는 정상적인 시력

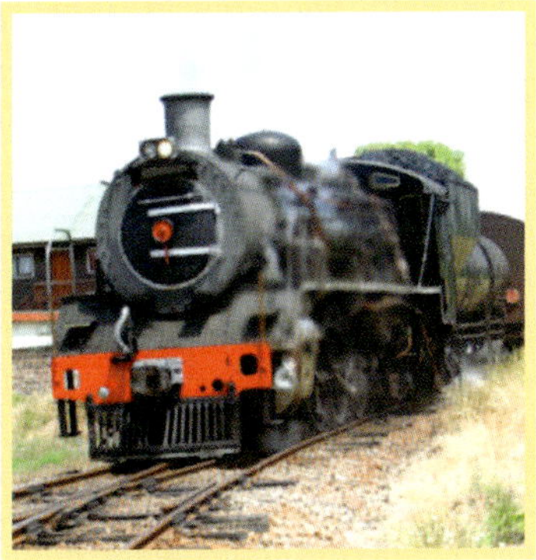

- 황반 변성 대상자의 시력. 이미지의 중심이 어떻게 흐려지는지 주목해야 한다. 이것은 황반의 기능 상실에서 야기된다. 대상자는 읽고, 쓰고, 운전하는데 어려움을 겪을 것이다.

근육퇴행 위축 Muscular Dystrophy

– 근육퇴행위축은 골격근의 점진적인 퇴행과 약화를 특징으로 하는 30개가 넘는 유전적 질병을 지칭하는 용어이다. 좀 더 흔한 근육퇴행위축의 형태는 뒤시엔느(Duchenne), 베커(Becker), 지대형(Llimbgirdle), 근육긴장형(myotonic)이다. 추정되는 원인은 근육 단백인 디스트로핀(dystrophin)의 유전적인 결핍이다.

사정

- 근육 약화
- 근육 경련
- 조정능력
- 반복되는 낙상

간호계획 및 중재

- 근력 사정
- 조정 능력 사정
- 걸음걸이 사정

M

간호평가 및 결과

- 상해를 입지 않고 지낸다.
- 완벽한 일상생활 활동을 할 수 있다.
- 질병 과정과 치료를 이해한다.

간호 시 고려사항

▶ 질병을 치료하거나 진행 속도를 늦추는 특별한 치료가 없음을 교육한다.

▶ 가족이 이용가능한 지역사회의 지지 모임에 의뢰한다.

▶ 상해 예방법, 특히 근력의 상실로 인한 낙상 예방에 대해 지도한다.

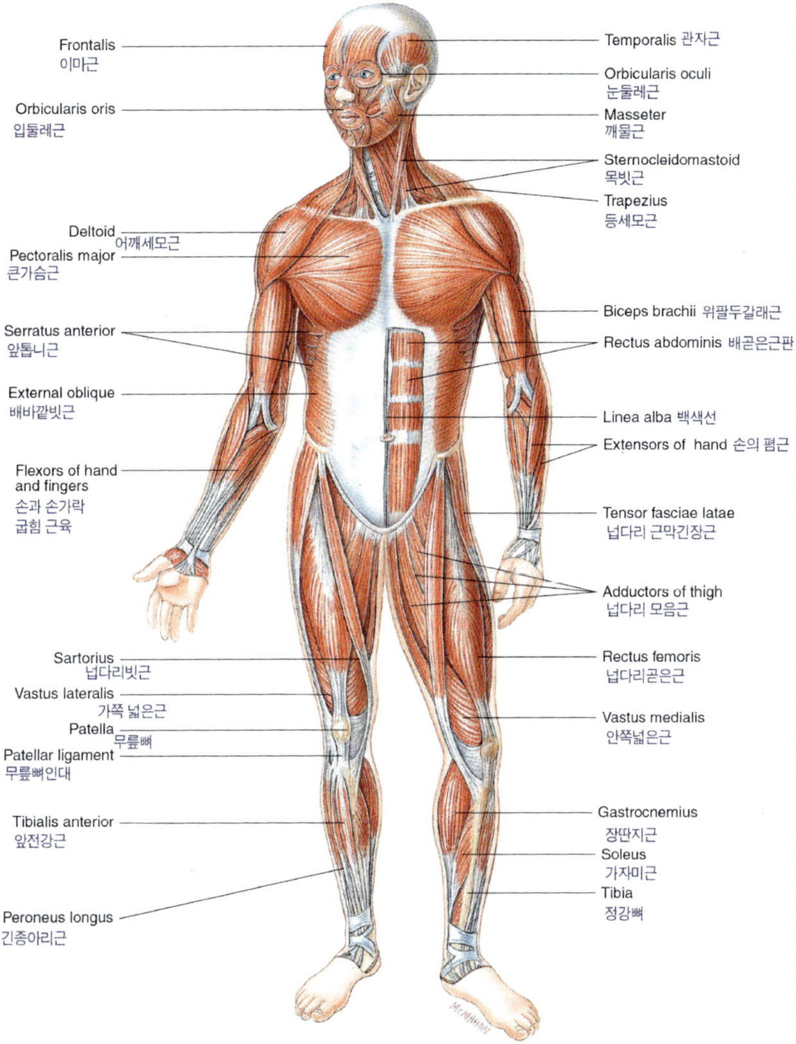

• 신체 전면부의 근육. 이 근육들이 유전적인 변화에 의해 근육퇴행위축으로 약화된다. 이 질병 과정이 어떻게 일어나는지 정확한 기전은 밝혀지지 않았다.

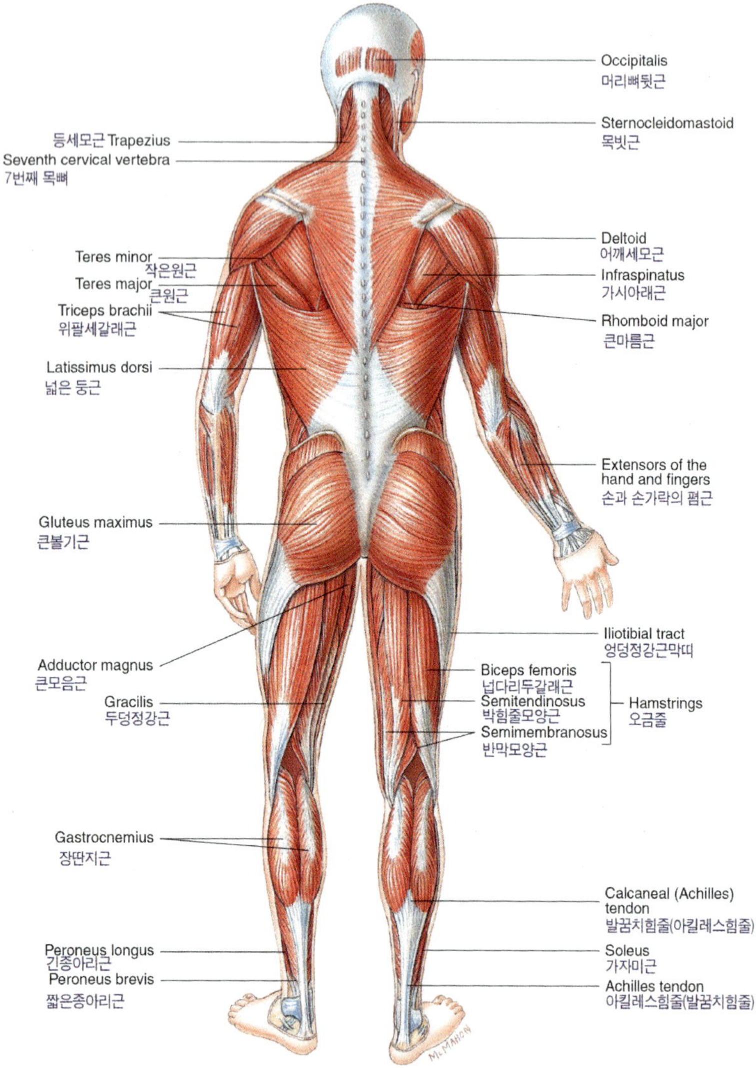

• 신체 후면부의 근육. 이 근육들이 근육퇴행위축으로 약화된다.

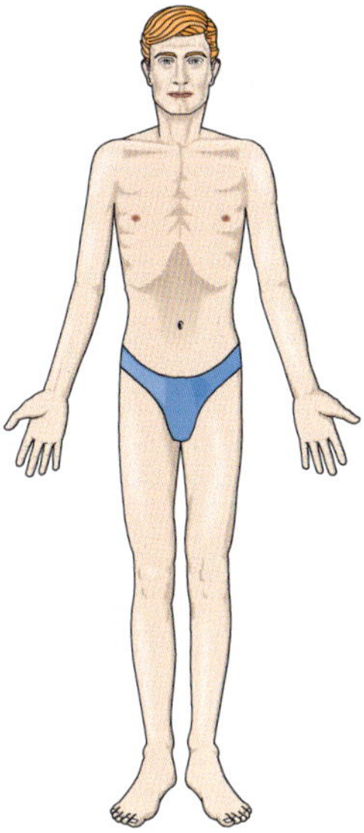

• 이 그림은 근육퇴행위축에 의해 근육이 위축된 것을 보여준다.

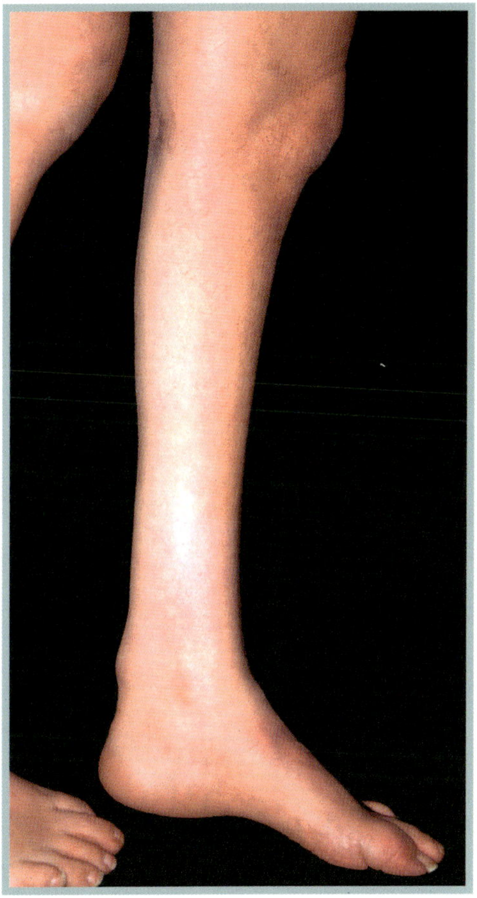

• 근육퇴행위축에서 위축된 하지. 근육이 파괴되면서, 사지의 크기가 위축되거나 감소하고, 근육 긴장이 없다. 대상자는 몸무게를 지탱할 수 없게 되고 시간이 지나면 걸을 수 없게 될 것이다.

중증근육무력증 Myasthenia Gravis

- 중증근육무력증(MG)는 만성적이고 진행적인 신경근육 질환이고, 자가면역 과정에 의해 유발되는 것으로 알려져 있다. 아세틸콜린 수용체 부분의 파괴와 차단이 일어나고, 연접후 근육 이음부(post synaptic muscle junction)에서 아세틸콜린을 감소하게 하는 구조적인 변화도 물론 일어난다. 아세틸콜린의 상실은 근력을 감소시키고 피로를 심화시킨다.

사정

- 안검하수증(ptosis)(눈꺼풀 처짐)
- 근육 약화
- 불분명한 말
- 호흡 곤란
- 겹보임(diplopia) (두개로 보임)
- 무표정
- 삼킴과 식사의 어려움

간호계획 및 중재

- 기도 및 호흡 상태 모니터
- 삼킴 능력 모니터
- 수분 및 영양 섭취 모니터
- 구강 간호를 자주 하도록 격려
- 구역 반사 모니터
- 비언어적 의사소통 기술과 의사소통을 위한 보드 사용
- 폐 감염의 모니터(객담이 있는 기침, 발열)
- 휴식 시간을 자주 제공한다.
- ADLs(일상생활 활동)을 도와준다.
- 호흡 곤란 발생시 사용할 수 있도록 응급 기도 관리 물품을 곁에 둔다.
- 안전 관리 방법을 제공

간호평가 및 결과

- 간호평가 및 결과
- 일상적인 활동을 유지할 수 있다.
- 적절한 산소화 상태를 유지한다.
- 의학적인 처치와 질병의 진행에 대해 이해한다.

M

간호 시 고려사항

▶ 에너지를 보존하기 위해 일상생활을 위한 공간을 정해 놓도록 지도한다.

▶ 삼킴이 어려울 수 있기 때문에 소량씩 자주 식사를 하도록 교육해서 적절한 영양을 유지한다.

▶ 지역사회의 지지 모임에 대상자 및 가족을 의뢰한다.

▶ 말하기를 돕기 위해 언어 치료사에게 의뢰한다.

▶ 독립성을 최대화시키고 보조 도구의 필요를 사정하기 위해 물리치료사나 작업치료사와 협동한다.

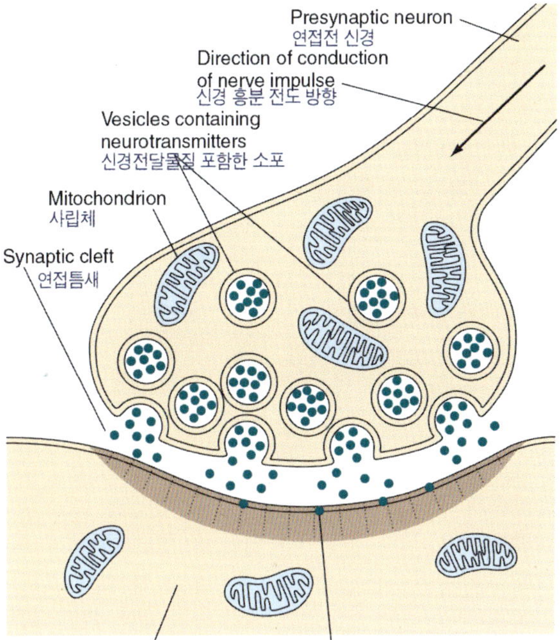

• 중증근육무력증은 연접 부위에서 신경전달물질 분자의 파괴가 있다.

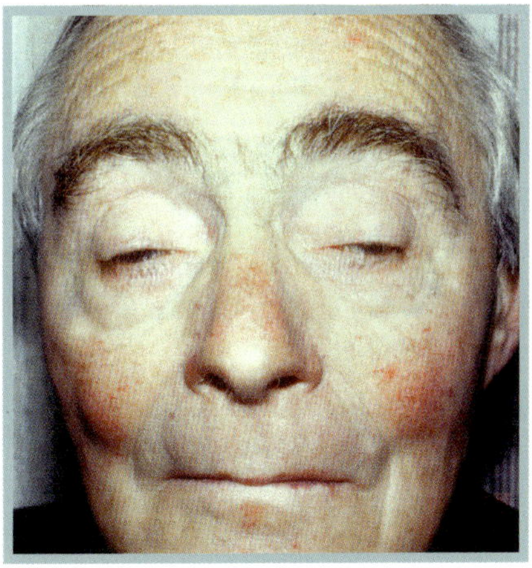

• 중증근육무력증에서는 눈꺼풀 처짐이나 안검하수증이 나타난다. 눈꺼풀 처짐은 근육 기능의 상실 때문에 일어난다.

심근경색증 Myocardial Infarction

– 심근경색증은 심장의 근육층이나 심근에 적절한 혈액과 산소 공급이 결핍되었을 때 발생한다. 그 결과, 근육 조직에 허혈이 일어나고, 마침내는 심근 조직의 경색증이나 사망이 발생한다.

사정

- 협심증 (발생, 기간, 강도, 위치)
- 빈맥 및 고혈압
- 오심, 구토
- 호흡 곤란

간호계획 및 중재

- 활력 징후 측정
- 부정맥 관찰
- 협심증 관찰
- 가족력 조사
- 심장과 관련된 과거력 조사

간호평가 및 결과

- 협심증이 없는 상태로 지낸다.
- 식사 중 지방 섭취 감량, 운동량 증가 등과 같은 생활 습관이 수정되어야 함을 이해한다.
- 금연

M

간호 시 고려사항

▶ 여성은 남성에 비해 숨막히는 느낌이나 턱의 통증을 호소하는 비정형 협심증을 앓고 있는 경우가 더 많음을 간호사가 반드시 알고 있어야 한다.

▶ 흉통이 발생하기 시작하자마자 의료진의 도움(119 전화)을 찾도록 교육한다.

▶ 숨참 증상 없이 계단으로 한 층(one flight of stairs)을 올라갈 수 있을 때 성적인 활동을 다시 시작할 수 있음을 교육한다.

▶ 간호사는 심근경색증 후에 여성이 남성보다 더 높은 이환율과 사망률을 나타냄을 반드시 알고 있어야 한다.

▶ 심근경색증 후에는 금연해야 함을 교육한다.

▶ 심근경색증 후에는 저염식이에 대해 교육한다.

▶ 심장 재활을 위해 의뢰한다.

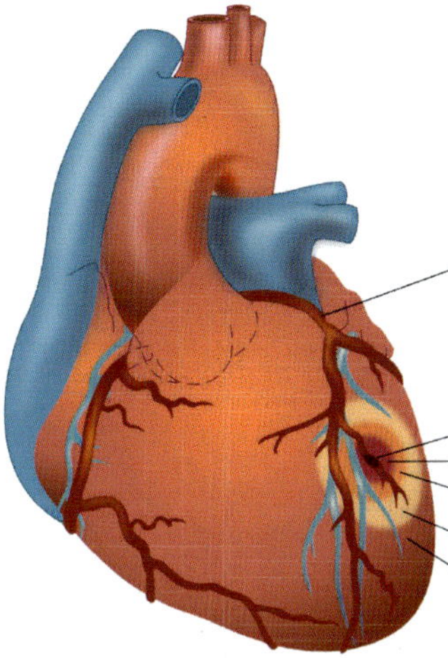

- 관상 동맥이 막히면 차단된 동맥의 말단부위에 있는 심근으로 가는 산소와 혈류가 부족해진다. 이 현상은 심근의 허혈, 손상, 경색을 야기한다. 대상자는 흉통이 발생하고 숨찬 증상이 있을 수 있다. 허혈과 손상 부위는 가역적이다. 만약 대상자가 초기에 치료를 받지 못한다면, 경색이 발생해서 심장 조직은 영구적으로 손상을 받게 된다.

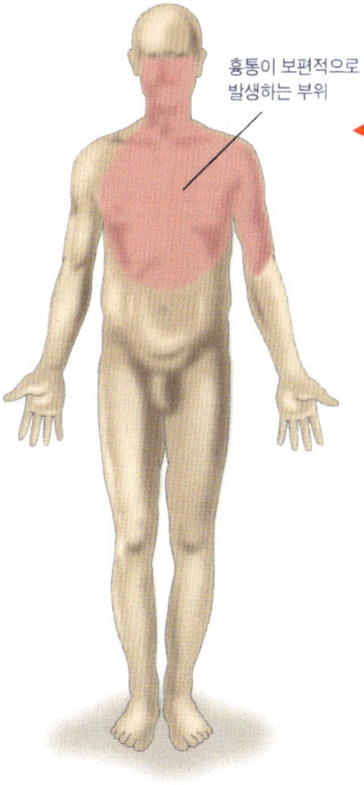

- 심근의 허혈은 보통 흉곽의 앞쪽에서 발생하는 흉통과 협심증을 일으킨다. 코에서 배꼽까지의 영역에서 발생하는 어떤 통증이라도 심장과 연관이 있는지 고려해야 한다. 특징적으로 흉곽의 앞쪽이"조이는 느낌","짜는 느낌"이라고 표현한다.

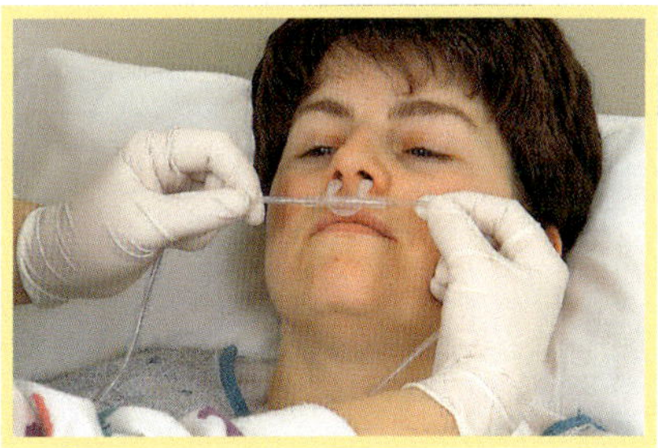

- 흉통을 경험하는 대상자에 대한 가장 중요한 중재 중의 하나는 비강 캐뉼라를 통해 산소를 공급하는 것이다.

Part.1 M

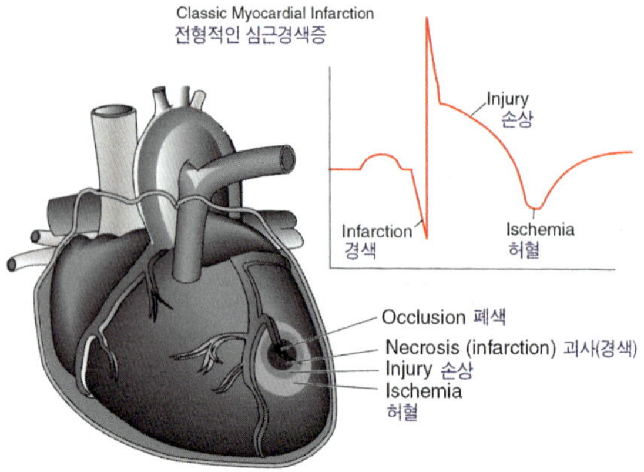

• 대상자가 심근경색증을 경험할 때 EKG의 변화이다. 허혈은 T 파가 역전되는 것으로 나타난다. 손상은 ST 분절이 상승하는 것으로 나타난다. 경색은 Q파가 발생하는 것으로 나타난다.

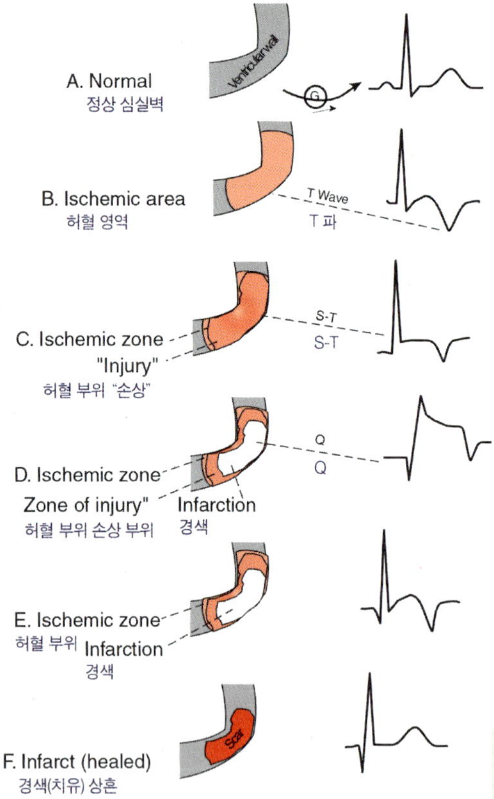

• 급성 심근경색증에서 EKG 변화의 연속

비만 Obesity

- 비만은 이상체중의 30%를 초과하는 몸무게인 경우이다. 비만은 유전적, 사회적, 영양적, 호르몬의 문제를 포함하는 다중적인 요인이 있는 복합적인 상태이다. 비만은 당뇨와 심장 질환을 포함하는 다른 질환과 연관된 국가적인 문제이다. 비만의학은 비만의 원인, 예방, 치료에 대해 연구한다.

사정

- 30% 이상의 신체 질량 지수(body mass index)
- 허리둘레가 여성에서는 35인치(88.9 센치) 이상, 남성에서는 40인치(101.6 센치) 이상

고혈압

- 콜레스테롤과 트리글리세라이드
- 간호계획 및 중재
- 심리 상담 및 지지
- 식습관 조사
- 칼로리 계산

안전을 위한 방법 적용

- 간호 평가 및 결과
- 비만의 예방법과 치료법에 대한 지식을 습득한다.
- 신체질량지수 30을 나타낸다.
- 안전한 환경을 유지한다.
- 심혈관 질환 및 당뇨를 예방하고 발견한다.

간호 시 고려사항

▶ 비만 대상자 안전을 위해 고안된 비만 장비를 이용한다.

▶ 비만 대상자를 테스트를 위해 보내기 전에 대상자의 몸무게를 지지할 수 있는지 장비를 점검한다.

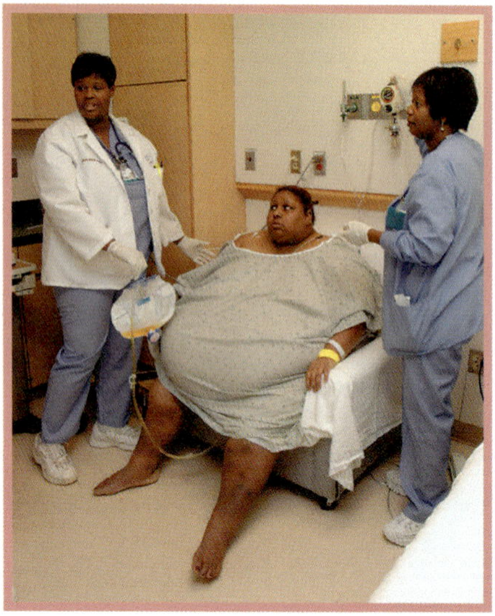

• 무게증가와 허리 둘레 35인치 (88.9 센치) 이상으로 비만의 증상을 나타낸다. 비만 대상자에게 적절한 크기의 가운과 비만 대상자를 위해 디자인된 의자를 사용하도록 알린다.

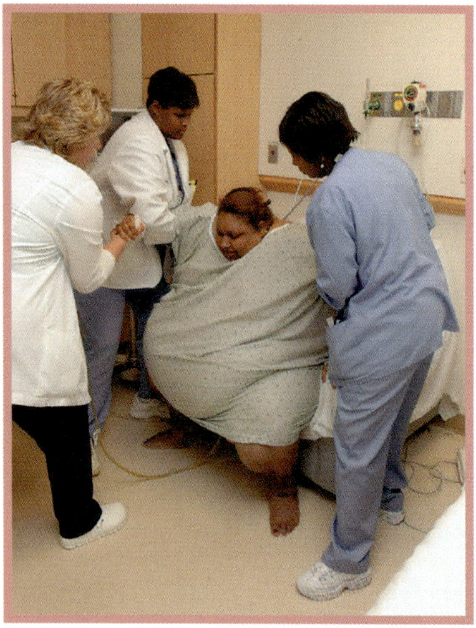

• 간호사는 비만 환자가 움직이는 동안 환자 안전을 유지하기 위해 적절한 직원과 함께 해야한다.

입인두 암 Oropharyngeal Cancer

– 입인두 암은 혀의 바닥, 편도, 연구개, 입인두를 포함하는 입인두 영역안의 어떤 구조든지 포함되는 흔하지 않은 암이다. 중요한 위험 요인은 담배, 술이다. 남성이 여성에 비해 3–5배 더 자주 걸리고, 50세에서 70세 사이에 발생한다.

사정

- 삼킴 곤란
- 체중 감소
- 목과 귀의 통증
- 목림프절의 커짐

간호계획 및 중재

- 보통 수술과 항암 화학 요법이 적용된다.
- 영양 결핍을 예상한다.
- 부가적인 의사소통 방법을 적용한다.
- 적절한 통증 조절을 유지한다.
- 기도를 모니터한다.

간호평가 및 결과

- 적절한 칼로리와 수분 섭취를 유지 한다.
- 효과적으로 의사소통한다.
- 적절하게 통증을 조절한다.
- 치료에 대한 이해를 의사소통 한다.

간호 시 고려사항

▶ 수술 전에 대상자의 비언어적 의사소통 능력(읽기와 쓰기)을 사정해서 수술 후에 의사소통 방법을 수립한다.

▶ 수술 후 기관절개술 주변에서 다량의 출혈이 있는 것은 기관부위의 동맥 출혈을 나타낼 수 있고, 그것은 응급상황이다.

▶ 수술 때문에 장기적으로 구강 섭취에 어려움이 있을 것으로 예상되는 경우, 대상자와 함께 식사 방법(경피적 위조루술을 통한 식사 공급이나 비강–십이지장 튜브를 통한 식사 공급)의 변화에 대해 의논한다.

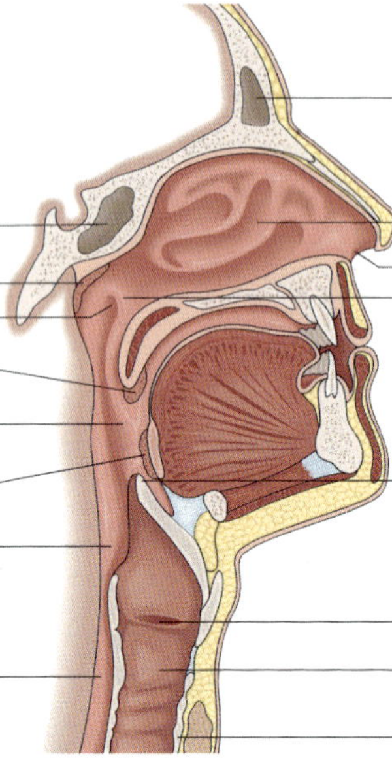

• 입인두 암은 혀의 기저부위부터 후두개 위쪽까지 걸쳐서 발생할 수 있다. 이 구조는 말하고 삼키는데 필수적이다.

O

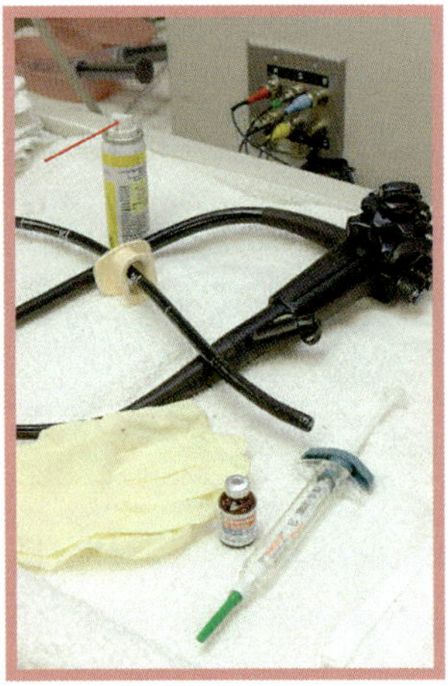

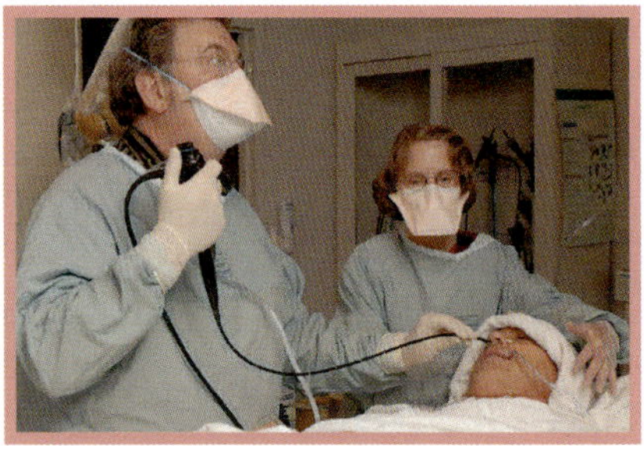

• 내시경적 검사 및 생검이 입인두 암의 진단에 도움이 된다. 내시경은 의사가 입인두 영역의 어떠한 비정상 소견이라도 바로 볼 수 있게 하고 조직의 생검을 얻을 수 있게 한다.

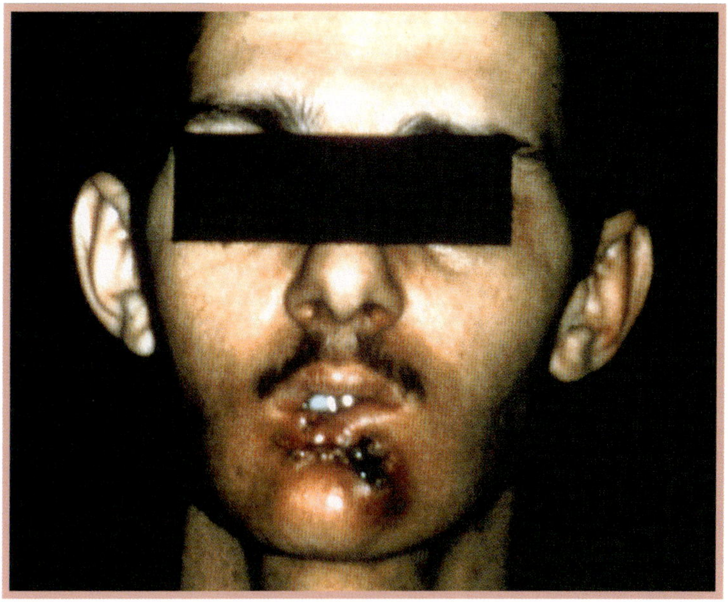

• 입인두 암은 먹거나 삼킬 때 통증과 어려움을 야기할 수 있다.

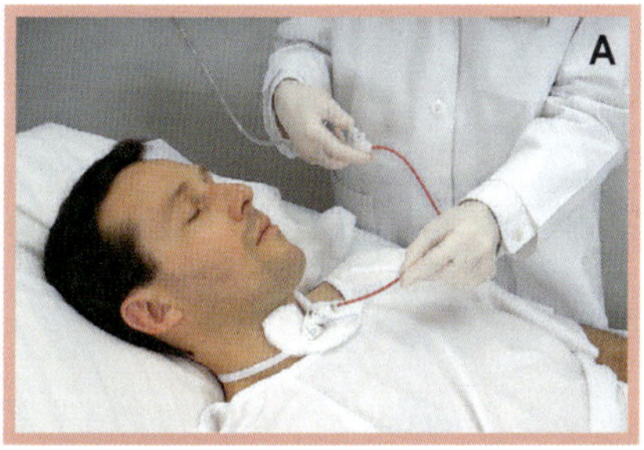

• (A) portacath(케모포트)는 입인두 암대상자에게 항암 화학요법을 주입하거나 수술 시 사용된다.

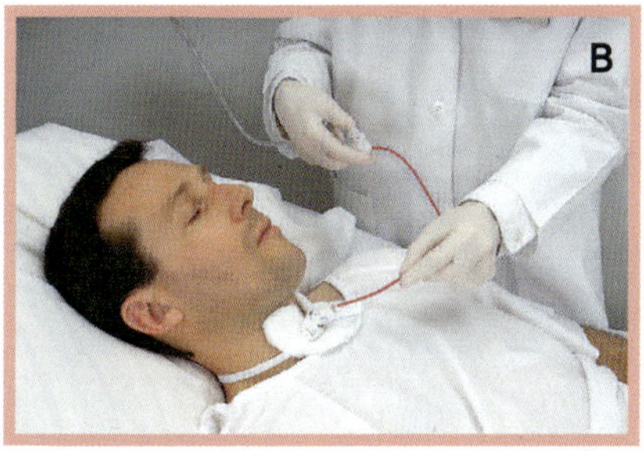

• (B) 기관절개술의 위치는 입인두 암의 위치와 범위에 의존한다

골수염 Osteomyelitis

– 골수염은 뼈의 감염으로, 뼈로 퍼진 연조직 감염, 개방성 골절 혹은 수술에 의해 접근이 가능해진 뼈까지 감염된 것이다. 당뇨 대상자와 혈관 기능 저하 대상자가 골수염에 걸리기 쉬운 고위험 대상자군이다.

사정

- 통증
- 연조직 부종과 발적
- 화농성 배액
- 발열

간호계획 및 중재

- 진통제 투여
- 처방된 상처 간호
- 골수염에 걸린 부위를 상승시킨다
- 적절한 항생제 투여(4–6주간 투여가 예상된다)

간호평가 및 결과

- 적절한 통증 조절을 경험한다.
- 감염이 치료된다.
- 발적, 배액, 부종 없이 피부 통합성을 유지한다.

간호 시 고려사항

▶ 치유를 향상시키기 위해 당뇨대상자의 경우 혈당 조절을 한다.

▶ 신장 기능 악화 등 장기간 항생제 치료의 부작용을 모니터한다.

▶ 모든 드레싱의 날짜, 시간을 고려한다.

▶ 상처를 매일 시진하고 대상자가 상처를 직접 볼 수 없을 경우 거울을 사용하도록 한다.

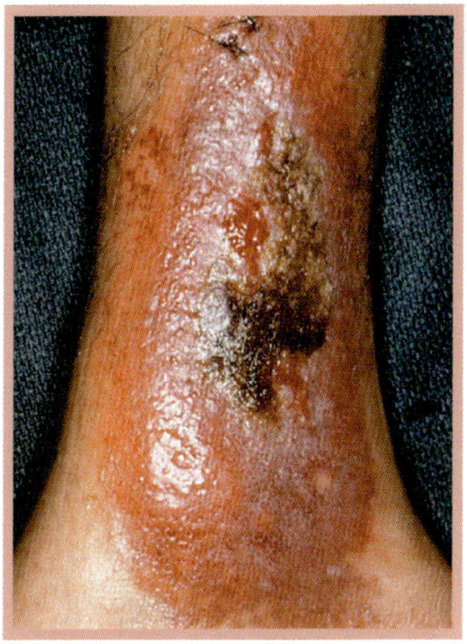

• 말초 혈관 기능 부전 대상자의 경우 흔히 감염된 정맥성 궤양에서 골수염이 시작된다. 만약 치료가 신속하지 않거나 효과적이지 않으면 뼈까지 침범할 수 있다.

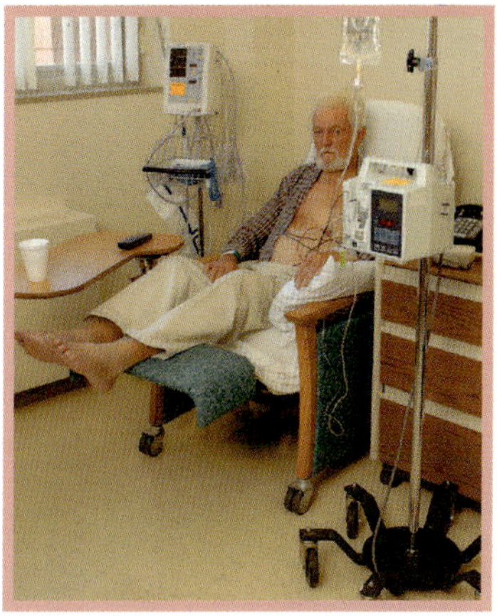

• 말초 부종이 있는 경우 부종을 경감시키기 위해 사지를 상승시킨다. 말초 부종은 조직 관류를 저하시키고 치유를 지연시킨다

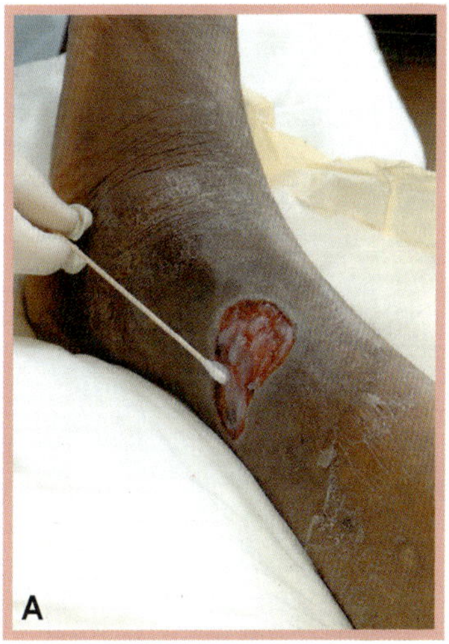

A

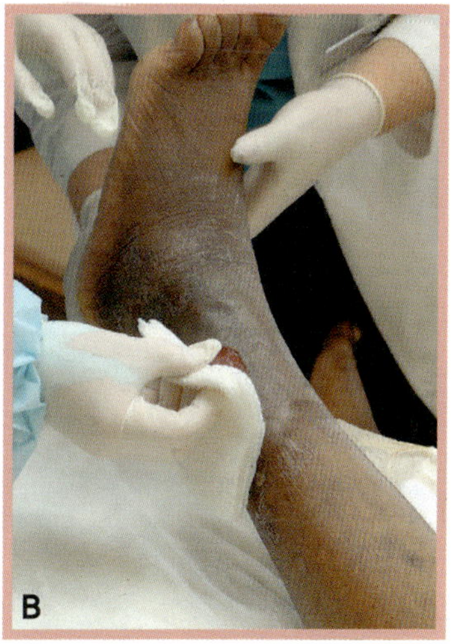

B

• (A) 세심한 상처 간호가 치유를 촉진한다. 간호사가 처방된 항생 연고를 정맥 궤양에 적용하고 있다. 간호사는 상처 간호를 제공함과 동시에 기록을 위해 상처를 사정한다.

• (B) 상처를 소독 거즈 드레싱으로 덮고 있다.

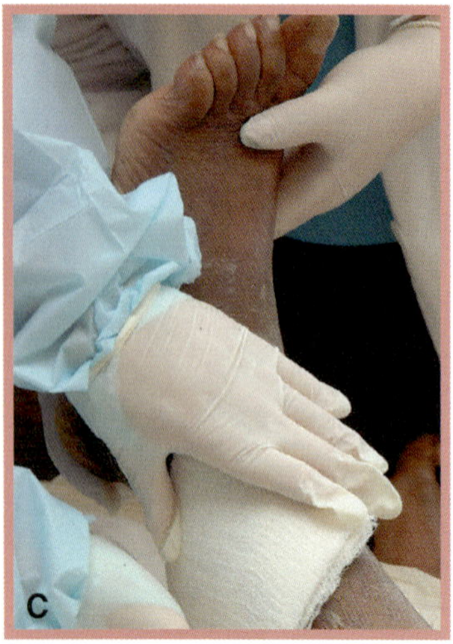

Part.10

• (C) 드레싱은 상처를 보호하고 삼출물을 흡수한다.

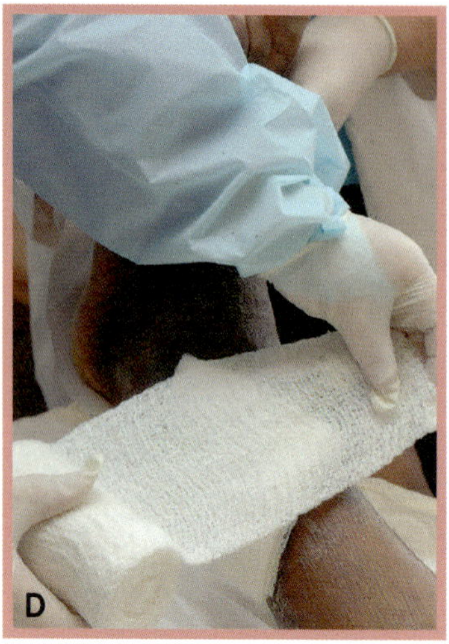

• (D) 롤 거즈는 상처를 덮어주고, 대상자 활동에도 상처부위를 쉽게 보호와 지지할 수 있는 역할을 한다.

O

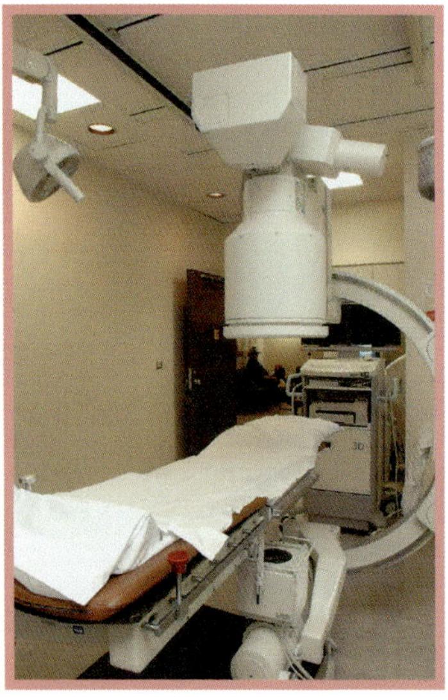

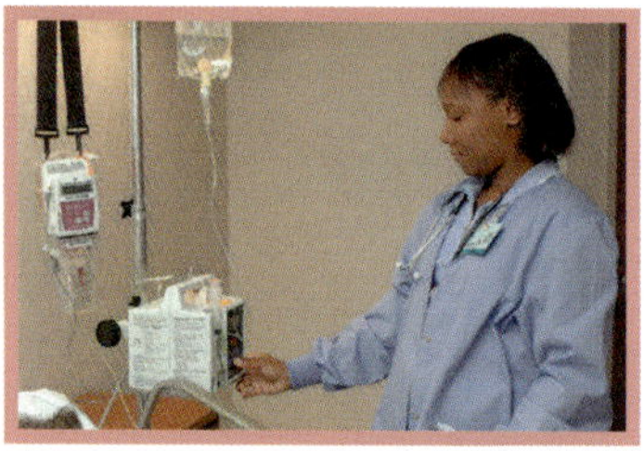

• 뼈스캔은 통증 없이, 침습적이지 않게 골수염을 진단하는 방법이다. 대상자에게 감염된 뼈 부위에 축적되는 방사선 동위원소를 주입한다. 대상자는 감염된 부위가 스캔되는 동안 테이블 위에 누워있는다. 스캔은 보통 30-60 분 소요된다.

• 골수염 치료를 위한 6-8주간의 항생제 주입 치료는 종종 수액 주입 기계를 사용하게 된다. 치료는 보통 병원에서 시작해서 가정간호를 통해 집에서 지속된다. 가정간호사업소는 대상자의 집으로 장비와 처방된 약물을 가지고 간다.

뼈다공증 Osteoporosis

– 뼈다공증은 뼈조직의 양과 강도가 감소하는 것이고, 가장 흔하게 진단되는 뼈의 질병이다. 골절이 일어나기 전에는 진단되지 않기도 한다. 뼈다공증은 여성 노인에게서 가장 흔하다.

사정

- 키의 감소
- 척주후만증(곱사등이)
- 요통
- 노인, 폐경기 후의 여성

간호계획 및 중재

- 선택적 에스트로겐 수용체 조정자인 비스포스포네이트와 처방된 칼슘 보충제를 투여한다.
- 체중부하 운동을 규칙적으로 하도록 격려한다.
- 낙상을 예방한다.

간호평가 및 결과

- 적절한 칼슘을 섭취한다.
- 안전한 환경을 유지한다.
- 적절한 통증 조절을 한다.
- 낙상을 예방한다.

간호 시 고려사항

- ▶ 낙상 예방을 위해 느슨한 깔개를 치우고 복도를 밝게 하도록 격려한다.
- ▶ 비스포스포네이트를 섭취할 때는 똑바로 앉아 있도록 한다.
- ▶ 골절의 위험이 크기 때문에 만약 대상자가 넘어졌다면 의료진의 도움을 찾도록 격려한다.

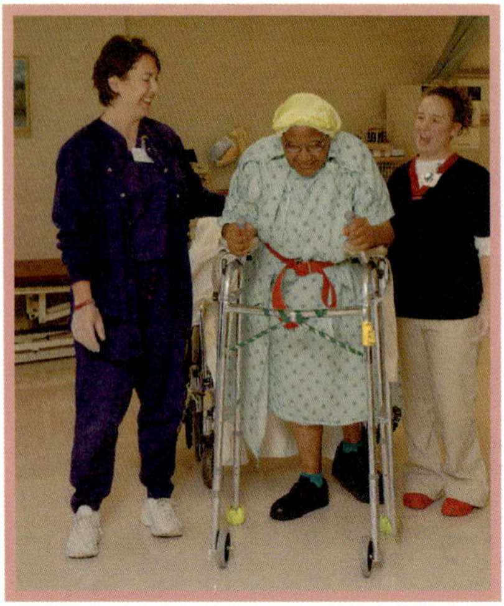

• 심각한 뼈다공증 대상자는 이동 시 도움이 필요하다. 척추의 굽은 정도와 머리가 얼마나 앞으로 기울어지는지 확인한다.

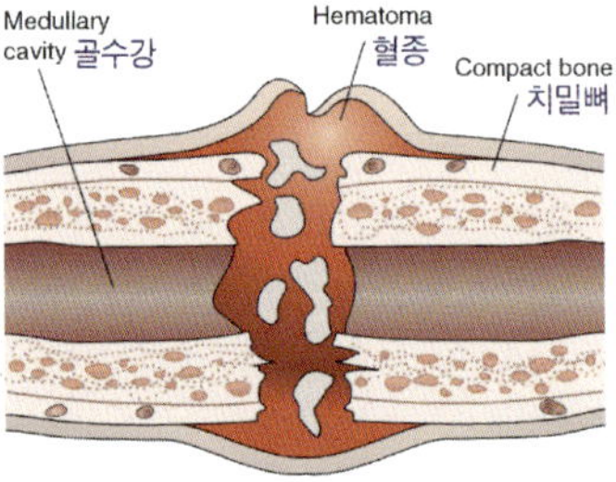

A. 파열된 혈관으로부터 흘러나온 피로 인해 혈종이 형성된다.

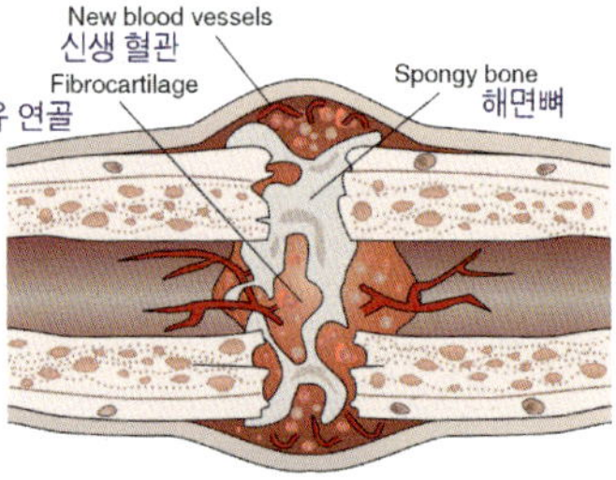

B. 혈관이 생성되는 근처에 해면뼈가 형성된다 : 신생 혈관에서 멀리 떨어져서 섬유 연골이 형성된다.

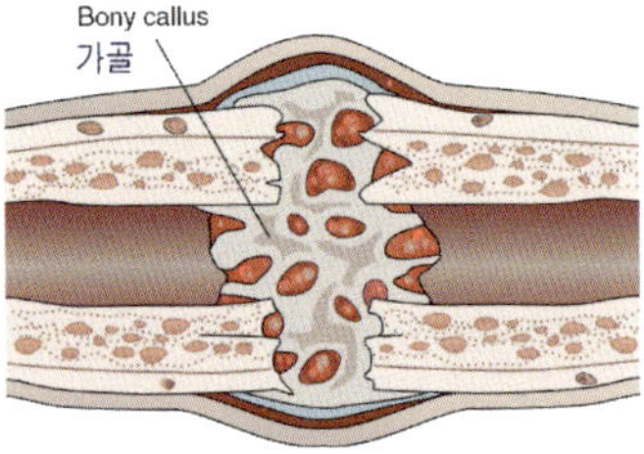

C. 가골(bony callus)이 섬유 연골을 대체한다.

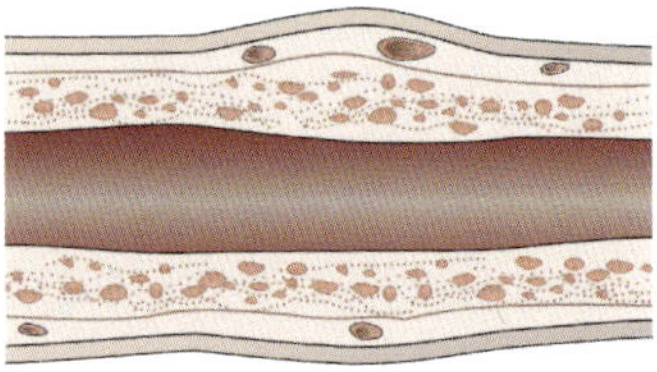

D. 잉여 뼈 조직은 파골세포에 의해 제거된다.

• 뼈 조직의 양이 줄어들기 때문에 뼈다공증 대상자는 골절이 좀더 빈번하게 일어난다. 골절은 대상자의 가동성을 감소시키고, 치유되는데 몇 달이 걸리며, 통증이 있다.

난소암 Ovarian Cancer

– 난소암은 여성에게 있어서 5번째로 빈번한 암이고, 85%의 난소암이 상피성이다. 위험 요인은 고령, 이른 초경, 늦은 폐경, 자녀가 없거나 30세가 넘어서 첫 출산, 유방암이나 난소암이나 직장결장암의 가족력이다.

사정

- 복통이나 복부의 부종
- 더부룩함
- 오심과 구토
- 배변 습관이나 소변 배출 습관의 변화
- 다리의 통증이나 요통

간호계획 및 중재

- 난소와 자궁의 수술적 제거. 항암 화학 요법이나 방사선 요법이 적용될 수 있다.
- 적절한 통증 조절 유지한다.
- 적절한 수분이나 영양 섭취를 촉진한다.
- 항암 화학 요법이나 방사선 요법의 부작용을 모니터한다.

간호평가 및 결과

- 적절한 통증 조절을 경험한다.
- 치료에 대한 이해를 의사소통한다.
- 치료에 대한 부작용을 최소화된다.

간호 시 고려사항

▶ 대상자와 함께 성적인 부분에 대한 염려, 출산에 대한 염려에 대해 의논한다.

▶ 난소암은 진단되는 그 시기에 광범위하게 전이될 수 있고, 결과는 더 안 좋을 수 있다.

▶ 치료에 대한 결정을 할 때 삶의 질에 대해서 반드시 논의되어야 한다.

▶ 삶에 대한 의지와 같은 인생의 마지막에 대한 논의가 치료 전에 반드시 이루어져야 한다.

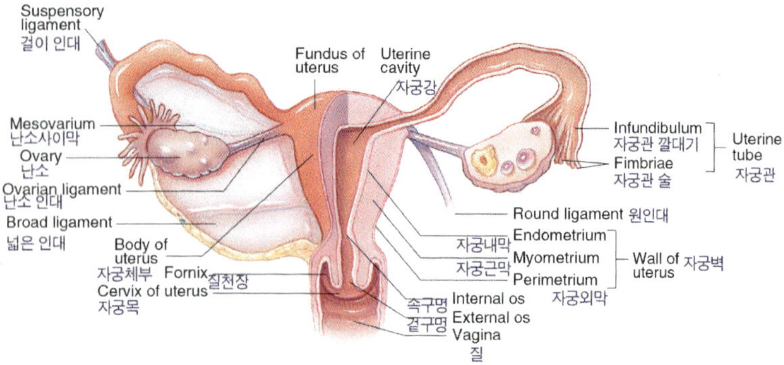

• 난소는 질의 위쪽으로 복부의 양쪽에 위치한다. 난소암은 난소가 커지게 하고, 통증과 더부룩함을 유발한다.

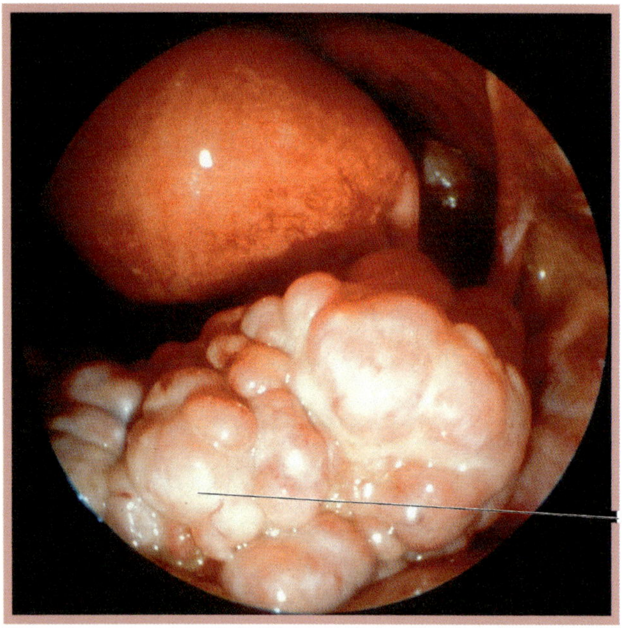

• 난소 종양은 빠르게 성장하고 진단되기 전에 다른 장기에 전이될 수 있다. 매년 여성 건강검진에 비정상을 발견해 내기 위한 난소 촉진을 포함한다.

O

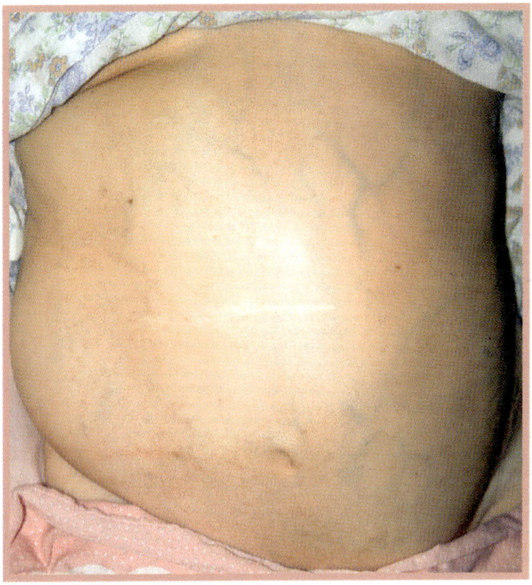

• 난소암이 진행되어 복부가 팽창한 모습. 수술적 치료가 필요하다.

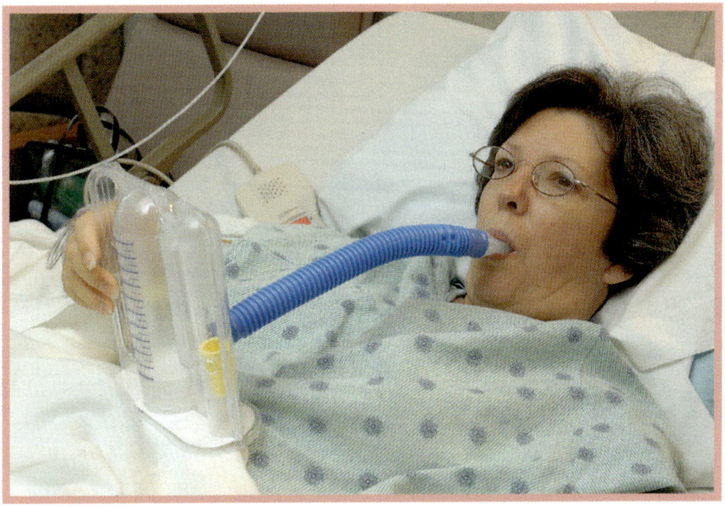

• 난소 및 관련 조직의 수술적 제거 후에는, 수술 후 합병증 예방이 필요하다. 유발폐활량 측정법이 심호흡을 촉진하고 무기폐를 예방한다

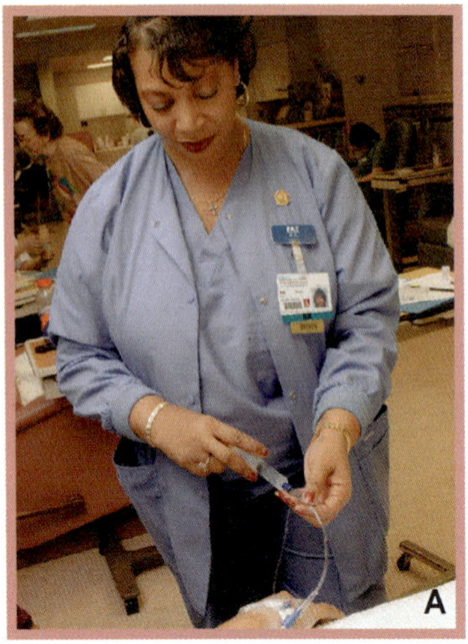

• (A) 종양의 수술적 제거 후, 외래 항암 화학 요법 치료를 받도록 하고 난소암의 전이를 예방한다.

• (B) 이 대상자의 항암 화학 요법과 방사선 요법과 같은 다른 치료의 기간은 종양의 크기와 범위, 전이여부에 달려있다. 항암 화학 요법의 부작용은 위와 같은 탈모, 오심과 구토, 체중 증가 혹은 감소, 피로를 포함할 수 있다.

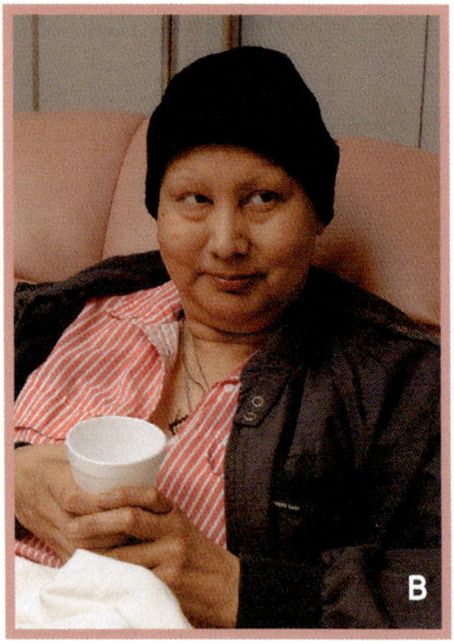

O

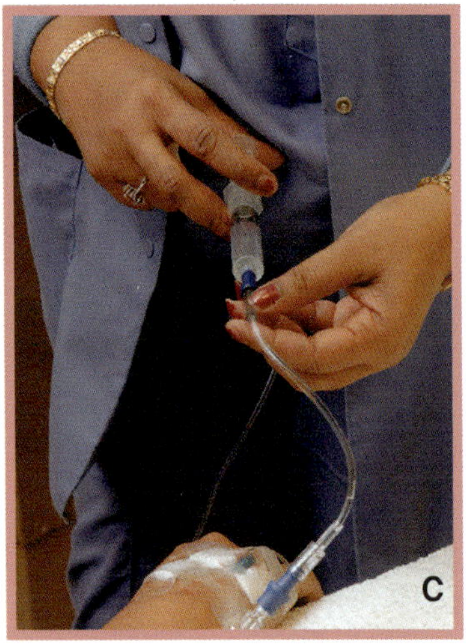

• (C) 항암 화학 요법이 암세포 뿐만 아니라 건강한 세포도 죽이기 때문에, 항암 화학 요법을 받는 대상자는 감염에 대한 위험이 높다. 대상자에게 손씻기, 살균 로션 사용, 다른 대상자로부터 멀리 떨어져 있을 것을 격려한다.

파킨슨 병 Parkinson's Disease

– 파킨슨 병은 기저핵의 신경 세포 기능 상실로 인해 발생하는 점진적이고 퇴행적인 신경학적 질병이다. 신경 세포의 소실은 도파민 생성의 감소를 가지고 온다. 자세와 수의적 움직임을 조절하는데 필수적인 신경 전달 물질인 도파민 감소가 임상적 증상을 야기한다.

사정

- 근육의 강직
- 운동불능증(움직임 부족)
- 운동완만증(느린 움직임)
- 질질 끄는 걸음걸이
- 마스크 같은 얼굴
- 미세 동작의 어려움

간호계획 및 중재

- 안전을 위한 방법을 적용한다.
- 효과적으로 삼킬 수 있는지 대상자의 능력을 모니터한다.
- 음식을 먹을 때는 대상자를 높은 파울러씨 체위로 위치시킨다.
- 수분 및 영양 섭취를 모니터한다.
- 배변 및 소변 배출 기능을 모니터한다.
- 일상 생활 활동을 돕는다.
- 약물 투여 요법을 정확하게 지킨다.

간호평가 및 결과

- 안전을 유지한다.
- 약물 투여 요법을 정확하게 지킨다.
- 적절한 영양 섭취를 경험한다.

간호 시 고려사항

▶ 질병의 초기 단계에서는 대상자에게 앞으로의 치료 방향, 부동산 계획, 치료 선택과 같은 장기적인 문제를 다루도록 격려한다.

▶ 투약, 영양, 안전 교육을 강화한다.

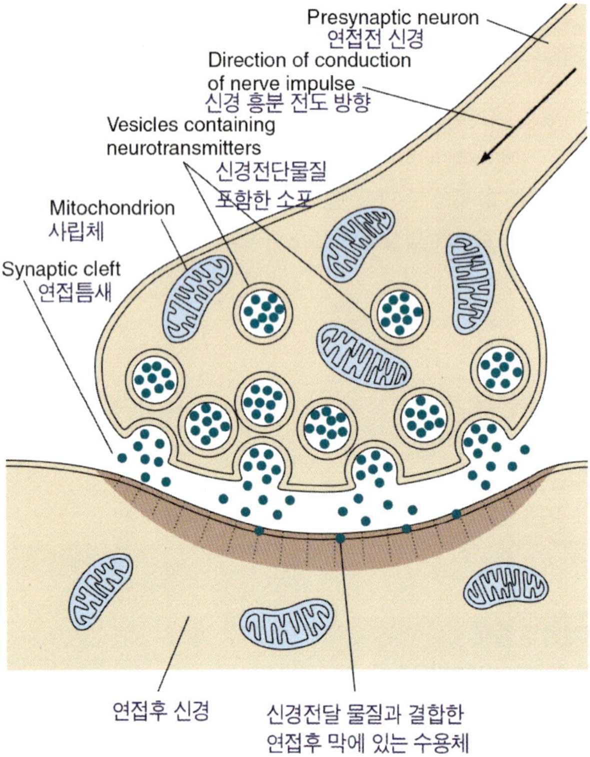

- 신경 세포 소실은 수의적 움직임에 필수적인 신경전달 물질인 도파민의 감소를 야기한다. 신경 흥분이 변화하고, 이 때문에 걷기, 자세, 먹기, 얼굴 표정에 있어서 문제를 일으킨다.

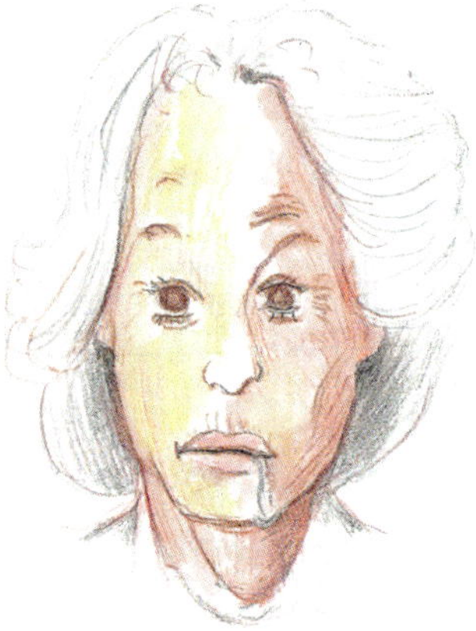

- 마스크 같은 얼굴 표정은 파킨슨 병의 대상자의 신체적 증상이다.

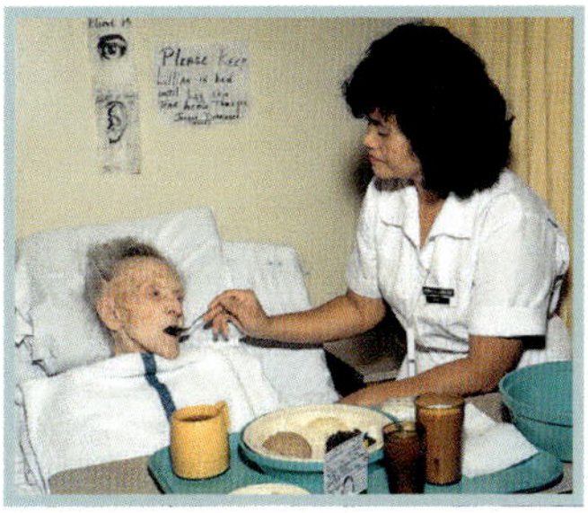

- 파킨슨 병이 진전됨에 따라, 음식 섭취가 점차로 어려워진다. 적절한 영양 섭취와 안전을 위해 식사를 도우면서 흡인의 증상을 사정하는 것이 필요하다. 삼킴을 촉진하고 흡인을 예방하기위해 대상자를 좌위를 취해준다.

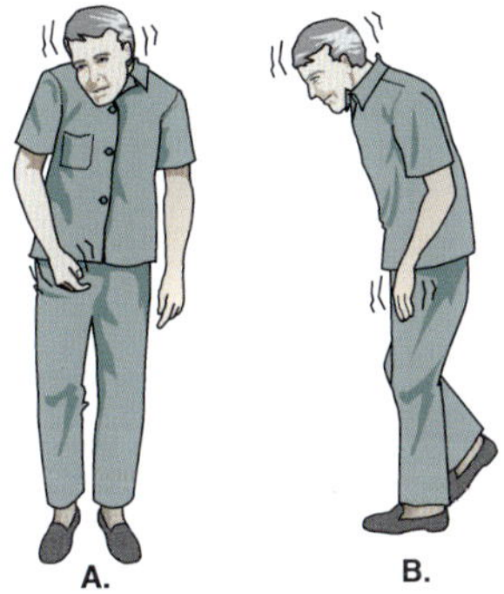

A. B.

- (A,B) 초기에는 파킨슨 병은 팔의 굴곡과 질질끄는 걸음걸이를 야기한다.

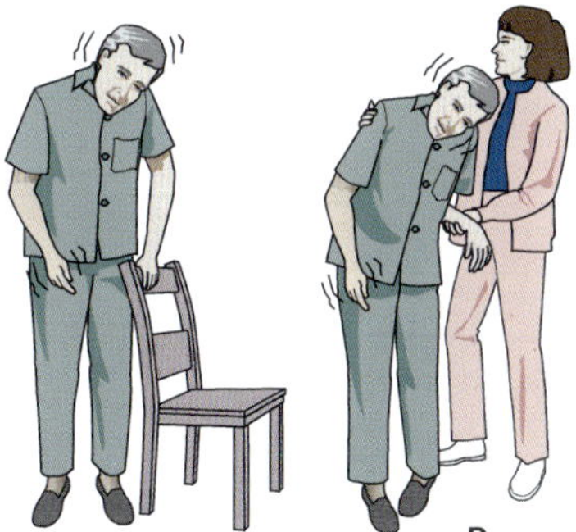

C. D.

- (C,D) 질병이 진전되면서, 서 있고 걷는데 도움이 필요해진다.

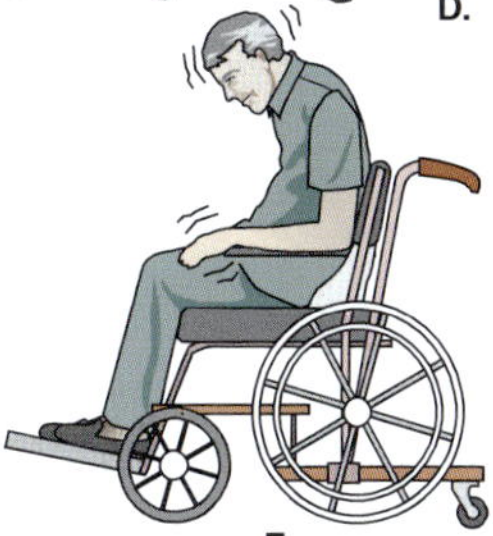

E.

- (E) 마침내, 대상자는 이동할 수 없게 되고 모든 기능에 도움이 필요해진다.

소화 궤양 Peptic Ulcers

– 소화 궤양 혹은 소화성 궤양 질환(PUD: Peptic Ulcer Disease)은 위장관 내 위장 혹은 십이지장 부분의 점막벽의 염증이다. 위염균(Helicobacter pylori)의 감염은 PUD의 주요한 원인이다 ; 다른 원인은 비스테로이드성 약물의 섭취, 알코올 섭취와 스트레스이다.

사정

- 음식이나 제산제에 의해 경감되는 상복부 통증
- 체중감소
- 식욕감소
- 더부룩함
- 오심과 구토

간호계획 및 중재

- 오심과 구토를 치료한다.
- 비스테로이드성 약물의 중단
- 제산제, H2 수용체 길항제(예를 들면, famotidine), 양자 펌프 길항제(ompeprazole)의 투약
- 만약 위염균이 존재한다면, 항생제 투약(bismuth subsalicylate, metronidazole, tetracycline)이 예상된다.
- 소량으로 자주 식사를 제공한다.

P

간호평가 및 결과

- 적절한 통증 조절
- 오심과 구토를 경험하지 않는다.
- 위출혈과 천공을 예방한다.

간호 시 고려사항

▶ 내시경 시술 후, 구강으로 음료수나 약물을 투여하기 전에 구역반사가 돌아왔는지 확인한다.

▶ 노인이나 흡연자는 위궤양을 일으킬 확률이 더 높으므로 PUD의 증상 및 증후를 위해 입원력을 목표로 정한다.

▶ 흡연을 하는 PUD 대상자에게 금연에 관한 자료가 제공되어야 한다.

▶ 위염균 감염이 있는 PUD 대상자의 경우 항생제 치료의 이유를 설명한다.

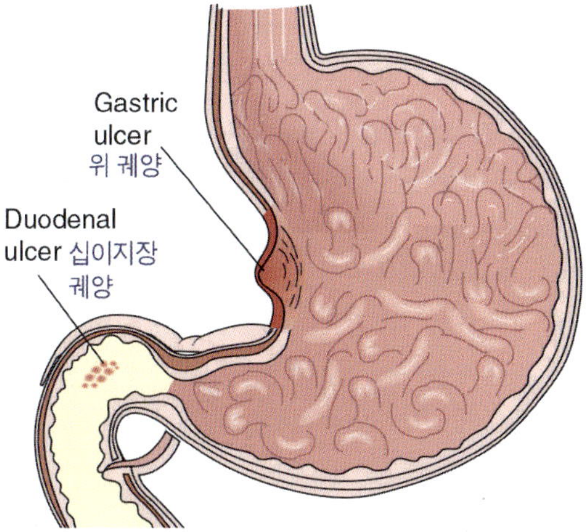

• 소화 궤양은 위장관 내의 위나 십이지장에서 발생할 수 있다.

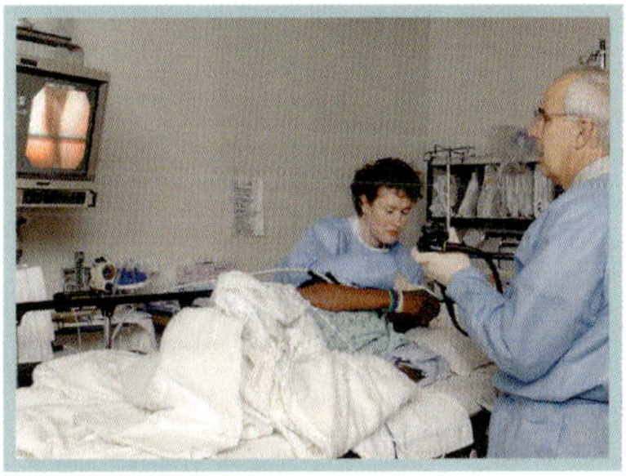

• 내시경 시술은 의사가 위와 십이지장의 점막을 직접 볼 수 있도록 해 준다. 의사가 내시경을 전진시키면서 PUD의 증거를 찾기 위해 위장관을 보는 동안, 대상자는 진정되고 간호사에 의해 모니터된다.

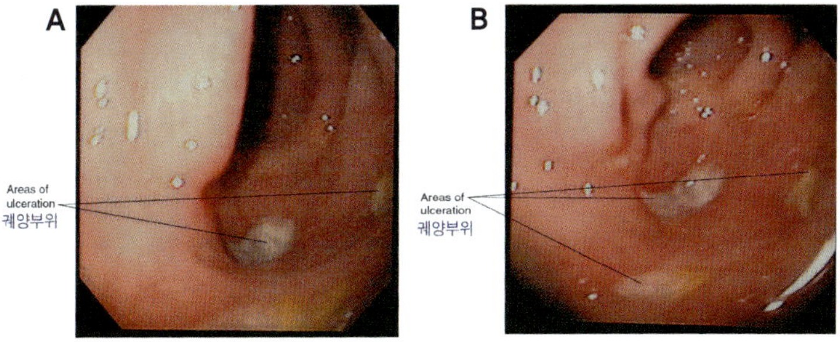

• A, B 궤양은 흰색 반점(patches)에 있고 궤양 주변에 염증(짙은 분홍색 부분)이 있다.

Part.1 P

말초혈관질환(병) Peripheral Vascular Disease(PVD)

– 말초혈관병은 죽상동맥경화증(atherosclerosis)의 일차적 결과로 다리의 동맥이 좁아져 혈류가 충분하지 못하게 된다. 급성 색전 증후군, 사지로의 동맥혈류의 소실은 사지 상실을 예방하기 위해 의사에게 즉각적으로 보고되어야 하는 응급상황이다.

사정

- 간헐적으로 절뚝거리며 걷는 것(claudication) (활동 중에 통증이 일어나고 휴식하면 경감됨)
- 야간 통증 및 휴식 중 통증
- 5 Ps – Pain(통증), Pallor(창백), Pulse(맥박), Paresthesia(감각이상), Paralysis(마비)
- 지연된 모세혈관 재충혈
- 차가운 느낌

간호계획 및 중재

- 통증의 모니터 및 치료
- 온도, 색깔, 맥박, 감각, 운동성을 모니터한다.
- 뒤정강 맥박(posterior tibial pulse)이나 발등 맥박(dorsalis pedis pulse)이 촉진되지 않는다면, 맥박의 위치를 확인하기 위해 도플러 초음파를 이용한다.
- 급성 색전 증후군의 발생을 모니터한다.

간호평가 및 결과

- 적절한 통증 조절을 경험한다.
- 적절한 조직 관류를 유지한다.

간호 시 고려사항

▶ 가벼운 운동을 하도록 촉진하고, 다리의 통증이 심해질 경우 휴식을 취하도록 격려한다.

▶ 대상자가 동의한다면, 다른 의료진이 발의 맥박을 신속하게 찾을 수 있도록 표시를 한다.

▶ 흡연자는 금연하도록 한다.

▶ 피부에 상처가 나지 않도록 발에 잘 맞는 신발을 신도록 교육한다.

P

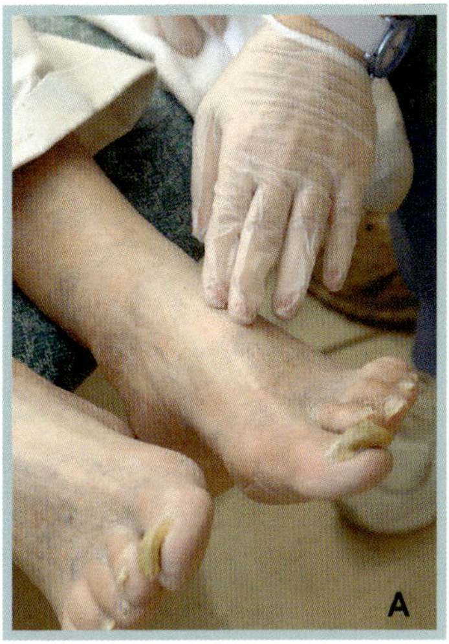

• (A) 발등 맥박(dorsalis pedis pulse)을 촉진한다. 부족한 관류 때문에 피부가 창백하고 건조하며, 발톱은 두꺼워져있다.

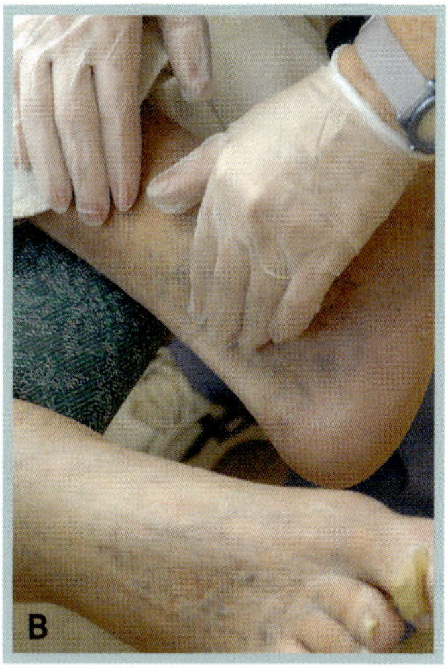

• (B) 뒤정강 맥박(posterior tibial pulse)을 촉진한다. 만성적인 PVD에 의해 색소 변화가 있는지 관찰한다.

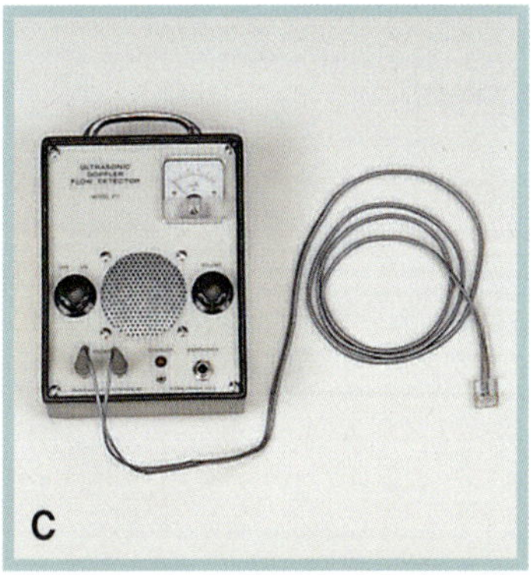

• (C) 도플러 초음파는 촉진되지 않는 맥박의 위치를 찾는데 이용될 수 있다. 만약 도플러로도 맥박이 찾아지지 않는다면, 대상자가 급성 색전 증후군일 수 있으므로 신속하게 의사에게 보고해야 한다. 보고 및 연이은 치료로 사지를 보존할 수 있을 것이다.

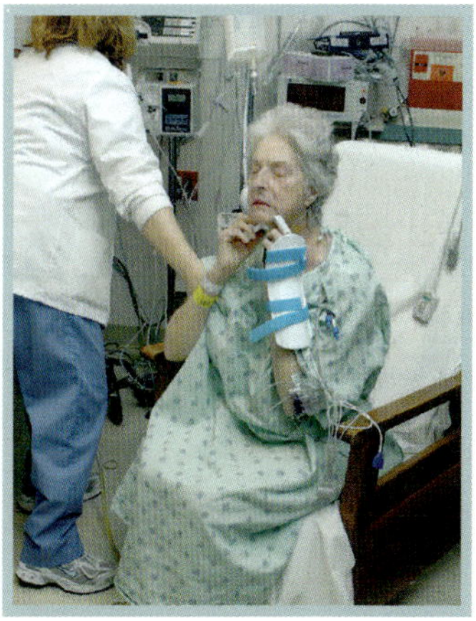

• 다리를 아래쪽에 위치하도록 하는 것은 통증을 경감시키고 하지의 관류를 촉진시킨다. 죽상동맥경화증이 있는 노인이 이 사진의 여성 대상자처럼 개심술을 받은 경우, PVD의 위험이 있다

크롬친화세포종 Pheochromocytoma

– 크롬친화세포종 Pheochromocytoma는 카테콜라민을 분비하는 부신(adrenal gland)의 종양이다. 크롬친화세포종은 40대에서 50대 남성에게서 더 자주 발생한다. 크롬친화세포종의 1/3은 진단이전에 치명적인 심장부정맥이나 뇌졸중의 원인이 된다. 종양의 외과적인 제거가 선택적인 치료방법이다.

사정

- 고혈압
- 두통
- 복부통증
- 심계항진, 흉통
- 극심한 불안

간호계획 및 중재

- 외과적 종양의 제거
- 활력증상 관찰
- 항고혈압제제 복용(alpha-adrenergic blockers)
- 복부 촉진 금지

P

간호평가 및 결과

- 대상자는 크롬친화세포종으로 인한 합병증이 없다.
- 정상범위의 혈압을 유지한다.
- 증상의 원인과 관련된 치료법을 이해한다.

간호 시 고려사항

▶ 혈압은 수술 후 상당히 낮을 것이며, 혈압은 약물투여 전에 측정되어야한다.

▶ 종양과 관련된 불안을 가진 대상자를 안심시킨다.

▶ 대상자에게 종양이 제거될 때 까지는 카페인, 니코틴이 함유된 자극적인 것을 피하도록 교육한다.

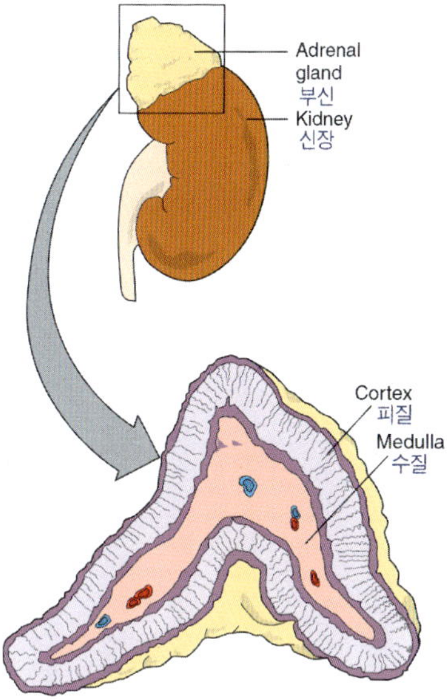

• 크롬친화세포종은 양쪽 신장의 꼭대기에 위치한 부신에서 발생한다. 대부분의 크롬친화세포종은 단측성이며 양성이다.

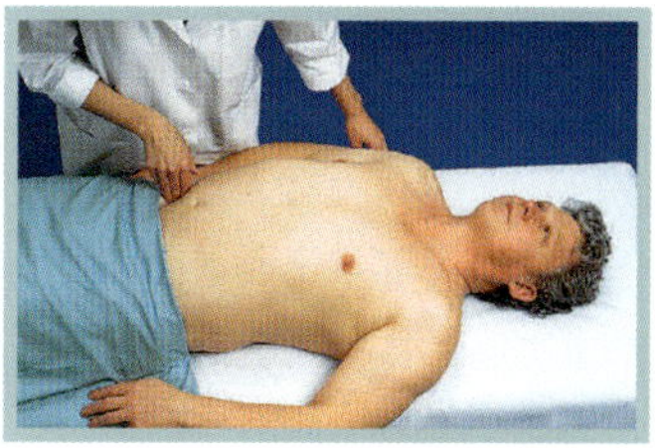

• 크롬친화세포종 대상자는 부신을 압박하고 자라는 종양으로 인해 복통을 경험할 수 있다. 크롬친화세포종을 가지고 있거나 의심되는 대상자의 복부를 촉진하지 않는다. 왜냐하면 증가된 압력은 종양이 에피네피린을 좀 더 분비하게 해서 혈압과 심박동수를 증가시키는 원인이 될지 모르기 때문이다.

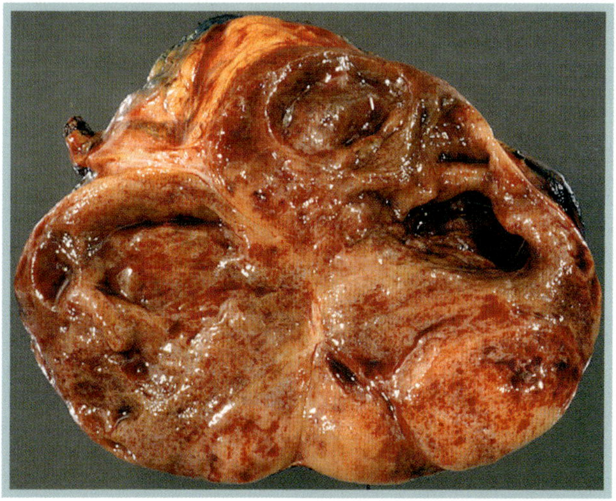

• 크롬친화세포종의 치료는 외과적인 수술로 제거하는 것이다. 이 절단된 크롬친화세포종의 옐로우 브라운 색깔을 유의한다. 크롬친화세포종과 관련된 증상은 수술로 제거 후 완화된다.

피크위크 증후군 Pickwickian Syndrome

– 피크위크 증후군은 비만과 관련된 만성적 호흡저하와 폐쇄수면무호흡이다. 과다한 지방이 대상자의 심장, 폐, 횡격막에 위치하여 호흡을 어렵게 만든다. 장기적으로 우심부전이 발생할 수 있다.

사정

- 야뇨증
- 밤사이 코골이와 불규칙한 호흡양상
- 낮시간에 졸림
- 집중력 저하
- 청색증

간호계획 및 중재

- 호흡양상의 관찰
- 체중감소 다이어트 실행
- 산소화 상태 관찰
- 호흡시 흡기와 호기시에 지속적인 양압 보조(BiPAP: continuous positive airway pressure with both inspiration and expiration)

P

간호평가 및 결과

- 대상자는 규칙적인 호흡양상을 경험한다.
- 장기적 예후인 오른쪽 심부전을 예방한다.
- 체중을 감소시킨다.

간호 시 고려사항

▶ 피크위크 증후군은 알코올, 항히스타민제, 처방전 없이 구입한 감기약 등에 의해 악화될 수 있음을 대상자에게 교육한다.

▶ 잠자는 사이 대상자의 호흡양상과 산소포화도를 밀접하게 관찰하고, 밤사이 BiPAP(continuous positive airway pressure with both inspiration and expiration) 사용을 예상한다.

▶ BiPAP 마스크를 사용하는 동안 수분부족 증상에 대한 섭취량과 배실량을 측정한다.

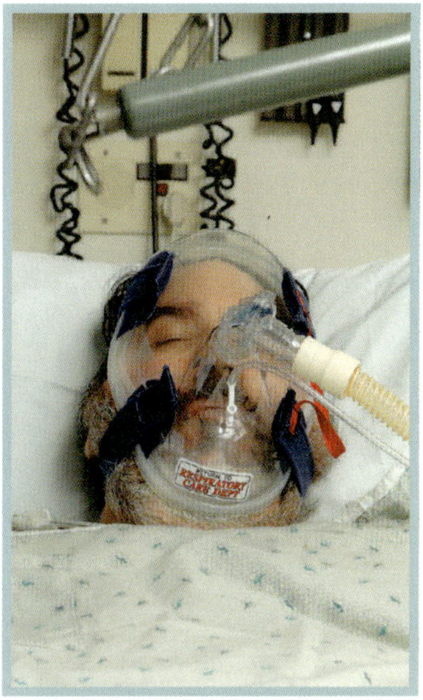

• 이 그림은 근육퇴행위축에 의해 근육이 위축된 것을 보여준다.

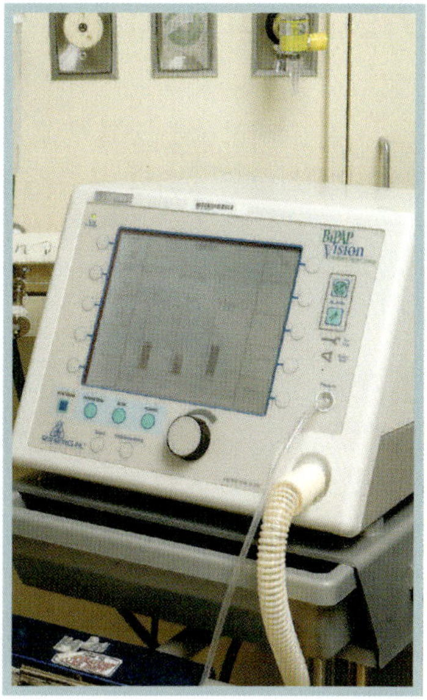

• BiPAP 기계는 숨을 내쉬고 들이쉬는 양과 압력을 모니터한다. 기계 조작은 건강관리제공자에 의해 처방되어 진다.

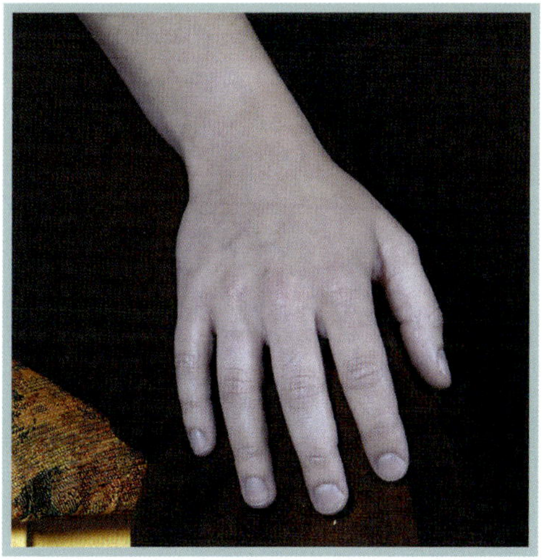

• 호흡저하와 차후의 저산소증이 이 증후군 대상자와 관련되므로, 청색증이 피크위크 증후군을 가진 대상자에게 나타날 수 있다.

기흉 Pneumothorax

– 기흉은 흉막강내에 공기가 모여서 폐를 부분적이거나 완전히 허탈에 이르게 하여 정상적인 산소공급을 방해하는 것이다. 기흉의 원인에는 상해, 수술, 중심관 삽입 등이 포함되며, 원인 없이 저절로 발생하기도 한다.

사정

- 호흡곤란
- 불안
- 기관 편위 tracheal deviation
- 침범부위의 호흡음 부재
- 감소된 맥박산소측정 결과 pulse oximetry

간호계획 및 중재

- 혈압 안정 시 high Fowler's position 취해준다.
- 산소요법을 시행한다.
- 동통과 불안을 치료한다.
- 흉관 삽입 예상한다.

P

간호평가 및 결과

- 대상자는 효율적으로 산소화를 달성한다.
- 적절한 동통조절을 경험한다.

간호 시 고려사항

▶ 만약 삽입된 흉관 튜브가 용기로부터 분리되면, 튜브 끝을 멸균수의 병에 넣어 물로 밀봉되게 한다.

▶ 만약 공기 유출이 water seal chamber에 있으면, 모든 연결부위가 잘 연결되어 있는지 확인한다.

▶ 연결부위가 다 연결되어있고 공기 유출이 지속된다면, 대상자에게 새로운 기흉이 생겼을지 우려가 있으므로 의사에게 즉시 알린다.

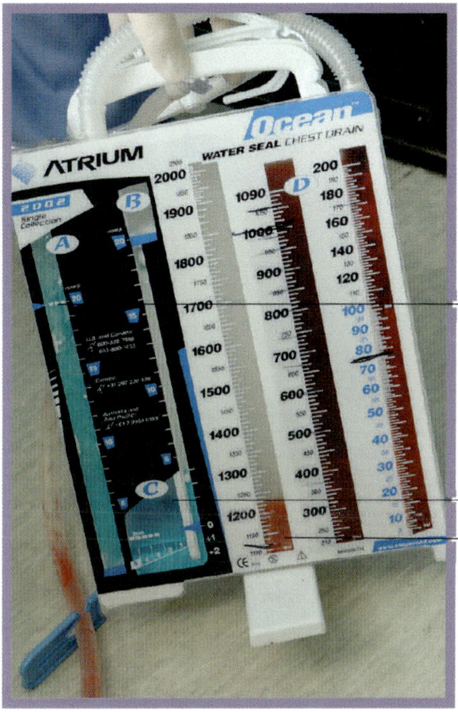

- 흉관은 가슴배액체계 chest drainage system에 연결되어 있다. 간호사는 흡인공간 suction chamber를 모니터하고 의사의 처방대로 지속적으로 흡인되고 있는지 유무를 관찰하고 흡인의 양도 관찰한다. 공기유출을 나타내는 거품이 있는지 수분밀봉공간 water seal chamber도 관찰한다. 만약 거품이 있다면 연결부위를 살펴보고 의사에게 알린다. 잠재적인 새로운 기흉이 있을 수 있다. 배액실 drainage chamber에 있는 양과 색깔을 모니터한다. 다량의 선홍색 혈액은 급성혈액 손실에서 비롯되어 새로운 출혈을 나타내며, 이는 즉시 보고되어져야한다. 적거나 보통량의 혈장색 배액은 정상이며 노란색에서 초록색을 띠는 배액은 양에 상관없이 감염이 있음을 나타낸다.

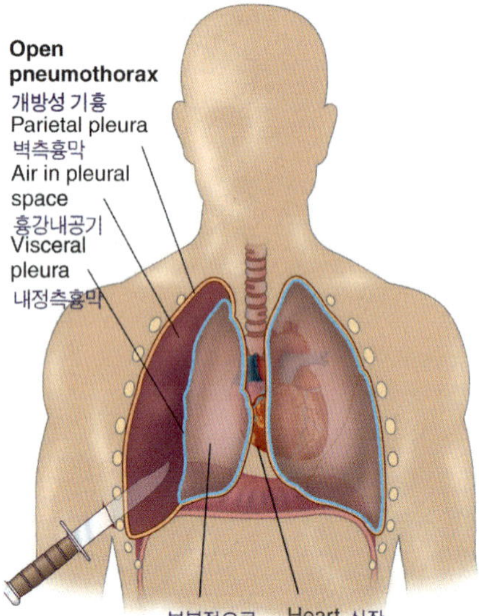

- 흉곽벽 손상
- 허탈된 배
- 볼 밸브 효과 : 간헐적 폐쇄

• 흉막의 공간에 있는 공기는 폐를 부분적으로 허탈시키고 조직이 말초혈관에서 산소교환을 할 수 없으므로 산소공급도 방해한다.

P

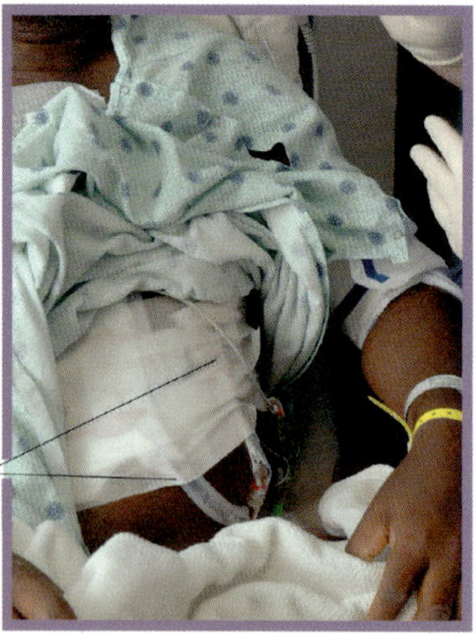

• 흉관은 멸균적으로 드레싱 되어 있고 테이프로 안전하게 고정되어 있다.

적혈구증가증 Polycythemia

- 적혈구증가증은 적혈구red blood cell의 양이 증가하는 것이다. 적혈구 용적률이 남자에서는 55%, 여자에서는 50%보다 높은 것이다. 적혈구증가증은 유전적으로 획득되거나 폐질환이나 신생물, 높은 고도에서 사는 것이 원인이 될 수도 있다. 과도한 적혈구의 양은 혈액을 진하게 하는 원인이 되며, 이와 연관된 합병증에는 뇌출혈이나 심근경색이 포함된다.

사정

- 고혈압
- 피로
- 두통, 감각이상
- 불그스레한 안색
- 홍색 팔다리 통증 Erythromelalgia , 손가락의 작열감

간호계획 및 중재

- 수분섭취를 격려한다.
- 신경학적인 상태를 모니터한다.
- 활력징후 모니터한다.
- 정맥절개술이나 화학요법이 적혈구용적율 헤마토크리트(hematocrit)를 정상범위로 유지하기 위하여 처방될 수 있다.

간호평가 및 결과

- 대상자는 헤모글로빈과 적혈구용적율을 정상으로 유지한다.
- 적혈구증가증의 합병증(뇌출혈, 심근경색)이 없다.

간호 시 고려사항

▶ 적혈구증가증을 가진 대상자는 종종 증상이 없으므로 질환의 합병증에 관련한 교육이 요구된다.

▶ 대상자들에게 적혈구증가증은 유전적 특성이 있으며 다른 가족 구성원들도 이 질환에 대한 검사를 받아야 함을 설명한다.

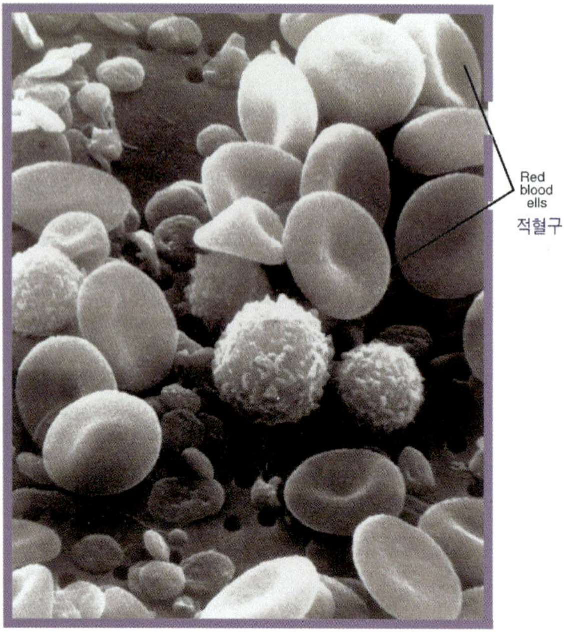

• 적혈구증가증은 혈액이 비정상적으로 적혈구의 양을 많이 가지고 있을 때 발생한다. 과도한 적혈구는 혈액이 진해지는 원인이 되고, 이것은 두통에서 뇌졸중에 이르는 많은 증상들의 원인이 된다.

P

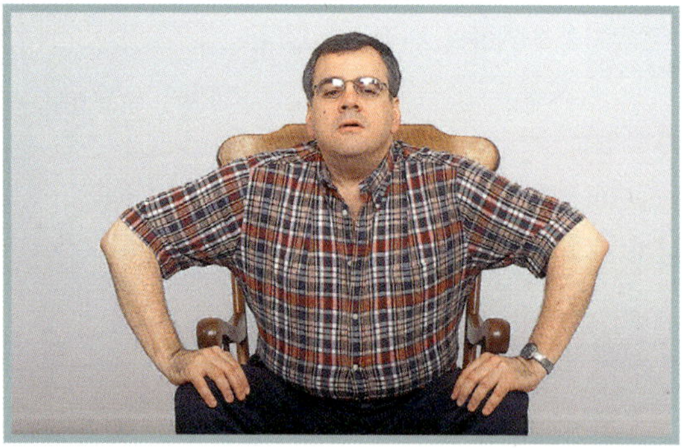

• 적혈구증가증을 가진 대상자는 숨이 차는 경험을 한다. 몸을 구부린 자세는 숨찬 것을 나타내며, 이 자세는 증상이 경감되도록 도움이 될 수도 있다. 만약 적혈구증가증 대상자가 숨찬 것을 경험하면, 심근경색이나 뇌졸중 같은 합병증에 대해 대상자를 사정한다. 대상자의 안색이 붉은 것은 적혈구 증가증에서 공통적이다.

압력 궤양 Pressure Ulcers

– 압력 궤양은 또한 욕창 decubitus ulcers, bedsores, pressure sores이라고 언급되고, 과도한 압력에 의해 피부나 하위조직에 손상을 입은 것이다. 중증도는 1기 (stage 1)에서 4기 (stage 4)까지의 범위이다. 부동, 불충분한 영양상태, 변화된 감각은 압력 궤양 발생에 대한 고위험 요소이다.

사정

- 크기, 색깔, 궤양의 양상
- 배액 유무
- 궤양의 중증도
- 각 근무조별 철저한 피부사정을 통한 수행과 기록

간호계획과 중재

- 대상자가 움직일 수 없거나 움직임이 제한되었다면 매 두시간마다 체위변경을 한다.
- 실금이나 장운동 상태를 체크하고 필요하다면 실금을 하거나 불수의적인 대상자를 2시간 마다 깨끗이 해준다.
- 린넨이나 패드의 사용량을 최소화한다.
- 적절한 영양과 수분섭취를 증진시킨다.
- 상처전문 간호사나 건강관리 제공자에게 처방대로 상처치료를 실시한다.

간호평가 및 결과

- 대상자는 상처 치유의 증상을 나타낸다.
- 더 이상의 피부손상을 경험하지 않는다.

간호 시 고려사항

▶ 여러 척도들이 압력 궤양 정도에 대한 위험 정도를 확인하기 위하여 사용되어지는데, Norton, Gosnell, Braden scale등이 포함된다.

▶ 입원 기록에 압박 궤양에 대한 존재 유무를 기록한다.

▶ 압력 궤양 고위험 대상자는 압력을 감소시켜서 압력 궤양의 발현을 감소시키는 치료 매트리스의 도움을 받는다.

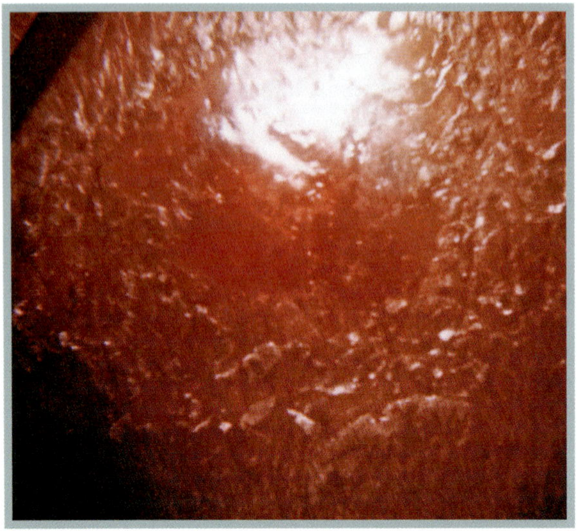

• 1기 압력 궤양은 피부가 발적되어 있지만, 피부에 손상은 없다. 이 시기에 치료가 시작된다면, 더 이상의 파괴는 예방될 수 있다.

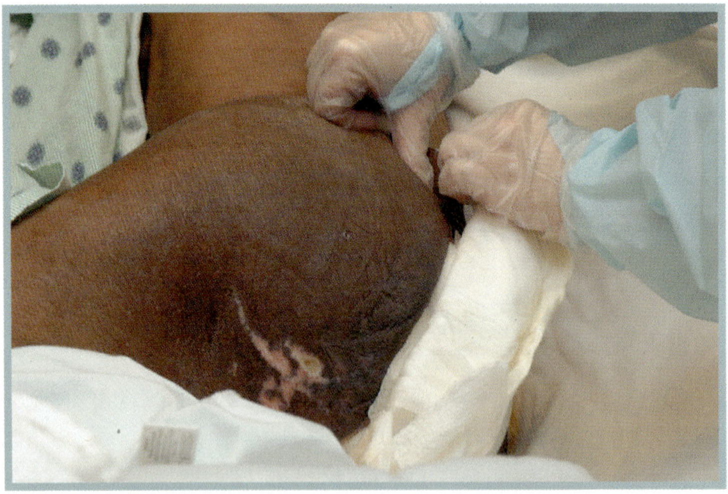

• 2기 압력 궤양은 표피와 진피층에 손상이 있어 피부통합성은 더 이상 유지되지 않는다. 이 상처들은 동통과 감염에 대한 위험이 있다.

P

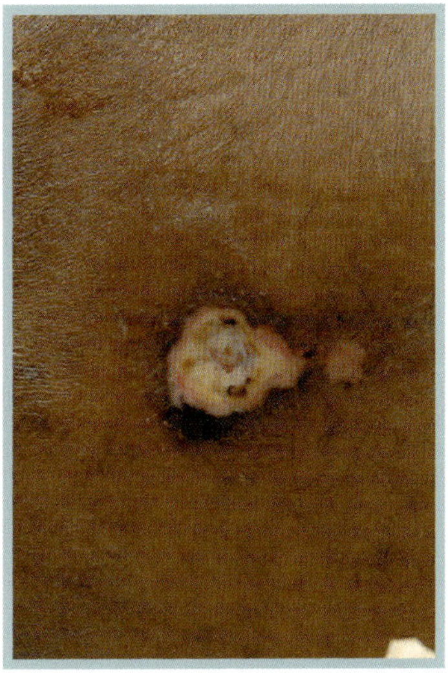

- 3기 압력 궤양은 진피 아래의 피하조직까지 손상을 받은 것이다. 깊은 상처는 치유되기 어려우며 감염되기 쉽다.

- 4기 압력 궤양은 근육조직까지 확대되어 손상을 입은 것이며, 뼈까지 확대될 수 있다. 이러한 압력 궤양은 치유를 위한 세심한 치료를 하는 시간이 오래 걸린다. ▶

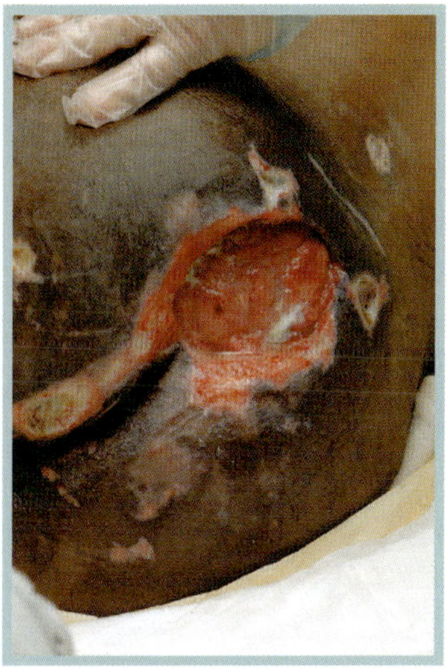

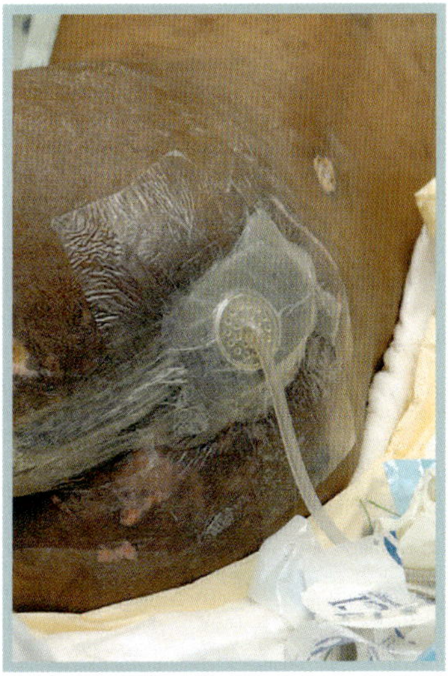

- 압력 궤양의 치료는 상처의 정도에 달려 있다. 4기 압력 궤양을 치료하기 위한 상처 부위 진공 치료법을 사진에서 보여주고 있다. 이 장치는 삼출물을 제거하고 새살 형성을 촉진한다.

폐섬유증 Pulmonary Fibrosis

– 폐섬유증은 폐 전체에 걸쳐 흉터가 형성된 것이다. 폐섬유증의 원인에는 만성염증과정, 감염, 환경적 물질, 이온화 된 방사선 노출, 만성적 상태 등 많은 조건들이 있다. 이 질병은 만성적이고 치료법이 없다.

사정

- 숨이 참
- 마른 기침
- 의도하지 않은 체중감소
- 피로감
- 곤봉형 모양의 사지

간호계획 및 중재

- 산소투여
- 생활공간에서의 운동
- 적절한 구강 혹은 영양물 섭취 증진

간호평가 및 결과

- 대상자는 피로와 숨이 찬 것이 경감한다.
- 적절한 체중을 유지한다.
- 폐감염을 경험하지 않는다.

P

간호 시 고려사항

▶ "심폐소생술 포기처방(No CPR)" 과 같은 장기적인 결정과 요양장소에 대한 결정은 급하게 필요해지기 전에 의논한다.

▶ 폐이식술은 중증의 폐섬유증 대상자에게 치료적 대안이 될 수 있다.

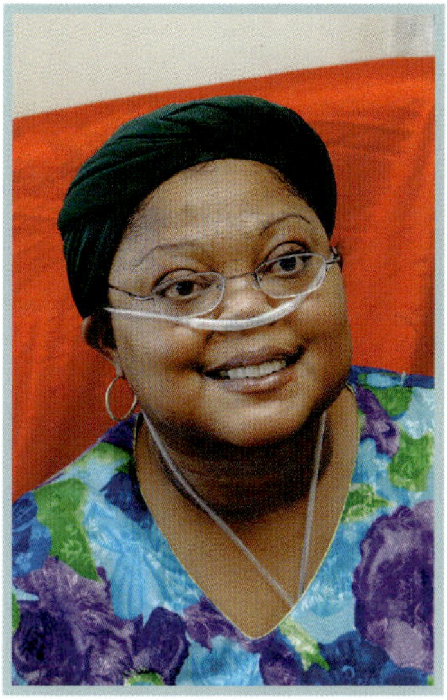

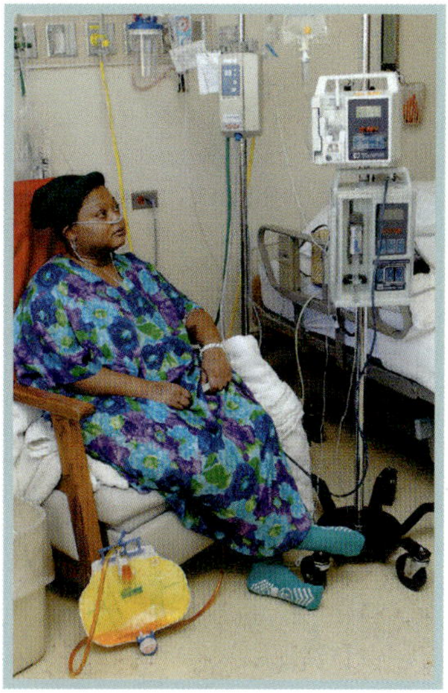

- 호흡 향상을 위해 산소를 이용하는 폐섬유증 대상자. 스테로이드 요법을 처방 받으므로 둥근 얼굴이나 월상안면(MOON FACE)의 원인이 될 수 있다.

- 의자에 앉는 자세는 호흡을 더 쉽게 할 수 있도록 하고 산소화를 촉진한다.

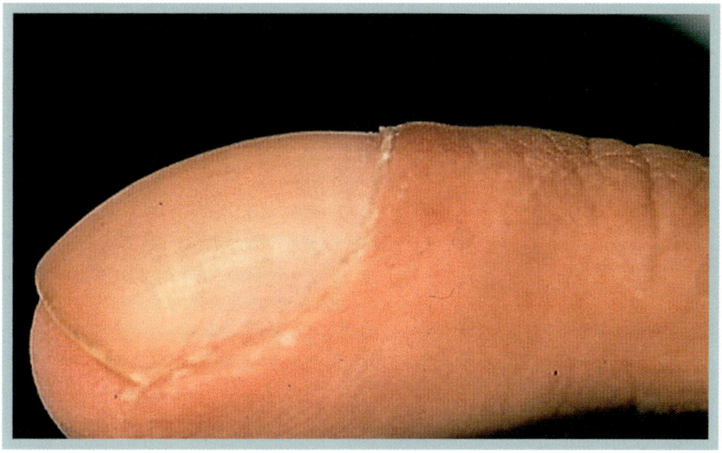

- 심한 곤봉형 모양의 손가락
- 곤봉형 모양은 폐섬유증 대상자에게 있어 흔한 장기적인 저산소증의 결과이다.

Part.1 P

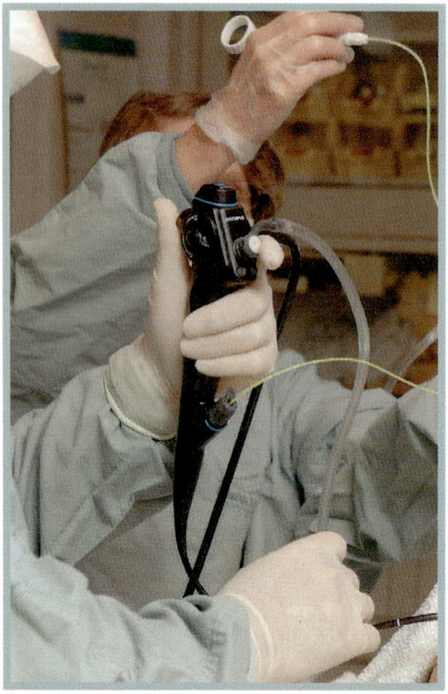

• 기관지경 검사는 진단을 돕고 폐섬유증 대상자의 치료를 위해 시행되어진다. 의사가 기관지에 유연한 관을 삽입한다.

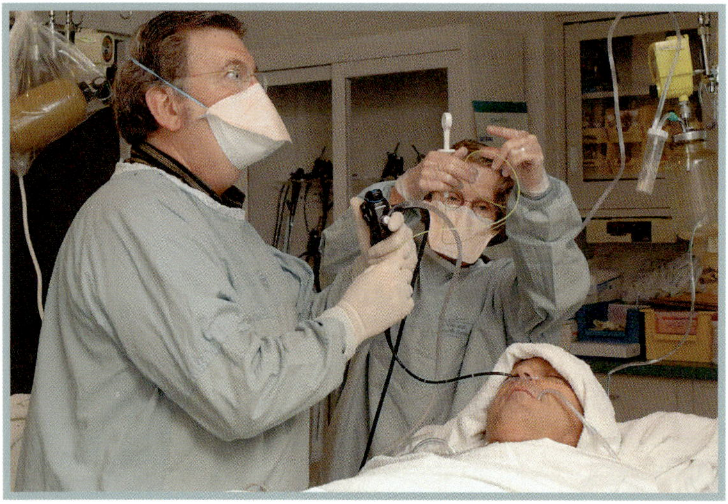

• 의사는 간호사가 대상자를 모니터하는 동안 화면을 통해서 기관지를 관찰한다.

P

발진 Rashes

– 발진은 피부의 비정상적인 붉은색이며, 편평하거나 위로 솟아오른 융기일 수 있다. 가려움과 동통이 있을 수 있다. 발진은 전신적으로 퍼질 수 있다. 발진의 원인은 알레르기이거나 감염, 아니면 곤충교상의 결과이다.

사정

- 부분적이거나 전신적으로 붉고 솟아 오른 피부
- 가려움증
- 동통

간호계획과 중재

- 원인에 근거한 발진 치료
- 피부 사정에 대한 기록
- 세심한 피부 관리
- 동통과 가려움증 치료

간호평가 및 결과

- 대상자는 발진의 완화를 경험한다.
- 적절한 동통과 가려움증의 완화를 경험한다.
- 발진의 원인과 예방방법을 이해한다.

Part.1 R

간호 시 고려 사항

▶ 두드러기와 호흡의 어려움을 동반한 심한 알레르기 반응은 아나필락시스 반응을 나타낼 수도 있다. 그 대상자는 응급처치가 필요하다.

▶ 긁음으로써 생기는 피부 자극을 피하기 위해 아동에게는 장갑을 사용한다.

▶ 주의 깊게 과거력을 사정하거나 대상자에게 새롭게 복용한 약이나 음식물, 최근에 사용한 세정제를 포함한 주의깊은 과거력 사정으로 발진의 원인을 찾으려고 시도한다.

▶ 가려움약의 부작용은 졸음이므로 이러한 약을 복용하는 대상자는 운전을 피해야만 한다.

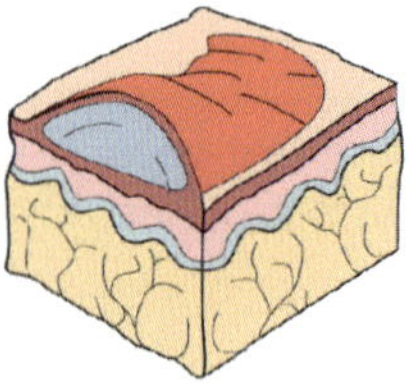

두드러기:
붉거나 창백한 불규칙한 융기를
유발하는 진피내의 국소적인 부종
예:
곤충교상, 두드러기 hive, 혈관부종

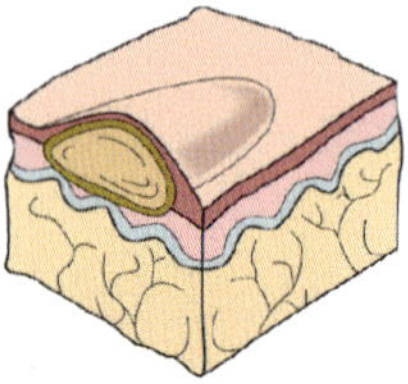

수포:
피부의 상층사이에 체액의 축적;
장액성 체액을 함유한 융기한 종괴;
0.5cm 이낸
예:
단순포진, 대상포진,수두, 옴

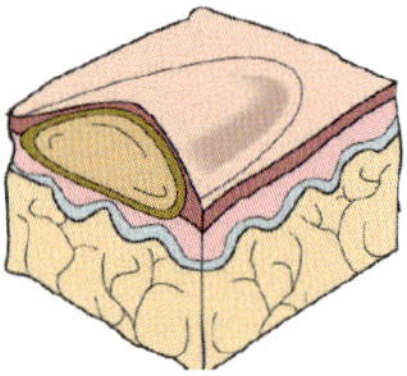

대수포:
수포와 같으나 크기가 0.5cm 이상임
예:
접촉성 피부염, 넓은 2도 화상, 물집고름 딱지증, 천포창

- 발진과 연관된 흔한 피부 병변은 두드러기, 수포, 대수포를 포함한다.
- 발진의 양상은 병인과 관련되어 있다.

R

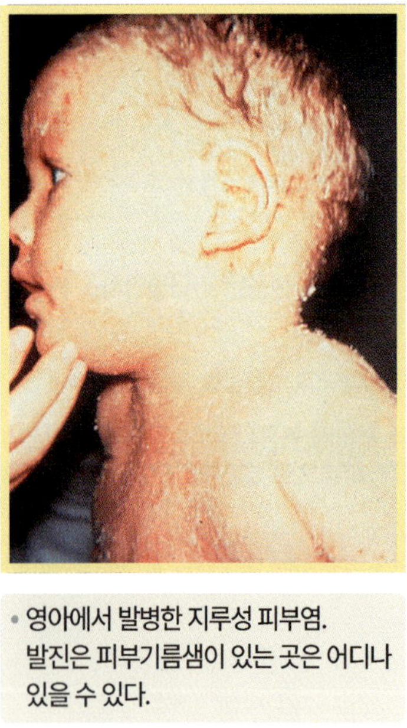

- 영아에서 발병한 지루성 피부염. 발진은 피부기름샘이 있는 곳은 어디나 있을 수 있다.

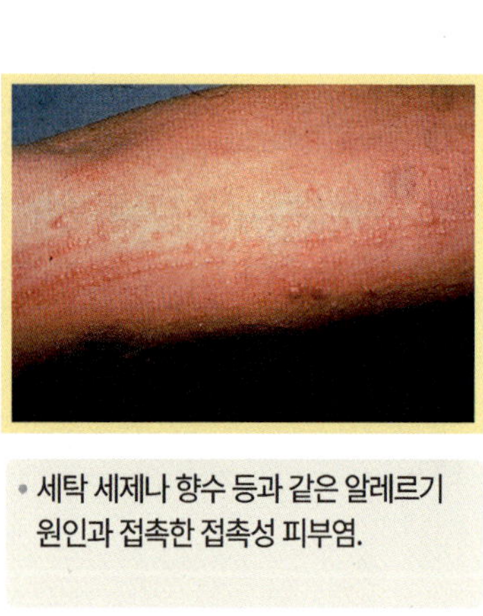

- 세탁 세제나 향수 등과 같은 알레르기 원인과 접촉한 접촉성 피부염.

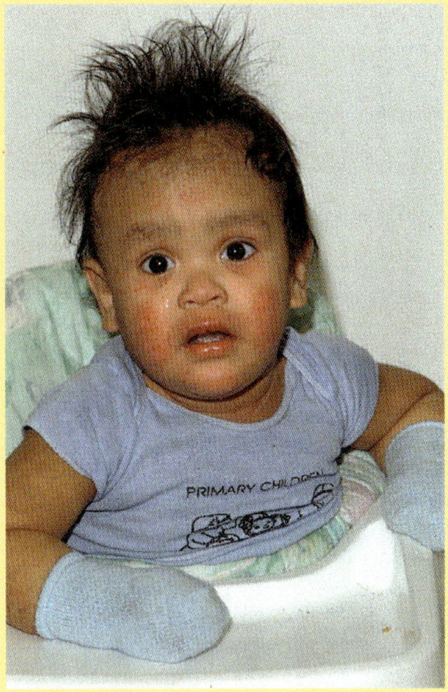

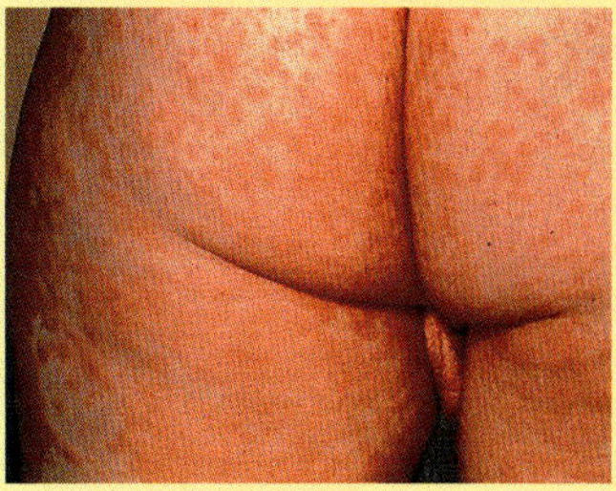

• 홍역 감염과 관련된 발진. 이 발진은 열과 기침, 콧물과 연관이 있다.

• 아동의 아토피 피부염은 심한 가려움과 연관된다. 긁는 것은 국소적인 피부 염증과 병변의 원인이 될 수 있다. 그래서 피부를 보호하기 위해서 장갑을 사용한다.

• Group A 사슬알균 감염에 의한 성홍열로 인한 발진.
• 발진은 가슴과 배에서 시작하며 목이 아픈 것과 열을 동반한다.

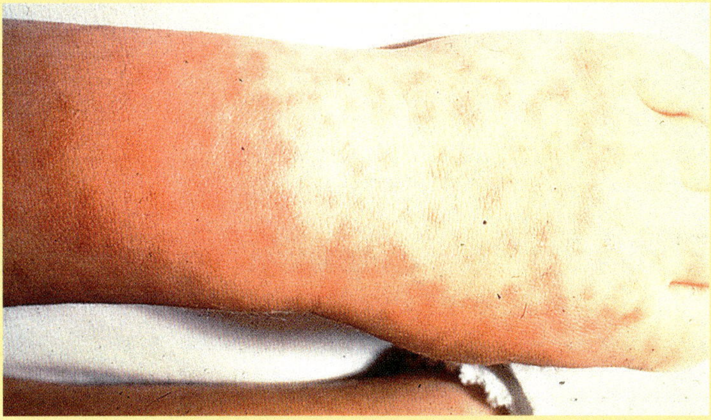

• 박테리아 형태인 로키산홍반열리케치아(Rickettsia rickettsii)가 원인이 되는 로키산열(Rocky Mountain Spotted Fever)의 발진은 진드기에 물려서 인간에게 번진다. 이 발진은 열, 두통, 근육통과 연관이 있다.

레이노병 Raynaud's Disease

– 레이노병은 사지의 양측성 동맥 경련이 있는 질환이다. 병인은 알려져 있지 않지만 아마도 다른 질환 즉 전신홍반루푸스, 진행성 전신 경화증, 결합조직 질환과 연관되어 있는 듯 하다. 스트레스와 추위에 의해 증상이 악화된다.

사정

- 사지에 동통
- 발적 후 청색증
- 감소된 말초맥박
- 감염이나 궤양이 있음

간호계획과 중재

- 따뜻한 환경의 제공
- 동통 관리
- 맥박과 모세혈관 재충혈 시간
- 궤양이 있을 시 상처관리

간호평가와 결과

- 대상자는 사지에 적절한 혈액순환을 유지한다.
- 추위를 피하는 것을 포함한 증상악화 시키는 상황을 피하는 방법을 이해한다.
- 적절한 동통 조절 경험한다.

간호 시 고려사항

▶ 여성이 남성보다 좀 더 자주 레이노병에 영향을 받는다.

▶ 레이노병의 악화를 경험하는 대상자에게 도움을 제공한다.

▶ 입고 벗기 편한 옷을 입도록 격려한다.

▶ 레이노병 대상자가 검사하게 되면, 체온변화의 경우를 대비해 장갑을 착용하도록 권유한다.

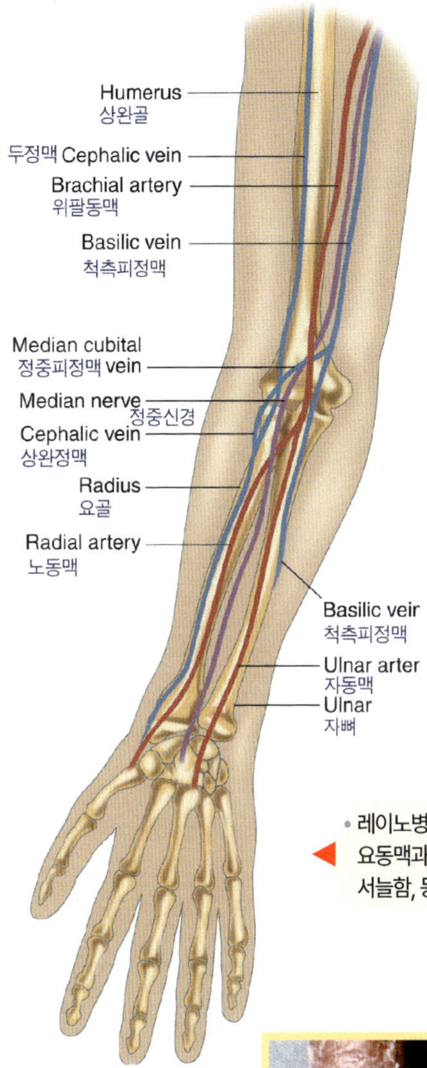

- 레이노병은 사지 동맥의 경련과 연관이 있다. 요동맥과 지동맥 맥박의 강도와 사지의 창백, 서늘함, 동통에 대해 사정한다.

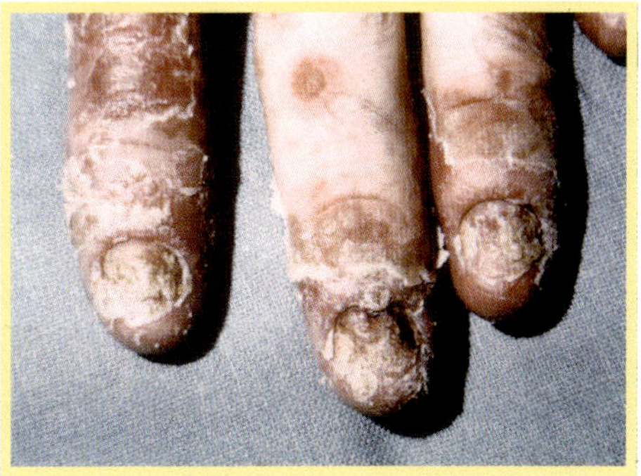

- 레이노병 대상자의 피부궤양과 피부 딱지형성은 사지의 혈액 순환의 부족에서 기인한다.

옴 Scabies

– 옴은 현미경적으로 작은 좀 진드기, 옴 진드기에 의한 피부의 감염으로 심한 가려움증을 일으킨다. 옴 감염은 옴이 있는 개인과 직접 접촉하거나 옴이 최근에 접촉한 타월이나 침대 같은 물건과 접촉함으로써 감염된다. 옴은 주간보호센터나 대가족이 함께 사는 밀집된 조건에서 급속히 확산된다.

사정

- 여드름과 같은 자극
- 손가락 사이나 회음부 같이 피부가 접힌 곳에 농을 함유한 누공이나 피부 발진
- 심한 가려움증, 밤에 특히 심함
- 가려움증으로 인한 통증

간호계획 및 중재

- 국소적으로 옴약을 도포
- 다른 대상자에게 옴을 퍼뜨리지 않게 예방하기
- 가려움증 치료
- 상처관리

간호평가 및 결과

- 다른 사람에게 옴 전파를 예방한다.
- 가려움증 완화방법을 이해한다.
- 옴 치료를 이해한다.

S

간호 시 고려사항

▶ 대상자는 옴의 감염이 청결도나 사회경제적인 지위와는 영향이 없음을 확인할 필요가 있다.

▶ 옴의 번짐을 예방하기 위하여 접촉 경보를 이용한다.

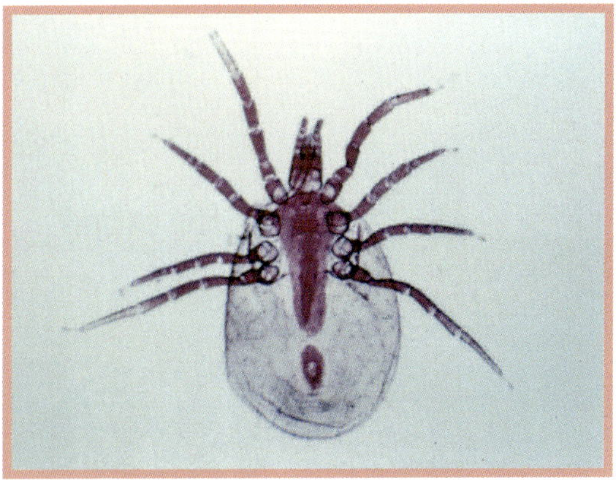

- 옴은 현미경적으로 작은 좀진드기, 옴 진드기의 감염이 원인이 된다. 냄새나 땀에 유인되어 옴은 인간 숙주의 피부안으로 파고 들 것이다.

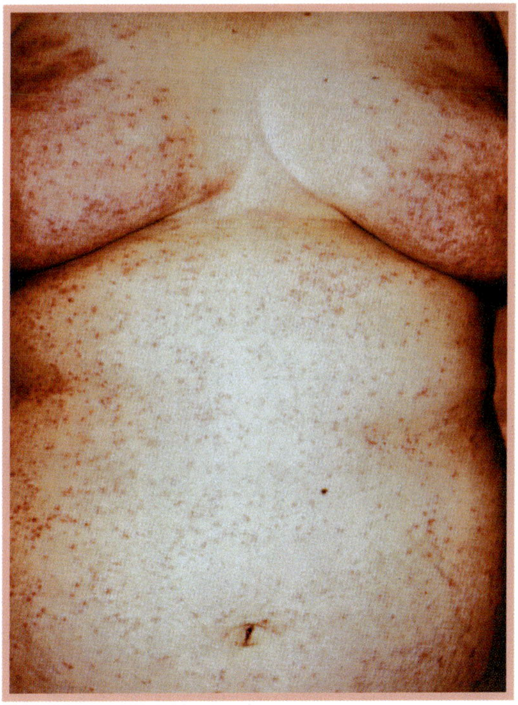

- 이 심한 옴 감염 케이스는 심한 피부 가려움과 여드름 같은 병변의 붉은 발진을 일으킨다. 유방 부위와 유방이 접히는 부위에 병변이 집중되어 있음을 유의한다.

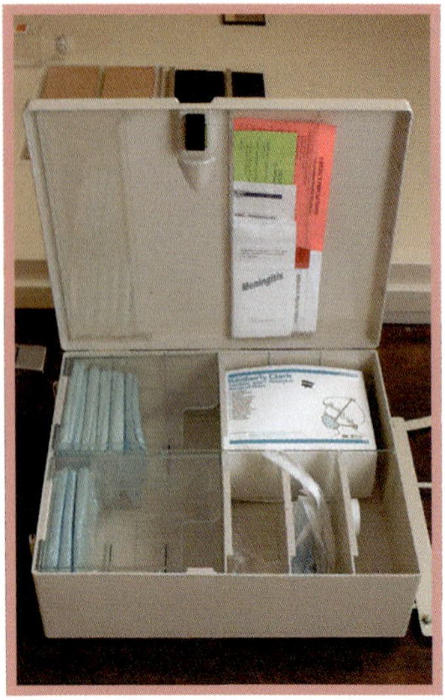

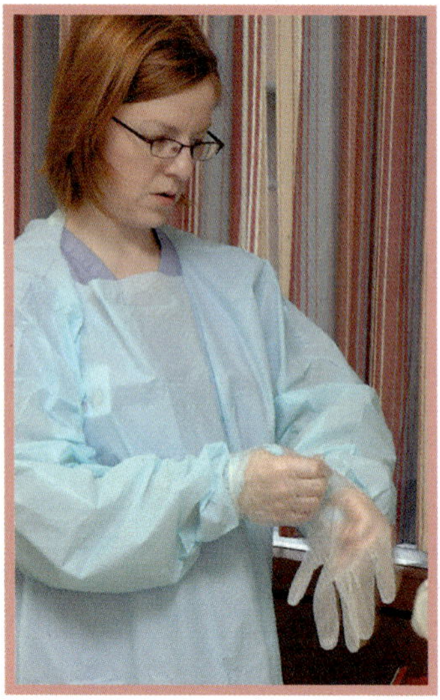

• 옴을 치료하는 동안에 간호사는 자신들이나 다른 대상자에게 옴 감염을 예방하기 위하여 접촉 격리 경보를 활용하고 관찰하여야 한다. 대상자를 1인실에 입원시키고 방문자나 간호사를 위하여 병실문 밖에 격리 도구를 준비 해둔다.

• 장갑을 낄 때 반드시 장갑이 가운 소매안으로 들어가도록 한다. 이는 손목 부위에 옴이 노출되는 상황을 막기 위함이다.

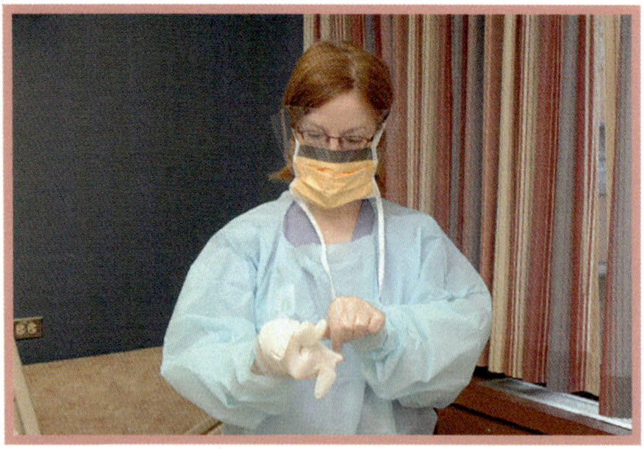

• 대상자와 가까이 접촉을 하는 경우와 침상 린넨을 가는 경우 마스크는 필수적이다. 방에서 대상자가 접촉하는 모든 물건들은 감염이 될 수 있는 것으로 간주하고 각 물건별로 적절히 폐기되어야 한다.

S

피부경화증 Scleroderma

- 피부경화증은 결합조직의 섬유화나 흉터화가 원인이 되는 자가면역질환이며 광범위하거나 국소적이다. 국소적 피부경화증은 손과 얼굴을 침범한다. 광범위한 피부경화증은 전신과 장기의 기능부전에 영향을 미친다. 원인은 밝혀지지 않았으며 치료는 보존적 요법이다.

사정

- 석회증, 피부에 칼슘 침착
- 레이노병(동통이나 손이 찬 것을 야기하는 동맥의 경련)
- 식도염(가슴앓이나 연하 곤란을 일으키는 식도의 염증이나 자극)
- 손발가락 경화증, 피부가 두꺼워지고 조이는 것
- 모세혈관이 확장되고 발적이 있는 모세혈관확장증
- 심혈관계, 소화기계, 신장계 장기에 침범 여부

간호계획 및 중재

- 질병 경과를 모니터한다.
- 장기의 기능부전이 있다면 치료한다.
- 고혈압이 있으면 치료한다.

간호평가 및 결과

- 대상자는 정상 혈압을 유지한다.
- 질병 진행이 제한적이다.
- 치료와 간호를 이해한다.

간호 시 고려사항

▶ 여성이 남성보다 피부경화증에 더 많이 이환된다.

▶ 신부전과 같은 장기의 기능부전을 관찰한다.

▶ 특히 아침에 붓거나 경직으로 인해 아침에 일상적인 목욕이나 식사가 어려워질 수 있다.

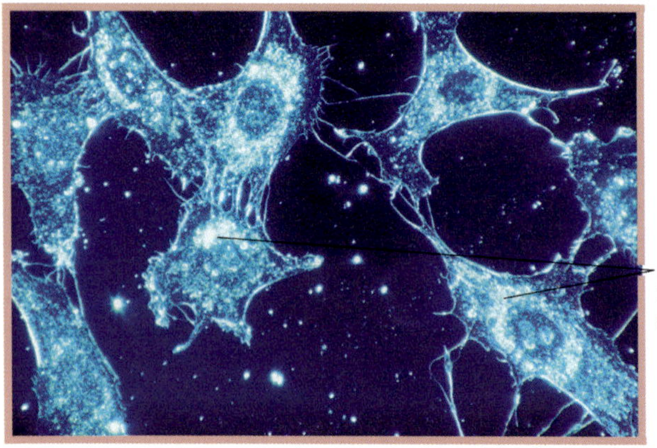

• 정상결합조직은 장기주변에서 발견되고 신경세포와 혈관을 지지한다. 피부경화증은 결합조직 염증과 흉터형성, 장기 부전의 원인이 된다.

• 결합조직의 흉터형성은 섬유증이나 장기 부전을 일으킨다. 가슴 흉부사진은 섬유증과 심장근육의 비대로 심장의 크기가 증가하고 심부전에 이른 것을 보여준다.

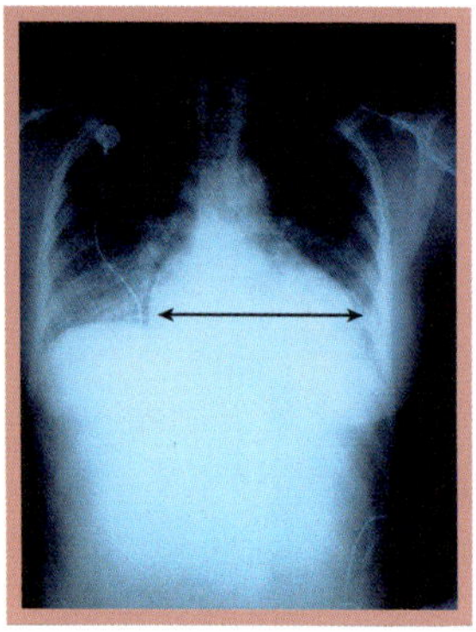

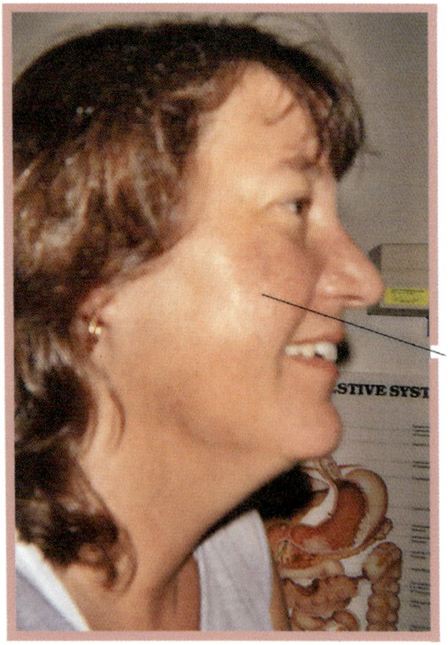

• 모세혈관확장증은 모세혈관이 확장된 것으로 피부경화증을 가진 대상자에게서 발견된다. 동통은 없지만 대상자들은 미용적인 영향에 대해 우려한다.

S

척주측만증 Scoliosis

– 척주측만증은 척추의 비정상적인 만곡이고 원인은 밝혀지지 않았다. 척주측만증은 어린 시절에 진단되어진다. 심한 만곡은 호흡의 어려움과 관련이 있을 수 있다. 만약 치료되지 않는다면, 척주 측만증은 나이가 들면서 척추 퇴행성 변화의 원인이 된다.

사정

- 평형이 맞지 않는 어깨
- 한쪽 어깨 견갑골이 더 튀어나옴
- 평형이 맞지 않는 허리
- 한쪽 엉덩이가 다른 쪽보다 더 높다
- 호흡의 어려움

간호계획 및 중재

- 만곡을 교정하기 위한 등 보조기 착용이나 수술치료
- 동통이 있으면 치료

간호평가 및 결과

- 대상자는 척주측만증의 치료를 이해한다.
- 정상적인 만곡의 척추를 경험한다.

간호 시 고려사항

▶ 등가방과 같은 무거운 물건을 아동기에 운반하는 것이 척주측만층을 유발하지 않는다는 것을 교육한다.

▶ 등 보조기 착용은 대상자들에게 불편하고 사람들 앞에 수줍음의 원인이 된다. 이러한 감정을 서로 이야기 하고 격려한다.

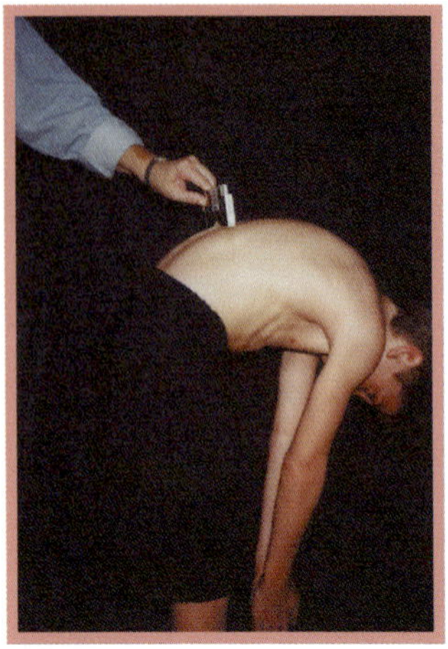

• 척주측만증 조사는 학령기 어린이에게 흔하다.간호사는 몸통의 돌아간 각도를 측정하기 위하여 척주측만계를 활용한다. 어린이는 앞으로 몸을 구부리고 간호사는 척주측만계를 중간 척추인 흉추나 요추뼈 위에 올려 놓고 척추가 옆으로 돌아갔는지를 측정한다. 7도 이상 옆으로 편향된 것은 척주측만증을 나타낸다.

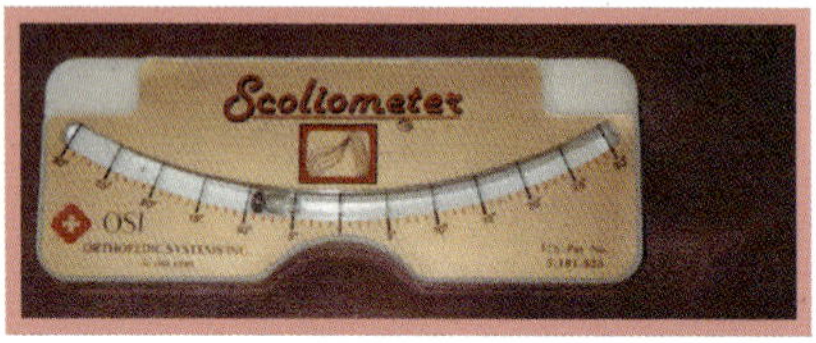

• 척주측만증은 척추의 비정상적인 만곡이다. 주로 어린 시절에 발견되고 치료되어진다.

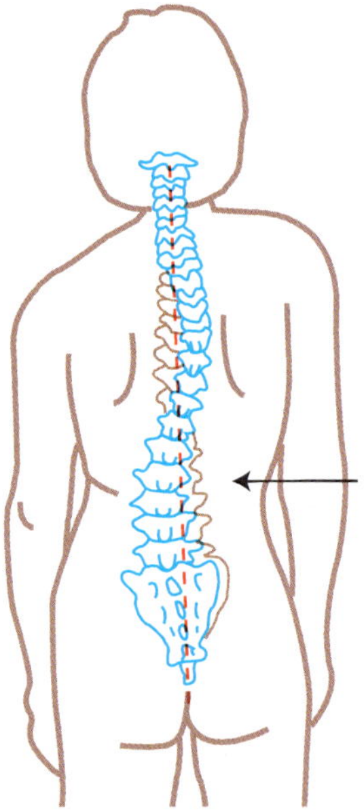

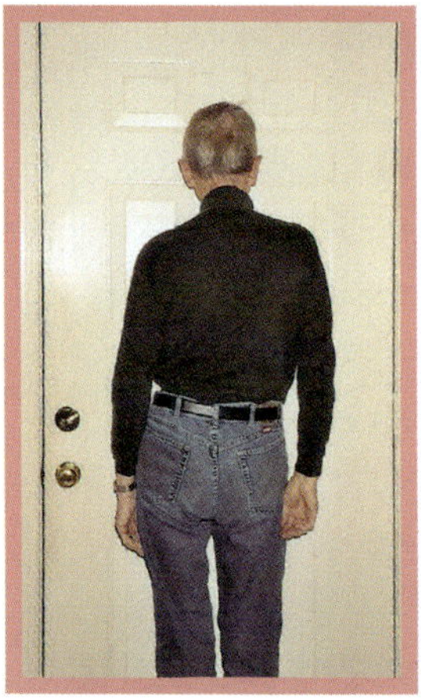

• 각 개인들에서의 척주측만증. 각각에서 평형이 맞지 않는 어깨와 허리를 관찰한다.
• 2A에서는 손끝의 평형이 맞지 않고, 2B에서는 발꿈치의 평형이 맞지 않는다.

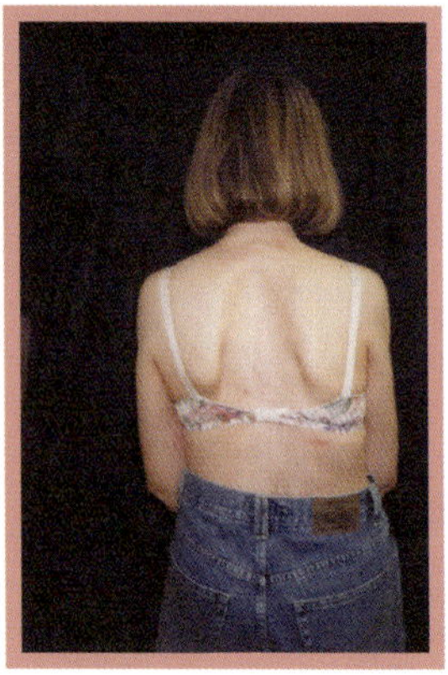

대상포진 Shingles

– 대상포진 혹은 herpes zoster는 학령기에 보통 수두라고 부르는 varicella zoster 에 의한 감염을 이미 경험했을 때 발생하는 동통이 있는 상태이다. 이 바이러스는 대상자의 나이가 들거나 면역 상태가 약해질 때까지 신경세포에 잠복해 있는다. 대상포진은 성인 수두라고도 불리며, 얼굴이나 눈꺼풀, 몸통에 동통이 있는 발진으로 나타난다.

사정

- 수두를 앓은 경험이나 수두 예방접종 과거력
- 얼굴이나 눈꺼풀, 몸통에 붉은 발진이나 수포
- 발적 부위에 타는 듯한 심한 동통

간호계획 및 중재

- 동통을 모니터하고 치료하기
- 영향 받은 부위와 접촉을 최소화하기
- 항바이러스성 약물을 투약하기

간호평가 및 결과

- 대상자는 동통의 조절을 경험한다.
- 대상포진의 원인을 이해한다.
- 대상포진의 치료를 이해한다.

간호 시 고려사항

▶ 대상포진을 가진 대상자는 전에 수두를 앓지 않은 대상자에게 바이러스를 전염시킬 지 모른다. 이전에 바이러스에 노출되지 않은 사람들은 접촉을 피해야한다.

▶ 종양대상자나 AIDS대상자 같이 약한 면역기능을 가진 대상자는 대상포진 고위험군이다.

▶ 태아와 비의도적인 접촉을 예방하기 위하여 임신한 여성은 대상포진 대상자의 딱지가 마를 때까지 대상자를 피해야 한다.

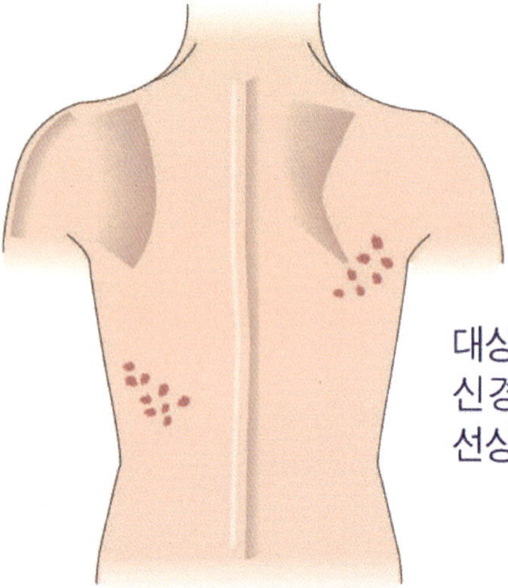

대상포진 모양:
신경 뿌리를 따른
선상 배열

• 대상포진 발진은 주로 신경 뿌리를 따라 나타난다. Herpes zoster virus가 신경 세포에서 나오기 때문이다.

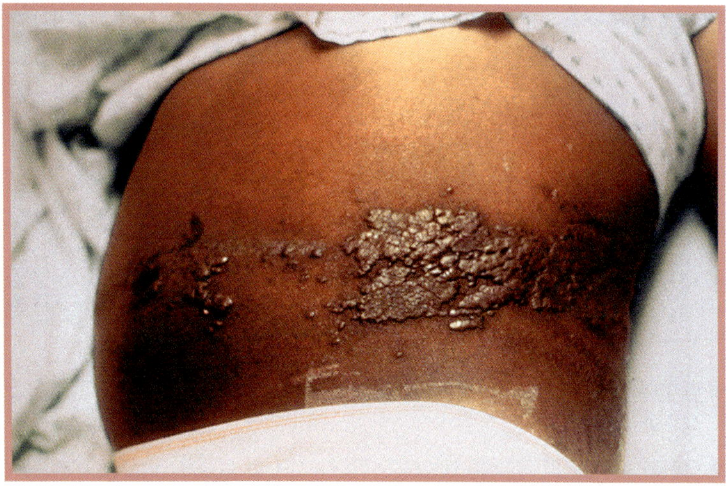

• 대상포진 발적과 발진은 등에서 가슴으로 넓혀진다. 대상포진과 관련된 동통은 매우 심하고 쇠약하게 한다. 심지어 옷에 닿는 것도 동통을 심하게한다.

피부암 Skin Cancer

– 피부암은 피부에서 발견되는 악성종양이다. 피부암에는 기저세포암종(basal cell carcinoma), 편평세포암종(squamous cell carcinoma), 흑색종(melanoma)이 있다. 대부부의 피부암은 햇볕을 피하고 선블락 로션을 사용함으로서 예방할 수 있다.

사정

- 이미 존재하던 주근깨나 사마귀의 모양과 색깔의 변화
- 불규칙한 경계를 가진 비대칭적인 주근깨나 사마귀
- 짙은 갈색, 검은 색이나 푸른색의 주근깨나 사마귀
- 1/4 inch보다 큰 어떠한 주근깨나 사마귀

간호계획 및 중재

- 피부 사정
- 피부암을 예방하는 방법 교육

간호평가 및 결과

- 대상자는 선블락을 활용한다.
- 매달 피부 사정을 시행한다.
- 어떤 불규칙성이 보이면 의료진에게 찾아온다.

간호 시 고려사항

- ▶ 피부암의 치명적인 형태인 흑색종은 지난 10년간 굉장히 증가하였다.
- ▶ 대상자에게 일부러 햇볕에 태우는 태닝은 피부암을 증가시킨다는 것을 교육한다.
- ▶ 대상자에게 매달 피부를 검사하고 변화를 보고할 것을 격려한다.
- ▶ 노화방지 치료(필링, 레이저 치료)는 피부암 발현을 감소시킨다.

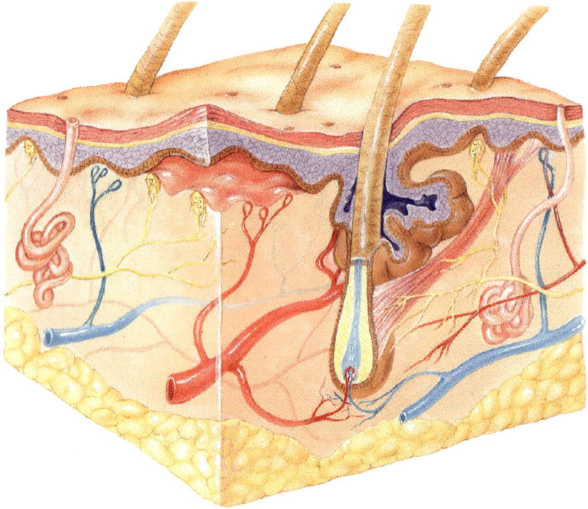

• 피부암은 피부의 가장 바깥쪽 층인 상피에 형성된다. 만약 더 깊은 피부층으로 침투하기 전에 발견되어 제거된다면 피부암은 거의 100% 치유가 가능하다. 피부암을 사정할 때는 모든 피부를 다 사정해야 하며, 특히 햇빛에 노출된 모든 피부를 집중적으로 사정한다.

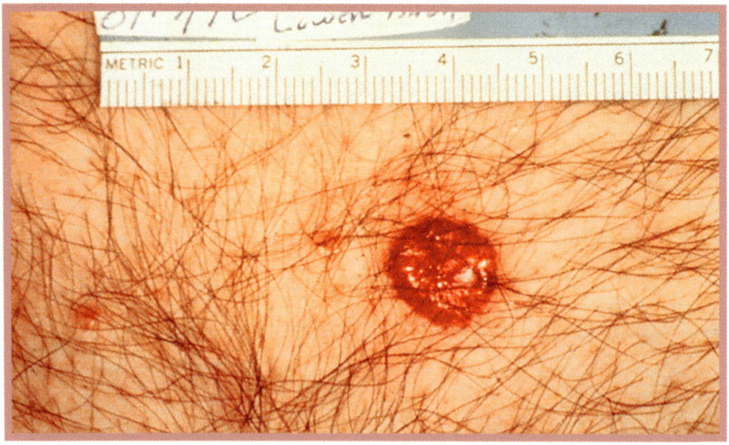

• 기저세포 피부암은 피부암의 가장 흔한 형태이며 모든 암 중 가장 흔한 암이기도 하다. 병변은 작고 적갈색 구진 형태를 띄며 색이 뿌연 진주빛으로 보일 수 있다. 이 사진에서 볼 수 있듯이 중앙 부위가 약간 함몰되어 있으며 가장자리가 융기된 것으로 보일 수 있다. 햇빛에 대한 만성적인 노출이 대부분의 기저세포 피부암의 원인이다.

S

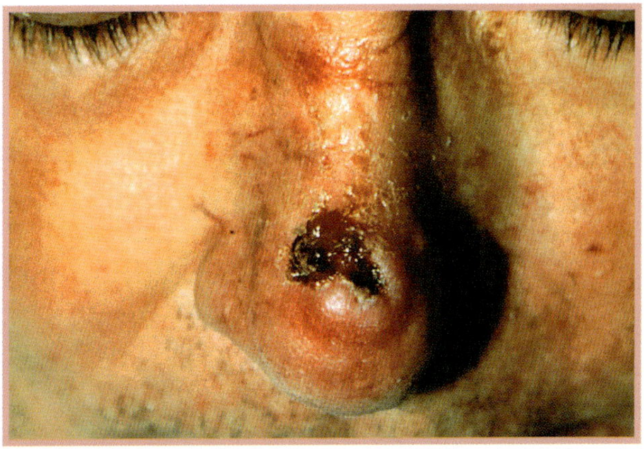

• 편평세포암종은 피부암 중 두번째로 흔한 암의 종류이다. 이 그림에서는 코 위에 발병한 것을 볼 수 있으며, 병변은 가장자리가 비늘같이 벗겨지는 궤양처럼 보인다. 이 암은 입술과 점막에서도 발견될 수 있다. 햇빛에 대한 만성적인 노출은 대부분의 편평세포 피부암의 원인이 된다.

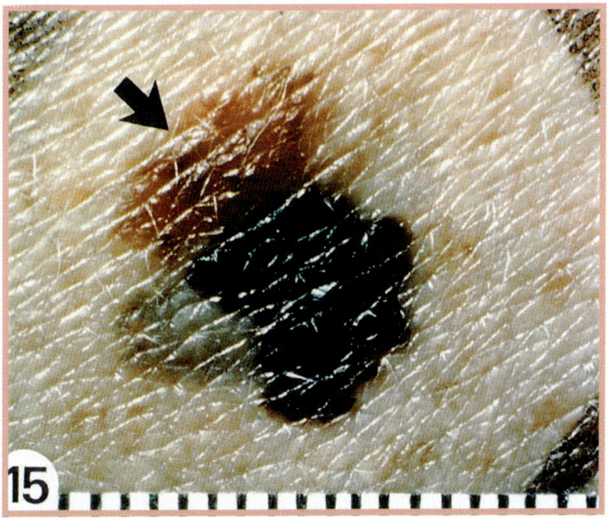

• 악성흑색종은 가장 치명적인 유형의 피부암이다. 이는 멜라닌세포에서 발생하며 이 세포는 피부의 색을 결정하는 멜라닌을 생성한다. 이로 인해 종양의 짙은 흑갈색 또는 보라색의 외양이 설명될 수 있다. 만약 표피 내에 있는 단계에서 진단되고 제거될 경우 거의 100% 치유가 가능하다. 흑색종이 전이될 경우 치료가 어려울 뿐만 아니라 치명적일 수 있다.

매독 Syphilis

– 매독은 매독균(Treponema pallidum) 박테리아에 의해 발생하며, 성적인 접촉으로 전염되거나, 굳은궤양(Chancre)으로도 불리는 초기매독 성기궤양과 접촉하거나, 매독에 감염된 혈액으로 전염될 수 있다. 매독은 보통 증상이 없으나, 치유가 되는 성기궤양을 일으킬 수 있다. 항생제로 치료가 되지 않을 경우, 초기매독은 손, 발의 발진이라는 임상증상을 보이는 2기 매독으로 발전할 수 있는데, 이 발진은 치료를 하지 않아도 없어진다. 치료를 하지 않을 경우 감염은 삼차 매독으로 발전하는데, 이는 내부 기관 손상 및 신경체계까지 전이되고 결국 사망할 수 있다.

사정

- 무방비한(unprotected) 성적 접촉
- 증상이 나타나지 않는 대상자들
- 질, 자궁경부, 페니스, 항문 부위의 병변 (굳은 궤양)
- 신체나 점막의 발진

간호계획 및 중재

- 적절한 치료 수행
- 전파 방지
- 전파에 대한 교육

간호평가 및 결과

- 대상자는 매독 감염에 대한 치료를 받는다 .
- 안전한 성교 행위에 대해 이해한다.
- 최근의 성적 파트너들에게 감염에 대해 알린다.

S

간호 시 고려사항

▶ 임신한 여성은 매독 테스트를 받아야하는데, 치료되지 않은 감염은 태아의 사망을 야기할 수 있기 때문이다.

▶ 매독 감염을 확인할 수 있는 혈청학 테스트는 흔히 거짓양성(false positive) 결과를 보이므로 종종 반복적인 테스트가 필요하다.

▶ 3기 매독 대상자를 간호할 때 보편적인 주의사항을 준수함으로써 의료보호 제공자들에게 감염이 전파되는 것을 예방할 수 있다.

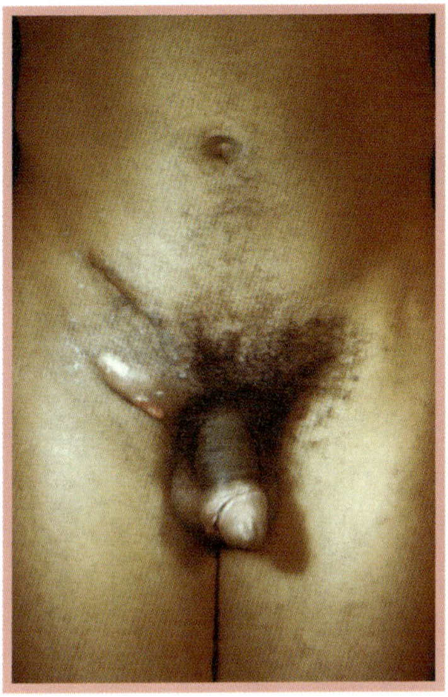

• 여성과 남성 성기의 굳은 궤양 병변. 굳은 궤양 병변은 매독 초기 감염시 발견된다. 굳은 궤양은 전염성이 있으며 그 병변에 접촉하게 되면 매독을 일으킬 수 있다. 병변은 통증이 없고, 매독과 접촉한 후 열흘에서 삼개월 후에 나타난다. 병변은 보통 치료를 하거나 하지 않아도 치유가 된다.

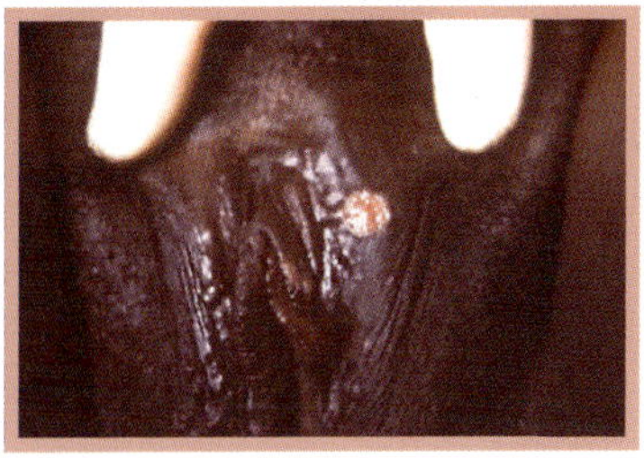

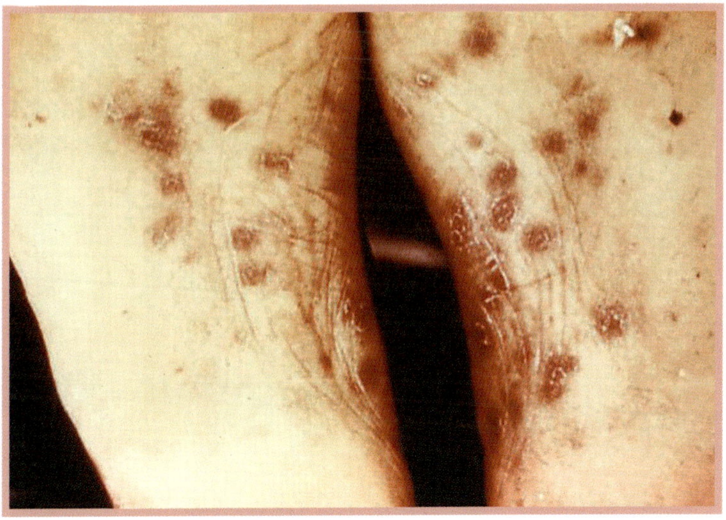

• 치료되지 않은 초기 매독은 이차 매독 감염으로 발전할 수 있다. 그림에서 보여지듯이 신체, 성기주변, 점막, 또는 발 등의 사정 시 발진이 모호하고 구체적이지 않게 보여진다. 탈모, 미열, 목이 아픈 증상과 같은 다른 모호한 증상도 나타날 수 있다. 흔히 대상자들은 매독에 감염된 사실을 자각하지 못하는 경우가 많으며 다른 사람에게 전염시킬 수 있다.

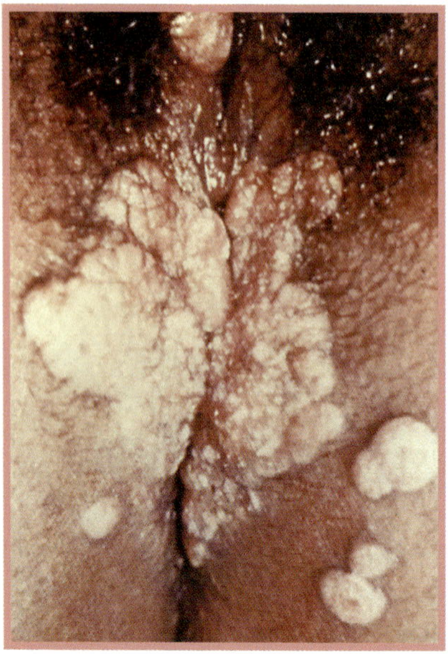

• 편평 콘딜로마는 습기를 머금은 성기주변의 사마귀이다. 이들은 비록 그 자체적으로는 명확히 매독이라고 할 수 없을지라도, 매독의 이차 감염 증상으로 나타난다. 이차 매독 단계 이후에는 대상자들이 어떠한 증상도 보이지는 않지만 계속 감염된 상태인 잠복기에 접어들 수 있다.

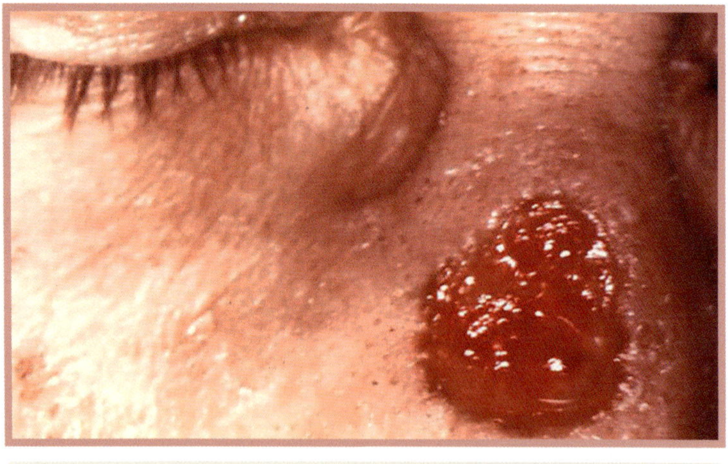

• 육아종의 비 암성 형태의 하나인 고무종은 삼차 매독 감염의 증상이다. 이 그림의 얼굴에서 보듯이 고무종은 간, 폐, 심장 등을 포함해 어디에서나 형성될 수 있다. 삼차 매독은 실명, 심장병, 정신병 및 사망 등을 포함한 심각한 질환을 가져올 수 있다.

S

혈전정맥염 Thrombophlebitis

– 혈전정맥염은 정맥의 염증으로 혈전(thrombus)의 형성을 동반하며, 심부정맥혈전증(DVT)이라고도 불린다. DVT는 하지의 심부 정맥에서 가장 흔히 발생하며, 떨어져 나올 경우 폐색전증을 가져올 수 있다. 비르효의 3징후(Virchow' s triad: 정맥울혈(venous stasis), 혈관 손상, 교란된 혈액응고)가 혈전정맥염의 형성에 있어 핵심 요인이 된다.

사정

- 혈전 부위의 통증, 온기, 붉은 색, 부종
- 열, 권태감
- 피로
- 부종

간호계획 및 중재

- 통증 치료
- 혈전이 있는 사지 상승
- 응고(anticoagulation) 요법
- 말초 맥박(distal pulse) 모니터링
- 폐색전증 모니터링

간호평가 및 결과

- 대상자는 통증이 효과적으로 조절된다.
- 혈전정맥염의 위험 요인들을 이해한다.
- 혈전의 제거를 경험하지 않는다.

간호 시 고려사항

▶ 수술 후 조기 보행(ambulation)의 필요성, 혈전색전성 탄성 양말(TED 호스) 사용의 중요성, DVT 형성 예방을 위한 공기압 박동 장치(pneumatic pulsation device)에 대해 대상자를 교육한다.

▶ 대상자가 공기압 장치를 달고 있는 동안 침상을 벗어나지 않도록 지시한다. 연결된 튜브가 의도치 않은 낙상을 가져올 수 있다.

▶ 대상자가 혈전정맥염을 앓고 있다면 그 부위의 사지에 공기압 장치를 달지 않도록 한다.

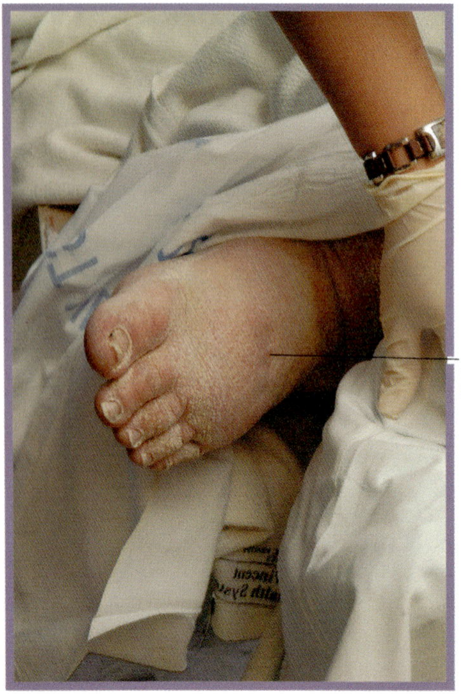

• 혈전정맥염은 혈전 부위에서 먼 곳에 오목 부종을 유발할 수 있다. 발등 동맥을 촉진하는 동안 대상자의 발에 남겨진 간호사의 손가락 자국에 유의한다.

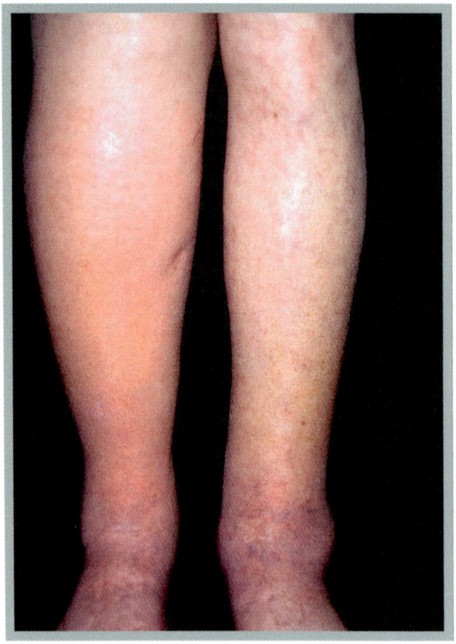

• 혈전정맥염은 해당 사지에 부종, 발적, 통증을 유발한다. 오른쪽 장딴지의 붓기에 유의한다.

T

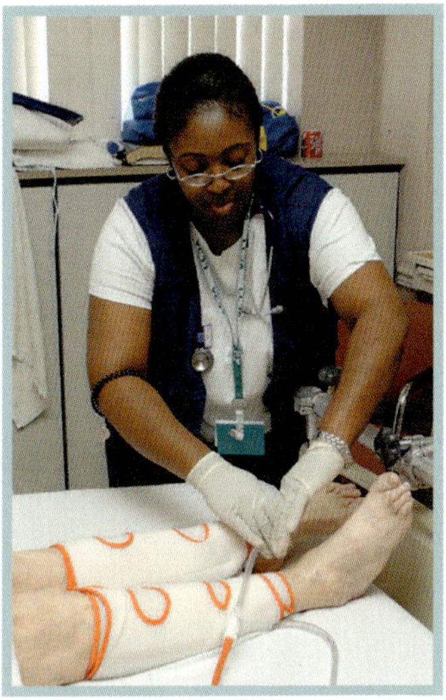

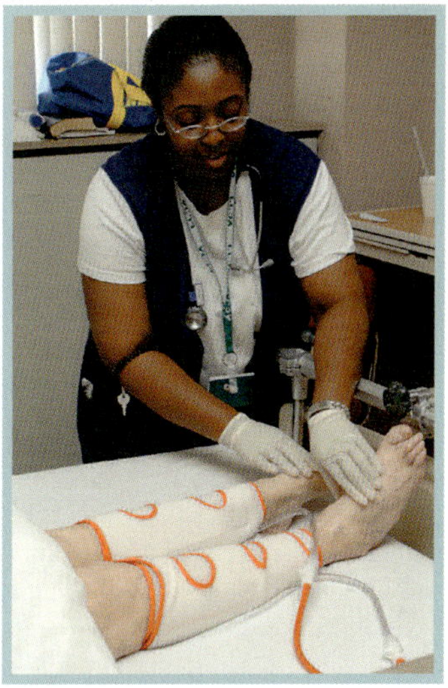

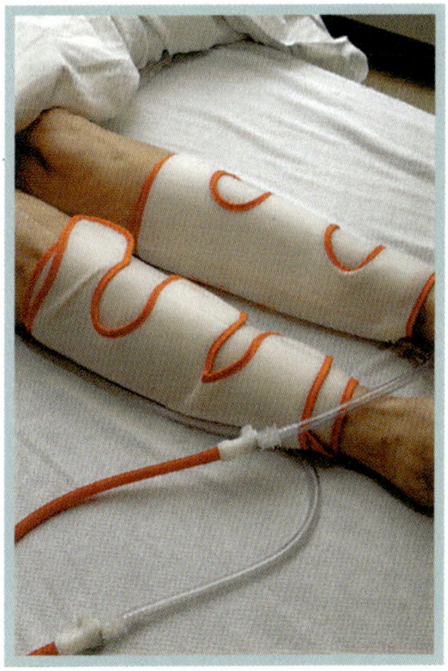

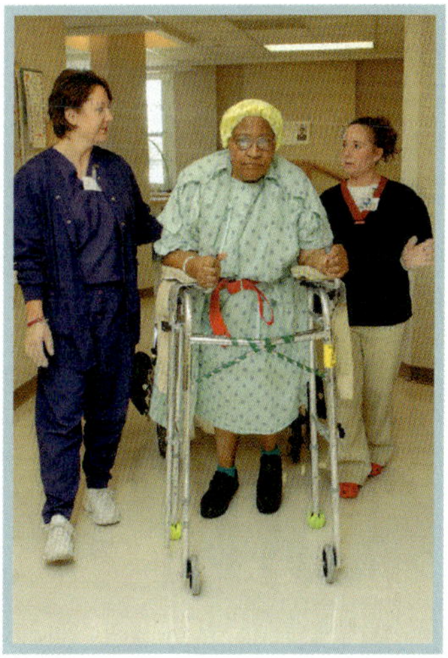

- 폐암의 수술적 치료는 종양과 주변 폐조직만을 제거하는 쐐기 절제술이 있다. 이 수술은 개흉술(흉곽을 여는 것)를 해야하고, 대상자는 수술 후 많은 통증을 느낄 것이다. 폐의 한부분만 제거하기 때문에 대상자는 수술 후 곧 회복 될 수 있다.

- 모든 수술 또는 시술 후 혈전정맥염을 예방하는 데 있어 조기 보행의 중요성이 가장 크다.

외상, 흉부 둔상 Trauma, Blunt Chest

– 흉부 둔상은 흉벽에 외상을 가져오는 일격 또는 힘을 가하는 행위에 의한다. 흉부 둔상은 이로 인한 폐, 심장 또는 대동맥의 손상으로 심장성 쇼크 (심근 손상), 혈액량 감소성 쇼크 (혈액 손실), 또는 저산소증 (폐 손상) 등을 야기하기 때문에 사망률이 높다.

사정

- ABC – 기도, 호흡, 순환 징후
- 손상의 메커니즘
- 쇼크 (저혈압, 빈맥, 실혈의 근거)
- 통증

간호계획 및 중재

- 기도 확보 및 산소 투여
- 수액 투여
- 통증 치료
- 구체적인 상처에 대한 치료

간호평가 및 결과

- 대상자는 기도 개방을 유지한다.
- 효과적으로 산소를 투여한다.
- 적절한 혈압을 유지한다.
- 통증 완화를 경험한다.

T

간호 시 고려사항

▶ 흉부 둔상의 가장 중요한 이유는 자동차 사고이다. 안전벨트의 착용 및 좋은 운전 습관을 갖도록 장려한다.

▶ 대상자가 어떻게 상처를 입었는가에 대한 신속한 사정과 상세 정보의 확보는 빠른 치료에 도움이 되고 궁극적으로 대상자의 생명을 구할 수 있다.

▶ 흉부 둔상 대상자들이 응급실에 도착하면 이들을 치료하는데 팀으로 치료하게 될 것을 예상한다. 심각한 손상에는 많은 치료와 행위들이 동시에 이루어지는 것이 요구된다.

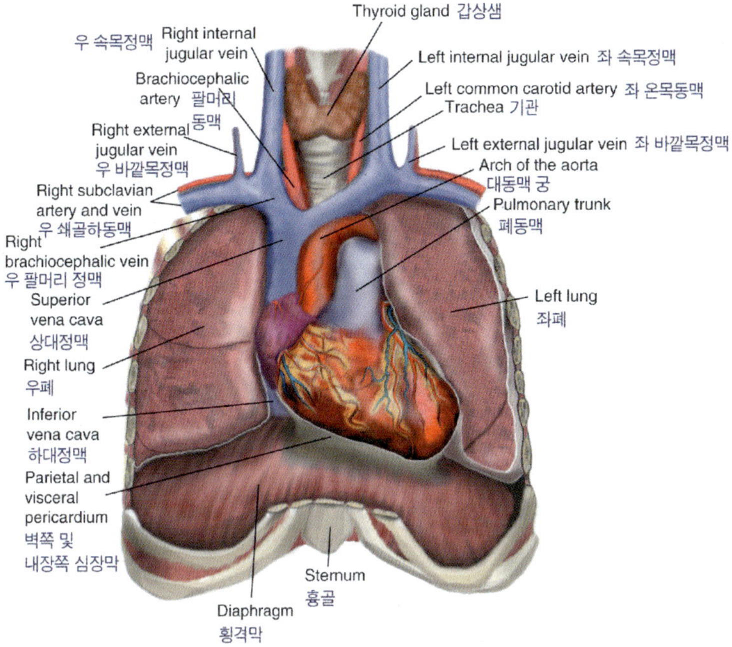

- 흉부 둔상은 손상의 증후를 외부로 나타내지 않을 수도 있지만 이러한 외상은 심장, 폐 및 주요 혈관들을 포함한 흉부의 모든 부위에 영향을 미칠 수 있다.

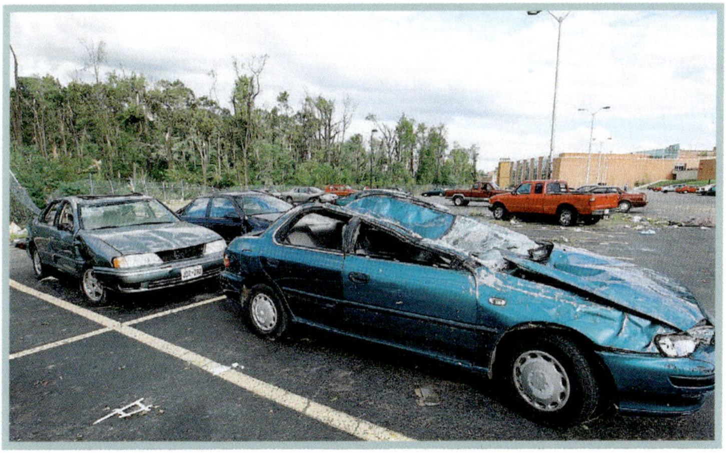

- 이 차를 운전한 사람은 운전대나 계기판에 의해 흉부 둔상을 입었을 가능성이 매우 높다. 자동차 사고는 흉부 둔상의 주요 원인이 된다. 좌석벨트를 매는 것이 흉부 둔상을 줄일 수 있다.

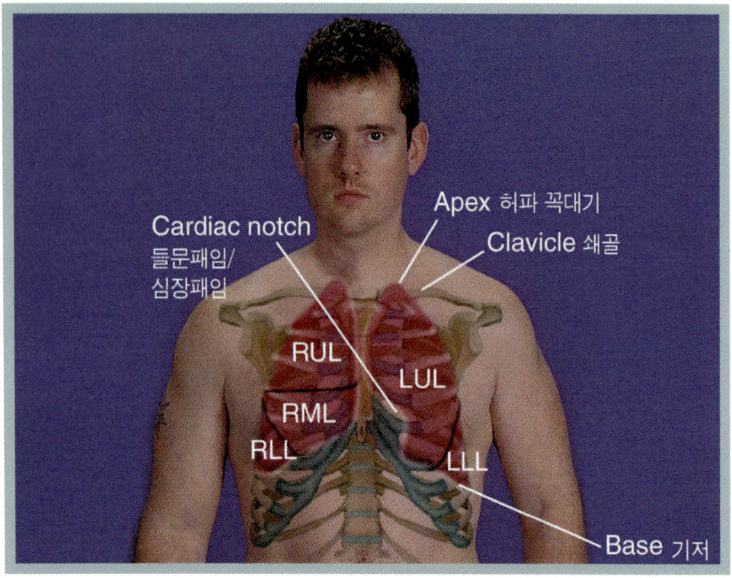

• 모든 흉부 둔상 대상자들에게서 신속히 호흡을 사정하고, 모든 폐 부위에서의 호흡음이 존재하는가를 사정한다. 기흉 및 혈흉이 발생할 수 있다.

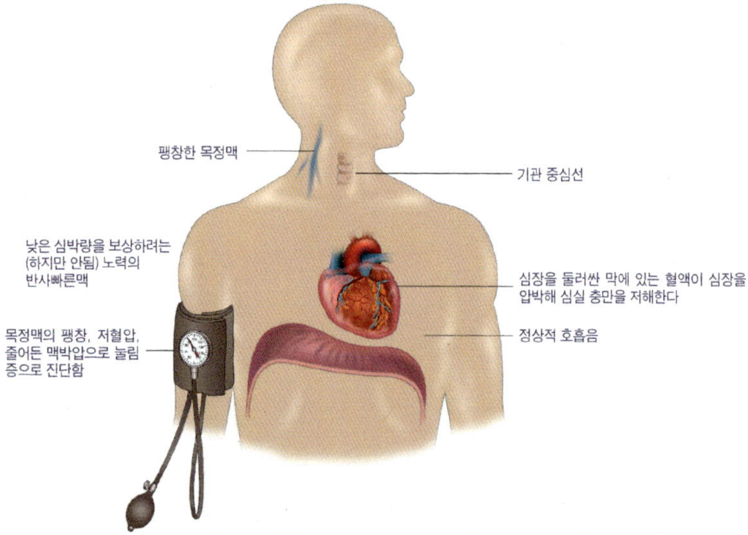

• 흉부 둔상은 혈액이 심장을 둘러싼 막에 축적되도록(심장 눌림증, cardiac tamponade) 할 수 있다. 징후에는 팽창된 목정맥, 빈맥, 저혈압 및 안들리는(muffled) 심장음 등이 포함된다.

T

흉부를 관통하는 외상
Trauma, Penetrating Chest

- 흉부를 관통하는 외상은 총과 칼과 같은 물체에 의해 흉부가 관통하는 모든 외상을 말한다. 흉부 관통 외상은 폐, 심장, 큰 혈관 등으로의 손상이 부가적으로 일어나고 심인성 쇽(심근 손상), 저혈량 쇽(혈액손실), 저산소증(폐 손상)으로 사망에 이를 수 있어 중요한 의미가 있다.

사정

- ABC's – 기도, 호흡, 순환 증상
- 상처의 입구와 출구(총상)
- 찔린 부위의 박동(칼로 인한 손상)
- 쇼크(저혈압, 빈맥, 혈액 손실)
- 통증

간호계획 및 중재

- 기조 확보 및 산소 적용
- 수액 공급
- 통증 관리
- 상처의 드레싱 적용
- 찌른 물체가 움직이지 않도록 지지, 절대 제거하지 않기

간호평가 및 결과

- 기도가 유지된다.
- 효과적으로 산소화가 유지된다.
- 적정한 혈압을 유지한다.
- 통증이 경감된다.

간호 시 고려사항

▶ 병원 도착 전의 신속한 흉부 관통 상처의 치료가 사망률 저하에 영향을 미친다.

▶ 수혈에 대비하여 수혈 동의서를 받는다.

▶ 폭력 상황이 의심될 경우, 병원 보안팀에 알린다.

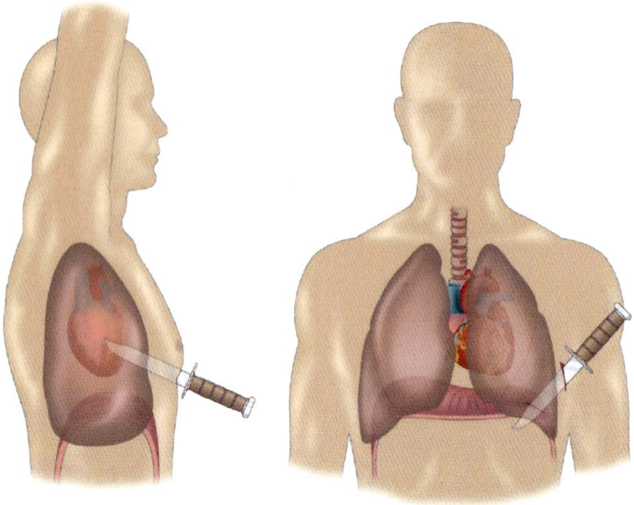

유두선 또는 그 아래 부위로 찔린
상처는 복부를 관통하는 경우가 많다.

- 흉부 관통 상처는 외관상으로는 작지만, 기저 조직과 기관에 심각한 손상이 될 수 있다. 심장과 폐의 손상으로 저산소증과 혈액손실이 발생하며, 척수 손상은 마비를 일으킬 수 있다.

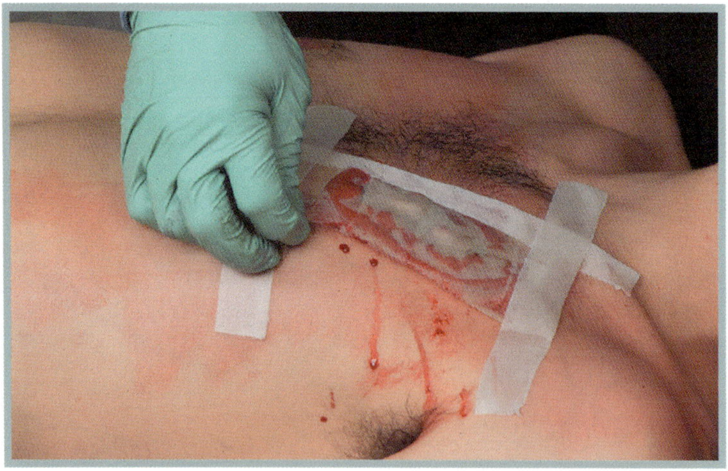

- 총상의 출구와 같이 흉부를 관통하는 상처는 대체로 개방상처로 둔다. 상처를 멸균드레싱으로 덮어주는데, 세 면은 밀봉하고 마지막 한 면은 환기구 역할을 하기위해 남겨둔다. 정상적인 해부가 파괴되었으므로 흉막강 안에 잡혀있는 공기가 나갈 수 있도록 하고, 호기시 공기가 밖으로 나가는 길로써 기능한다.

T

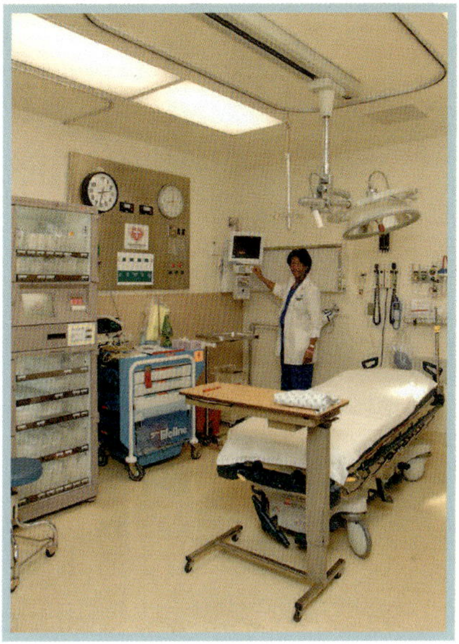

- 응급실은 외상대상자에게 필요한 모든 시설이 완벽한 외상 대상자실을 준비한다. 제세동기, 흉관, 인공기도, 적절한 조명, 응급수술장비 등은 외상대상자실에 준비되어야 한다. 그림에서 파란색 카트는 응급 약품을 보관하며, 큰 시계는 약물 투여와 치료가 시작될 때 기록을 위한 것이다.

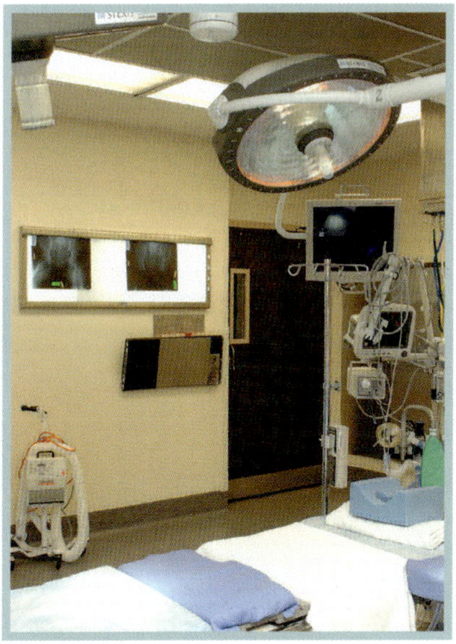

- 수술 구역은 응급실에서의 초기 안정 후, 흉부 관통 외상의 교정이 필요한 경우를 위해 준비되어 있다. 수술 구역은 수술의가 수술 완료 전 손상을 볼 수 있도록 흉부 방사선 영상을 볼 수 있어야 한다.

결핵 Tuberculosis

– 결핵은 마이코박테리움에 감염에 의한 폐의 만성적인 감염으로, 폐에 결절을 형성한다. 결절(tubercles)은 흉부 가슴 X-ray에 작은 결절(nodules)로 보이며, 임파구와 상피세포로 구성되어 있다. 결핵균은 흡입된 비말로 인해 몸으로 침범한다.

사정

- 기침, 객혈
- 발열, 오한
- 체중 감소
- 야간 발한
- 허약

간호계획 및 중재

- 음압 병실로 대상자를 옮긴다.
- 산소 적용 및 흉부 물리요법
- 결핵에 대한 약물 요법
- 적절한 영양과 수분 섭취 격려
- 자주 쉬는 시간을 갖도록 한다

간호 평가 및 결과

- 적절한 산소화를 유지한다.
- 결핵 감염을 효과적으로 극복한다.
- 적절한 영양과 수분섭취를 유지한다.
- 결핵의 감염과 치료에 대해 이해한다.

간호 시 고려사항

▶ 인간면역결핍 바이러스 감염 대상자와 암 대상자와 같이 면역질환이 있는 대상자는 결핵에 노출될 위험성이 높다.

▶ 다재내성 결핵(multiple drug resistant tuberculosis, MDR-TB)이 증가하고 있어 대상자에게 적절한 약물 요법이 반응이 없을 경우, 비전통적인 약물 요법이 필요할 수 있다.

▶ 방문객은 비말 감염 주의사항에 대해 이해하고 따라야 한다.

▶ 의료진은 비말 감염 방지를 위해 분진마스크를 쓰는 방법을 알아야 한다.

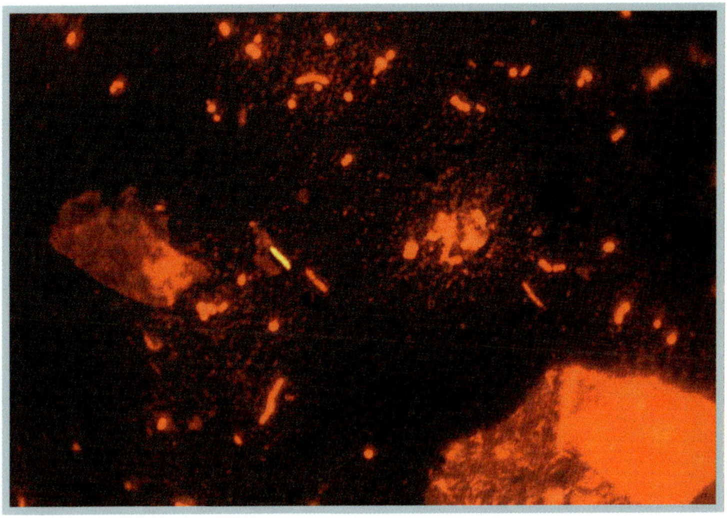

• 결핵은 마이코박테리움 결핵 바실러스균에 의한 감염이다. 밝은 오렌지색으로 보이는 것이 객담 검체에 존재하는 바실러스균으로 결핵을 진단하는 데 가장 정확한 검체 형태이다.

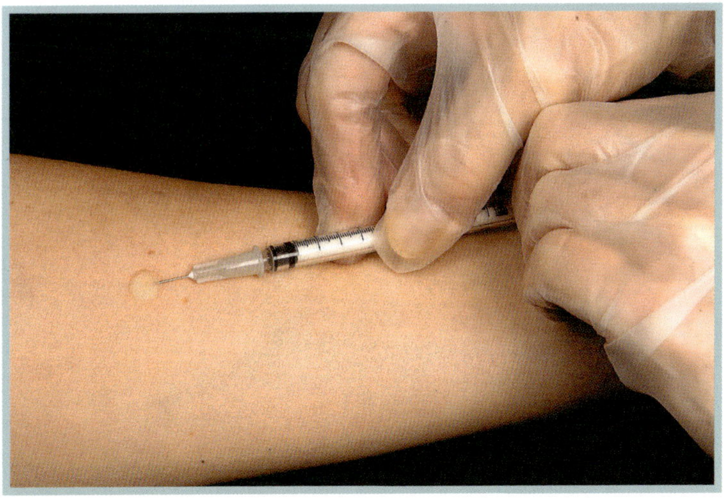

• 튜베르쿨린 반응 검사는 결핵 감염 여부를 확인한다. 검사를 위해 경결을 만든다. 양성 반응일 경우, 주사 부위가 부풀어 오르고 빨갛게 되며, 흉부 X-선 검사를 실시한다.

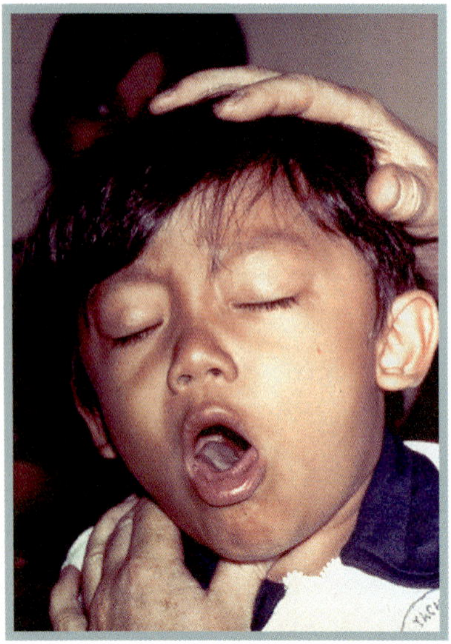

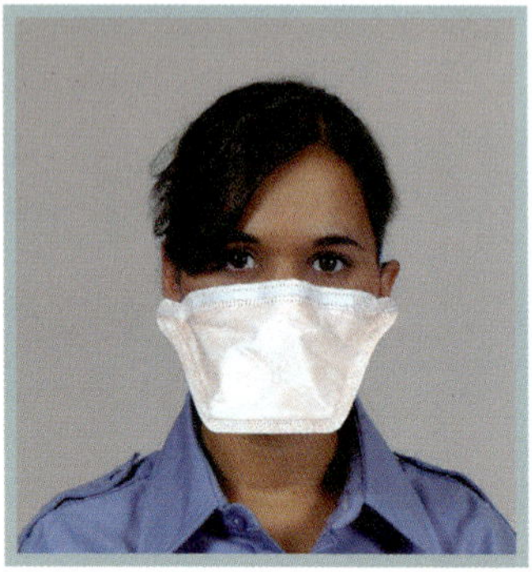

• 기침, 야간 발한, 발열 및 오한 등은 결핵 대상자 사정 시 흔한 증상이다. 결핵이 의심되면, 대상자와 가까이 접촉하는 사람들도 검사를 받아야 한다.

• 의료진은 공기 감염 예방책을 지켜야 한다. 결핵 대상자는 음압 병실에 머무르게 하고, 의료진과 다른 대상자들을 위해 N-95 분진마스크를 착용하도록 한다.

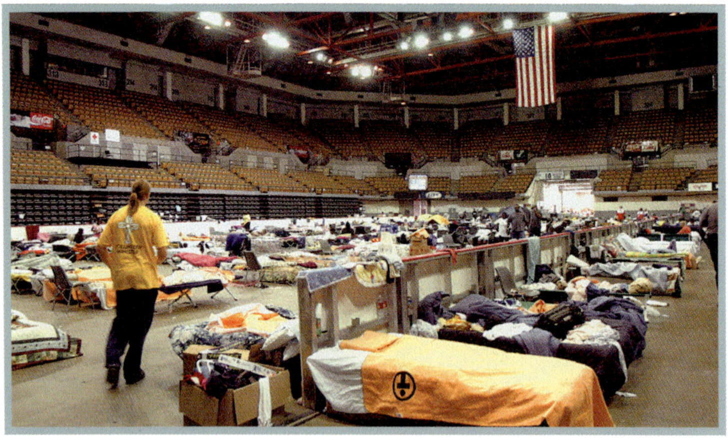

• 수용소 또는 대중 밀집지역에 사는 사람들은 결핵에 걸릴 위험성이 높다. 왜냐하면 결핵은 감염된 사람의 기침을 통해 나온 작은 방울을 흡입하는 것에 의해 발생하는 비말 감염 질환이기 때문이다.

T

두드러기 Urticaria

- 두드러기는 피부의 부종과 윤곽이 뚜렷한 발진을 동반한다. 두드러기는 급성 또는 만성적이며 대체로 양성인 아나필락시스 형태이다. 두드러기는 독립적으로 발생할 수도 있고, 혈관 부종과 아나필락틱 쇽을 포함한 보다 더 심각한 아나필락시스 형태로 나타날 수 있다.

사정

- 국소적 적용 제품, 음식 섭취, 약물, 벌에 물린 경험 등의 최근의 변화에 대한 질문
- 활력징후(저혈압, 빈맥, 아나필락틱 쇽의 증상)
- 병변 부위
- 가려움증 여부

간호계획 및 중재

- 활력징후와 기도 감시
- 항히스타민제제(diphenhydramine)를 사전에 투여하고, 필요한 경우 에피네프린(epinephrine)을 투여
- 알레르기원 제거와 차가운 목욕으로 가려움증을 치료

간호평가 및 결과

- 두드러기에 대해 신속하게 치료된다.
- 적절한 혈압과 기도 유지한다.
- 두드러기의 원인과 치료에 대한 이해한다.

간호 시 고려사항

▶ 알레르기원(벌에 물리는 것과 같은)에 대한 반응으로 두드러기와 혈관부종이 동반한 대상자일 경우,

▶ 병원 밖에서는 두드러기의 신속한 치료를 위해 에피네프린 에피펜(Epi-pen)이 필요하다.

▶ 병원에서는 새로운 약물을 처음 투여 받는 대상자에게서 두드러기와 아나필락틱 쇽의 위험성이 높다.

▶ 간호사는 입원 시 정보조사를 할 때 알르레기와 두드러기, 호흡 곤란, 두통과 같은 대상자가 경험한 알레르기 반응을 기록해야 한다.

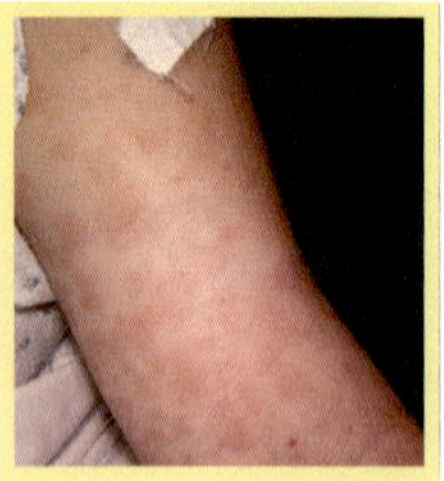

- 두드러기는 심각한 알레르기 반응증상의 하나이며, 빨갛게 부은 반점을 포함한다. 전신에 발생하며 대체로 심한 가려움을 동반한다. 두드러기의 원인은 기록되어야 하고, 과민 반응으로 보고되어야 한다.

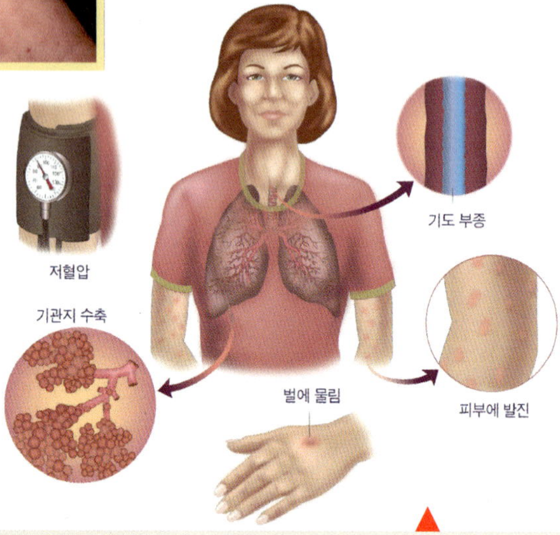

- 피부는 과민 반응이 일어나는 많은 기관중 하나이다. 아나필락시스라 불리우는 심각한 과민 반응은 두드러기, 기도 부종과 수축으로 인한 숨이 참, 저혈압 등을 포함한다. 치료하지 않을 경우 사망에 이른다.

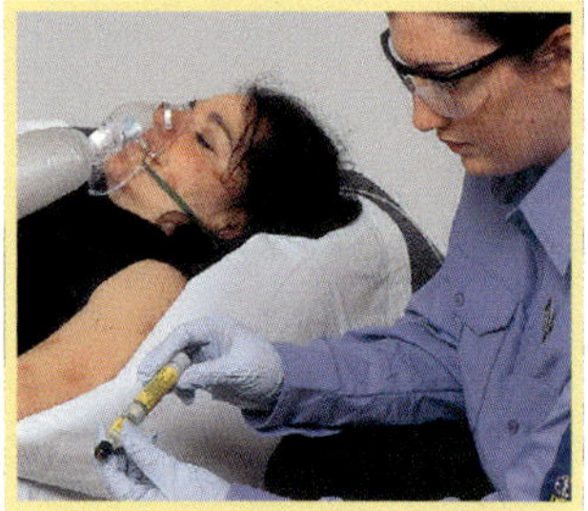

- 대상자의 얼굴과 팔에서 빨갛게 부어오른 반점을 관찰한다. 만약 대상자에게 두드러기가 발생한 경우, 즉각적인 의학적 치료가 제공되어야 한다. 의학적 치료는 대체로 DRAMINE(항히스타민제제)의 투여이다. 대상자가 숨이 차고 아나필락시스가 의심될 경우, 그림과 같이 산소와 에피네프린 투여가 적용된다.

U

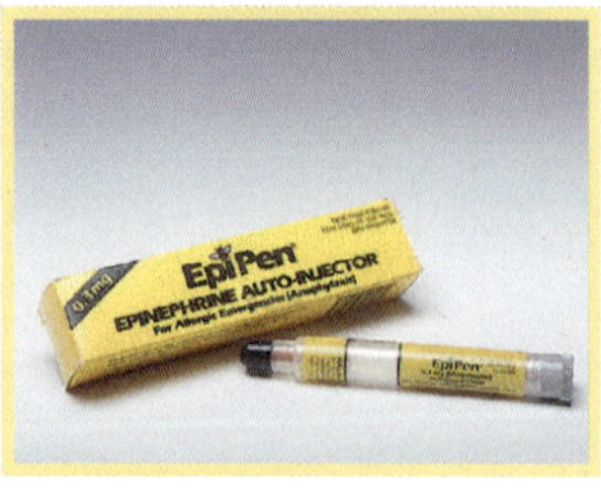

- 대상자에게 심각한 과민 반응이 있을 때, 에피네프린 펜(EPI-PEN)이 처방된다. 에피펜은 일회 사용이며, 에피펜의 에피네프린을 스스로 주사할 수 있는 양을 자가 주사기를 통해 쉽게 투여할 수 있다. 일단 심각한 알레르기 반응을 경험하면, 앞으로의 알레르기 반응에 신속히 대비하기 위해 에피펜을 소지하여야 한다.

정맥류 Varicose Vein

– 정맥류는 근육을 지지하는 혈관이 약해져 확장된 혈관을 말한다. 다리의 복재정맥이 흔히 영향을 받으며, 가족력의 경향이 있다. 혈전성정맥염, 비만, 임신, 장시간 서 있는 것 등이 위험 요소이다.

사정

- 확장되며 구불구불한 푸른 혈관
- 다리 통증
- 모세혈관 충만 지연
- 정맥류의 가족력

간호계획 및 중재

- 체중감소
- 운동
- 탄력 스타킹 사용
- 장시간 서 있는 것을 피함

간호평가 및 결과

- 정맥류의 원인과 치료방법을 이해한다.
- 다리 통증의 감소를 경험한다.
- 서 있을 경우, 탄력 스타킹을 사용한다.

간호 시 고려사항

▶ 정맥류는 약 60%의 여성에게서 나타난다. 정맥류에 대한 관심은 미용 효과에 대한 것이 지배적이다.

▶ 장시간 서 있는 경우 탄력스타킹의 착용은 정맥류의 발병과 심각성을 줄인다.

▶ 탄력스타킹의 정확한 착용을 위해 종아리 둘레와 다리 길이를 측정한다.

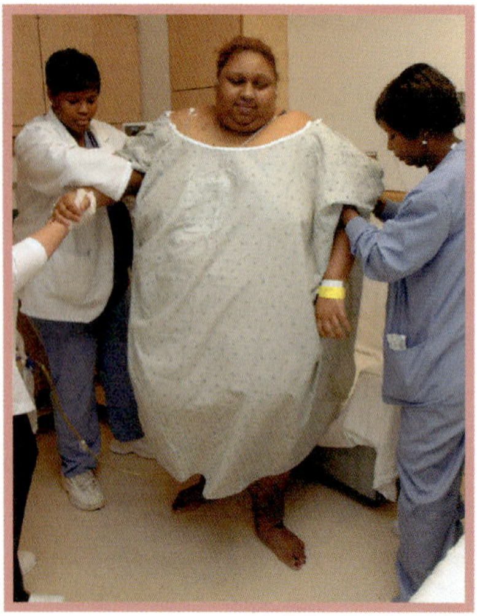

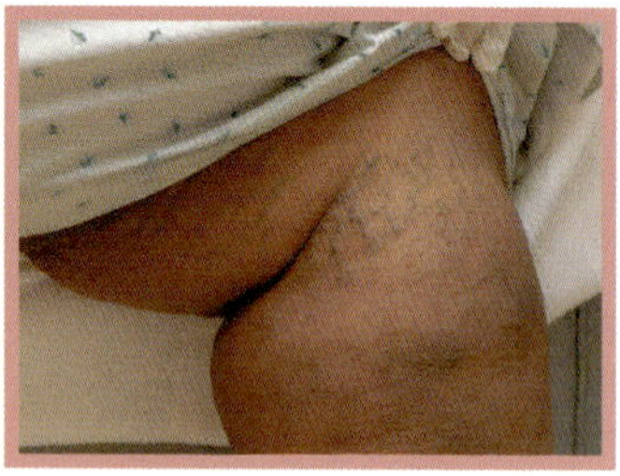

• 1기 압력 궤양은 피부가 발적되어 있지만, 피부에 손상은 없다. 이 시기에 치료가 시작된다면, 더 이상의 파괴는 예방될 수 있다.

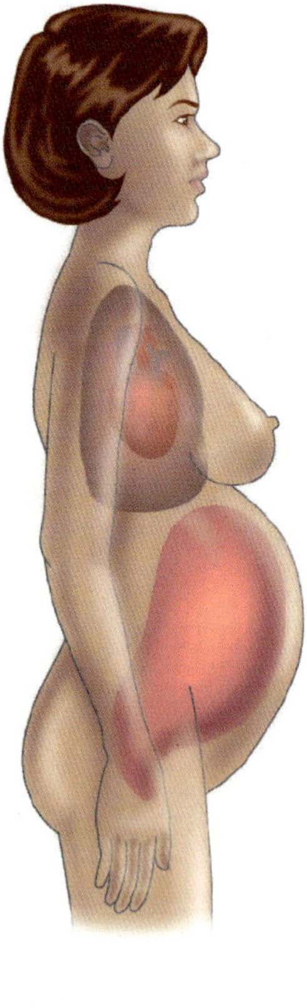

• 복압을 증가시키는 어떠한 것도 정맥류를 유발할 수 있다. 정맥류는 흔히 복압을 상승시키는 임신 중에 나타난다. 임산부는 정맥류 방지를 위해 오래 서 있는 것을 피하도록 한다.

V

정맥울혈궤양 Venous Stasis Ulcers

– 정맥울혈궤양은 피부괴사, 개방상처, 가피형성를 일으킬 수 있는 피부의 미란을 의미한다. 정맥울혈궤양의 약 75%는 만성적 정맥 혈류부전로 인해 발생한다. 다른 위험 요소로는 당뇨, 동맥혈류부전, 신경병증, 화상, 노화, 기타 혈액 장애 등이 있다.

사정

- 궤양 부위의 통증
- 영향을 받은 발과 다리의 부종
- 감염이 있거나 혹은 없는 개방 상처
- 아래쪽 다리와 발의 갈색 또는 보라색의 색소침착

간호계획 및 중재

- 일반적 상처 간호
- 적절한 영양 공급
- 통증 치료
- 상처 사정에 대한 기록
- 괴사조직을 제거하는 기계적 방법인 죽은 조직제거술이 치료 효과를 높일 수 있음

간호평가 및 결과

- 상처가 치유된다.
- 적절한 통증 관리가 이루어진다.
- 상처의 원인과 치료법을 이해한다.

간호 시 고려사항

▶ 정맥울혈궤양은 만성상처의 가장 주요한 원인이다. 많은 정맥울혈궤양이 치유되는 데 수개월간 주의 깊은 치료가 필요하다.

▶ 압박스타킹의 사용은 정맥울혈궤양의 발병과 심각성을 감소시킨다.

▶ 대상자의 한쪽 다리에 국한된(양쪽이 같지 않은) 부종과 통증(심부정맥혈전증의 증상)을 감시한다.

▶ 정맥울혈은 혈전성 정맥염의 위험성을 증가시킨다

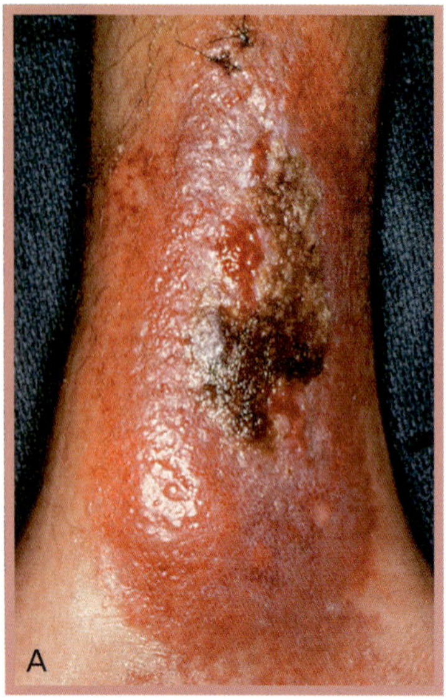

• 만성 정맥순환부전은 가장 흔한 정맥울혈 궤양의 원인으로 하지에 발생한다. (A)피부가 손상된 부위에서 빨갛게 된 부위에 유의한다.

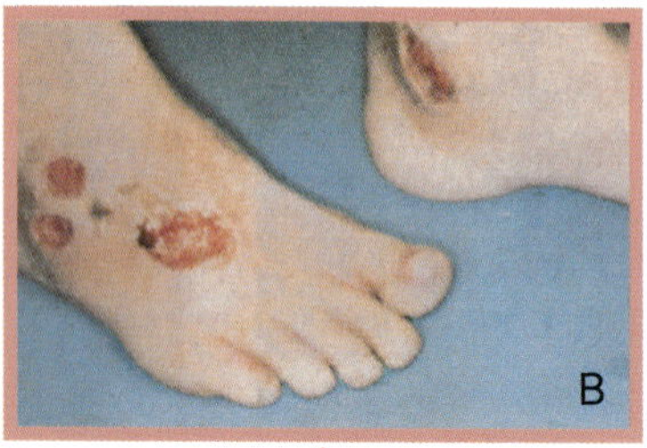

• (B) 정맥성 궤양은 주로 원형 모양을 나타난다. 손상 부위로 순환이 원활하지 못하여 치유가 어렵다.

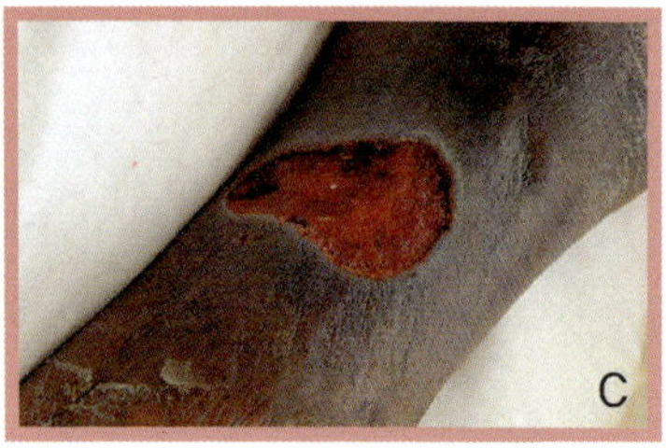

• (C) 외과적 죽은조직제거술이 정맥울혈궤양의 치료를 증진시키기 위해 필요할 수 있다. 위의 정맥성 궤양에서 깨끗한 상처의 가장자리를 관찰한다.

V

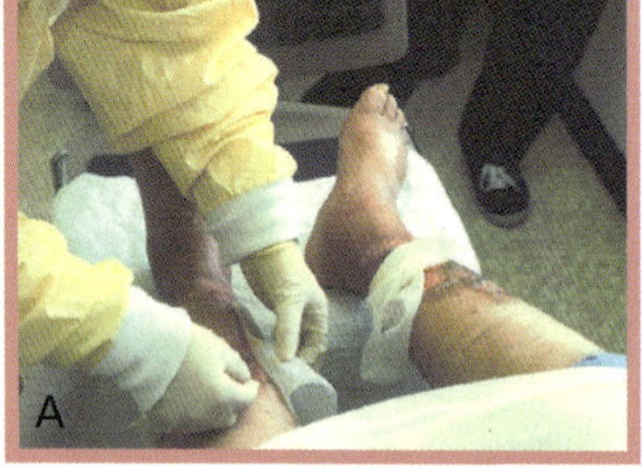

• 처방에 따른 주의 깊은 상처 치료는 정맥성 궤양의 치료를 좋게 한다.
• (A) 이전의 드레싱을 조심스럽게 제거한다. 밴드가 건조하고 궤양부위에 달라붙어 있어, 제거 시 더 심한 손상이 나타날 수 있다.

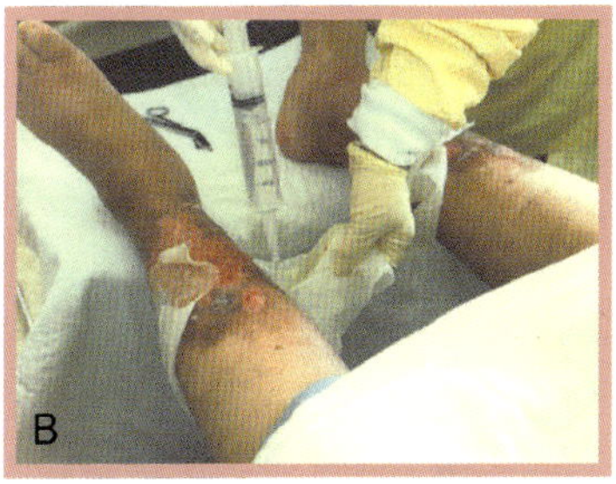

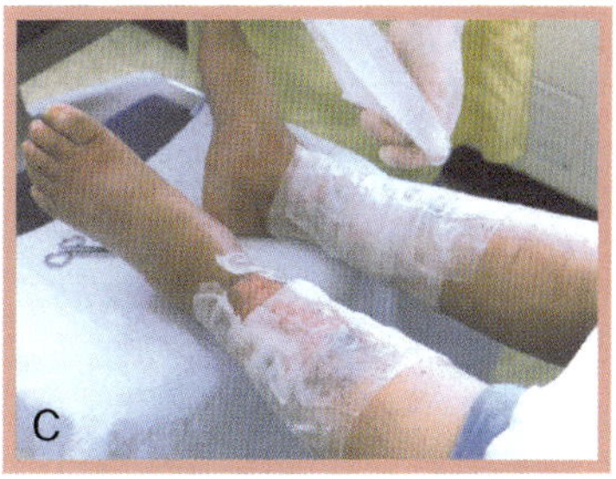

- (B) 처방된 수액으로 상처를 세척한다. 상처의 모양을 기록하고 삼출물이 있다면 삼출물에 대해서도 기록한다. 궤양부위의 갈색의 색소침착 변화를 기록한다. 이런 색깔 변성은 만성 정맥순환부전에서 나타나는 사정 결과이다.

- (C) 상처에 처방된 소독과 연고를 적용한다.

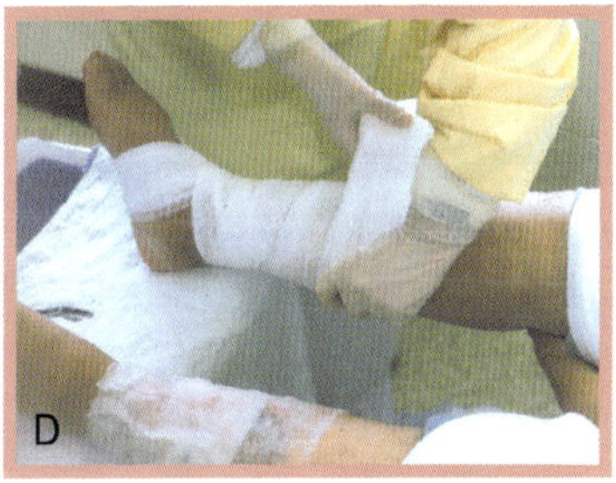

- (D) 대상자의 최대 움직임 범위를 고려하여 드레싱을 적용한다. 발목의 움직임은 제한이 없어야 함을 명심한다. 부종 유무, 색깔, 온도, 맥박 등을 사정하기 위해 드레싱 시에는 발가락과 족배동맥을 고려한다.

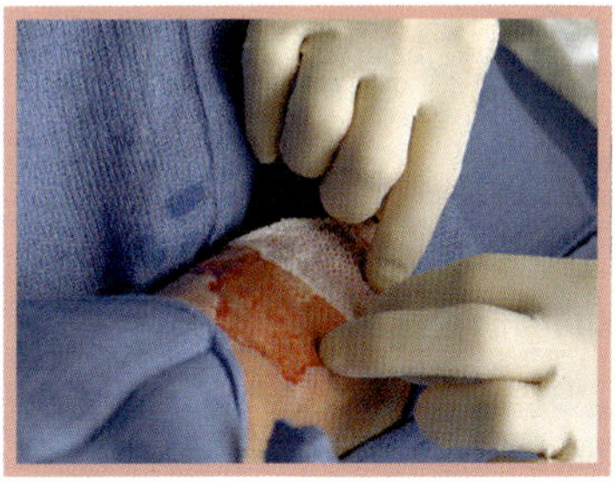

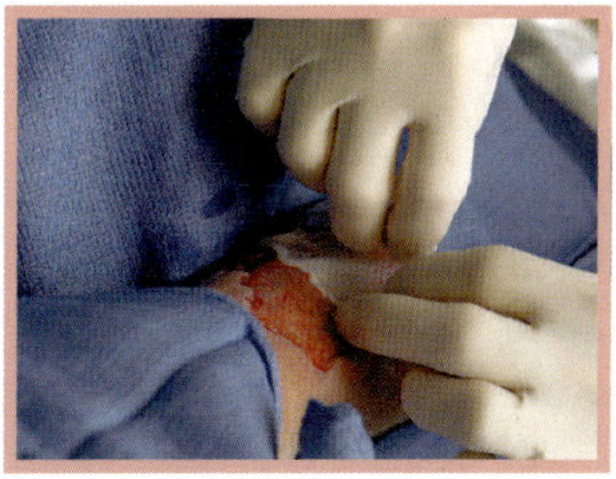

- 정맥울혈궤양의 또 다른 치료 방법은 피부이식이다. 사진과 같이 죽은조직제거술을 한 상처는 피부 이식 물질이 상처에 직접적으로 적용된다. 수술 부위는 감염이 발생하지 않도록 한다.

사마귀 Warts

– 사마귀는 피부의 표피층에 발생하는 양성종양으로 바이러스에 의해 발생한다. 사마귀를 가장 흔하게 일으키는 바이러스는 사람유두종바이러스(human papillomavirus, HPV)이다. 사마귀의 전파는 일상적 접촉과 성적 접촉을 통해 나타난다. 사람유두종바이러스는 생식기의 사마귀의 주 원인이며, 많은 여성에게서 자궁경부암의 원인이기도 하다.

사정

- 피부와 점막에서 작고, 단단하게 올라와 있는 부위
- 자극 시 통증과 출혈이 있을 수 있음

간호계획 및 중재

- 손 씻기를 자주 시행
- 대상자에게 사마귀의 발생원인(일상적, 성적 접촉)을 교육
- 산성 용액의 적용, 레이저를 이용한 제거, 전기소작 등의 의학적 치료
- 민간요법은 사마귀가 사라질 때까지 강력접착테이프를 적용하거나 처방전 없이 살 수 있는 국소 사마귀 요법제 등을 포함
- 생식기 사마귀 치료에서는 민간요법 사용하지 않도록 한다.

간호평가 및 결과

- 사마귀 치료법을 이해한다.
- 효과적으로 사마귀를 치료한다.

간호 시 고려사항

▶ 대상자에게 사마귀는 감염성이라는 점을 교육한다. 단 개구리, 작은 동물을 만져서 생긴 사마귀는 제외한다.

▶ 3 차례의 HPV 예방접종은 9–13세 여자아이에게 현재 적용 가능하며, HPV 감염에 의한 자궁경부암 발생 위험을 감소시킬 수 있다.

▶ 성관계를 통한 감염질환에 걸리는 기회를 없애기 위한 유일한 방법은 성생활을 자제하는 것임을 강조한다.

W

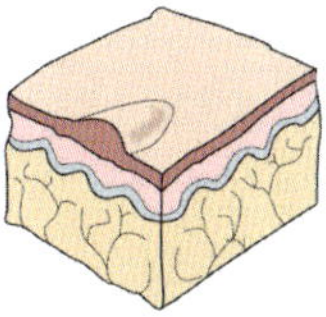

구진 papule :
직경이 0.5cm 이하의 단단하고
올라와 있는 병변

• 사마귀는 생식기 주변과 구강 피부의 표피에서 발견되는 단단하게 올라와 있는 구진이다. 사마귀는 하나 또는 무리지어서 형성된다.

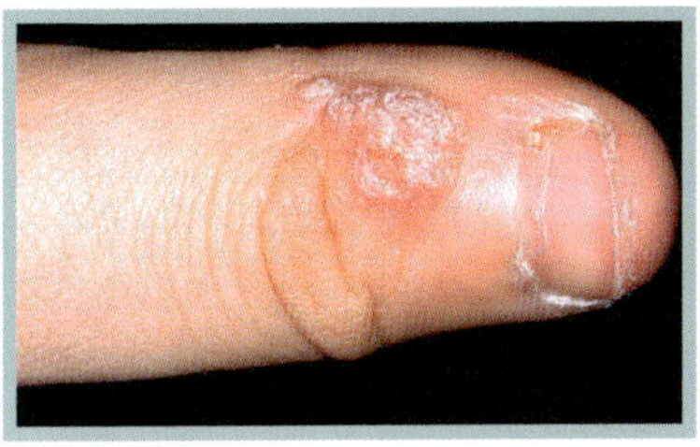

• 사마귀는 흔히 학동기 아동의 손가락 또는 엄지손가락에서 발생한다. 사람유두종바이러스는 학교와 같이 일상적인 접촉을 하는 환경에서 아동과 아동 간에 전파된다. 사마귀는 처방전 없이 살 수 있는 제품을 포함하는 간단한 치료에 반응한다.

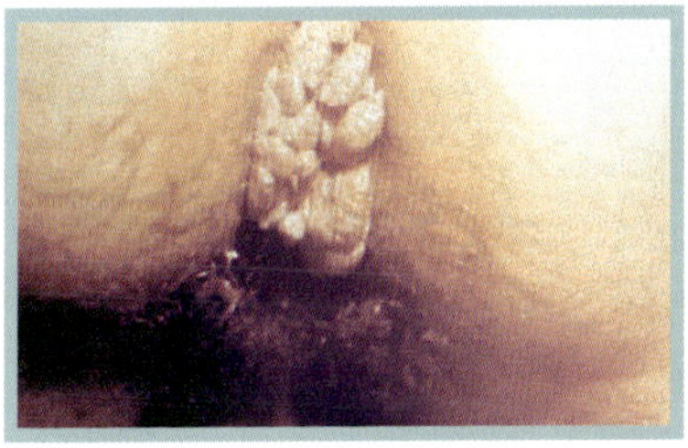

• 항문의 사마귀. 사마귀는 항문주위, 음경, 질에 성적 접촉을 통해 전파된다. 생식기 감염의 대부분은 통증이 없다. 생식기 사마귀는 의료진의 치료로 사라지지만, 바이러스가 남아있고 여전히 타인에게 감염시킬 수 있다.

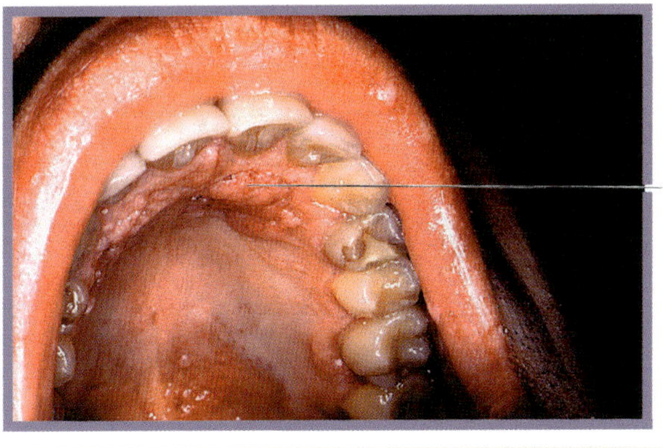

구강의
인간유두종바이러스

• 사람면역결핍바이러스 감염대상자와 같이 면역기능이 저하된 대상자는 사람유두종바이러스에 감염될 위험성이 높다. 구강의 사마귀는 드물게 나타나며, 절개, 레이저, 냉동치료를 통해 치료한다.

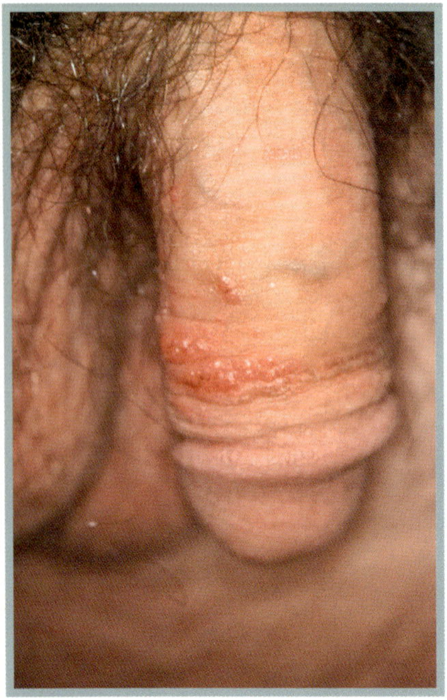

- 음경의 사마귀, 생식기 사마귀를 동반한 남성에서 알려진 암 발생 위험성은 없다.

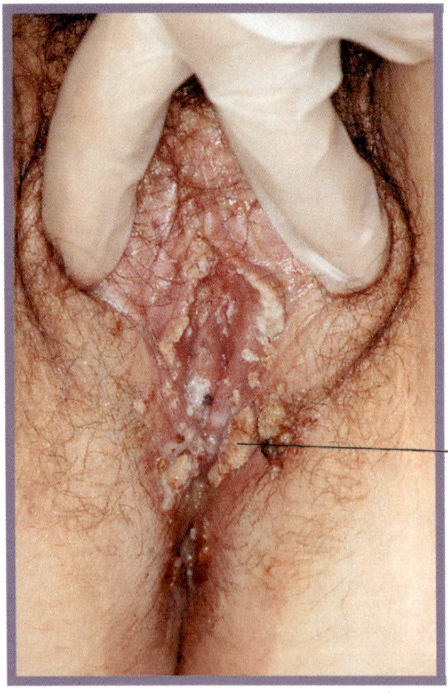

- 질 주변의 사마귀. 화학적 피부염 또는 국소 치료제로 인한 자극에 주목해야 한다.
- 많은 의료진들은 여성의 자궁경부암의 위험성을 줄이기 위해 성 생활을 하기 전에 사람유두종 바이러스 예방백신을 투여받도록 권고한다.

W

황색종 Xanthomas

– 황색종은 피부 어느 곳에서나 발생하는 하얗고 노란 통증이 없는 구진으로 대개 눈꺼풀 부위에서 발견된다. 황색종은 고지혈증 또는 지질 장애가 있음을 피부로 나타내고 있는 것이다.

사정

- 부드럽고 하얗거나 노란 통증이 없는 병변
- 고지혈증
- 황색종의 가족력

간호계획 및 평가

- 발견한 것을 기록
- 지질관련 검사
- 저지방 저콜레스테롤 식이 개시

간호평가 및 결과

- 혈중 지질 수치가 감소한다.
- 저지방저콜레스테롤 식이에 대하여 설명한다.

간호 시 고려사항

▶ 황색종은 통증은 없으며, 미용 목적으로 제거한다.

▶ 황색종의 가족력은 가족성 고지혈증을 의미한다.

▶ 황색종이 있는 경우 지질 장애로 인해 관상동맥질환과 췌장염의 위험성이 증가한다.

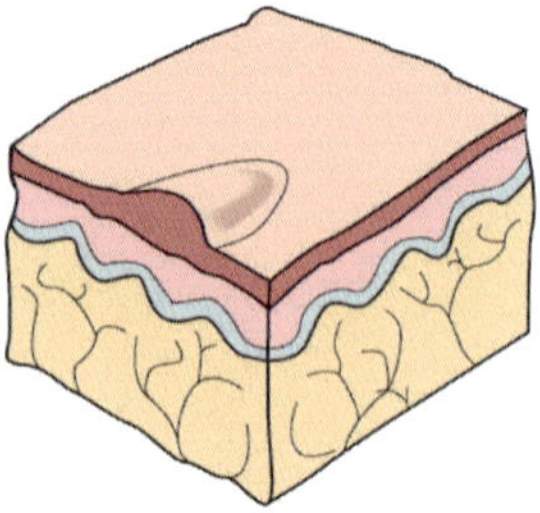

구진 papule :
직경이 0.5cm 이하의 단단하고
올라와 있는 병변

- 황색종은 지질이 있는 대식세포의 축적으로 발생하고, 지질 대사에 변화가 있음을 반영한다

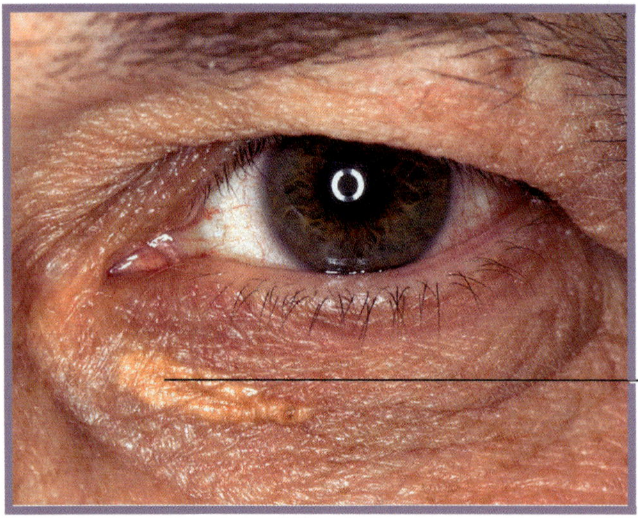

- 황색종은 대개 그림과 같이 눈 주위에 발생하지만 얼굴, 목, 눈썹, 엉덩이, 발과 손의 건(tendon) 부위에서도 발견될 수 있다. 황색종은 종종 신체 기관의 양쪽으로 발생하고 대개는 50세 이후 대상자에게 흔하다.

X

FORNURSE 's
Clinical Nursing Manual

PART. 2

임상검사와 치료

A

혈관조영술 Angiogram

– 혈관조영술 또는 도관법(catherization)은 동맥을 천자하여 원하는 혈관 부위(심장, 뇌혈관, 사지의 말초)로 도관을 전진시키고 방사선 비투과성 조영제를 주사하여 동맥을 보는 방법이다.

사정

- 혈관조영술 전 신체사정
- 과민반응(조개류와 요오드 과민반응은 반드시 보고)
- 신장 질환의 유무(조영제는 신독성이 있다)
- 시술 전 8시간 금식
- 맥박 사정 및 기록
- 동의서 작성
- 혈관조영술 후
- 천자부위의 출혈 또는 혈종 발생 사정
- 인체 반응 및 출혈 관련 쇽 위험에 대비하여 자주 활력징후 측정
- 말단부위 맥박을 자주 사정하고 기록

간호계획 및 중재

- 4-6시간 또는 지시된 대로 천자 부위를 구부리지 않는다.
- 출혈성 쇽의 증상 감시를 위해 활력징후를 1시간동안 15분 간격으로 측정하고 이후는 처방대로 측정한다.
- 신경학적 상태를 1시간 동안 15분마다 사정하고 이후는 처방대로 감시한다. 변화가 생길 경우 의사를 부른다.
- 출혈이나 혈종 발생을 보기 위해 천자 부위를 감시한다.
- 말단 부위 맥박을 1시간동안 15분마다 감시하고 이후는 처방에 따른다.
- 근무교대조마다 최소 소변 배출량이 200cc 이상인지 혹은 처방에 의한 정도가 되는지 감시한다.

간호평가 및 결과

- 혈관조영술 절차 및 목적을 이해한다.
- 사지로 가는 적절한 혈액 흐름을 유지한다.
- 혈관조영술 후 제한점에 대해서 이해한다.

간호 시 고려사항

▶ 혈관조영술을 시행한 사지의 천자부위가 차갑고, 통증이 있고 맥박이 없는 경우 즉시 의사에게 알린다. 이런 증상들은 혈전을 통한 동맥폐색을 의미하며, 사지 동맥 흐름을 복구하기 위해 응급으로 혈전제거술이 필요할 수 있다.

▶ 시술 후 4-6시간동안 간호사에게 말없이 침상 머리를 상승시키는 것은 하지 말 것을 교육한다. 침상 머리의 상승은 다리를 구부리게 되고 천차부위에 지나친 자극이 된다.

▶ 시술 후 충분한 수분을 섭취하도록 격려한다. 혈관조영술 조영제는 신손상을 일으킬 수 있고, 수분섭취는 대상자 체내에서 조영제를 배출하는 역할을 한다.

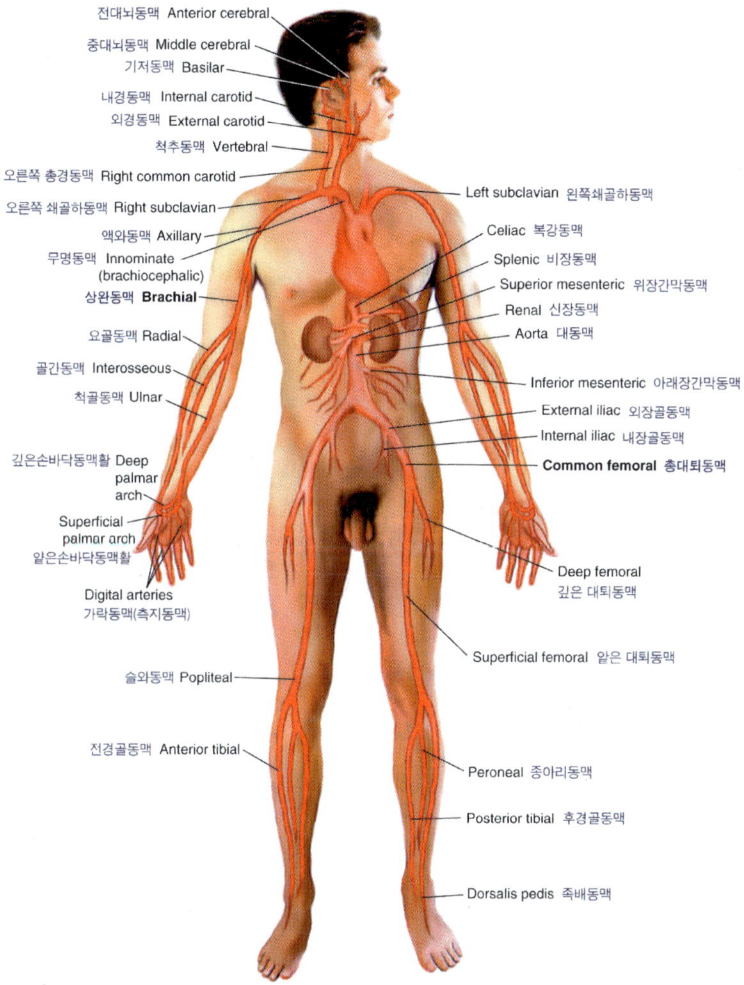

- 동맥천자는 혈관을 보기 위해 도관을 삽입하여 전진시키는 것이 필요하다. 가장 흔한 천자 부위는 대퇴동맥이며, 그 다음으로는 상완동맥이 이용된다.

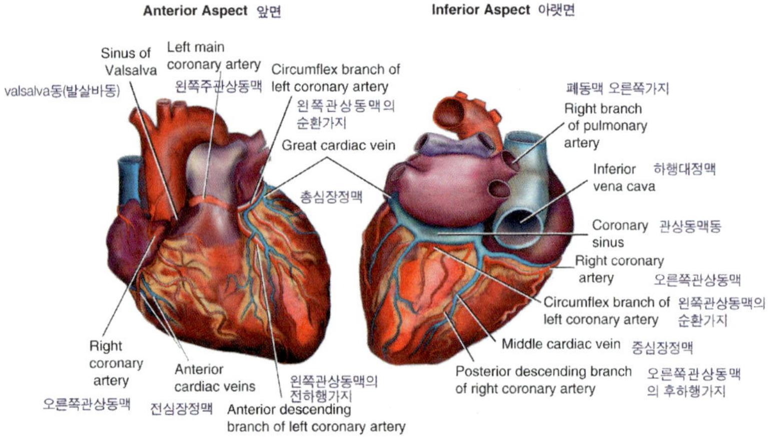

- 혈관조영술은 동맥을 통해 혈관의 개방성과 혈류를 보기위해 시행된다. 관상동맥조영술은 가장 흔한 혈관조영술이며 심장 표면의 관상동맥을 본다.

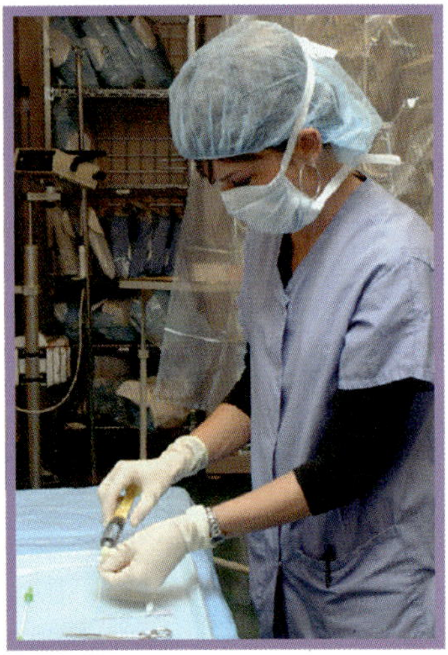

- 혈관조영술에 앞서, 장비는 멸균술로 준비한다. 혈관조영술은 대개 심도자실이라 불리우는 특수한 검사실에서 시행된다.

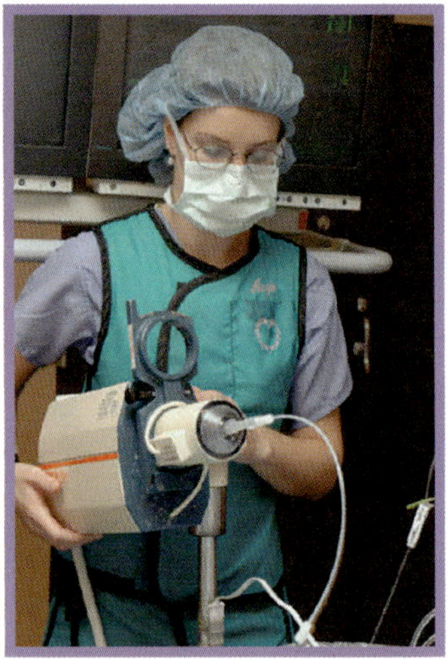

- 이 그림의 장비는 동맥이 영상화되어 잘 보이도록 혈관조영술 중에 방사선 비투과성 조영제를 대상자에게 투여한다. 조영제는 신독성이 발생할 수 있고, 과민 반응을나타낼 수 있다. 만약 대상자가 요오드 또 는 조개류 알레르기가 있는 경우, 시술에 앞서 심도자실에 알려야 한다.

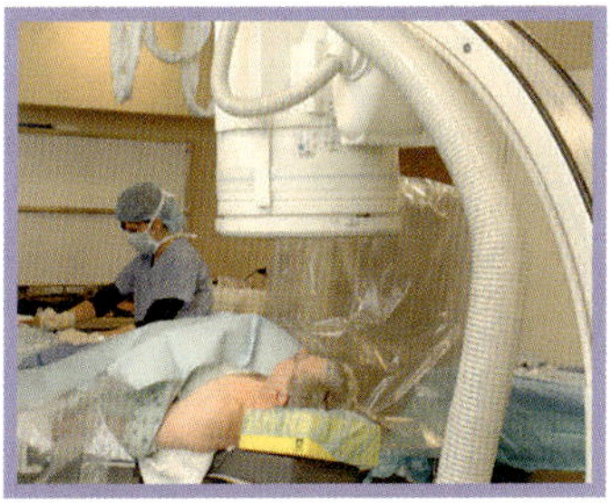

• 대상자는 조영제가 주사되었을 때 X-선 이미지를 찍을 수 있는 투시기 침상에 눕게 된다.

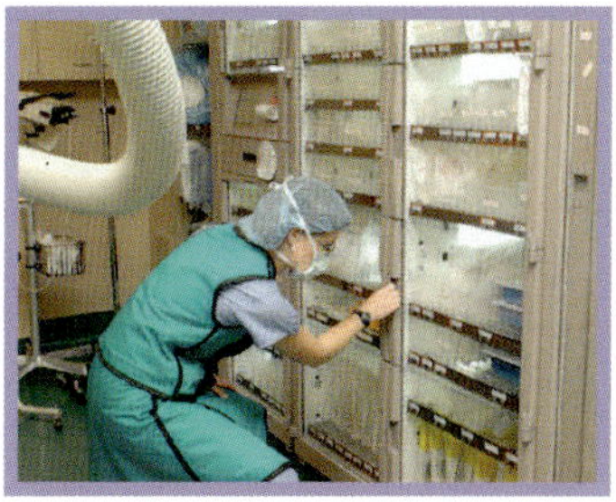

• 대상자는 시술 중 심장모니터를 한다. 혈압과 호흡 상태 또한 긴밀히 감시하여야 한다.

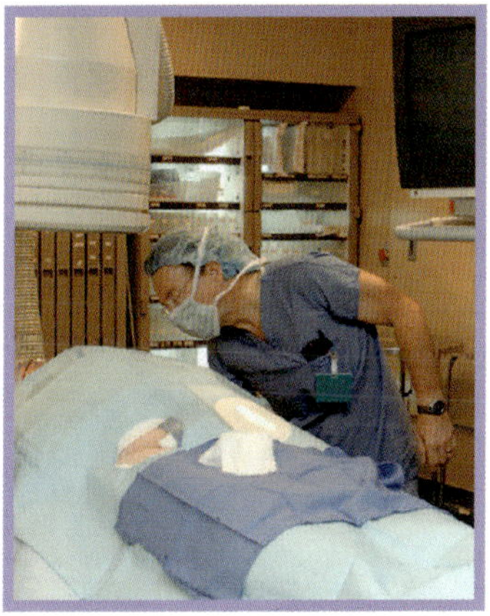

• 대상자에게 약간의 진정제를 투여하지만 시술 중 대상자는 깨어있게 된다. 의료진은 시술 중 대상자에게 설명을 하고, 대상자의 편한 상태를 확인한다.

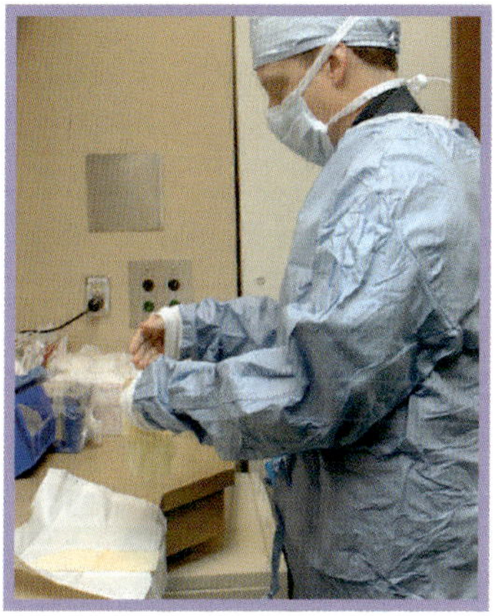

• 보호 장비는 시술 중 X-선 발사 시의 방사선, 체액으로부터 의료진을 보호하기 위해 착용한다.

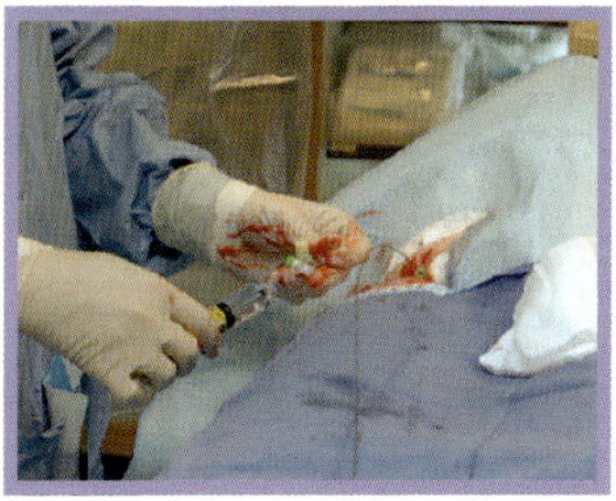

• 작은 동맥 천자를 수행한 후 유도 철사(guide wire)를 통해 도관을 삽입한다.

A

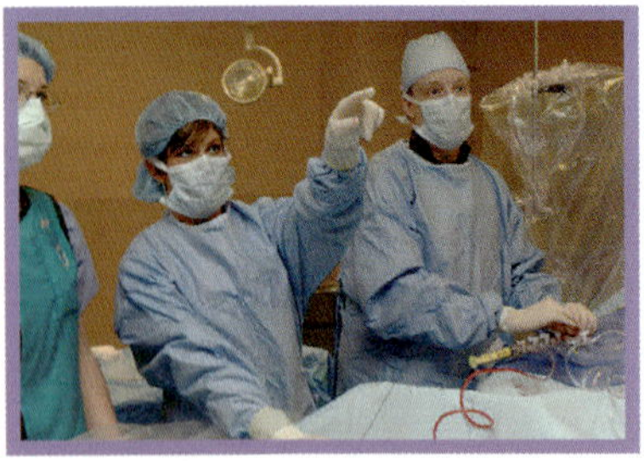

- 방사선 비투과성 조영제가 주사되면, 의료진들을 X-선 영상을 확인한다.

- 대상자 위의 대형 화면을 통해 그림이 나타난다. 조영제가 동맥과 혈류의 영상을 어떻게 향상시키는 지 유의한다

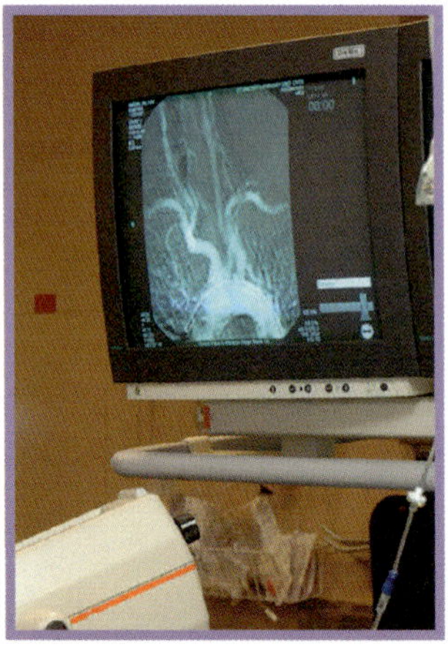

- 대상자는 시술 중 정맥을 통해 수액을 주입받는다. X-선 촬영 후 모니터에 심박동과 활력징후가 어떻게 나타나는지 확인하고 시술동안 대상자를 주의깊게 모니터한다.

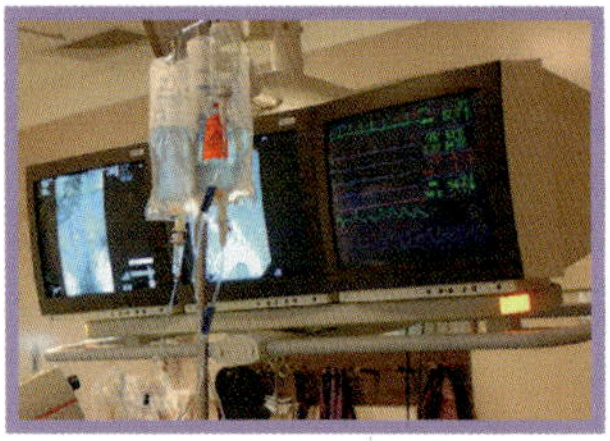

- 이 그림의 장비는 동맥이 영상화되어 잘 보이도록 혈관조영술 중에 방사선 비투과성 조영제를 대상자에게 투여한다. 조영제는 신독성이 발생할 수 있고, 과민 반응을 나타낼 수 있다. 만약 대상자가 요오드 또는 조개류 알레르기가 있는 경우, 시술에 앞서 심도자실에 알려야 한다.

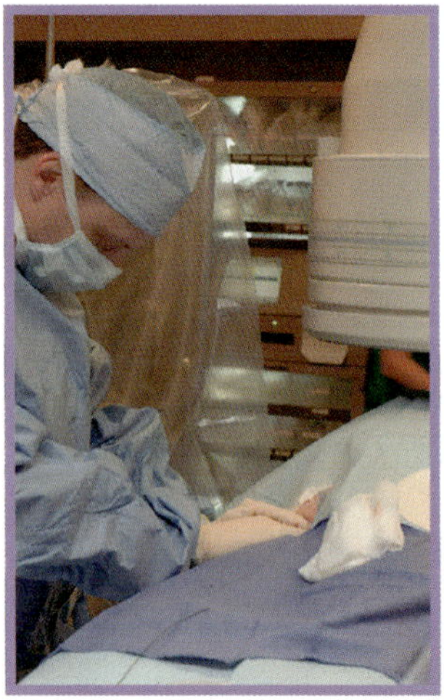

방광스캔 Bladder Scanning

– 방광스캔은 방광안의 소변량을 사정하기 위해 초음파를 이용하는 방법이다. 비침습적 스캔은 침상에 서 이루어지면, 통증이 없고, 요정체의 정확한 지표가 된다. 일단 요정체로 진단되면, 증상의 경감과 방광 내 잔뇨로 인한 요로감염을 방지하기 위해 도뇨관 삽입이 처방될 것이다.

사정

- 요정체를 일으키는 투약(항히스타민, 항콜린성제제)
- 아랫배가 꽉찬 느낌
- 배꼽 주위에서의 방광 촉지
- 빈뇨
- 양성 전립선 비대의 과거력
- 척수손상의 과거력

간호계획 및 중재

- 섭취배설량 측정
- 배뇨 후 잔뇨의 양을 측정하기 위한 배뇨 후 방광스캔
- 성인에게서 100cc 이상, 노인에게서 200cc 이상의 잔뇨는 요정체로 고려한다.
- 요정체가 있는 경우 의사에게 알린다.

간호평가 및 결과

- 방광스캔의 목적과 방법에 대해서 이해한다.
- 요정체의 증상이 완화된다.

간호 시 고려사항

▶ 대상자의 비만정도가 높거나 광범위한 외과적 상처가 있을 경우, 방광스캔이 부정확하게 해석될 수 있다.

▶ 스캔은 비침습적이고 부작용이 없으므로 동의서는 필요하지 않다.

▶ 정확한 잔뇨 측정을 위해 스캔에 앞서 대상자에게 배뇨를 시도해 보도록 한다.

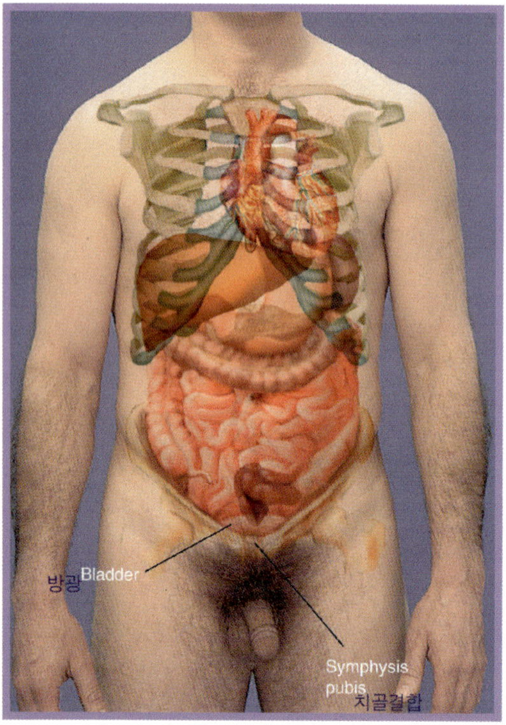

• 방광은 대개 치골결합에 위치해 있고, 사진에서 처럼 치골상부의 뼈가 보이는 부위에 있다. 방광이 차게 되면, 방광은 치골결합 상부에서 촉지될 수 있다.

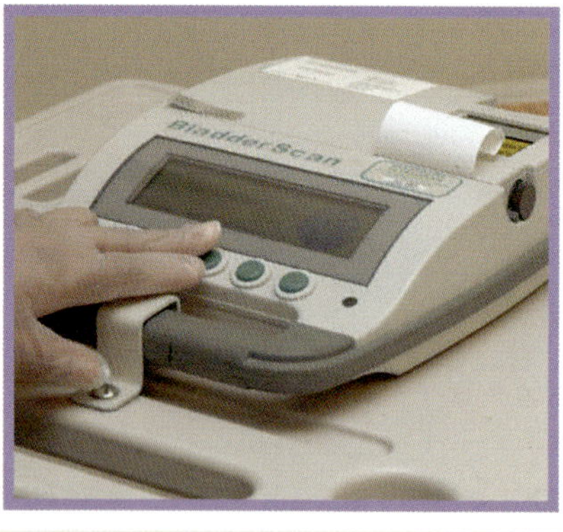

• 방광스캔 마이크로프로세서는 mm단위로 방광용적을 계산하고 보여주고 결과 출력을 할 수 있다. 일단 검사가 끝나면, 대상자에게 묻은 초음파용 젤을 제거한다. 간호사는 향후의 치료에 대하여 의사와 협력하기 위하여 검사 정보를 이용한다.

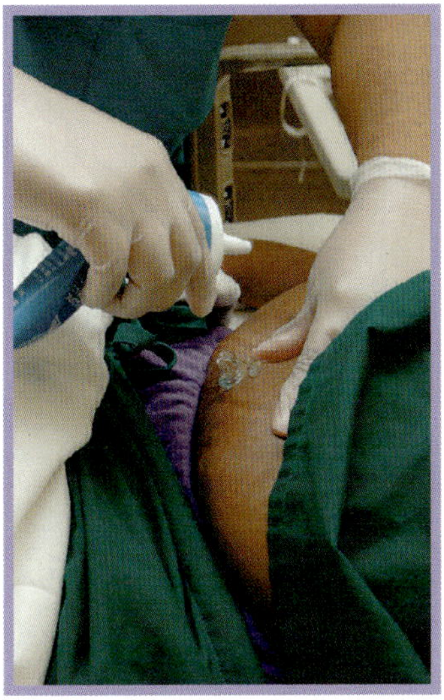

- 대상자에게 절차를 설명한 후에 간호사는 치골결합을 찾아내어 초음파용 젤을 적용한다. 적절한 양의 초음파용 젤이 정확한 검사를 위해 필요하다.

- 간호사는 방광위에 손바닥만한 초음파기를 놓는다. 초음파는 초음파 기술 중 V-모드를 사용하고 방광의 삼차원적 영상을 얻는다.

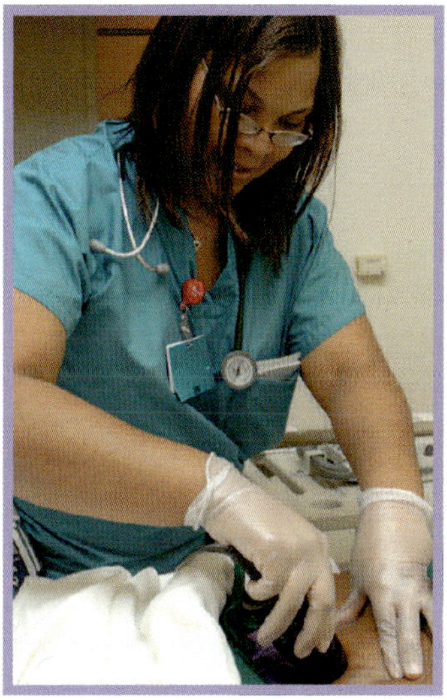

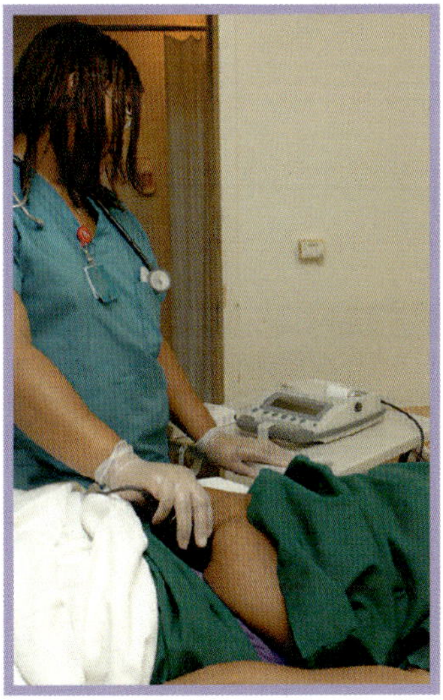

- 간호사는 잔뇨 측정이 정확하다는 확인하는 영상을 얻기 위해 방광스캔 기기의 화면을 주시한다.

기관지경 Bronchoscopy

B

– 기관지경은 의사가 대상자의 입을 통해 기관을 통과하여 기관지까지 유연한 관을 삽입하는 시술이다. 이 시술은 폐 조직을 바로 볼 수 있고, 조직의 생검, 협착의 제거, 출혈 억제 등을 할 수 있다. 이 시술은 의식이 진정 상태에서 검사하여 많은 호흡기 질환의 진단과 치료에 도움을 준다.

사정

- 시술 전 약 6시간동안 금식
- 이전의 마취 반응에 대한 과거력
- 출혈의 과거력 또는 항응고제의 사용
- 방광을 비울 것
- 장신구와 틀니의 제거
- 서면 동의서 작성

간호계획 및 중재

- 산소포화도 측정과 호흡상태 감시
- 활력징후를 자주 감시
- 진정 의식의 상태 감시

간호평가 및 결과

- 기관지경 절차에 대해 이해한다.
- 시술과 관련된 호흡기계 부작용을 피한다.
- 시술 후 의식이 회복된다.
- 시술 후 구역반사와 기침반사가 회복된다.

간호 시 고려사항

▶ 시술 후 대상자가 다량의 객혈과 호흡곤란이 심할 경우, 산소를 적용하고 의사에게 즉시 알린다.

▶ 시술 후 시술동안 사고로 일어난 폐 손상이 없음을 확인하기 위해 흉부 방사선 영상을 촬영한다.

▶ 대상자에게 진정 효과가 없어지고 구역반사가 회복될 때까지 먹거나 마시는 것을 금한다.

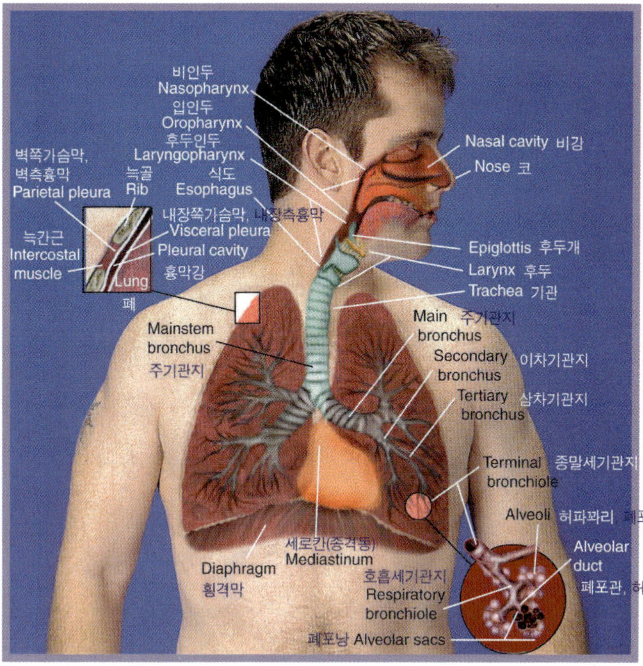

• 기관지경은 입을 통해 기관을 거쳐 기관지까지 튜브를 삽입하여 폐 조직을 생검하고 직접 볼 수 있다.

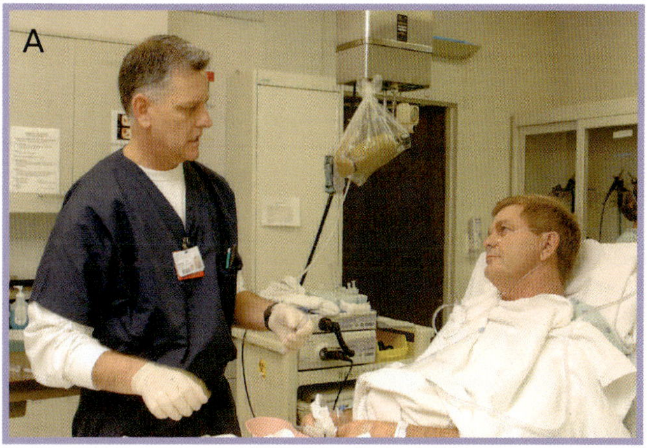

• (A) 일단 대상자가 검사실에 들어오면, 질문을 하고 기관지경을 시작하기 전에 동의서와 검사준비를 확인한다.

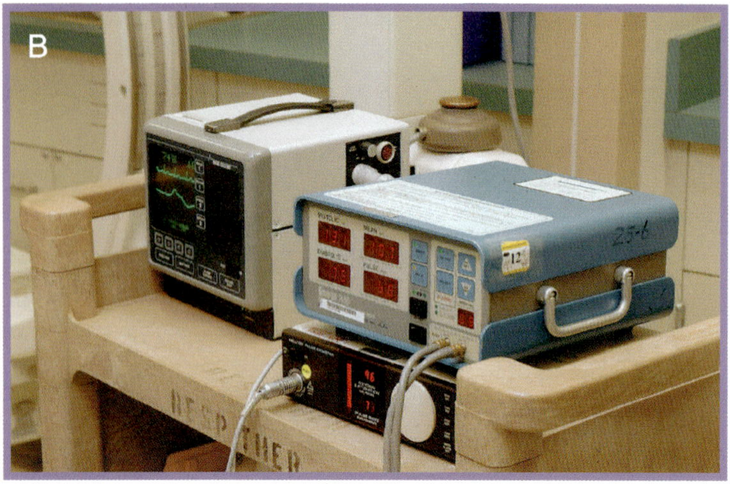

• (B) 시술 전·중·후에 활력징후와 맥박산소측정 장비를 이용하여 면밀히 감시한다.

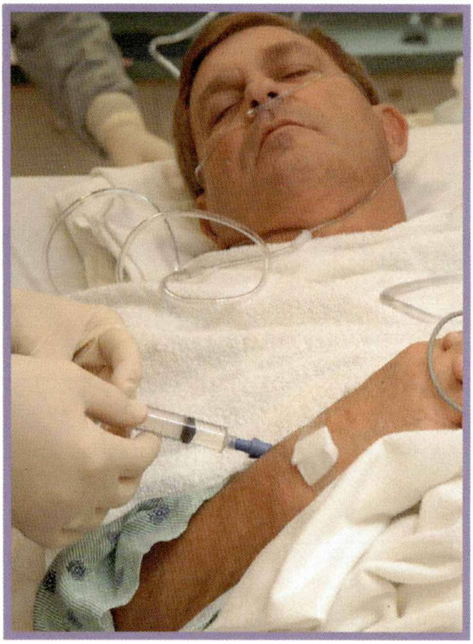

• 시술 중 대상자의 의식이 깨어있을 정도의 얕은 진정을 한다. 얕은 진정의 적용은 정맥주입을 통한 진정제와 안정제를 사용한다. 진정 수준의 면밀한 감시로 대상자는 시술 중 자발적인 호흡과 안위를 유지할 수 있다.

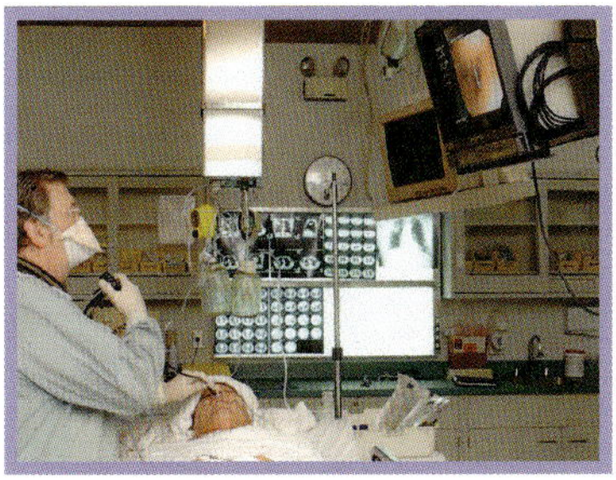

• 유연한 관찰경(scope)이 입과 기관을 지나 기관지까지 삽입된다. 오른쪽 상단의 화면을 통해 확대된 조직을 직접 관찰하고 원하는 위치까지 관이 통과하는 지 관찰한다.

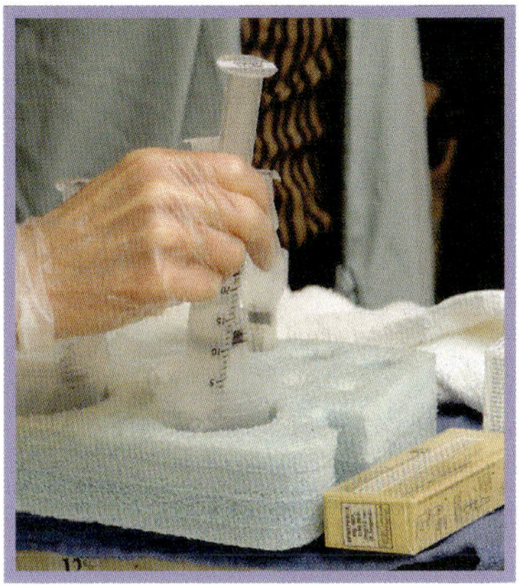

• 기관지경은 조직생검, 가래수집이 가능하다. 멸균술을 이용하여 표본을 준비하고 라벨을 붙이고 검사실로 보낸다.

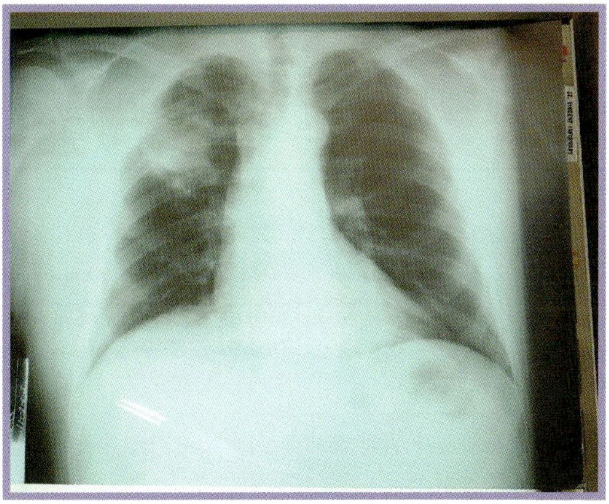

• 기관지경 후 전체 폐의 상태를 평가하기 위해 흉부 X-선 촬영을 한다. 대상자는 구역반사와 기침반사가 돌아오고 완전히 깰 때까지 주의 깊게 감시한다.

C

심장수술 Cardiac Surgery

* 제시된 사진은 심장 수술 후 대상자 3명의 영상이다.

– 심장수술은 심장을 다루는 모든 수술 형태를 말한다. 흔히 심장 수술은 관상동맥우회술, 판막성형술, 판막대치술, 심장 구조적 결손의 교정을 포함한다. 심장수술은 전신마취를 하며 중환자실에서 수술 후 관리가 필요하다.

사정

- 회복에 영향을 줄 수 있는 기존 병력(신질환, 당뇨, 심장수술 과거력)
- 마취와 관련된 이전 병력 및 가족력
- 수술과 수혈 서면 동의서를 받음

간호계획 및 중재

- 호흡 및 심장 상태를 모니터
- 감염에 대비한 수술부위 감시
- 수술 부위 또는 호흡기 감염과 심부정맥, 심박출량 감소와 같이 흔히 나타나는 합병증을 방지하고 감시
- 통증을 치료 및 감시

간호평가 및 결과

- 정상 심장 기능을 갖는다.
- 합병증이 발생하지 않는다.
- 적절한 통증 관리를 한다.

간호 시 고려사항

▶ 심장수술 후 조기 퇴원은 약물 및 치료요법이 불확실한 가정으로 대상자를 보내는 것일 수있다. 그런 대상자에게는 문의사항이 있을 때 연락할 수 있는 전화번호를 제공한다.

▶ 기침 시 통증을 감소시키기 위해 베개를 이용하여 가슴 수술부위를 지지하도록 한다.

▶ 심실성빈맥과 같이 생명을 위협하는 심부정맥이 나타날 경우, 대상자 사망을 예방하기 위해 프로토콜에 따라 즉시 치료한다.

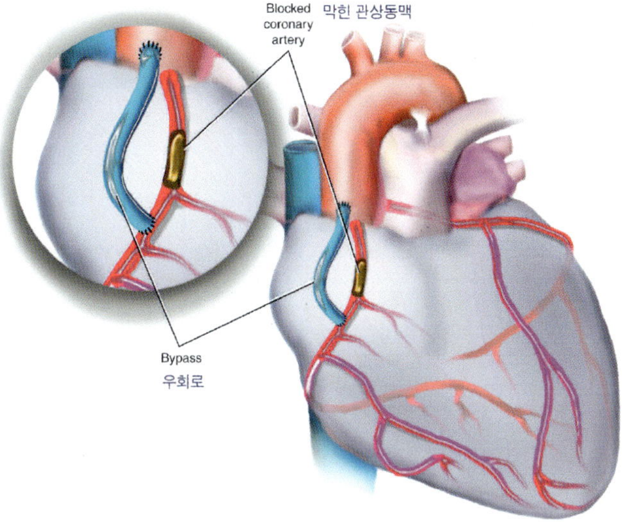

• 관상동맥우회로는 가장 흔한 심장 수술 방법으로 관상동맥의 막힌 부분에 우회로술을 시행하는 것 이다. 우회로가 대동맥활에서 시작하여 막힌 혈관부위의 뒤까지 혈관에 연결되는 것에 유의한다.

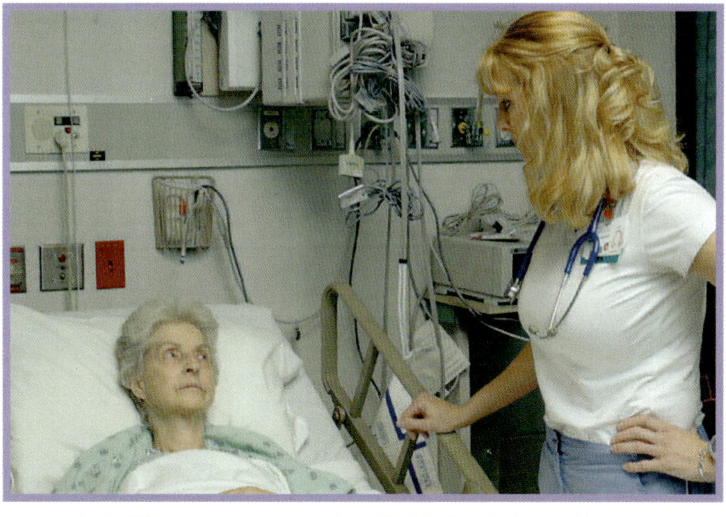

• 수술 전에 동의서를 받고 과민반응과 혈액은행 기록이 있는 팔찌를 적용한다. 이 대상자는 심장수술 후 치료를 준비하기 위해 수술 전 단계에서 교육을 받고 있는 중이다

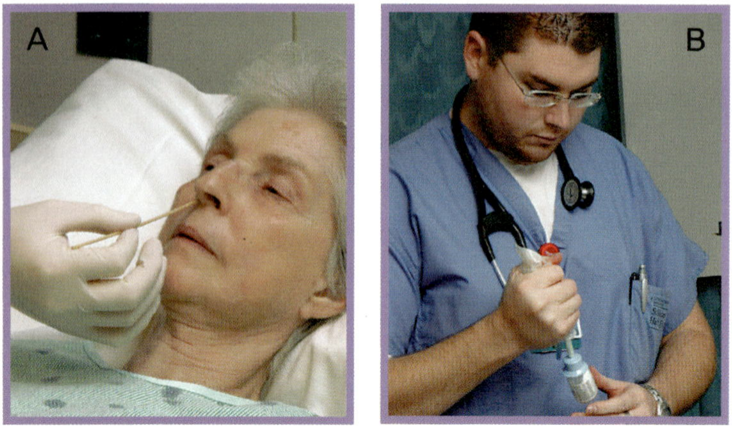

• 예방적 감염관리는(A) 항생제연고를 콧구멍에 적용,(B) 정맥주입 항생제 투여를 포함한다.

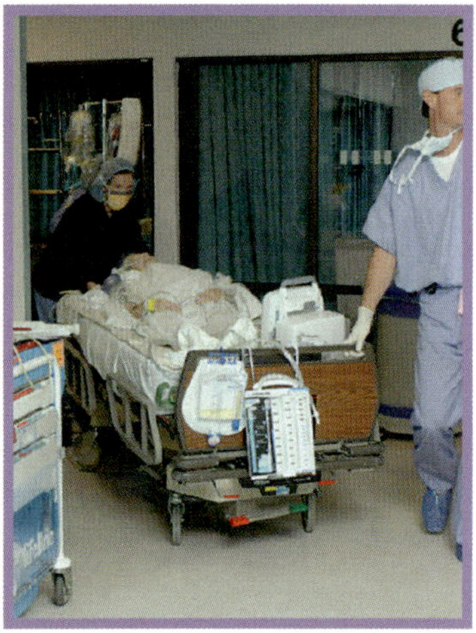

• 수술이 끝나면, 마취의와 수술의는 대상자를 바로 중환자실로 옮긴다. 마취의는 침상에서 이동 모니터를 통해 대상자를 관찰한다. 흉관배액병과 도뇨관에 주목해야 한다. 소변배출은 시간당 최소 30cc 이상이어야 하며, 흉관배액은 시간당 100cc를 넘지 않아야 한다. 배출량이 예상을 벗어날 경우, 심장수술의에게 알린다.

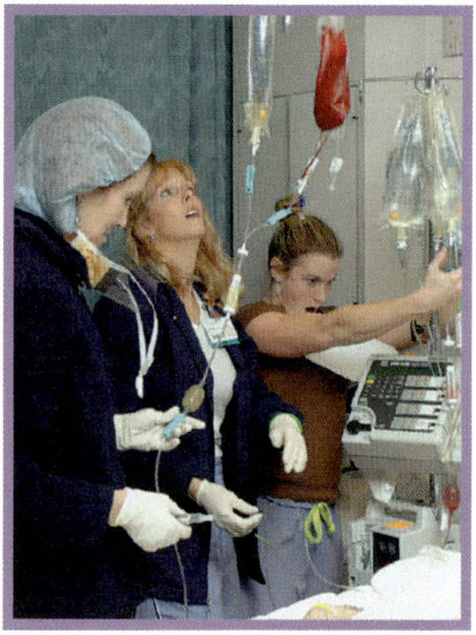

• 마취의는 대상자의 수술과정과 상태에 대해서 간호사에게 설명한다. 많은 간호사들이 대상자 치료에 참여한다. 심장모니터, 호흡기와 기관내관의 연결, 진단검사를 위한 혈액 채취, 정맥주입약물 확인, 흉관배액병에 흡인기를 적용, 혈역동학적 연결관을 영점화하고 수치를 점검하는 간호활동 등이 이루어진다.

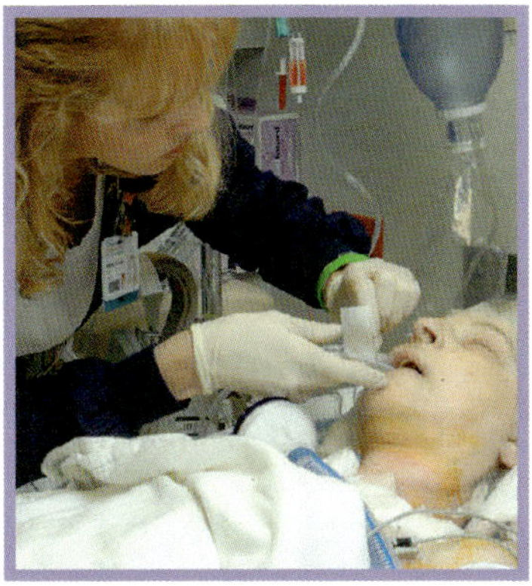

- 초기 사정과 대상자의 기도, 호흡기계와 심혈관계 상태, 흉관과 소변 배출량, 맥박의 강도, 의식 수준 등에 대하여 자주 사정한다. 전신마취의 효과에 주목한다. 대상자는 자발 호흡을 할 수 없고, 진정상태이다. 대상자는 점점 의식이 깨어나며 자발 호흡이 가능해진다.

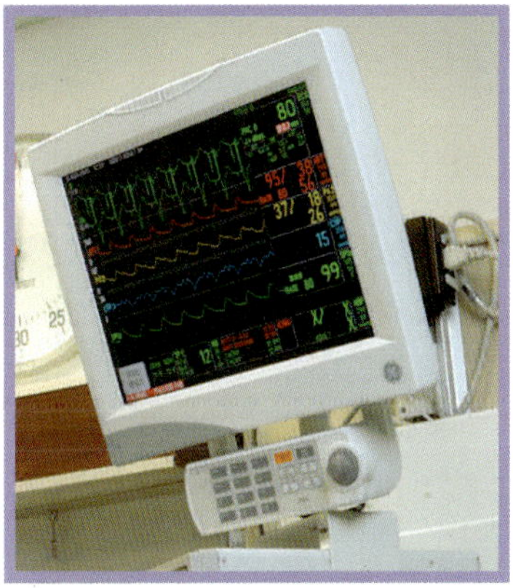

- 혈역동학적 감시는 모니터의 위에서 아래까지 나타나는 것처럼 심박동수와 리듬, 동맥혈압, 폐동맥압, 중심정맥압, 맥박산소측정 등을 포함한다. 대상자는 이러한 측정값을 얻기 위해 동맥관과 폐동맥관을 포함한 침습적 연결관을 가지고 있다. 혈역동학적 감시는 대상자의 상태를 반영하고 간호사에게 대상자 치료의 길잡이가 된다. 대상자는 수술 후 단계에서 혈역동학적 상태를 유지하기 위해 가끔 여러 종류의 정맥주입요법을 필요로 한다.

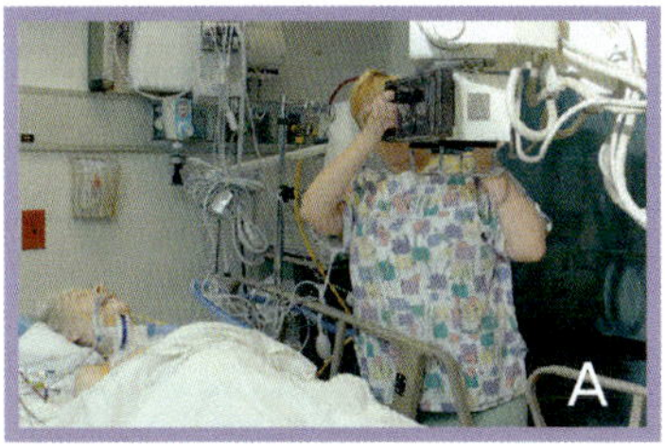

- (A) 이동 X-선 촬영으로 기관내관, 흉관, 중심정맥관의 위치를 확인한다. 추가적으로 폐 상태와 심장 윤곽을 사정한다.
- (B) 12 유도 심전도로 심박동수와 리듬을 확인하고, 심장의 손상과 허혈을 발견한다.

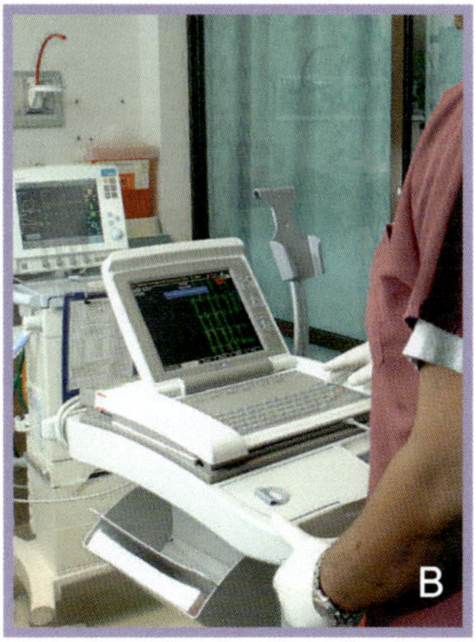

Part.2 C

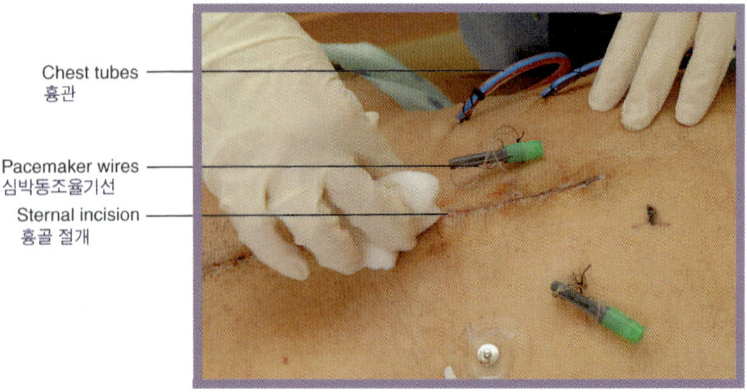

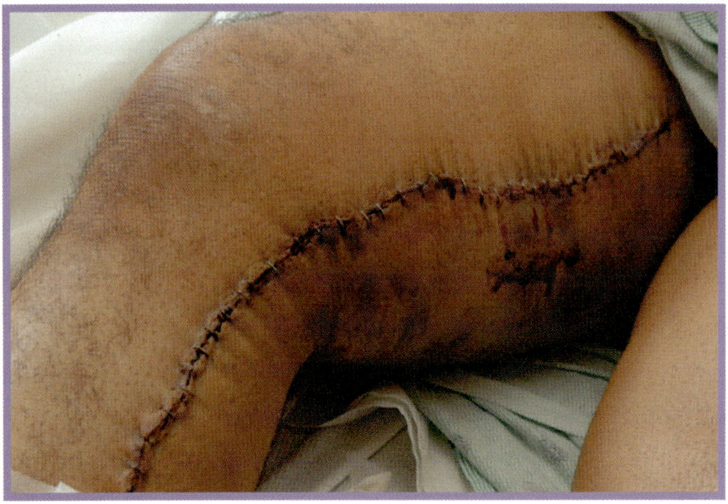

- 감염, 상처 치유, 손상이 없음을 확인하기위해 흉부와 다리 절개선을 사정한다. 처방에 따라 상처를 관리하고 드레싱을 적용한다. 수술 후 이 대상자는 새로칸(종격동) 절개선이 깨끗하고, 손상이 없다.
- (A) 심박동조율기선은 생명을 위협하는 심장리듬을 위해 응급하게 임시적으로 허용된다. 흉관으로 과도하게 혈액 배출이 될 수 있다. 흉관의 과도한 혈액 배출은 출혈을 의미하여 즉시 치료를 요한다.
- (B) 다리의 복재정맥은 관상동맥 우회로를 받는 대상자에게 이식 혈관으로 사용한다. 이식 혈관은 요골동맥과 내흉동맥(속가슴동맥)에서도 얻을 수 있다.

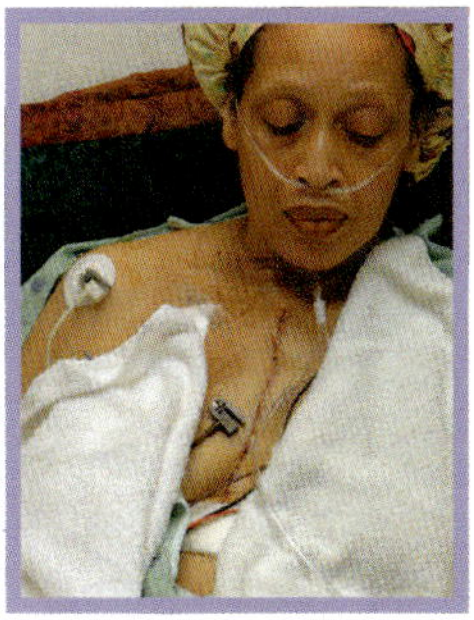

- 대상자가 의식이 깨어있고 안정적인 혈역동학적 상태와 호흡 상태일 때, 규정에 따라 기관내관을 제거한다. 이 대상자는 비강캐뉼라를 통해 산소를 공급받고 있고, 지속적인 호흡기 상태 감시가 필요하다.

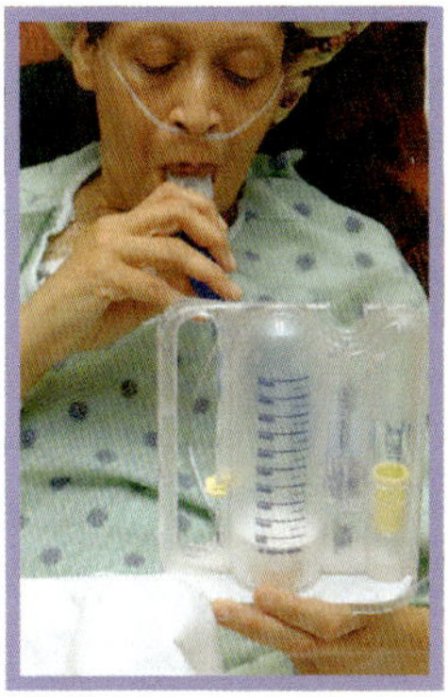

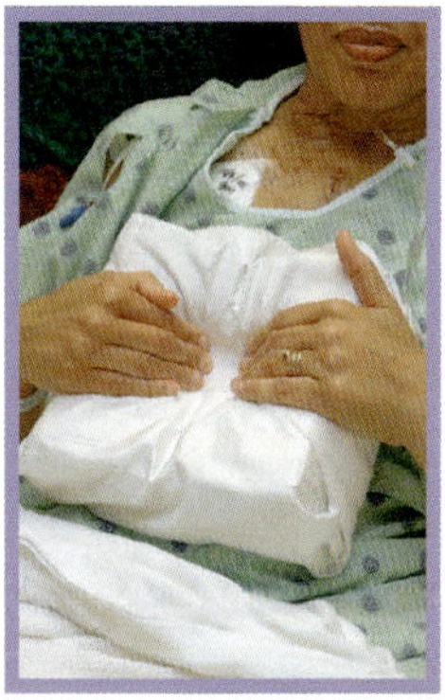

- 폐렴과 같은 폐 합병증을 방지하기 위해, 심호흡과 기침을 격려한다. 흡기량을 측정하는 폐활량계 사용을 권장하고 대상자에게 목표치만큼의 상태호전을 확인하도록 한다. 베개를 이용하여 흉골절개부위를 지지하는 것을 기침 시 통증을 감소시킴을 교육한다. 적절한 통증 조절로 대상자의 폐 운동을 최대화시킨다.

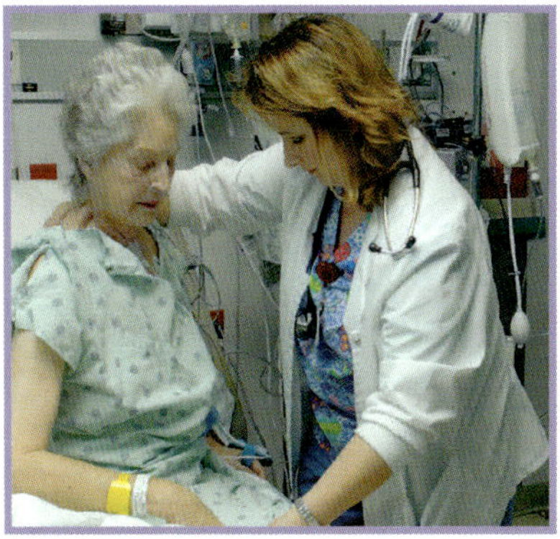

- 대상자의 부동과 관련된 합병증(예, 폐렴, 심부정맥혈전증)을 방지하기 위해 조기 이상을 돕는다. 의자로 옮길 때는 모든 침습적 선과 관을 주의한다. 심장재활은 입원동안 시작하고 퇴원 후에도 지속한다. 운동 중의 대상자를 감시하는 것 외에 추가적으로 심장재활은 식이, 운동, 투약, 가정 치료 시의 고려사항 등을 교육한다.

전산화단층 촬영술
Computerized Tomography(CT) Scan

C

- CT 스캔은 평면적인 X-선 이미지를 삼차원 이미지로 컴퓨터를 이용하여 만드는 X-선의 형태이다. 이 검사는 조영제를 사용하기도 하고 사용하지 않을 수 있다. 스캔을 시작하는 부위에서 끝나는 부위까지 사진을 조각내어 만든다. 이 과정은 의료진이 많은 세부항목으로 신체 해부를 볼 수 있도록 한다.

사정

- 검사 방법의 이해
- X-선 결과에 영향을 미치는 장신구 또는 금속 물질 제거

간호계획 및 중재

- 대상자에게 움직임의 제한이 있음을 설명
- 편안한 환경이 되도록 함

간호평가 및 중재

- CT 스캔이 무엇이며, 진단의 유용성에 대해 이해한다.
- 검사 동안 불편감 방지한다.

간호 시 고려사항

▶ 스캔에 앞서, 여성대상자는 반드시 임신가능성에 대해서 물어보아야 한다. 임신 중 여성에게는 CT 스캔을 시행하지 않는다.

▶ CT스캔 검사실에는 인터콤 시스템이 있음을 설명하고, 필요 시 검사 중 의사소통을 할 수 있음을 대상자에게 알려준다.

▶ 조영제 과민반응 과거력이 있는 대상자에게는 조영제를 주입하지 않는다.

▶ 말초정맥관을 통해 조영제를 주입한다.

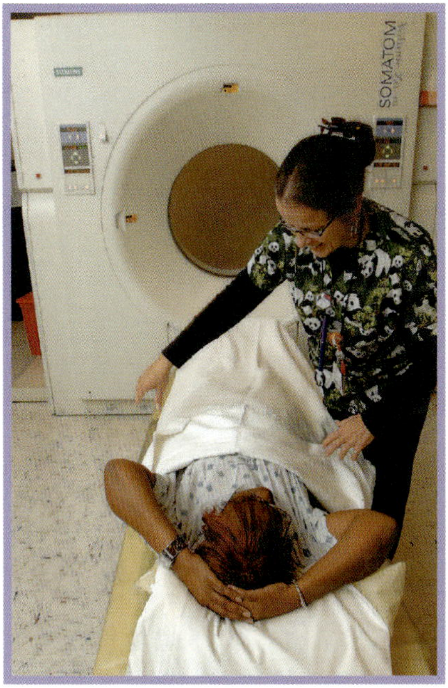

- 일단 대상자가 CAT 스캔실로 들어오면, 대상자에게 검사 방법에 대해서 설명한다. 이 때 대상자에게 임신여부와 장신구가 제거되었는지 확인한다. 그림과 같이 장신구가 있는 경우 제거하고 대상자정보를 붙여 안전한 곳에 보관한다.

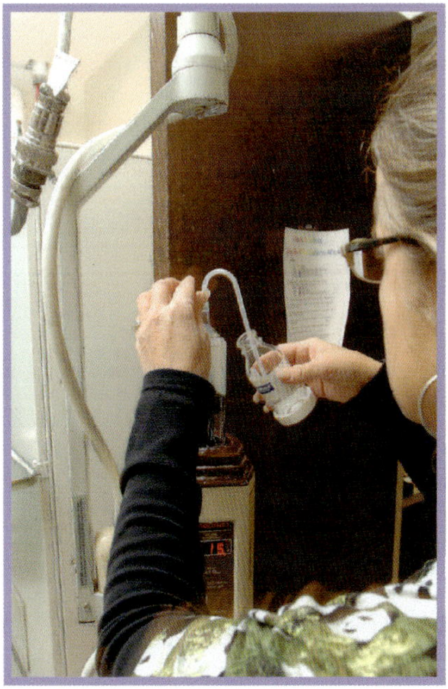

- CAT 스캔은 조영제가 사용될 수도 있다. 그림과 같이 조영제는 검사 전에 정맥 주입을 위해 준비한다

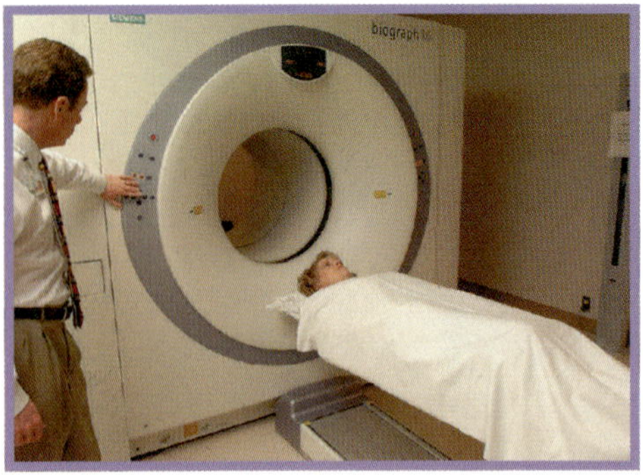

• 대상자가 검진 대위에서 안전하고 편안함을 확인하고 검사가 시작된다. 대상자에게 검사가 종료될 때까지 완전하게 누워있도록 다시 알려준다.

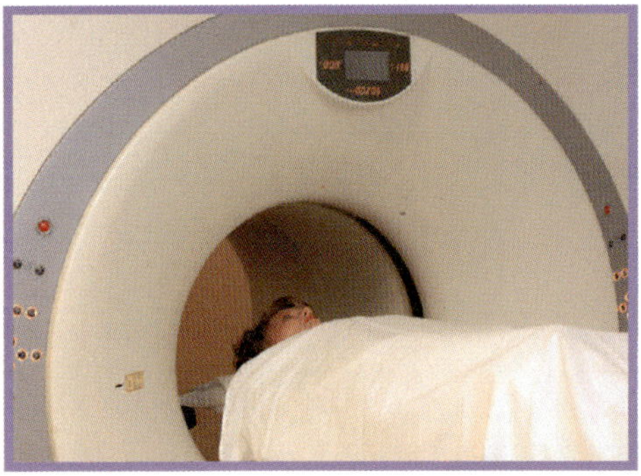

• 검사 중 CAT스캔 장비안에서 신체의 일부가 검사를 받는다. 폐쇄공포증 대상자는 검사 전 진정이 필요할 수 있다. 검사가 진행됨에 따라 큰소리가 날 수 있음을 대상자에게 미리 알린다.

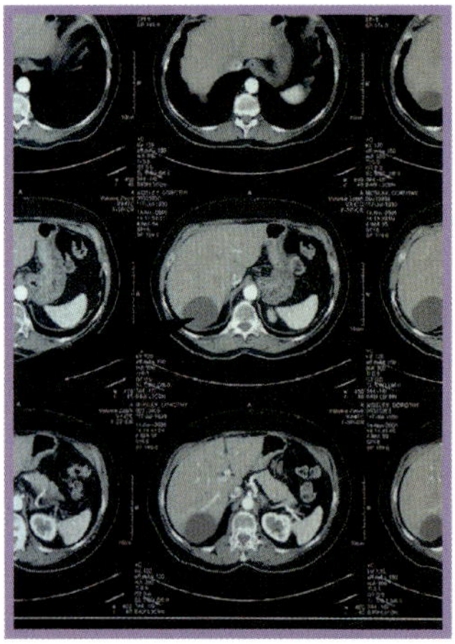

• CT스캔 결과는 질병이 있는 검사부위의 해부를 보기위해 세부항목으로'조각'내어 삼차원적으로 보이도록 한다

대장내시경검사 Colonoscopy

– 대장내시경은 유연한 관을 항문을 통해 삽입하여 대장의 시진, 생검, 결장의용종을 제거할 수 있는 방법이다. 대장경은 외래단위에서 시행되며, 얕은 진정을 한다. 대장내시경은 결장직장의 종양의 검사이며, 대장의 상태를 진단하는 방법이다.

사정

- 완벽한 장 준비
- 심장 및 호흡기계 과거력
- 약물 과민반응 또는 진정에 대한 이전의 이상반응 과거력
- 서면 동의서

간호계획 및 중재

- 심장과 호흡기계 상태 감시
- 진정 수준 감시
- 시술동안 대상자의 안정을 유지

간호평가 및 결과

- 대장내시경 절차를 이해한다.
- 의식이 회복된다.

간호 시 고려사항

▶ 대장암은 미국에서 두 번째 사망원인이며, 대개 조기 진단 시에 직장결장암은 치료 가능하다.

▶ 대장내시경에 앞서 대상자의 장운동을 감시한다. 대변 색깔은 맑고 액체여야 한다.

▶ 검사에 앞서 대상자의 퇴원 이동 방법을 확인한다.

C

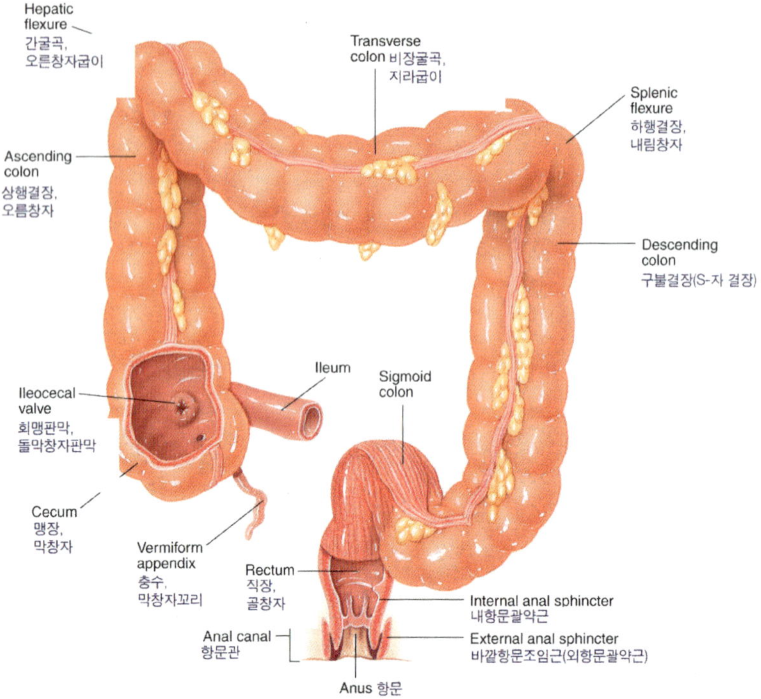

• 대장내시경은 전체 대장의 용종을 제거하고, 시각적 검진을 할 수 있다.

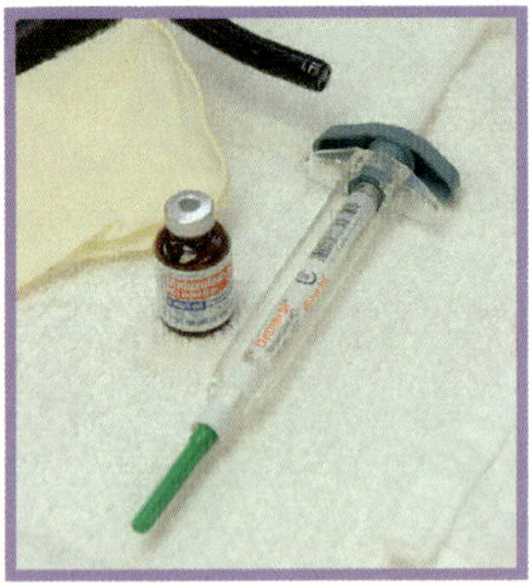

• 대상자 준비는 대상자의 긴장을 풀게 하는 진정제의 정맥주입과 자발적 호흡을 하는 동안 불편감을 예방한다. 장 준비는 장의 대변을 제거하여 시술동안 적당한 시야를 확보하기 위해 필수적이다

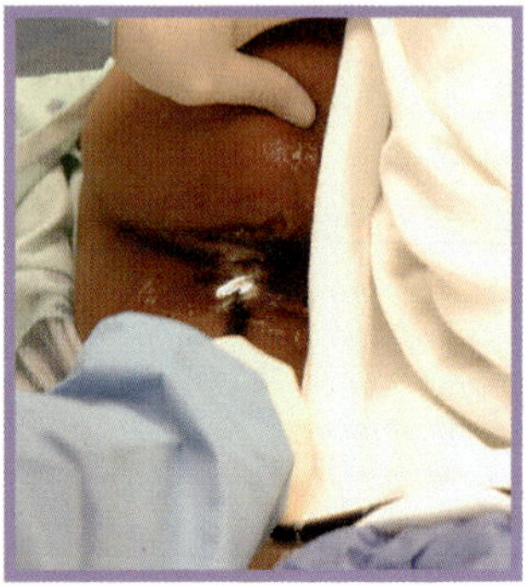

• 대상자는 내시경 접근이 가능하도록 옆으로 눕는다. 일단 진정이 되면, 윤활제를 유연한 관에 적용하여 직장을 통하여 삽입한다.

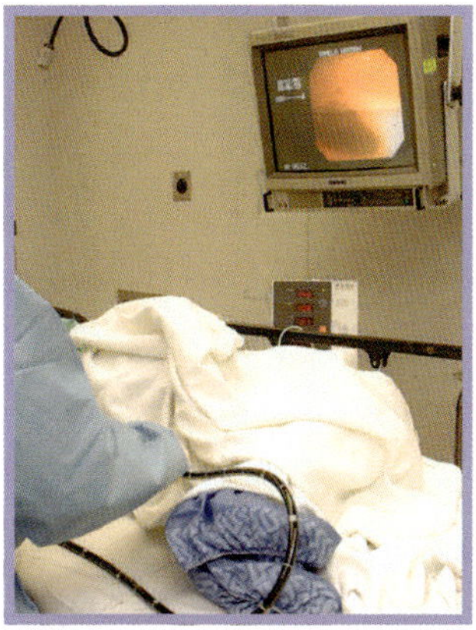

• 직장을 통해 관이 앞으로 진전됨과 동시에 시각영상이 모니터에 나타난다. 모니터 아래에 보여지는 활력징후는 검사 동안 대상자의 상태를 관찰하기 위해 주목해야 한다.

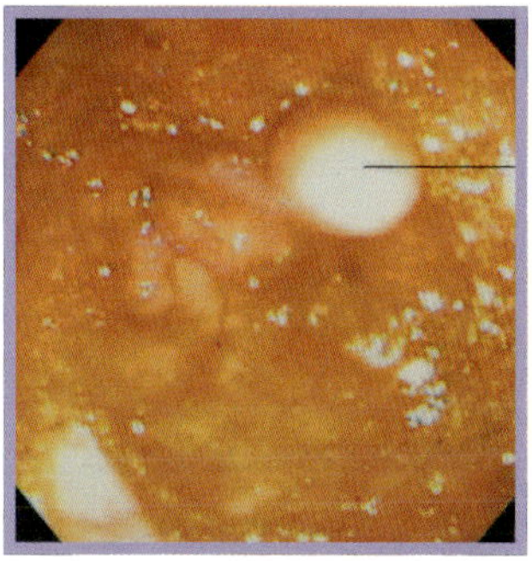

Polyp
용종

• 용종이 발견되면, 제거하고 대장내시경 검사 동안 생검을 위해 검사실로 보낸다. 용종은 대개 암은 아니지만 대장에 남아있을 경우 시간이 지나 암으로 발전한다.

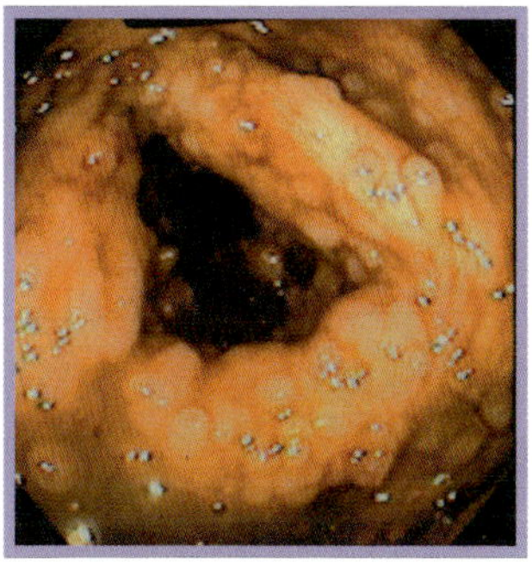

• 대장내시경은 그림과 같이 용종의 감염을 포함하여 대장에 영향을 주는 많은 건강상태의 진단에 도움을 준다. 직접적인 시각화는 적절한 진단과 치료를 돕는다.

• 대장암은 대장내시경으로 발견된다. 대장내시경은 40세 이후에서는 10년마다 권장되며 대장암 발견이 도움이 된다

Colon cancer
대장암

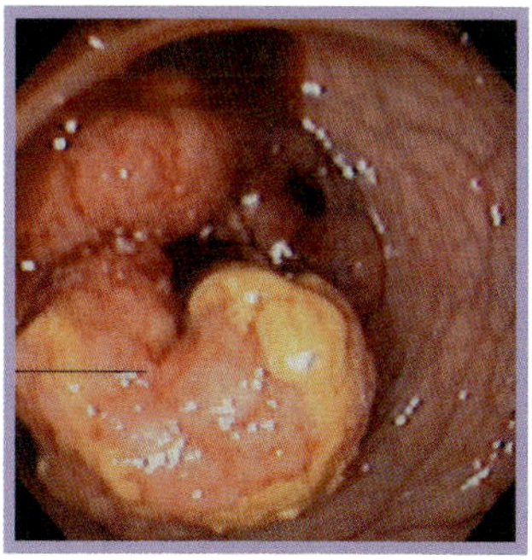

C

투석 Dialysis

– 혈액투석은 신기능이 저하된 대상자의 체액의 노폐물을 제거하는 방법이다. 혈액노폐물이 제거되고, 대상자에게 다시 투석된 혈액 노폐물은 확산의 원리를 이용한 반투과막을 통해 빠져나온다. 투석은 일시적 또는 장기로 시행될 수 있다.

사정

- 수액과다의 증상(고혈압, 가쁜 숨, 부종, 체중증가)
- 크레아티닌 수치
- 정맥 통로 장치(동정맥션트, 동정맥루)

간호계획 및 중재

- 투석 통로 장치의 출혈 감시
- 신경학적인 상태 감시(투석 불균형)
- 크레아티닌과 전해질 수치 감시
- 제거된 체액량 감시(체중측정)

간호평가 및 결과

- 정상적인 활력징후를 유지한다
- 체액과 노폐물을 제거한다.
- 투석요법을 이해한다.

간호 시 고려사항

▶ 외래대상자 혈액투석은 대개 1주에 3번 이루어지며, 각 치료 시간은 3–4시간이다. 장기적으로 투석이 필요한 경우는 대상자와 생활방식의 변화에 대해서 논의한다.

▶ 동정맥션트의 떨림을 촉지하고 잡음을 청진한다. 떨림과 잡음은 정맥과 동맥혈이 섞이면서 나타나는 매우 빠르고 거친 혈액흐름에 의해 발생한다. 매 근무조마다 이런 결과를 기록한다. 떨림과 잡음은 션트가 잘 유지되고 있다는 증거이다. 만약 떨림이나 잡음이 사정되지 않을 경우, 이는 션트가 잘 유지되지 않는다는 것으로 의심할 수 있기에 의사에게 즉시 알린다.

Semipermeable
Membrane
반투막

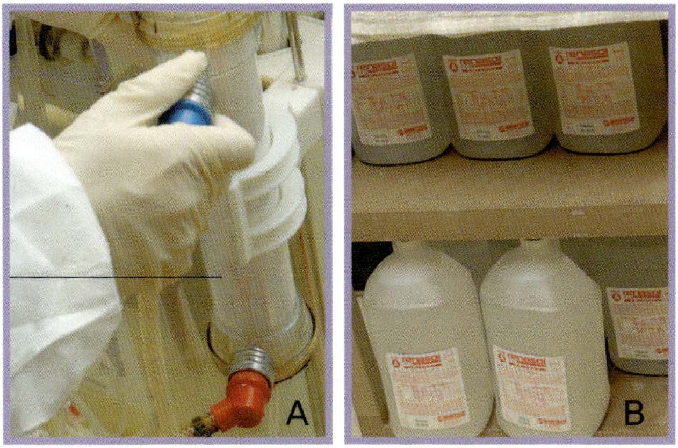

• 투석의 주요 구성요소는 투석액, 반투막, 혈액이다.(A) 투석액은 확산의 원리를 이용한 반투막을 통해 흐르고, 반투막안으로 대상자의 혈액이 들어오면서 체액과 노폐물이 걸러진다.(B) 투석액의 구성은 의사의 처방에 따라 대상자에 따라 다르며, 실온에서 보관하여야 한다.

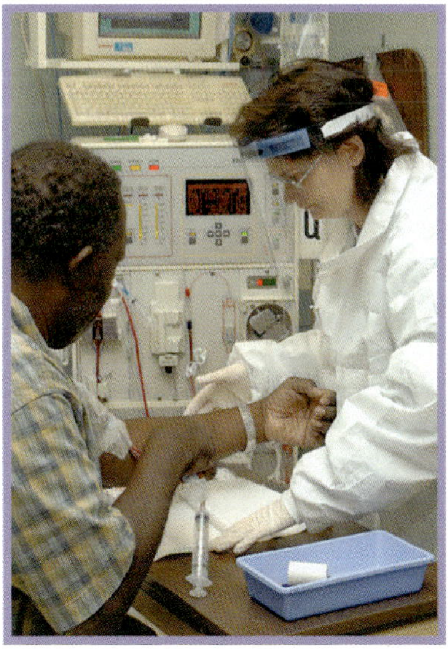

• 동정맥션트는 정맥과 동맥의 수술적 연결이다. 이는 대개 손목에 시행되며, 상완이나 다리에 시행되는 경우도 있다. 대상자의 동정맥션트에 접근할 때 간호사는 보호안경을 포함한 개인 보호장비를 착용한다. 무균적 절차는 혈액 감염과 투석 후 감염을 방지한다.

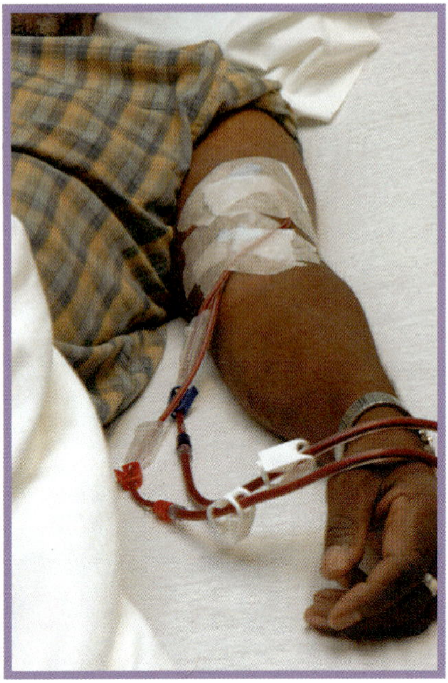

- 정맥천자는 두 군데에서 시행되며 안전하게 고정한다. 빨간 색의 관은 투석기로 들어가는 동맥흐름으로 여겨진다. 파란 색의 관은 투석기에서 대상자에게 들어가는 혈액이다.

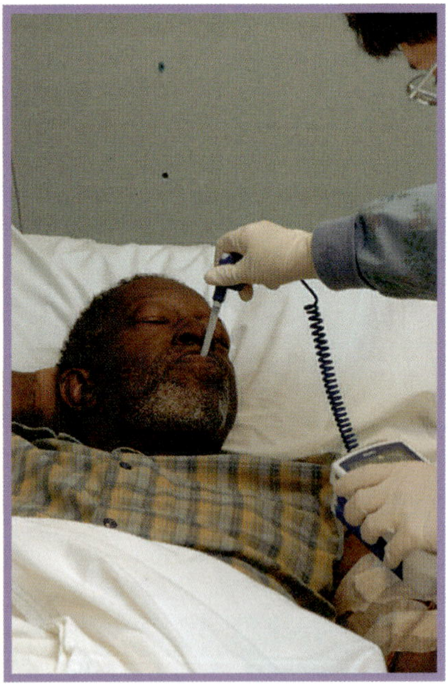

- 활력징후와 신경학적인 상태는 투석 동안과 투석 후에 면밀히 감시한다. 체액과 노폐물 유출은 저혈압과 의식 수준의 변화를 일으킬 수 있다. 저혈압이 나타날 경우, 추가적인 정맥주입수액이 처방된다. 만약 의식의 변화가 생길 경우, 안전한 환경을 제공하고 추가 치료를 위해 의사에게 알린다.

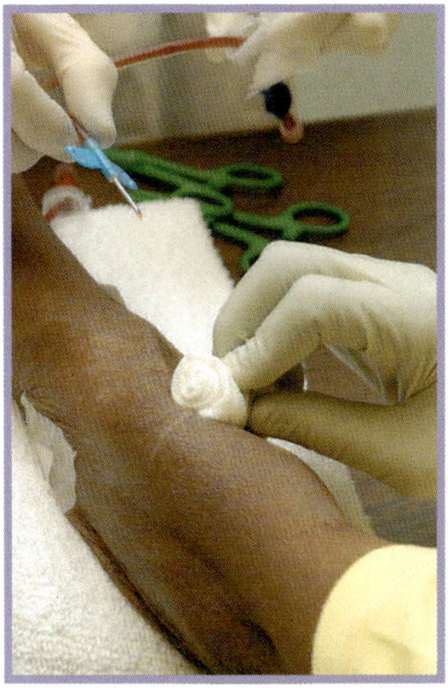

- 적절하게 체액과 노폐물이 제거되면, 바늘을 제거하고 압박을 가한다. 바늘 제거 위치는 출혈이나 혈종 생성에 대해 긴밀하게 감시한다. 둘 중 하나라도 발생했을 경우, 보호장비를 착용하고 바로 바늘 제거 부위 주위를 압박한다.

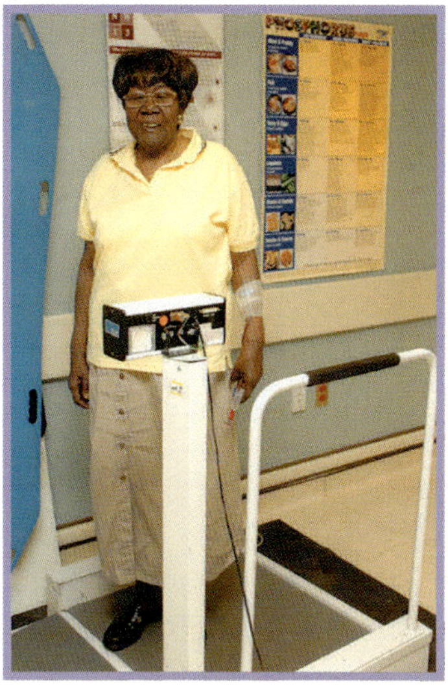

- 체액 균형 감시를 위해 모든 투석대상자는 매일의 체중을 기록한다. 체액과다가 없는 대상자의 실제 체중을 결정하고 체액손실을 감시하기 위해 투석목표체중 또는 투석 후 체중을 측정한다. 대상자의 투석목표체중을 기록한다. 이 체중은 약물 계산에 사용된다.

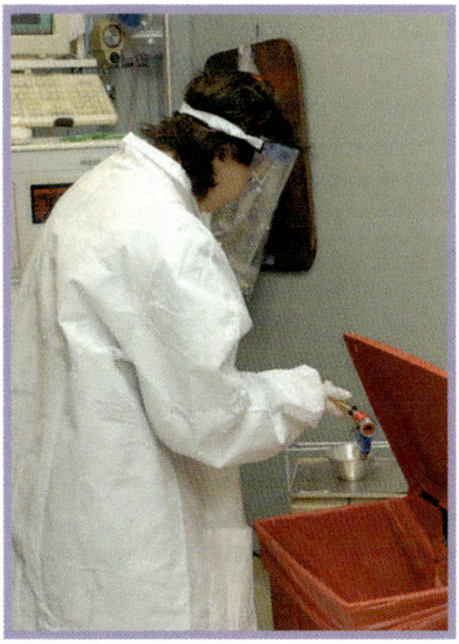

- 투석의 모든 장비는 생물재해 폐기물 투입기에 넣는다. 개인보호장비는 모든 폐기물이 적절히 처리 될 때까지 벗지 않는다.

식도위십이지장내시경검사
Esophagogastroduodenoscopy(EGD)

E

– 식도위십이지장내시경검사(EGD)는 의사가 직접 식도, 위, 상부십이지장을 볼 수 있고, 생검을 할 수 있는 방법이다. 카메라와 불빛이 있는 유연한 검사경을 입을 통해 삽입한다. 검사를 받는 대상자는 얕은 진정을 필요로 한다. 식도위십이지장내시경검사(EGD)는 외래에서 가능한 검사이며, 많은 소화기계 질환의 원인을 결정하는 데 도움을 준다.

사정

- 항응고제 복용 또는 출혈관련 위험성의 과거력
- 검사 전 6–8시간 금식
- 검사 전 의치 제거
- 서면 동의서

간호계획 및 중재

- 활력징후 감시
- 호흡기계 상태 감시
- 진정 수준 감시

간호평가 및 결과

- 의식, 구역 반사 및 기침 반사를 회복한다.
- 검사 동안 편안함을 유지한다.
- EGD 검사의 목적과 방법을 이해한다.

간호 시 고려사항

▶ 구역반사가 돌아올 때까지 금식한다.

▶ 검사 전 의치를 뺐다면, 주의하여 이름을 표기하고 보관한다.

▶ 검사에 앞서 대상자의 퇴원방법을 점검한다.

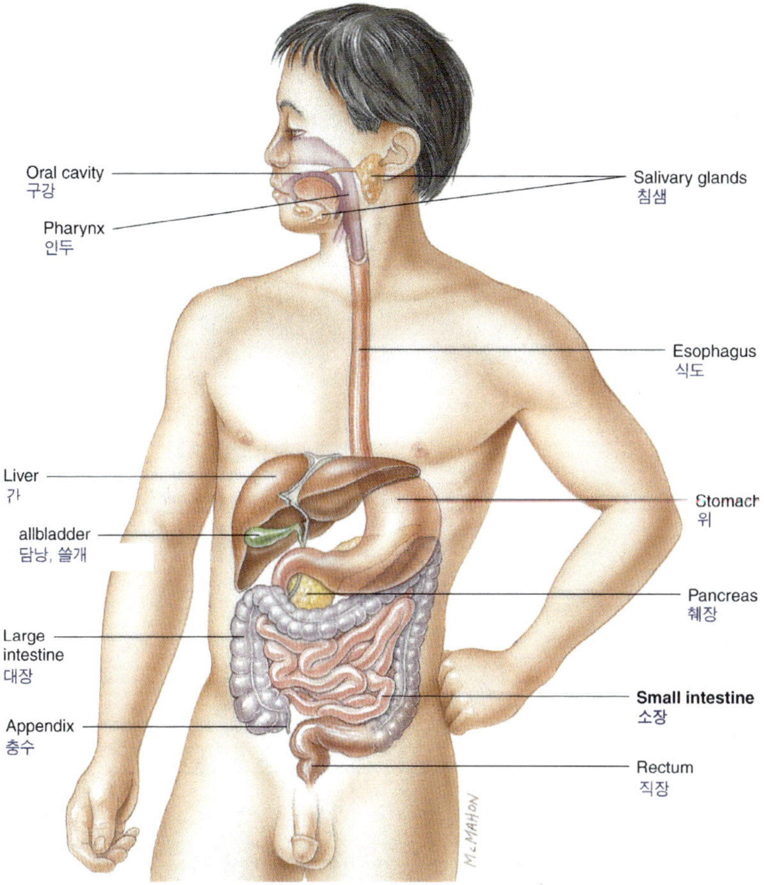

- EGD는 식도, 위, 소장의 십이지장 부위를 직접 볼 수 있도록 한다. 시술 중 생검도 가능하다.

E

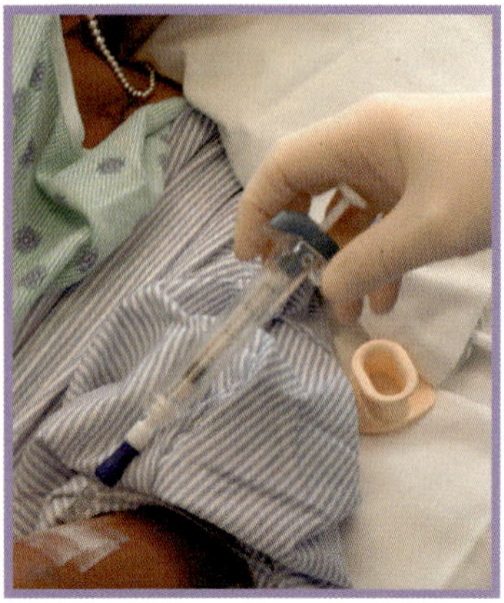

- 대상자는 검사 중 정맥주입을 통해 얕은 진정을 하게 된다. 대상자의 진정 수준, 활력징후, 산소화 상태는 검사하는 동안 계속 감시된다.

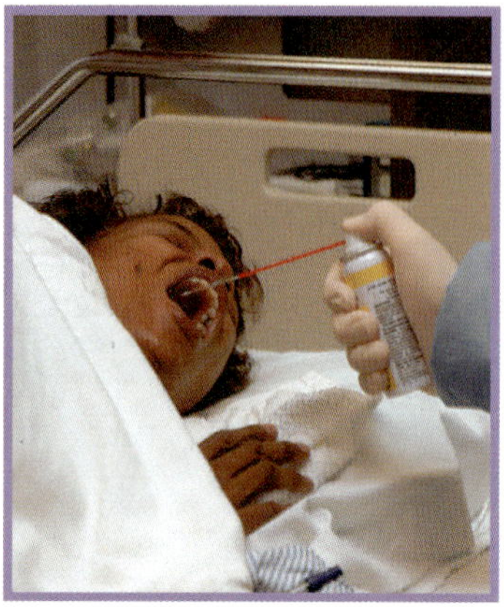

- Benzocaine을 포함한 감각을 없애는 약물을 구강에 분사함으로써 구역반사를 줄인다. Benzocaine에 과민반응이 있는 대상자에게는 분사하면 안 된다. 과민반응의 심각성 정도에 따라 구역반사 감소를 위해 다른 약물을 투여할 수 있다.

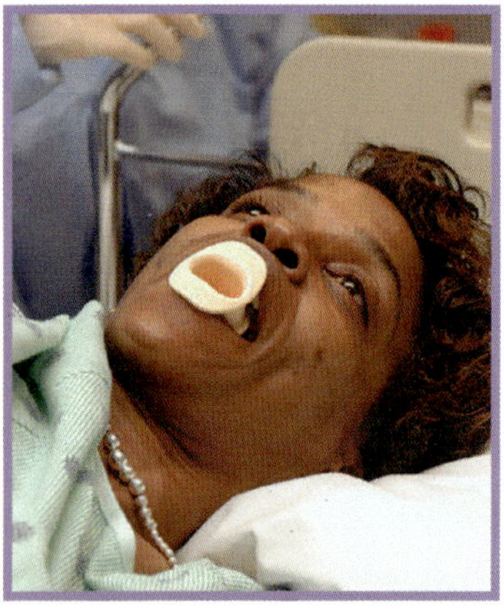

- 물림틀(bite block)을 대상자의 입에 삽입하는 것은 대상자가 돌발적으로 검사경을 물지 않게 하기 위함이다. 물림틀은 검사가 종료될 때까지 입 안에 둔다.

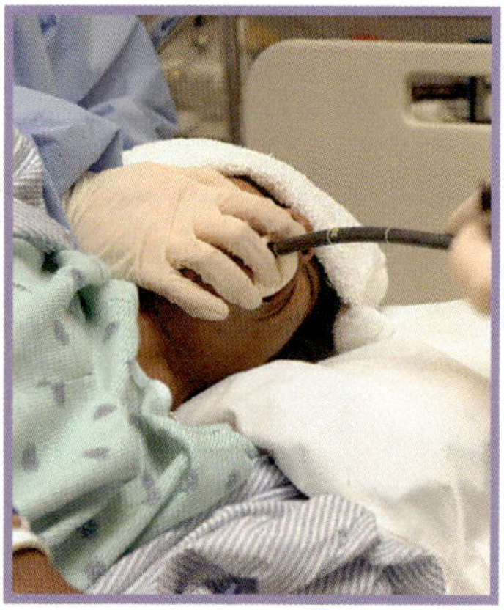

- 검사경이 삽입됨에 따라 스크린에 소화기계 내층이 동시에 보인다. 비정상 소견이 보이면, 기록을 위해 사진을 찍고 생검을 한다. 시술 후에는 대상자의 의식상태와 구역반사가 회복되는지를 감시한다.

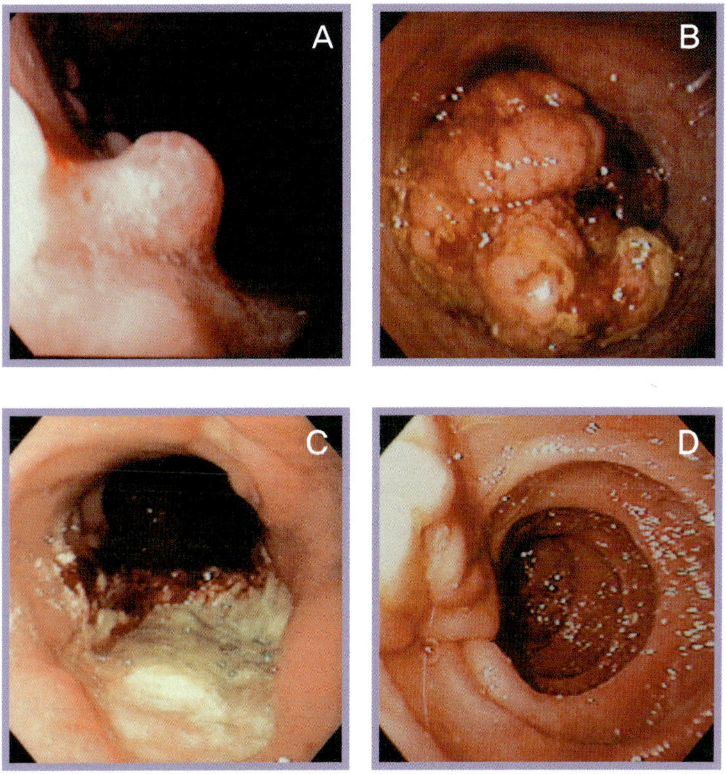

• 많은 소화기계의 건강상태와 질환은 그림과 같이(A) 위암,(B) 위염,(C) 식도궤양,(D) 식도정맥류 등을 포함하고 EGD 검사 동안 진단이 이루어진다

기관내삽관 Endotracheal Intubation

– 기관내삽관은 기관 안으로 인공적인 기도를 삽입하는 것이다. 기관내삽관은 대상자가 전신마취를 하거나 정상적인 호흡과 산소화가 손상되는 다양한 상황(일산화탄소 중독, 폐렴, 두부손상 등)에서 요구되어진다.

E

사정

- 호흡, 횟수와 특성
- 동맥혈 가스분석
- 산소포화도
- 호흡음 사정

간호계획 및 중재

- 안정제를 주입하기위하여 큰 말초정맥주사를 삽입한다.
- 호흡음, 호흡, 산소포화도, 동맥혈가스검사를 포함한 호흡상태를 모니터한다.
- 침상의 머리를 올려놓는다.
- 대체 가능한 의사소통방식을 안내한다.

간호평가 및 결과

- 대상자의 성공적인 삽관은 대칭적인 호흡음, 산소포화도의 향상, 호기시 보이는 이산화탄소로 증명되고 X-ray에서 기관내 튜브의 위치를 확인된다.

간호 시 고려사항

- ▶ 삽관튜브의 위치가 벗어날 경우를 대비하여 대상자의 기도를 보조할 수 있는 응급기구를 준비한다.
- ▶ 삽관 후에 산소포화도가 향상되지 않는다면, 튜브를 제거하고 다시 삽입하는 것을 고려한다. 이는 튜브의 부적절한 위치를 의미할 수 있다.
- ▶ 구강내 분비물을 제거할 수 있는 흡인기 기구를 항상 유지한다.
- ▶ 기관내 튜브를 보호하기 위해 부드러운 손목 억제대의 처방과 적용이 필요할 수 있다.
- ▶ 대상자가 진정되어 있다면, 상해나 피부손상을 예방하기 위하여 올바른 체위가 유지되어야 한다.
- ▶ 기관내 튜브는 시중의 기관내튜브 고정 기구를 사용했을 때 단단히 고정되어야 한다.
- ▶ 튜브의 위치를 확인하기 위해 입술에서부터 튜브가 삽입된 길이를 기록한다.

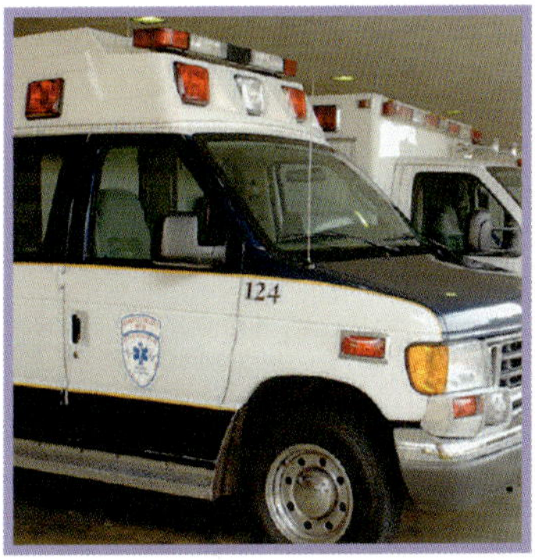

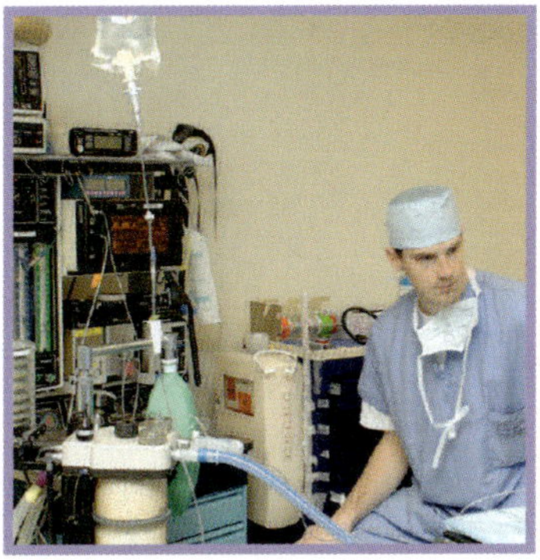

- 병원외부에서의 응급상황에서부터 전신마취를 요구하는 수술실의 대상자에 이르기까지 다양한 상황에서 기관내삽관이 요구되어진다. 상황에 관계없이, 대상자가 자발적으로 호흡할 수 없는 상황(경추 손상, 전신마취 등)이나 적절하게 산소화가 되지 않는 상황(심한 폐렴, 가스 흡입시) 에서 기관 내삽관이 요구되어 진다.

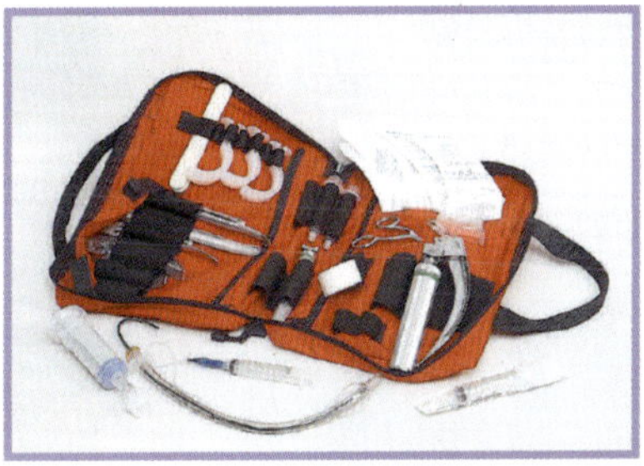

- 삽관을 하기위해서는 후두경과 기관내삽관 튜브가 필요하며 병원의 대부분의 환경에서 찾아볼 수 있다. 마취간호사 호흡 치료사, 준의료활동종사자, 마취과 의사가 상황에 따라 삽관을 수행할 수 있다.

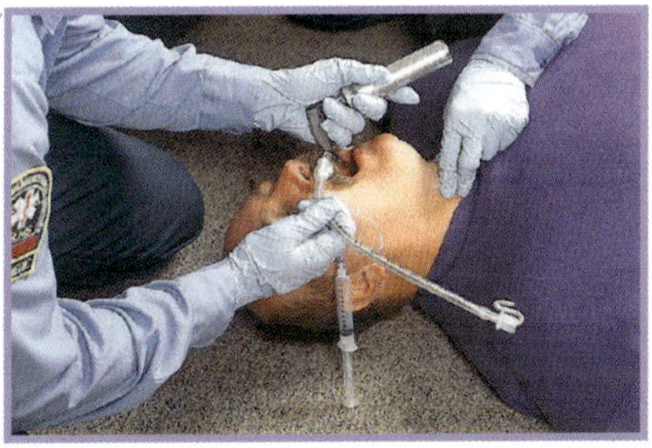

- 구조호흡, 머리쪽 판자 제거하기, 침대를 밖으로 옮기기, 목을 신전시키기 위하여 대상자의 어깨 밑에 베개를 놓기, 정맥주사 유지하기, 활력징후와 산소포화도 모니터하기, 추가적인 산소 제공, 흡인기 작동이 응급으로 기관내삽관을 시행하기 전이나 시행하는 중에 해야하는 간호사의 역할이다. 사진 속 왼쪽 사람은 기관삽관을 진행 중이며, 오른쪽의 사람은 반지연골을 눌러서 기관삽관동안 경계표시가 되는 성대가 잘 보이도록 하고 있다.

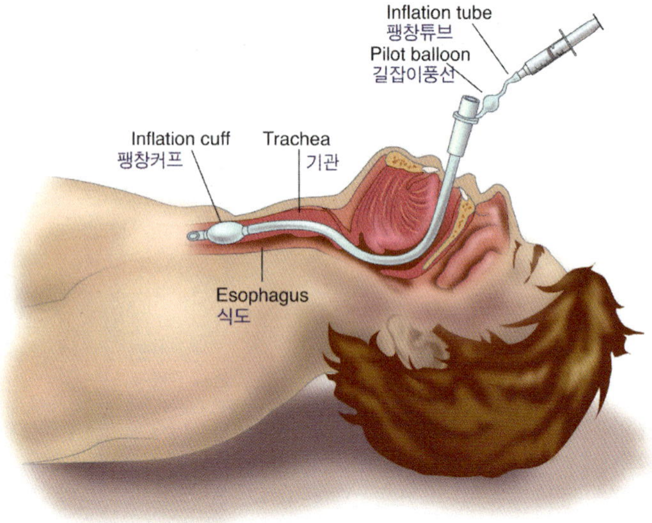

- 적절한 기관내튜브의 위치는 기관을 지나 융골 위에 위치하는 것이다. 튜브는 폐렴의 일반적인 원인이 되는 구강내분비물이 폐로 흡인되는 것을 방지하기 위하여 팽창이 되는 커프를 가지고 있다. 식도가 기관의 뒤쪽에 위치함을 알아야 하며, 의도하지 않게 식도내에 튜브가 위치할 수도 있다.

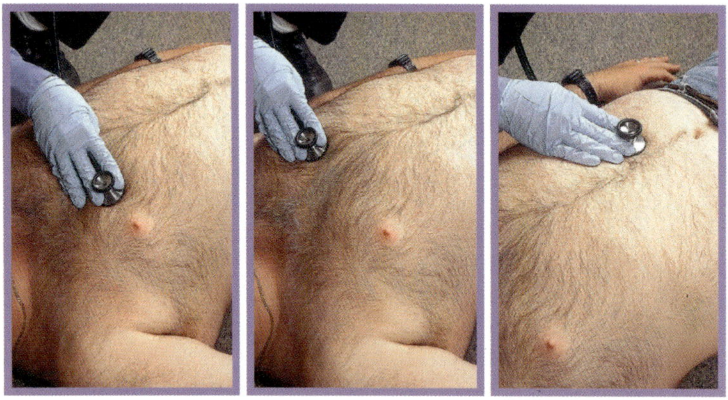

- 기관내튜브의 위치를 검증하는 것은 삽관을 하고 있는 모든 대상자에게 있어 매우 중요하다. 호흡음이 양쪽에서 청진되고, 균일한 흉곽의 움직임이 관찰되고, 호기말 이산화탄소 측정기기에서 이산화탄소가 측정되고, 대상자의 산소화 상태가 향상되는 것을 통해 위치를 확증할 수 있다. 흉부 X-ray로 위치를 확인한다. 상복부 부위에서 공기소리가 들리거나, 호흡음과 이산화탄소가 부족하거나 대상자가 점점 나빠지는 것은 식도내 삽관을 의미한다. 튜브는 즉시 제거되고 구조호흡을 다시 시작하여야 한다.

• (왼쪽)반창고나 고정테이프를 이용하여 기관내삽관 튜브의 위치가 변하는 것을 예방하여 안전하게 유지한다. 기관내삽관을 한 대상자는 영양과 경구약물의 주입을 위하여 위장관내 튜브가 필요하며 의사소통을 위한 대안도 필요로 한다. 사진 속 대상자는 중환자실에서 진정된 상태이다.

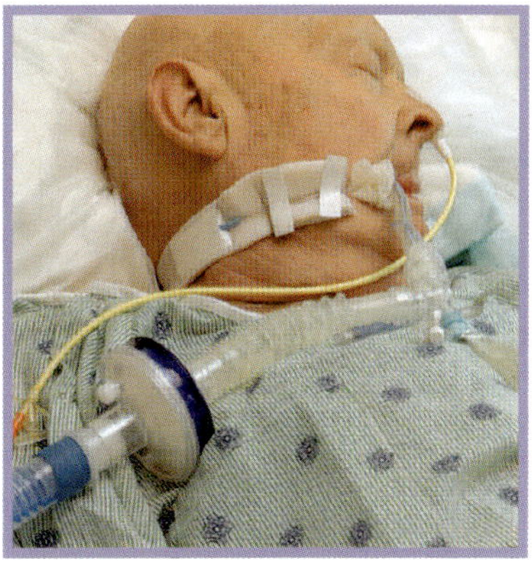

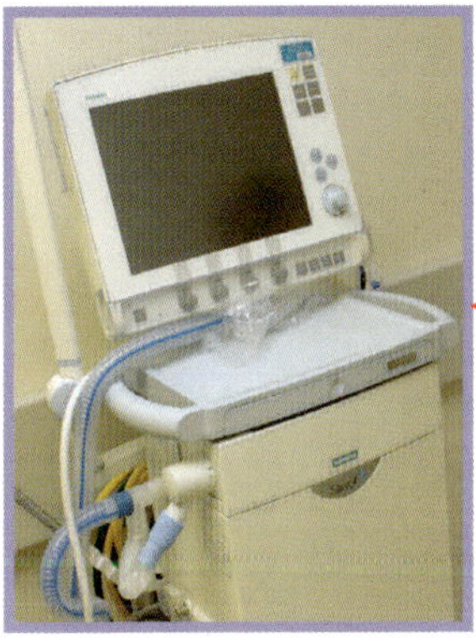

• 위 사진에서처럼 인공호흡기는 연결관을 통해 기관내삽관 튜브에 부착하여 연결한다. 인공호흡기는 대상자의 환기와 산소화요구도에 의해 결정되는 다양한 세팅을 가지고 있다. 인공호흡기의 경보음이 울리는 경우 즉각적인 주의가 요구된다.

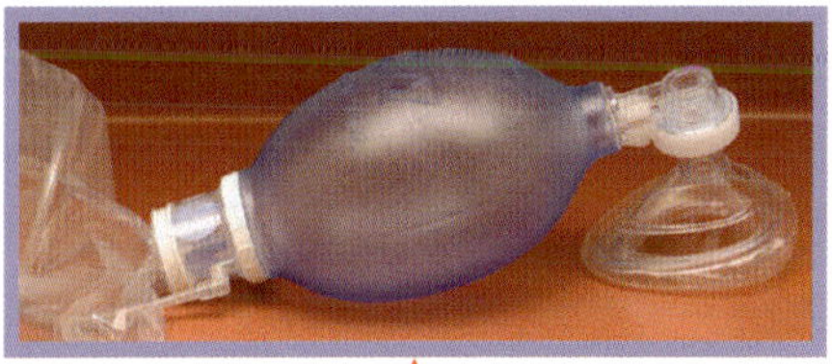

• 기관내삽관이 대상자는 마스크가 부착된 앰브백을 가까운 거리에 두어야한다. 갑작스럽게 튜브의 위치가 변화되면 대상자의 코와 입 위에 마스크를 적용하여 구조호흡을 제공해야 한다. 소생기에서 마스크부분을 제거하면, 기관내삽관 튜브의 끝과 소생기의 끝을 맞추어 사용할 수 있는데, 호흡기의 오작동으로 구조호흡을 제공하거나 대상자를 이송 해야 할 때 필요하다.

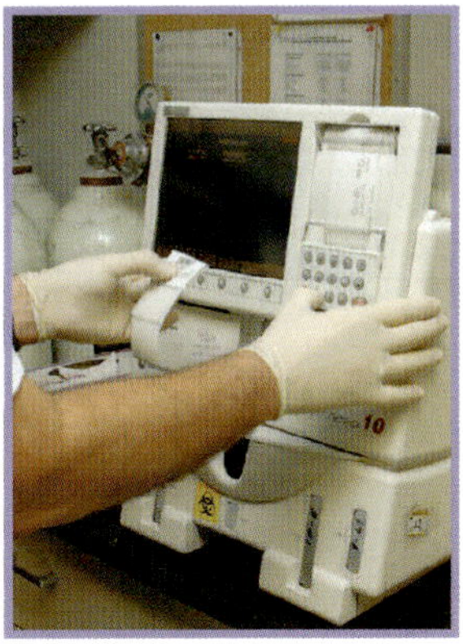

• 동맥혈 가스 분석기 기관내삽관 대상자를 치료하기 위해서는 동맥혈가스, 활력징후, 흉부 X-ray 결과, 전반적인 폐의 상태에 대한 모니터가 요구된다. 대상자와 접촉하는 모든 사람들의 손씻기, 잦은 구강간호, 침상의 머리 올려두기, 무균법을 적용한 흡인 등은 호흡기 관련 폐렴의 위험성을 줄이기 위하여 필요하다.

H

혈류역학적 모니터링 Hemodynamic Monitoring

– 혈류역학적 모니터링은 대상자의 순환혈액량에 대한 여러 가지 측면을 반영하는 측정치를 얻기위하여 의뢰되며 침습적 또는 비침습적으로 하나 혹은 그 이상의 측정치로 구성된다. 혈류역학적 모니터링의 목적은 심정지나 부정맥, 쇽, 저산소증 등 생명을 위협하는 상태를 조기에 발견하고 예방하기 위해서이다.

사정

- 혈압
- 심장 리듬과 횟수
- 중심정맥압
- 두개내압
- 산소포화도
- 동맥혈압
- 심박출량
- 폐동맥압
- 체온

간호계획 및 중재

- 기구를 눈금조정 하고 확인한다.
- 경보음의 수치를 맞춘다.
- 병원의 규정에 맞게 침습적인 카테터를 주의깊게 관리한다.
- 혈류역학적 상태를 주의 깊게 관찰하고 변화를 즉시 보고한다.

간호평가 및 결과

- 대상자는 안정화된 혈류역학적 상태를 경험한다.
- 혈류역학적 상태 변화에 대한 조기 감지와 적절한 조치를 경험한다.

간호 시 고려사항

▶ 혈류역학적 모니터링은 병원이나 의원에 있는 모든 대상자에게서 이루어진다. 활력징후(vital sign)는 입원을 위해 필요한 기본적인 정보이다.

▶ 침습적인 혈류역학적 모니터링은 중환자실, 수술실, 응급실과 같은 특별한 상황에서 이루어지며 대상자상태에 대한 좀더 세밀한 정보를 제공한다. 예를 들면, 대상자가 심장수술을 받았다면 동맥관(동맥압의 지속적인 측정과 동맥혈가스 채혈을 위한), 중심정맥압, 폐동맥압, 심박출량 모니터링, 혼합 정맥혈 채혈을 위한), 지속적인 심장리듬의 모니터링, 산소포화도의 지속적인 모니터링 등을 위한 침습적인 모니터링 기구가 요구된다.

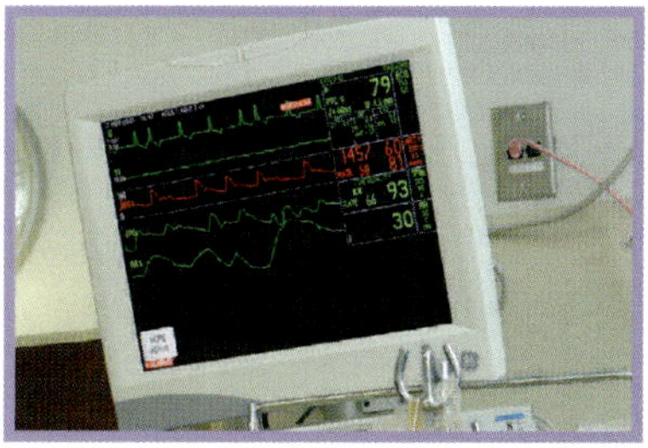

• 혈류역학적 모니터링은 대상자의 심폐상태를 반영하는 결정적인 자료를 제공한다. 간호사는 대상자의 상태에 기초하여 경보음 수치를 결정하고 조절한다. 예를들면, 대상자의 수축기압을 100mmHg로 상승시키고 유지하기 위하여 약물을 투여 받고 있다면, 간호사는 수축기압의 최저 경보치는 100mmHg로 최고치는 130mmHg로 조절할 수 있다. 이렇게 함으로써 간호사는 약물이 혈압을 유지하기 위한 것임을 확실히 하고 혈압을 원하는 목표치 이상으로 올라가지 않도록 한다. 침습적인 주사들은 정확한 결과를 유지하기 위하여 눈금조정과 영점조준(측정치에 대한 대기압의 효과를 제거하기 위한)이 요구된다. 혈류역학적 상태의 변화는 적절한 처치와 대상자의 사망을 피하기 위해 보고되어야 한다.

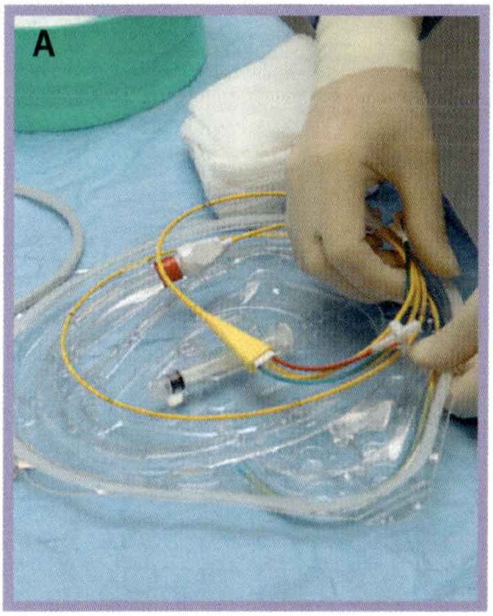

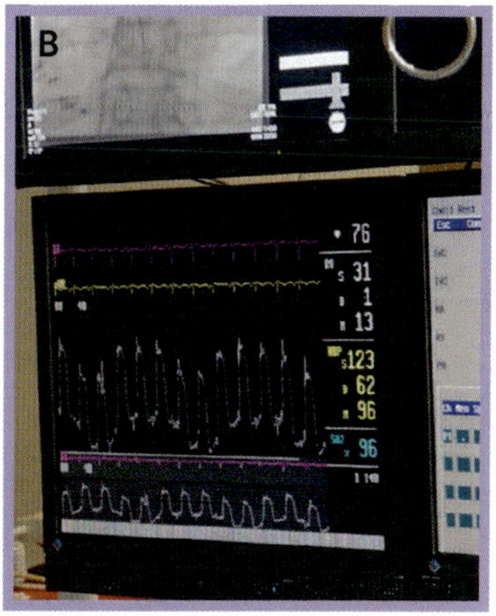

• (A)혈류역학적 상태를 모니터하기 위한 침습적인 선은 멸균기술을 이용하여 삽입된다. 그림에 제시된 폐동맥 카테터는 삽입하는 동안 압력의 파형과 심장리듬을 모니터해야 한다. 파형은 카테터가 심장을 통과함에 따른 카테터의 위치를 반영한다. 부가적으로, 카테터를 삽입하는 동안 카테터가 기계적인 자극을 일으킴으로 인해 심실부정맥을 일으킬 수 있다.(B) 폐동맥압 카테터는 우측 및 좌측 심장압력, 심박출량과 상태가 위급한 대상자의 치료를 결정하는데 도움이 되는 심장에 대한 결정적인 정보를 제공한다. 치료에 대한 결정은 심박동수와 혈압을 증가 혹은 감소시키기 위한 약물의 사용을 결정하는 것도 포함된다.

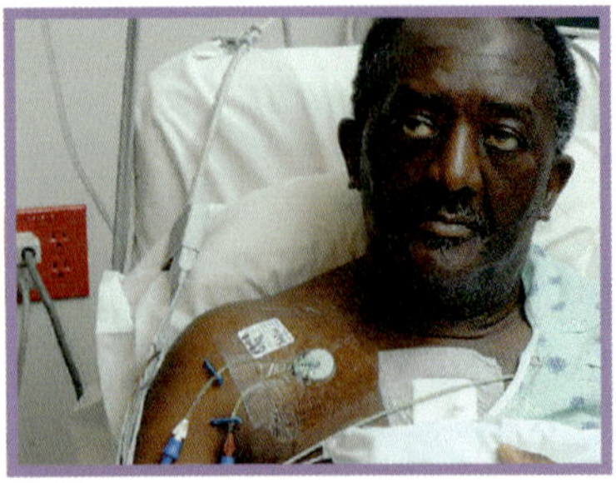

• (A) 중심정맥카테터는 중심 정맥압(대상자의 혈관내 혈액량의 상태를 반영하는)을 모니터하고, 체액량이 부족, 과다 혹은 적정량인지(적절하거나 정상인 혈관내 혈액량의 상태) 결정하는데 도움이 된다.

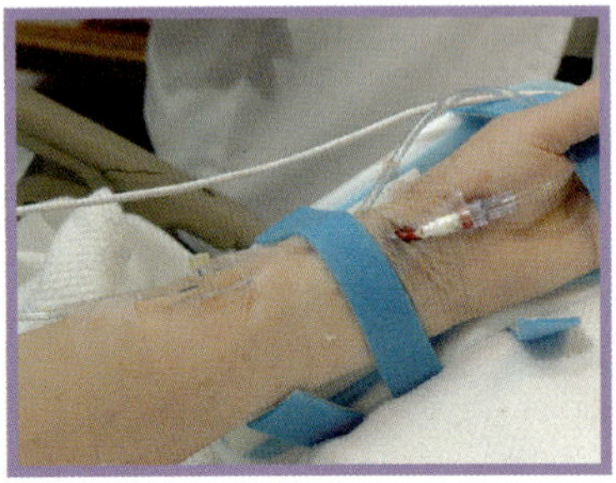

• (B) 요골동맥 카테터는 지속적인 혈압측정치를 제공한다. 모든 침습적인 카테터는 카테터 관련 감염을 예방하기 위하여 질병 대책 센터의 권고안을 따라 간호가 제공되어야 한다. 주사의 갑작스러운 위치이동을 예방하기 위하여 관을 안전하게 보호한다.

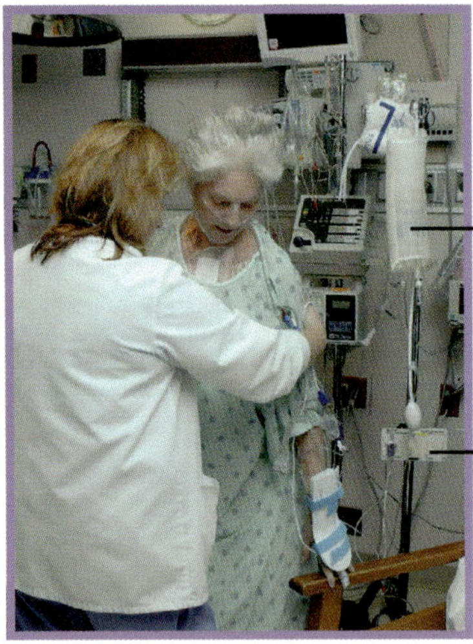

• 침습적인 혈류역학적 주사를 압력센서에 연결하면 압력이 감지되고 전달되는 것을 가능하게하며 모니터에 파형으로 보여지도록 한다. 심장 혈류역학적 주사는 변환기의 고정기를 우심방의 위치에 놓이도록 유지해야 한다. 대상자의 체위가 변함에 따라, 변환기도 우심방의 위치를 반영하는 곳으로 변해야 한다. 이 사진에서, 간호사는 대상자가 의자에 앉았을 때 우심방의 위치에 변환기가 위치하도록 했다.

고압챔버 Hyperbaric Chamber

– 고압챔버 치료는 특정한 의학적 적응증을 치료하기 위하여 대상자를 정상보다 높은 압력으로 산소를 공급하기 위해 기계적인 통 안으로 대상자를 넣어 치료하는 것이다. 적응증은 일산화탄소 중독, 가스괴저, 만성적인 상처 감염증, 화상 등이 포함된다.

사정

- 고압 치료가 적용되는 대상자 건강상태 확인
- 대상자에게 가연성 과나련 물품을 제거
- 헐겁고, 편안한 복장
- 불안이나 폐쇄공포증의 과거력 확인

간호계획 및 중재

- 치료과정 동안 대상자를 모니터한다.
- 불안의 징후를 관찰한다.

간호평가 및 결과

- 대상자는 고압 치료가 필요한 의학적 상태가 호전됨을 경험한다.
- 차분하고 불안하지 않은 상태로 있다.
- 고압 치료와 치료의 이유를 이해한다.

간호 시 고려사항

▶ 단기간동안의 시력 변화가 고압 치료를 받는 동안 생길 수 있다. 시력 변화를 사정하고 안전을 유지한다.

▶ 불안이나 폐쇄공포증이 있는 대상자는 치료를 받기 전에 항불안제를 복용하는 것이 유익할 수 있다.

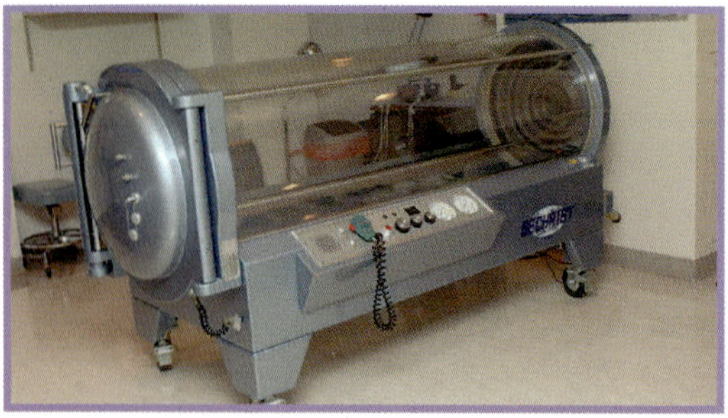

- 고압챔버는 대기압보다 높은 압력하에서 100%의 산소를 전달할 수 있게하여, 정상기압하에서는 불가능한 산소의 침투가 가능하게 한다. 밀폐된 튜브의 모양은 대상자의 밀폐공포증을 악화시킬 수 있다. 대상자의 언어적, 비언어적인 불안의 징후를 모니터한다. 항불안제를 처방하는 것이 대상자에게 필요할 수 있다.

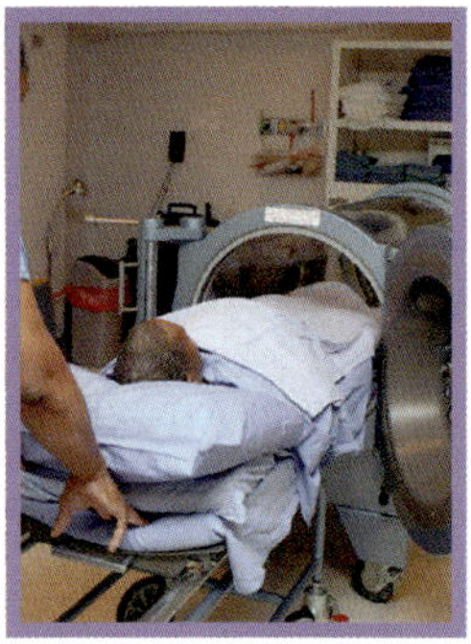

- 활력징후를 측정하고, 대상자가 편안한지 확인하고, 챔버 안에 대상자를 위치하게 한다. 대상자의 시야 안에 시계와 텔레비전을 둔다. 관심전환은 챔버 안에 있는 동안 시간을 보내는데 도움이 된다. 치료가 진행되는 시간, 치료의 횟수, 압력의 세팅은 치료의 원인에 따라 다르다. 고압챔버 안에서의 전형적인 치료 시간은 90분이다.

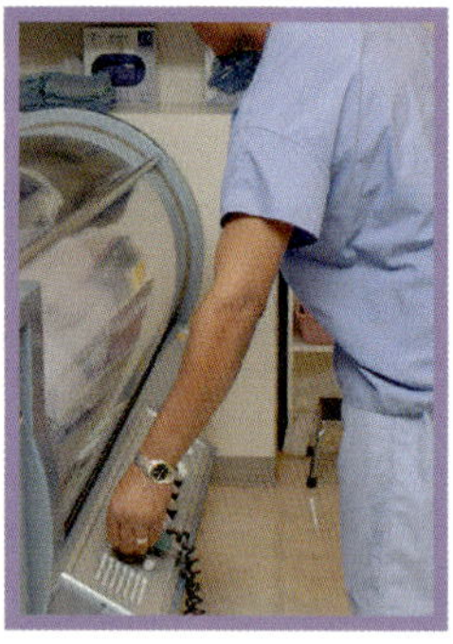

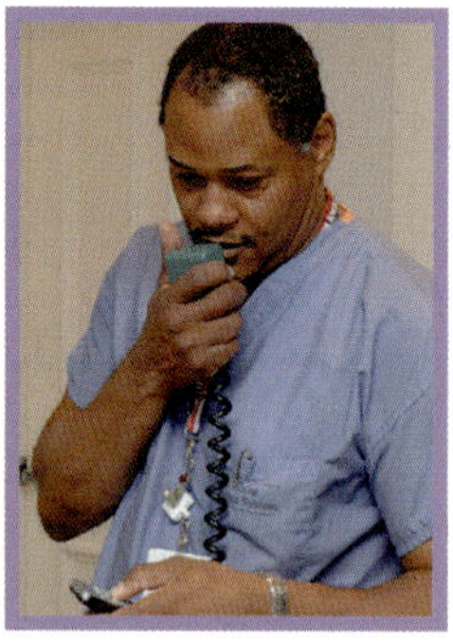

- 간호사가 압력을 증가시킴에 따라, 대상자의 편안함, 불안과 증가된 압력에 의한 부작용 예를들면, 귀의 압력이증가하거나 '펑'하는 소리가 나는지 모니터한다. 대상자의 입을 열게 하면 이러한 느낌을 경감시키는데 도움이 된다. 챔버 안의 대상자의 느낌을 말로 표현하도록 돕고, 지속적인 의사소통을 하는 것은 대상자를 안심시킨다.

척추후궁절제술 Laminectomy

– 척추후궁절제술은 척추관 협착증과 추간판탈출증을 포함하는 척추뼈의 다양한 상태에 대하여 척추뼈나 판을 제거하는 외과적 치료과정이다. 척추후궁절제술은 요통에 대한 보존적 치료가 실패했을 때 이루어지게 된다. 판을 제거하는 것은 신경근에 대한 압력을 줄이고 통증의 원인을 제거한다.

사정

- 요통
- 운동기능의 상실
- 이환된 측면의 근위축

간호계획 및 중재

- 활력징후
- 요통
- 수술 후 합병증에 대한 모니터
- 절개부위의 감염과 뇌척수액의 누출을 모니터 한다.

간호평가 및 결과

- 대상자는 요통의 감소를 경험한다.
- 수술 후 합병증을 피한다.

간호 시 고려사항

▶ 적절한 신체 역학은 척추후궁절제술이 필요한 대상자에게 강조되어야 한다.

▶ 4번째와 5번째 요추는 척추후궁절제술이 요구되는 가장 흔한 척추 이다.

▶ 가장자리를 따라 원형으로 노란색의 맑고 투명한 액체가 나타나는 '테'가 드레싱 주위에 나타나는지 주의깊게 관찰한다. 이는 대상자의 뇌척수액이 새는 것임을 예견할 수 있다. 이러한 현상이 생기면, 침상머리를 편평하게 하고(누출의 율의 감소시키기 위하여) 의사에게 알린다.

▶ 대상자가 만일 요통으로 장기간 동안 마약성 진통제 치료를 받았다면, 이러한 치료를 받지 않은 사람보다 많은 용량의 진통제를 필요로 할 수 있다.

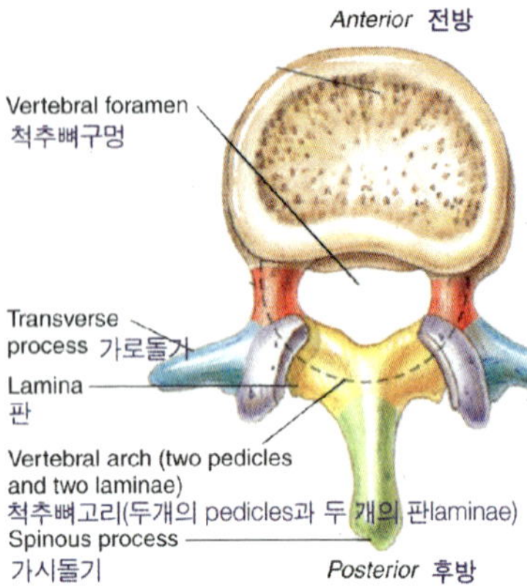

- 척추후궁절제술은 하나 혹은 그 이상의 척추의 부분 혹은 전체의 판을 외과적으로 제거하는 것으로 후방접근법으로 주로 이루어진다. 척수는 가로돌기를 지나간다

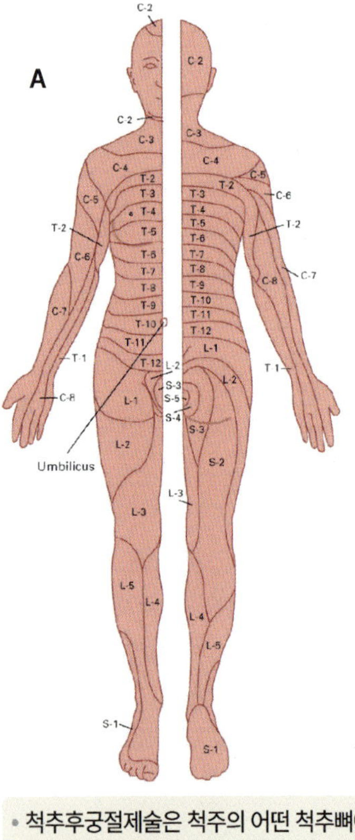

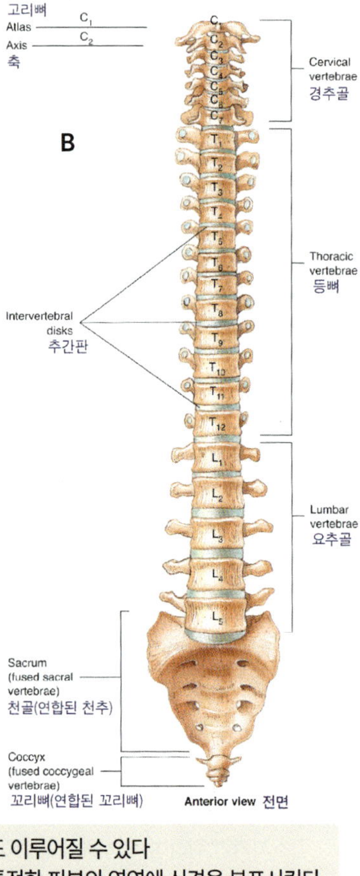

- 척추후궁절제술은 척주의 어떤 척추뼈에서도 이루어질 수 있다
- (A). 척수신경근은 피부절편에서 보이듯이 특정한 피부의 영역에 신경을 분포시킨다
- (B). 특정한 신경뿌리의 압박은 척추뼈에 상응하는 피부절편기를 따라 통증을 유발한다. 판를 제거하는 것은 신경에 대한 압력을 제거하고 통증을 경감시킨다.

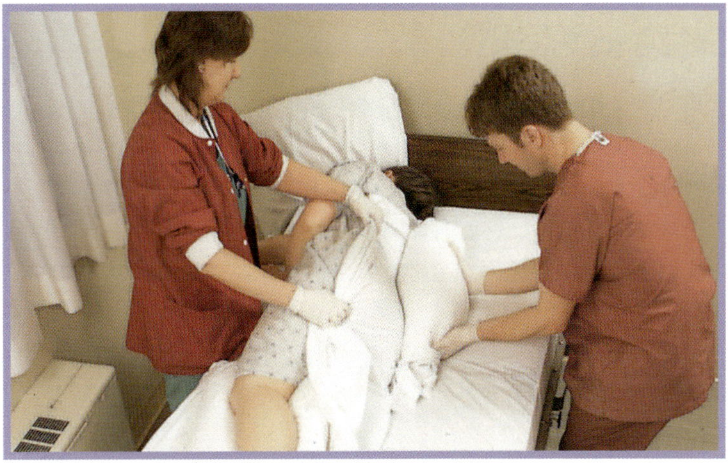

- 통나무 굴리기는 수술 후 대상자의 척추가 굴곡되는 것을 예방하고 간호사가 대상자의 수술 부위 드레싱을 관찰하도록 한다. 뇌척수액의 누출은 가장자리를 따라 반지모양의 맑은 배액으로 나타나며, 수술 후의 합병증으로 대부분 심한 두통과 함께 발생한다. 대상자를 편평하게 눕히고 의사에게 알리는 즉각적인 처치가 필요하다. 경막외혈액봉합술이 누출을 막기 위해 사용된다. 원위부의 맥박 및 색깔과 사지의 움직임을 사정한다. 압박스타킹, 조기운동의 격려, 유발성 폐활량측정기의 사용과 세심한 상처간호가 수술과 관련된 합병증을 예방한다.

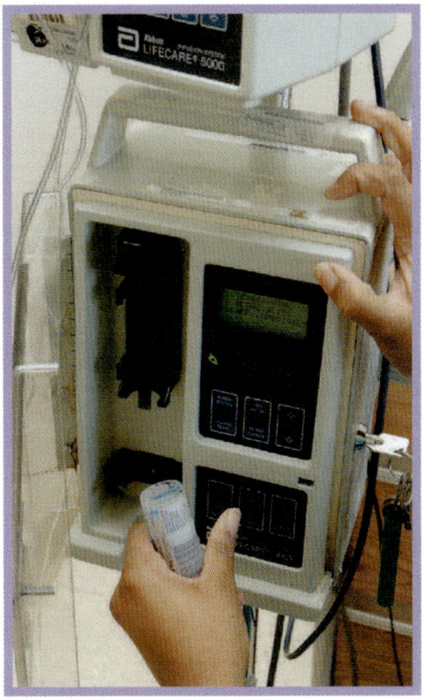

- 수술 후 통증을 조절하기 위하여 PCA pump를 준비하고 있다. 자가 통증 조절기는 대상자가 정맥주사로 소량의 마약성 진통제를 스스로 주입 할 수 있도록 한다. 간호사는 활력징후, 산소화 상태, 통증, 진정상태를 모니터한다. 마약성 진통제의 길항제인 narcan을 비치해두어 호흡기능의 억제와 깊은 진정을 포함하는 과용량의 징후가 발생하는 경우 사용하도록 한다.

기계적 환기 Mechanical Ventilation

– 기계적 환기는 인위적이거나 기계적인 환기 보조이다. 보조에는 부가적인 산소, 공기량과 압력이 포함 될 수 있다. 환기보조를 위한 요구는 신경학적인 손상, 전신마취, 급성 폐손상과 심한 폐렴을 포함하는 다양한 상태에서 발생한다. 인공적인 기도(기관내삽관이나 기관절개술)가 기계적 환기를 제공하기 위하여 호흡기와 연결된다.

사정

- 산소포화도, 동맥혈 가스분석
- 호흡음
- 자발적 호흡 대 기계적 호흡
- 흉곽 X-ray

M

간호계획 및 중재

- 호흡상태를 모니터한다.
- 의사소통 방식을 제공한다.
- 잦은 구강간호를 제공한다.
- 기도의 위치이동이 생길 경우에 대비한 응급 기구를 준비한다.

간호평가 및 결과

- 대상자는 적절한 호흡과 산소화를 경험한다.
- 요구에 대한 의사소통을 유지할 수 있다.
- 기계적 환기가 필요한 이유를 이해한다.

간호 시 고려사항

▶ 기계적 환기의 일반적인 합병증은 호흡기 관련 폐렴이다. 대상자와 접촉하는 모든 사람에 의한 손씻기, 잦은 구강 간호, 침상머리를 30도 상승시키는 것으로 이 합병증의 발생빈도를 줄일 수 있다.

▶ 고압 경보음은 폐의 분비물이 증가하거나 폐의 순응도가 감소하거나 튜브가 꼬이는 등의 호흡기 체계내의 증가된 압력을 나타낸다. 이러한 상황이 생기면, 대상자를 사정하고 분비물이 있다면 흡인을 해야 한다.

▶ 저압 경보음은 호흡기 체계의 연결이 빠지거나 기관내삽관 튜브의 커프가 새거나, 튜브가 갑자기 빠지는 등으로 인해 체계내의 압력이 감소됨을 나타낸다. 이러한 상황이 발생하면, 대상자를 사정하고 연결이 빠져있다면, 다시 연결해야 한다. 만일 튜브가 제 위치에서 빠져있다면 제거하고 산소가 연결된 bag valve mask 장치로 구조호흡을 제공한다.

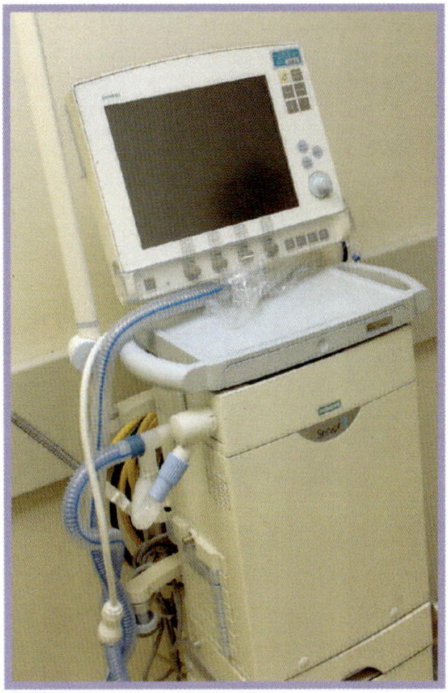

- 기계적 환기는 인공호흡기를 이용하여 산소, 용적, 압력을 제공하는 것이다. 환기 방식은 대상자의 상태에 따라 선택되며, 대상자의 상태가 변함에 따라 조정된다. 대상자의 상태와 호흡기 세팅에 따라 설정된 호흡기 경보음은 대상자의 폐의 상태의 변화나 위치의 변화, 혹은 연결이 빠짐을 나타낼 수 있다.

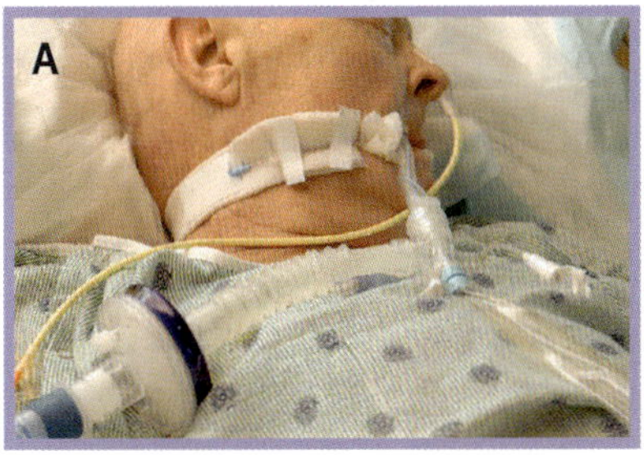

A

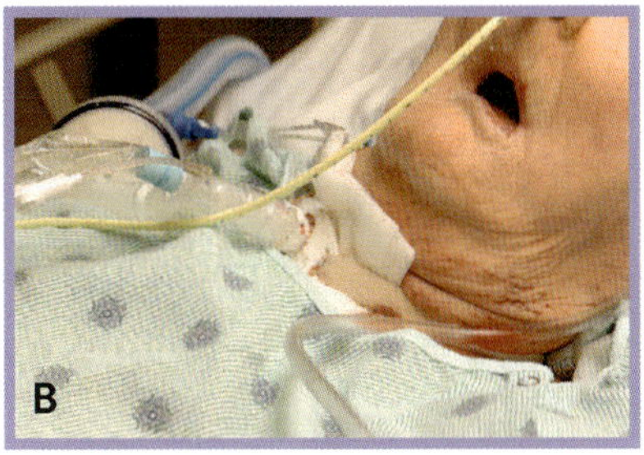

B

- 인공적인 기도는 기계적 환기를 제공하기 위하여 필요하다. 왼쪽에 보여지는 기관내삽관 튜브(A), 오른쪽에 보여지는 기관절개관(B)은 호흡기에 부착하기 위하여 대상자의 기관 안에 위치하게 된다. 양쪽의 인공기도 모두 다 간호사에 의한 간호가 요구된다. 위치의 변화를 예방하기 위해 단단히 고정을 한 양쪽 그림에 주의한다. 잦은 구강간호와 침상머리를 상승시켜 놓은 것이 호흡기 감염의 기회를 줄인다.

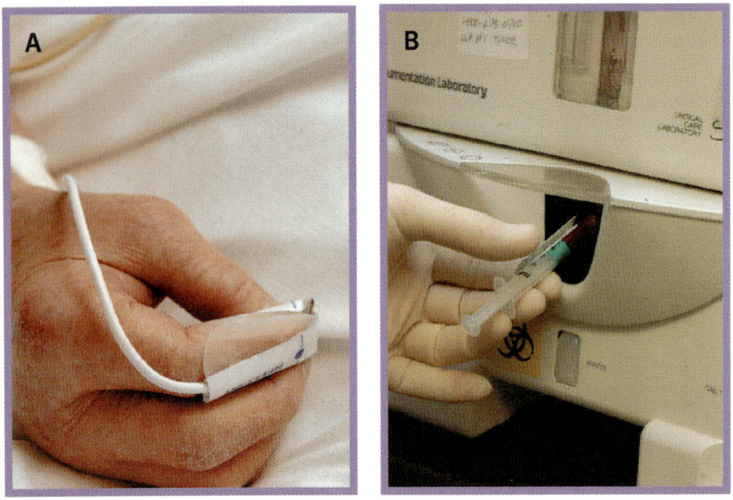

• 대상자의 손가락에 부착된 산소포화도를 지속적으로 관찰하여(A) 산소화 상태를 사정한다. 대상자의 호흡음을 청진하고 호흡수, 깊이, 특성과 호흡 노력 등의 호흡 상태를 자주 사정한다. 산소화와 산염기 균형(B)을 포함하여 기계적 환기의 효율성을 평가할 수 있는 동맥혈 가스 분석결과에 유의한다. 흉부 X-ray는 인공기도의 위치를 확인하고 폐 상태를 모니터할 수 있다.

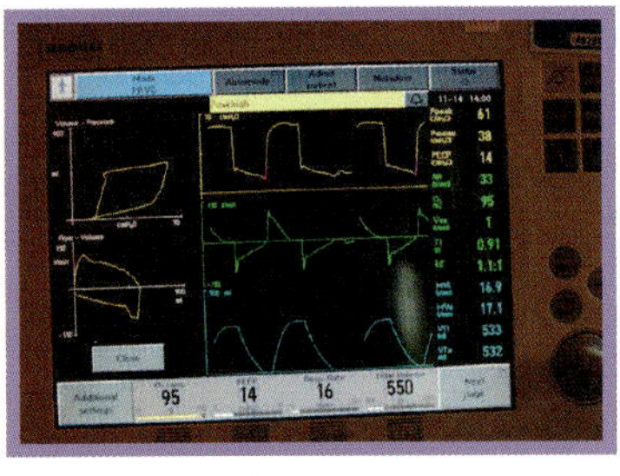

• 인공호흡기는 압력과 호흡량의 관계, 일회호흡량 호흡수, 기도 내압 등 폐의 상태와 환기를 반영 하는 정보를 제공한다.

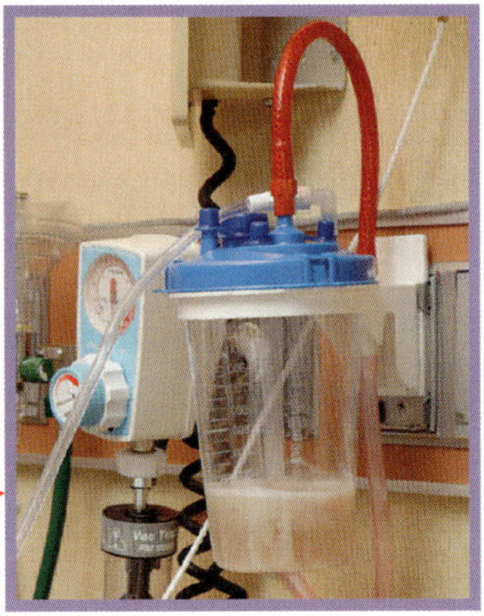

• 폐의 분비물을 제거하기 위하여 인공기도관을 흡인한다. 흡인기, 추가적인 산소와 연결된, 여분의 인공기도관은 위치의 변화에 대비해 침상 옆에 비치해둔다.

자기공명영상
Magnetic Resonance Imaging(MRI)

- 자기공명영상은 X-ray를 대신하여 고주파와 강한 자기장을 이용하여 내부 장기와 구조에 대한 특별히 확하고 세부적인 영상을 얻을 수 있는 비침습적인 검사이다. 자기공명영상은 다양한 내과적 상태를 진단하기 위하여 사용된다.

사정

- 모든 귀금속을 제거한다.
- 금속성 이식물이나 포탄의 파편을 맞은 과거력을 확인한다.
- 폐쇄공포증나 극심한 불안의 과거력을 확인한다.

간호계획 및 중재

- 과정동안 대상자를 모니터 한다.
- 대상자가 심장에 대한 모니터링이나 인공호흡기 혹은 정맥주사에 의한 주입이 과정동안 필요한 경우는 특별히 비금속성의 기구가 요구될 수 있다.

간호평가 및 결과

- 대상자는 자기공명영상 검사에 관해 이해한다.
- 과정동안 안정적이며, 불안하지 않은 상태를 유지한다.

간호 시 고려사항

▶ 자기공명영상 기계에 대상자가 들어가고 나가는 것을 도와주는 간호사는 기계와 접촉함으로써 마그네틱 카드(신용카드나 신분증명서)의 자기가 사라질 수 있다.

▶ 극도의 불안해 하는 대상자에 대해서는 안정제에 대한 처방이 필요한지 고려한다.

▶ 간호사가 직접적으로 호흡을 관찰할 수 없으므로 기계 안에 대상자가 있는 동안에 산소포화도를 모니터링 한다.

▶ 원격측정을 받는 대상자는 자기공명영상 검사 전에 심전도 전극을 제거한다. 자기공명영상 방에서 사용이 가능한 심전도 전극이 별도로 있다.

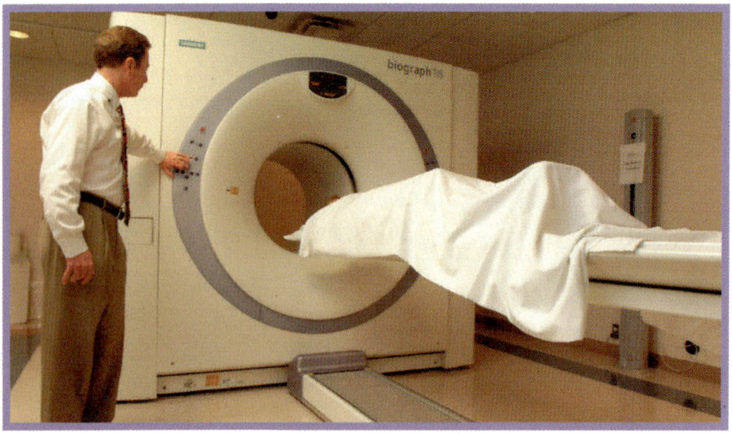

- 대상자의 모든 귀금속, 금속성 의학적 기구와 제거 가능한 보철물을 제거해야 하는데, 이유는 자기공명영상 기계가 작동하면 모든 금속을 스캐너 쪽으로 끌어당길 수 있기 때문이다. 만일 대상자가 금속성의 이식물이나 포탄 파편의 과거력이 있다면, 금속이 대상자의 밖으로 끌려나와서 생길 수 있는 상해를 예방하기 위해 자기공명영상을 주의깊게 고려해야한다. 대상자를 안전하게 하고, 편안함과 검사 전 설명을 제공한다. 검사과정동안 의료진은 검사실 밖으로 나가서 대상자를 모니터한다.

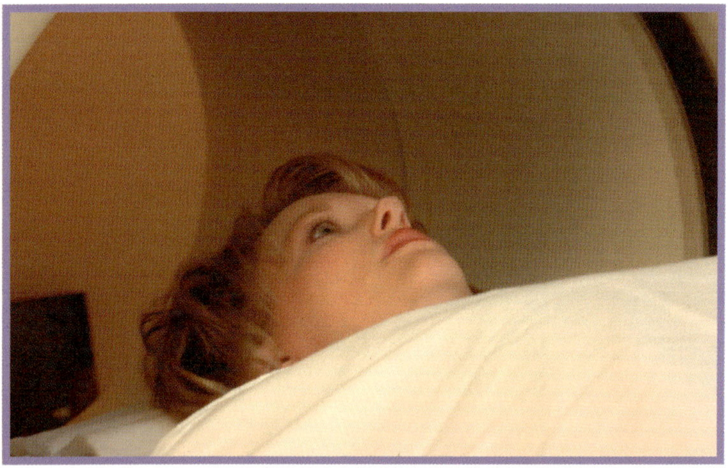

- 검사과정 동안, 대상자는 기계의 원통형 부분의 내부에 누워있게 된다. 일부의 대상자는 폐쇄공포증의 느낄 수 있다. 대상자를 안심시키고 내부통신 시스템을 통하여 언어적 의사소통이 가능하도록 해야 한다. 안정제가 필요할 수도 있다.

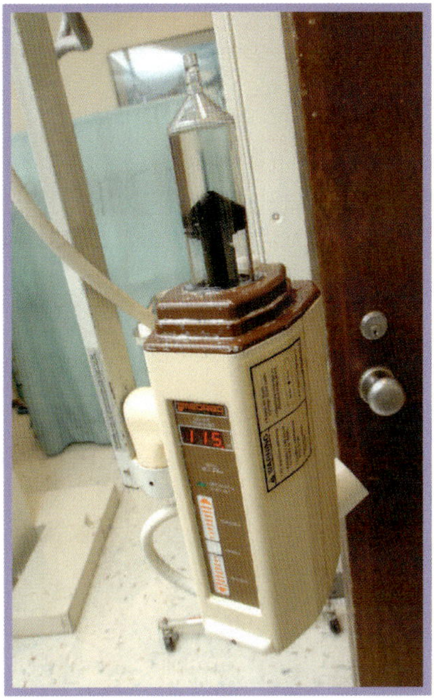

• 자기공명영상은 정맥주사용 조영제의 사용으로 증강될 수 있다. 조영제는 건염, 다발경화증, 감염등과 같은 상태를 진단할 때 정상과 비정상 조직을 구분하는데 도움이 된다. 조영제는 요오드를 포함하고 있지 않으며 반응이 거의 드물다.

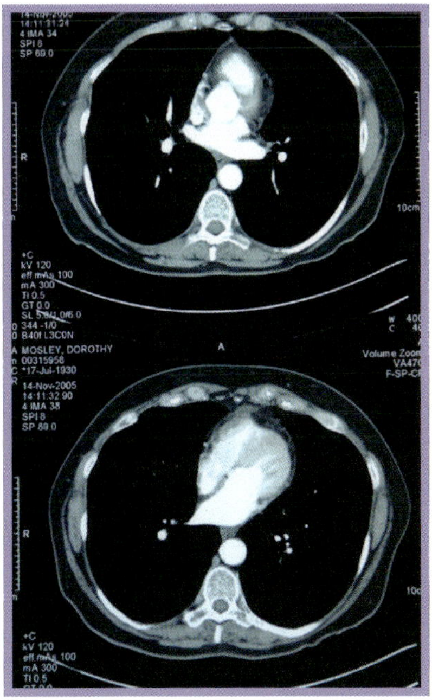

• 해부학적으로 얇게 보여지는 자기공명영상의 영상은 매우 정교하고 진단에 큰 도움이 된다. 이 자기공명영상 필름은 척수, 대동맥, 심장과 폐를 보여주는 흉부의 단면을 보여준다.

장루간호 Ostomy Care

– 장루간호는 외과적으로 만들어진 개구부, 혹은 장루와 그 주변의 피부를 치료하는 것이다. 목표는 개구부 주변의 피부를 보호하고, 장루로부터 배설물을 제거하고 청결히 하며, 장루의 생존능력을 사정하는 것이다. 대상자와 그 가족이 병원에서 퇴원한 후에도 치료가 지속적으로 필요하다는 것을 이해하는 것이 치료에 포함된다.

사정

- 장루 색깔
- 장루 주변의 피부
- 장루부위로부터의 배설물

간호계획 및 중재

- 장루 주변의 피부상태와 장루 부위를 모니터한다.
- 가스를 유발시키는 음식에 대하여 고려하도록 대상자를 교육한다.
- 장루 제품을 제거하는 시범을 보여준다.

간호평가 및 결과

- 대상자는 스스로 장루기구를 부착하고 교체할 수 있다.
- 정상적인 장루 색깔을 말로 표현한다.
- 장루주머니에 가스가 차는 것을 예방하기 위해 가스가 적게 생기는 음식물을 이해한다.

간호시 고려사항

▶ 가끔 대상자는 장루를 보거나 치료하는 것에 대하여 불편해 할 수 있다. 장루간호에 대한 생각이나 두려움을 말로 표현하도록 격려한다.

▶ 장루는 분홍색이고 습해야 한다. 색깔이 어두운 자줏빛으로 변한다면, 적절한 혈액공급이 이루어지지 않는 것일 수 있으며 의사에게 알려야 한다.

▶ 장루를 가진 대상자에게 관장 처방이 난다면, 직장으로 수행하는 것인지 장루로 수행하는 것인지 경로를 명확히 해야 한다.

▶ 장루주머니가 가스로 가득 차는 것을 예방하기 위하여 가스가 적거나 생기지 않는 음식의 목록을 대상자에게 제공하기 위하여 영양사와 연계한다.

▶ 성적인 면과 장루에 대한 질문이 있는지 대상자에게 물어본다. 많은 대상자들이 자신의 성적인 면이 영향을 받는지 물어보는 것을 두려워하며 장루 자체는 성적인 면에 영향을 미치지 않으며 신체상의 변화가 생길 수 있음을 이해해야 한다.

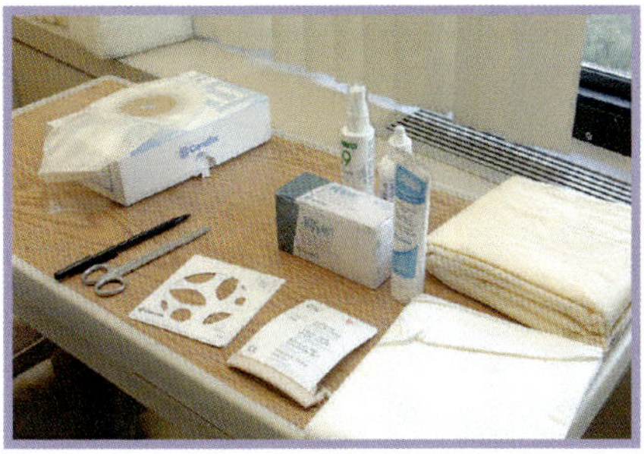

- 장루간호는 대상자에게 과정을 설명하는 것과 장루간호제품 및 세척 기구를 포함한 제품을 모으는 것에서 시작한다. 이 시간은 대상자를 교육하고 질문에 답할 수 있는 시간으로 활용 될 수 있다.

- 현재 있는 주머니를 제거하고 장루를 닦는다. 장루가 적색이고, 습기가 있으며 배설물이 지속적으로 나오는지 사정한다. 보라색의 변색, 건조함, 배설물이 없는 것은 문제가 생긴 것임을 의미하며 즉시 보고되어야 한다. 주변의 피부는 자극되거나 손상이 있는지 모니터 한다.

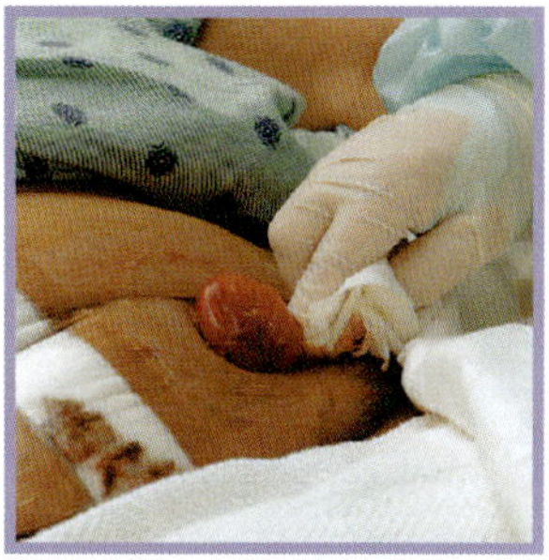

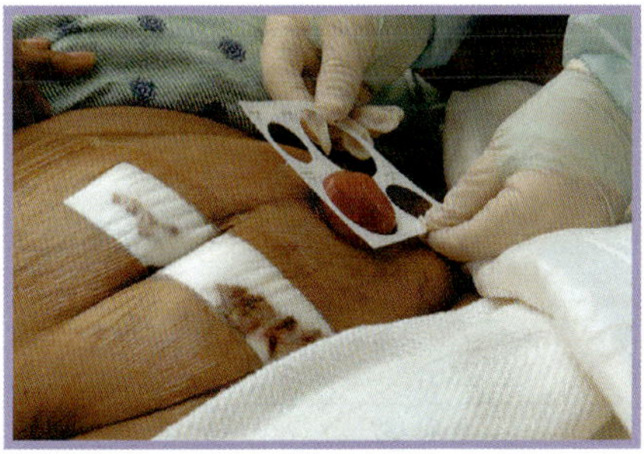

- 장루의 크기를 측정하는 것은 주변의 피부가 배설물과 접촉하는 것을 예방하기 위하여 필수적이다. 크기가 결정되면 보호막이 장루에 맞도록 잘라야 하며, 분비물이 피부와 접촉하지 않도록 확실히 한다.

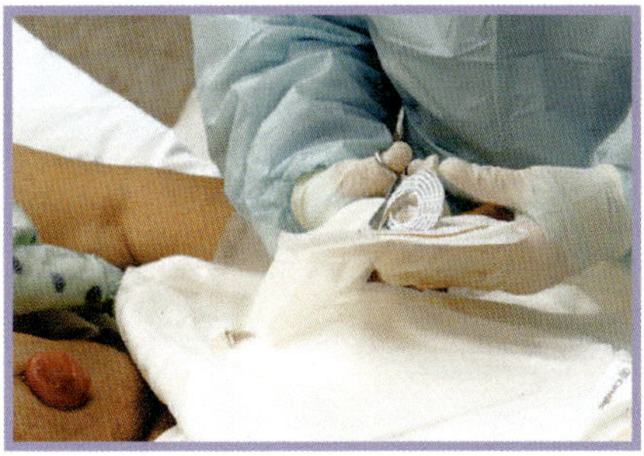

- 주머니는 보호막과 주머니의 두 부분으로 구성되며 사진처럼 one-piece system으로 공급될 수도 있으며 주머니가 보호막에 부착된 two-piece system으로 공급될 수도 있다. 보호막의 개구부는 대상자의 장루에 맞게 잘라야 한다.

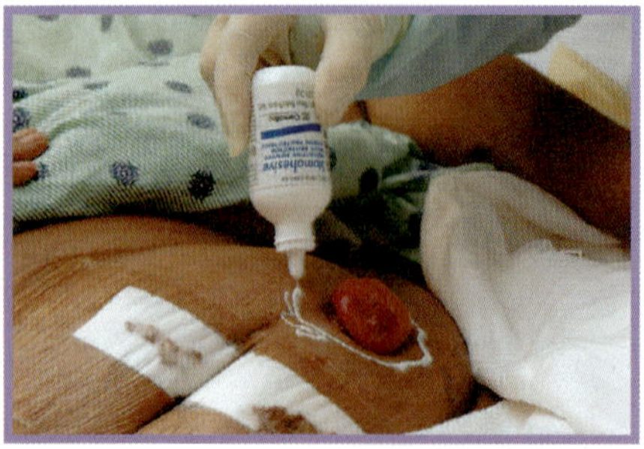

- 장루 주변의 피부는 보호 wipes나 사진처럼 피부보호제를 미리 적용한다. 보호 wipes는 보호막이 피부에 부착되는 것을 도우며, 피부보호제는 분비물이 피부와 접촉되어도 피부가 손상되는 것을 보호하는 것을 돕는다.

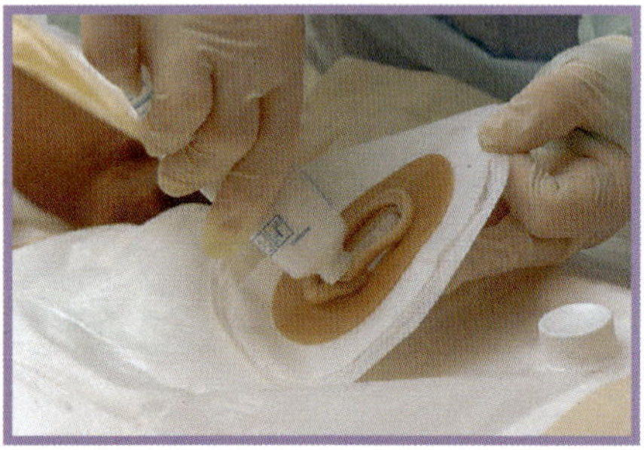

- 보호막 접착제를 적용하고 보호막의 주머니 부분에 주변을 채우는 paste를 주머니 부분에 추가로 적용한다. paste는 밀봉을 완벽하게 한다.

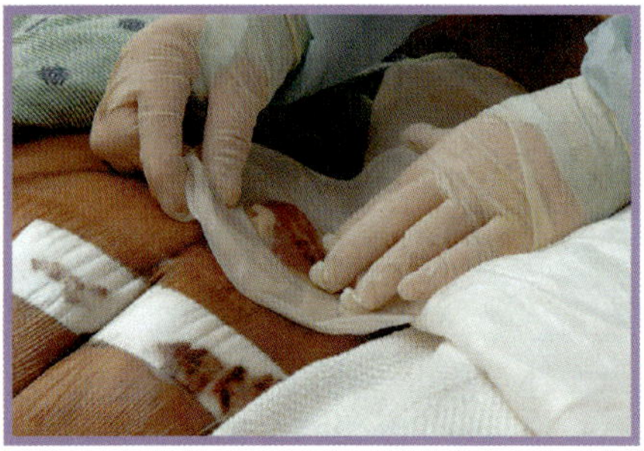

- 주머니를 적용할 때 간호사는 보호막의 개구부의 크기가 적절하고 밀봉이 완벽한지 관찰할 수 있다. 주머니를 통해 징후가 보이는 것에 주의한다.

- 사진처럼 one-piece unit의 밑부분을 클립으로 막고 배설물이 배액되도록 한다. two-piece unit은 보호막으로부터 떼어내어 주머니를 비우고 다시 연결할 수 있다. 어떤 음식이 가스가 많이 생겨 주머니를 채우고, 갑자기 two-piece unit이 터질 수 있는지 대상자를 교육한다. 냄새를 조절하는 방법, 예를 들면 바닐라 몇 방울을 주머니 안에 넣는 등에 대하여 토의한다. 얼마나 자주 기구를 비우고 교환해야 하는지는 많은 요소에 달려있는데, 예를 들면 장루의 위치와 배설물의 양이나 굳기 등이 이에 포함된다.

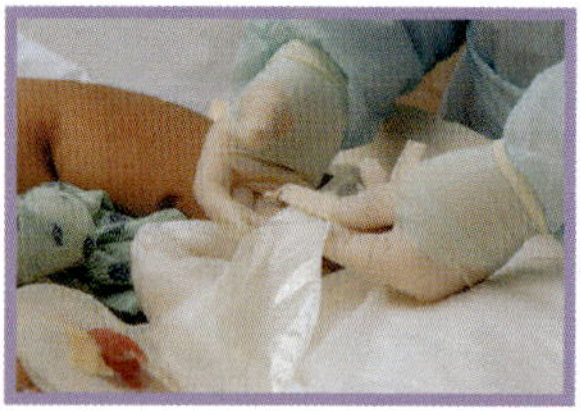

O

폐렴의 치료 Pneumonia, treatment of

- 박테리아나 바이러스에 의한 폐조직의 염증과 울혈성 폐렴의 치료는 구체적인 원인과 중증도에 달려있다. 치료의 목표는 산소화를 향상시키고, 울혈을 제거하고, 원인이 되는 것을 제거하는 것이다. 부수적으로 기침, 발열, 연관된 다른 증상의 치료가 대상자의 치료계획에 포함된다.

사정

- 호흡음과 호흡상태
- 객담의 색과 양
- 체온과 산소포화도를 포함한 활력징후

간호계획 및 중재

- 활력징후와 호흡 상태를 모니터한다.
- 해열제와 항생제를 주입한다.
- 산소요법을 제공한다.
- 객담의 배출을 향상시키기 위한 호흡치료를 실시한다.
- 흉부 X-ray 사진을 모니터한다.

간호평가 및 결과

- 대상자는 적절한 산소화를 경험한다.
- 폐렴의 치료를 이해한다.
- 적절한 편안함을 유지한다

간호시 고려 사항

▶ 병원에서 부동이나 질병으로 인해 면역체계가 저하된 대상자에게 폐렴은 일반적인 호흡기계 합병증이다.

▶ 병원환경은 여러 가지 감염관리 수단에도 불구하고 MRSA(methicillin-resistant Staphyococcus aureus)와 같은 많은 항생제 내성 감염을 보유한다.

▶ 잦은 구강간호를 격려하고, 대상자가 스스로 할 수 없다면 제공한다. 구강내의 박테리아는 의도하지 않게 폐로 흡인될 수 있다. 잦은 구강간호는 구강내의 박테리아의 수를 감소시킨다.

▶ 조기이상은 대상자에게 운동을 제공하고 대상자가 강해지고 적절히 산소화 하는 것을 돕는다.

▶ 과도한 객담과 무기폐(폐의 작은 부분이 쭈그러드는 것)는 병원성 폐렴의 발생률을 증가시키므로 피해야 한다. 심호흡과 객담 배출은 무기폐를 예방한다.

※ 다음 사진은 폐렴 치료를 받고 있는 다양한 대상자로 부터 얻은 것이다.

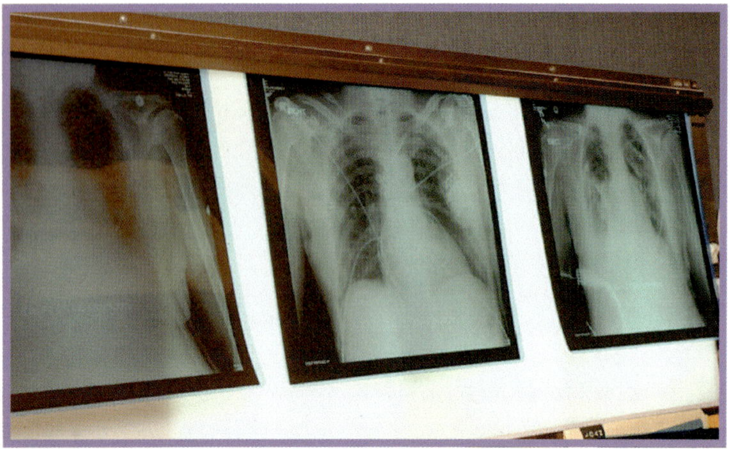

• 흉부 X-ray는 폐렴의 심각성을 보여주고 치료의 효율성을 모니터링 하도록 돕는다.

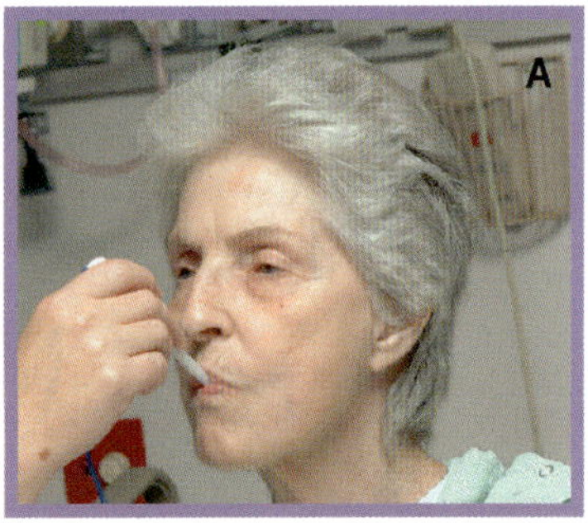

• (A) 폐렴 대상자에게는 산소포화도를 포함하는 활력징후를 모니터한다. 이 대상자는 나이가 많고 최근에 수술을 받았기 때문에 폐렴의 위험성이 있다. 발열은 해열제로 치료해야 한다. 혈압의 갑작스런 저하, 빈맥, 혹은 발열은 즉각적인 중재를 필요로 한다. 이는 대상자에 게 패혈증(폐렴의 합병증인 전신적인 감염)이 발생하고 있음을 의미 할 수 있다.

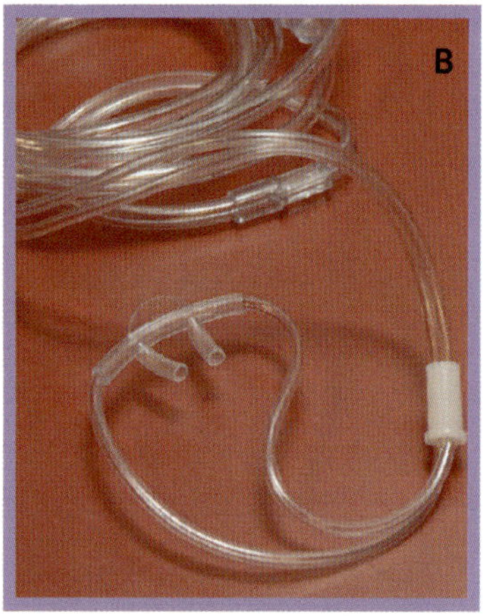

• (B) 산소 투여는 산소포화도의 저하와 대상자의 호흡곤란 호소가 있을 때 제공된다. 폐렴의 중증도와 대상자의 이전 상태에 따라, 산소공급은 사진에서 제시된 비강 캐뉼라부터 기계환기기까지 다양하게 이루어진다.

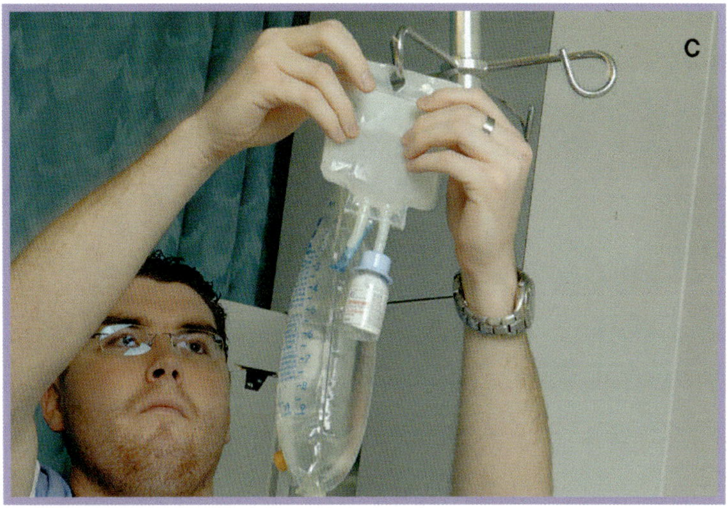

• (C)항생제는 폐렴에 대한 주된 약리학적 치료이다. 처방에 의해 구강 또는 정맥주사(보여지는 바와 같이)로 항생제를 투여한다. 항생제 치료를 시작하기 전에 대상자의 알레르기반응을 사정한다.

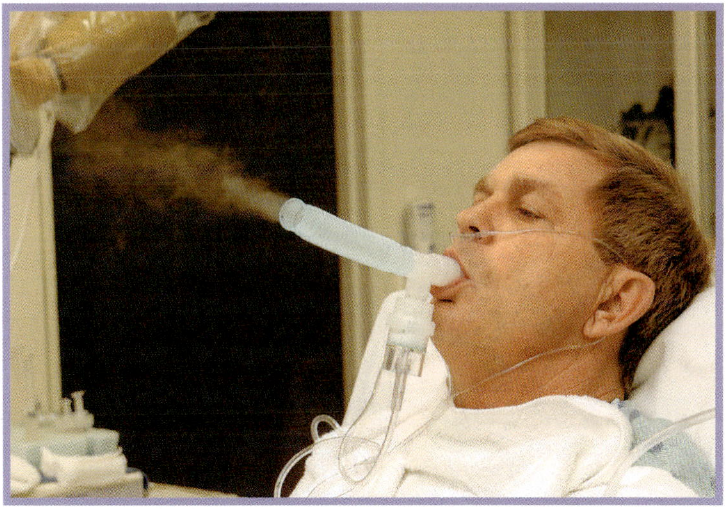

• 네블라이저 분무기(nebulizer breathing treatment)를 이용한 호흡 치료는 폐의 확장과 점액을 묽게 해서 객담의 배출을 돕는 기관지 확장제의 흡입을 가능하게 한다. 이 대상자는 분무기 치료와 함께 비강 캐뉼라로 산소치료를 받고 있다. 약간의 불안과 빈맥은 분무기 치료의 일반적인 부작용이다. 점액의 양과 색깔을 기록한다.

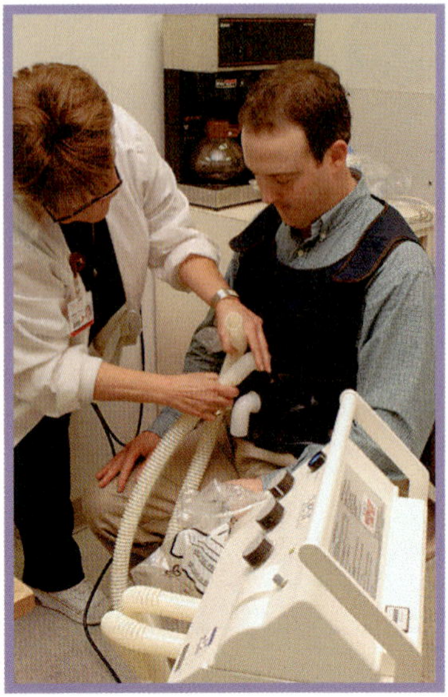

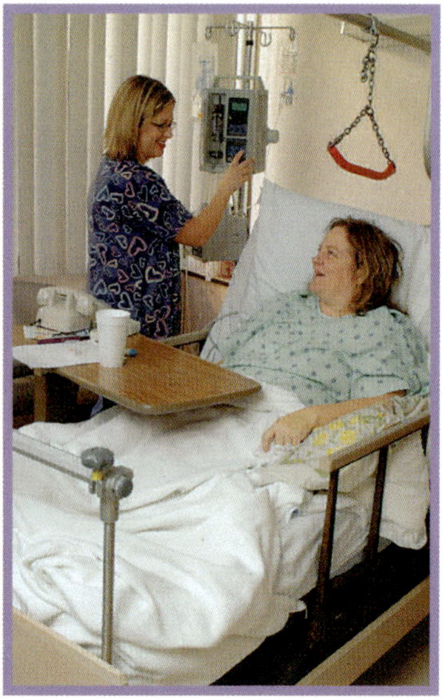

- 흉부물리요법은 손으로 잡아서 사용하는 타진기나 고빈도 흉곽타진기계를 이용하여 흉곽의 타진을 제공하는 폐렴에 대한 기도 청결법이다. 흉부물리치료는 점액을 묽게 하고 점액을 기침해서 뱉어내는 것을 돕는다.

- 대상자의 침상의 머리가 올려져있는데 이는 호흡을 용이하게 도와준다. 심호흡, 양호한 구강청결과 운동을 격려한다. 활동의 이유를 설명하면 치료 계획에 대상자를 포함시키고 이행률을 향상시킬 수 있다.

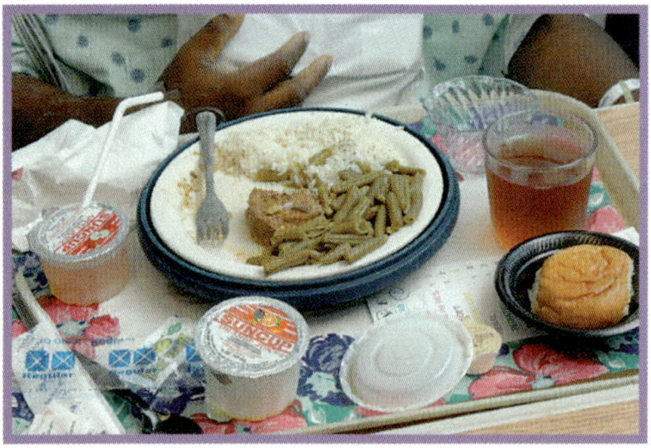

- (적절한 영양과 수액의 공급은 중요하다. 폐렴은 열량과 수액의 요구량을 증가시키며, 대상자와 폐렴의 정도에 따라 양이 결정된다. 간호사는 섭취량과 배설량을 측정하고, 매일 체중을 재고, 매끼마다 대상자가 먹은 양을 기록한다. 만일 대상자가 영양과 수액 요구량을 충족시킬수 없다면, 정맥주사와 경관영양이 필요할 수 있다.

압력궤양의 치료
Pressure Ulcer, treatment of

– 압력궤양의 치료는 압력궤양의 단계에 따라 다르다. 압력궤양은 피부의 상태가 손상되지 않은 1단계부터, 근육 심부층까지 침범한 4단계에 이르기까지 중증도가 다양하다. 압력궤양 치료의 목표는 피부와 그 밑의 조직을 치료하고 회복시키고, 감염을 예방하고, 다른 압력궤양이 생기는 것을 예방하는 것이다.

사정

- 피부, 특히 뼈 돌출부위와 꼬리뼈 부위를 사정한다.
- 압력궤양의 단계를 결정한다.
- 영양상태를 사정한다.

간호계획 및 중재

- 단계에 따라 압력궤양을 치료한다.
- 매 두시간마다 체위를 변경한다.
- 적절한 영양상태를 유지한다.

간호평가 및 결과

- 대상자는 압력궤양이 치유된다.
- 적절한 영양을 유지한다.
- 압력궤양 치료법을 이해한다.

간호 시 고려사항

▶ Braden이나 Waterlow scale은 의료진이 압력궤양이 생길 수 있는 위험에 있는 대상자를 확인하는데 도움을 준다. 이러한 scale을 이용하여 피부손상의 위험에 있는 대상자를 확인하도록 하고, 적극적인 간호수단으로 피부간호, 잦은 체위변경, 좋은 영양상태의 유지가 포함되면 압력궤양의 형성을 예방하기 위하여 사용된다.

▶ 입원시 피부상태를 사정한 것을 기록하는 것은 피부손상이 입원시 발생해 있었는지 입원기간동안 발생했는지 확인하는데 도움이 된다.

▶ 상처간호사나 상처간호 팀과 함께 일하는 것은 상처의 형태와 위치에 따라 가장 최상의 치료방향을 결정하는데 도움이 된다.

▶ 실금패드 등을 사용하는 것은 대상자로부터 정체된 수분이 감소하도록 하고 피부손상을 예방하기 위한 것으로 침대 치료의 효율성을 극대화시킨다.

▶ 직장튜브 주머니나 인공도뇨관은 실변이나 지속적인 설사를 하는 대상자에서 피부손상률을 감소시킬 수 있다.

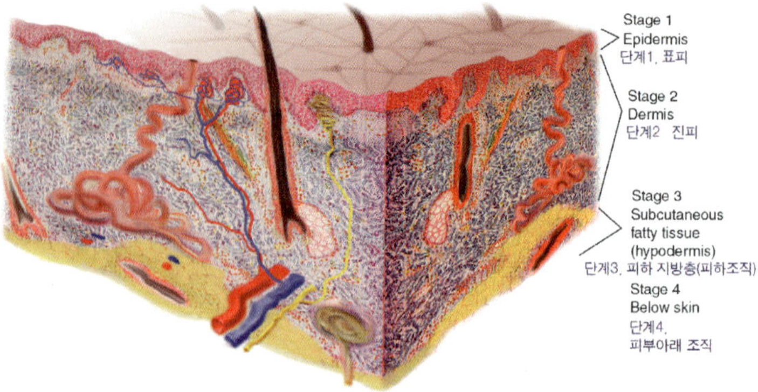

- 압력궤양의 치료는 단계에 따라 다르다. 1단계 욕창은 표피까지 침투하고 피부통합성이 유지된다. 목표는 피부의 통합성을 유지하고 더 이상의 상해를 예방하는 것이다. 2단계는 진피층을 포함하고, 3단계는 피하지방층까지 포함되며, 4단계는 근육과 피부 아래 구조까지 침범한다. 더 침습적인 욕창에서 치료의 목표는 상처 치유와 감염의 예방이나 치료이다.

P

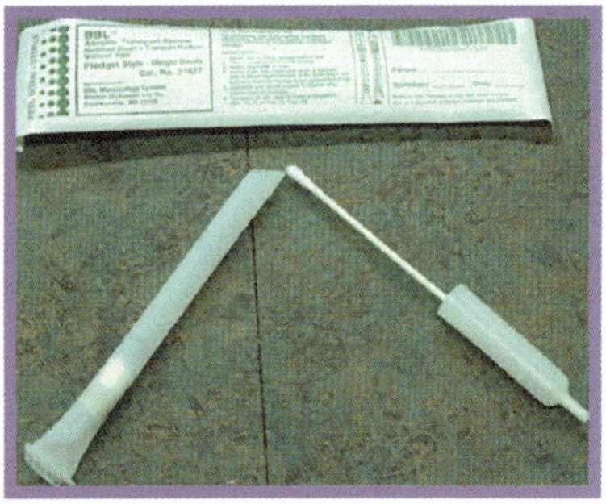

- 상처 균배양은 감염(분비물이나 냄새가 나는)이 의심되는 2단계부터 4단계까지의 감염을 확인하기 위하여 채취된다. 감염이 있다면 적절한 항생제 치료가 시작된다.

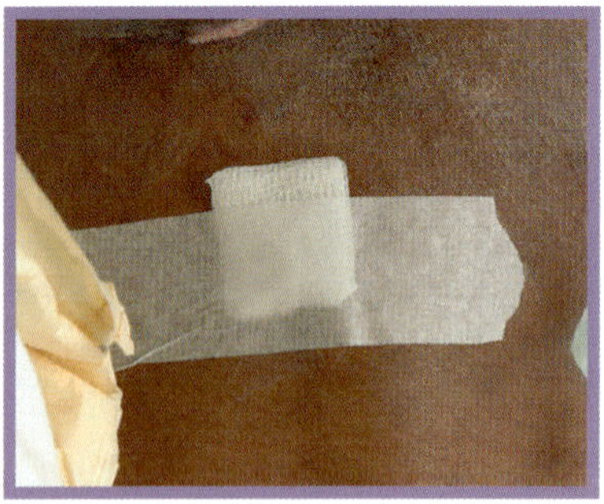

- 모든 압력궤양의 치료는 손씻기와 적절한 개인보호장구를 착용하는 것에서 시작된다. 모든 상처는 드레싱에 앞서 세척을 해야 한다. 1단계 욕창은 보여지는 것처럼 밀봉 드레싱이나 보호 크림으로 치료한다. 잦은 체위변경, 적절한 수분공급과 영양은 상처의 치유를 돕는다.

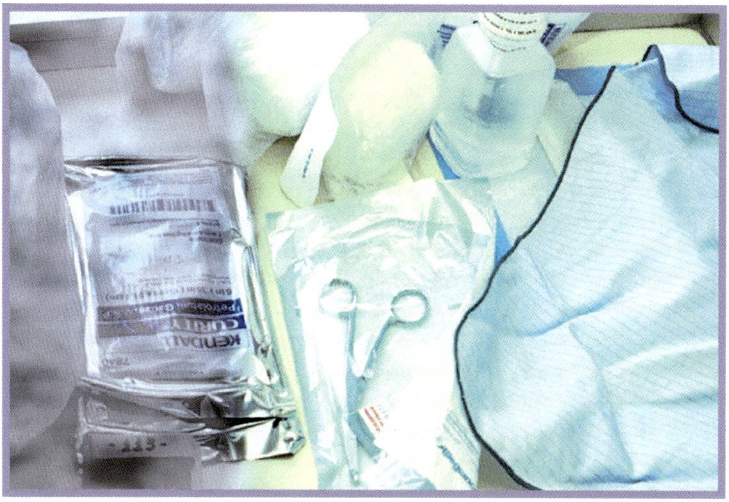

- 습윤 드레싱을 2-3단계 욕창에 적용하는 것은 배액을 가능하게 하고, 습기있는 환경을 유지하고, 기계적인 죽은조직의 제거술을 촉진시키고, 사강을 제거하여 조직의 육아조직 성장을 향상시킨다. 육아조직은 깨끗하고 울퉁불퉁한 모양을 가지며 상처치유의 지표가 된다.

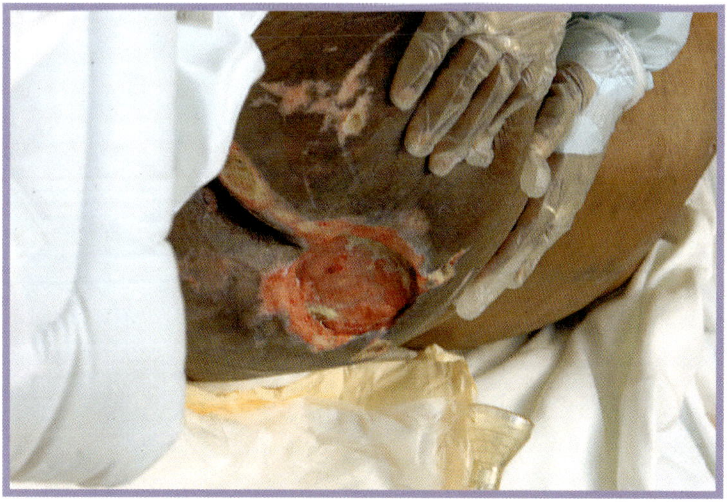

- 외과적인 혹은 효소를 이용한 죽은 조직제거술은 3-4단계에서 괴사조직을 제거하고 치유를 돕기 위하여 일반적으로 시행된다. 사진에서 제시된 외과적 죽은조직제거술이 시행된 4단계 욕창은 깨끗하고 상처 가장자리가 규칙적이며 선명하다.

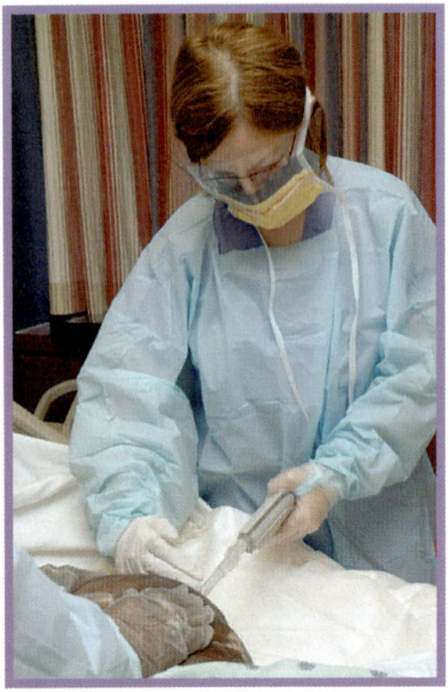

• 압력궤양 세척은 상처를 깨끗하게 하고 기계적인 죽은조직제거술를 제공한다. 눈을 보호하는 장비는 눈에 갑작스럽게 튀는 것을 감소시키기 위하여 착용한다.

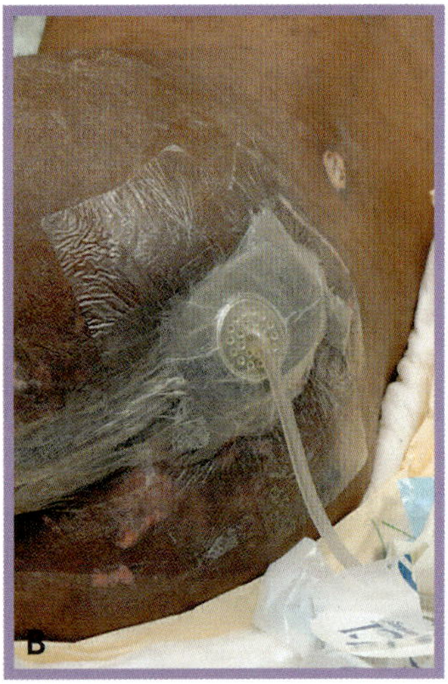

P

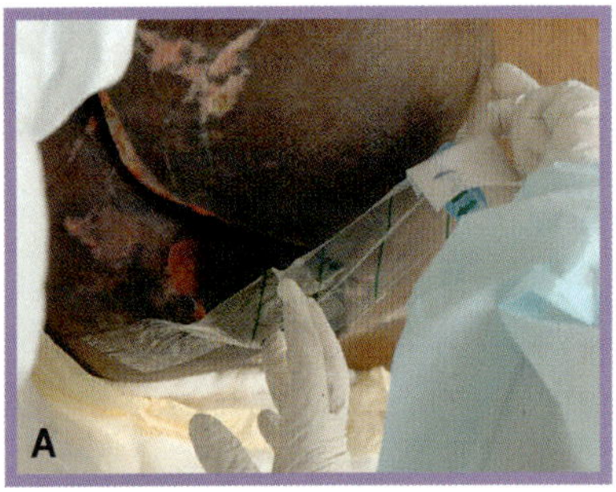

• (A) 진공을 이용한 상처 기구는 3-4단계의 압력궤양에서 육아조직의 형성을 향상시키기 위하여 foam을 삽입하여 사용하고 상처 삼출물을 부드럽게 흡인한다. 드레싱은 매 48시간마다 혹은 처방에 따라 교환한다.
• (B) 흡인 카테터가 foam 안에 삽입되어 있으며 상처는 밀봉(seal) 되어있다. 흡인을 적용하고 foam이 평평해지는 것을 주시해야 하는데 이는 밀봉이 적절함을 의미한다. 배액물(drainages)은 상처흡입보조기구(vaccum-assisted wound devices)의 흡인물 용기에 모이게 된다.

피부이식 Skin Graft

– 피부이식은 피부를 한부위에서 제거하여 다른 부위로 이식하는 외과적 과정이다. 피부이식은 화상, 상해로 손실된 피부를 대체하거나 미용적 목적으로 사용되며 부분층(진피의 일부나 표피를 제거하는)이나 전층(모든 피부층에 대한)으로 이루어진다. 피부이식는 대상자나, 사체 혹은 Apligraf나 Biobrane같은 살아있는 두 층의 피부 대체물에서 얻어진다.

사정

- 이식된 피부의 색깔과 온도를 사정한다.
- 감염이 있는지 확인한다.
- 상처 치유를 확인한다.

간호계획 및 중재

- 공여자나 이식된 부위에 대한 세심한 피부간호를 제공한다.
- 적절한 순환에 대한 징후를 모니터 한다.
- 손씻기와 감염예방을 시행한다.

간호평가 및 결과

- 감염이 없다.
- 공여부위에 상처치유를 경험한다.
- 피부이식 부위의 치유징후가 나타난다.

간호 시 고려사항

▶ 대상자가 피부이식을 위하여 피부를 제공할 수 없다면, 사체, 돼지, 합성조직 이식조직을 사용할 수 있다.

▶ 마약성진통제를 이용하여 적절한 통증을 조절한다.

▶ 피부이식된 부위의 드레싱을 습하게 유지한다. 이식된 부위가 건조하게 되면, 이식은 화상부위로부터 박리되거나 밀려서 떨어져 나갈 수 있다.

▶ 발열, 백혈구의 증가,부적절한 치유, 상처의 배액물은 감염의 징후이며 의사에게 보고되어야 한다

S

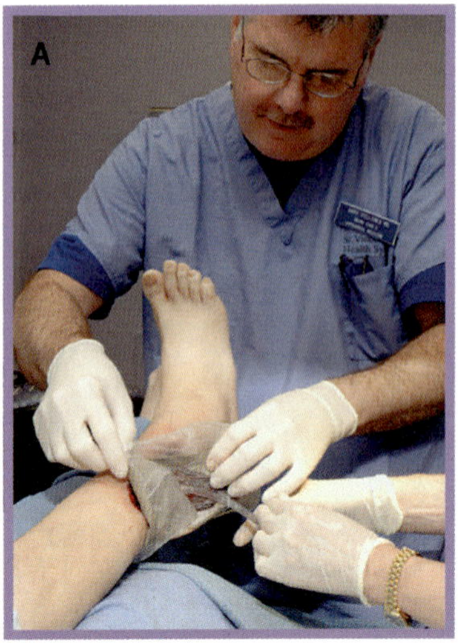

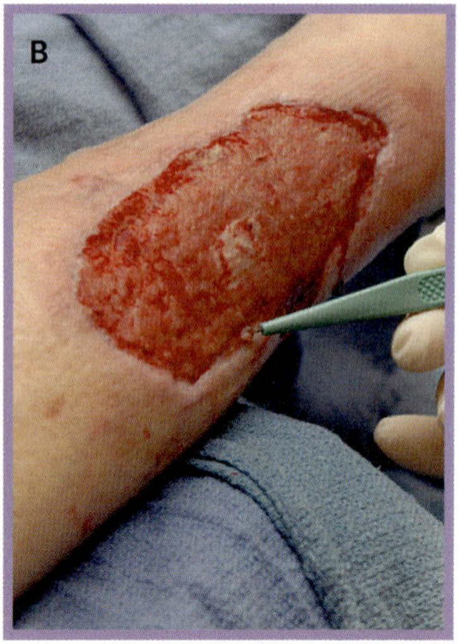

- 드레싱을 제거하고 피부이식부위가 감염이 없는 것을 확인하고 괴사조직 제거(죽거나 감염된 조직의 제거)를 시행한다(A).
- 괴사조직이 제거된 후 육아조직의 상태를 사정하고 기록한다(B).

- (A) 피부이식 과정은 멸균법을 이용하여 수행된다.

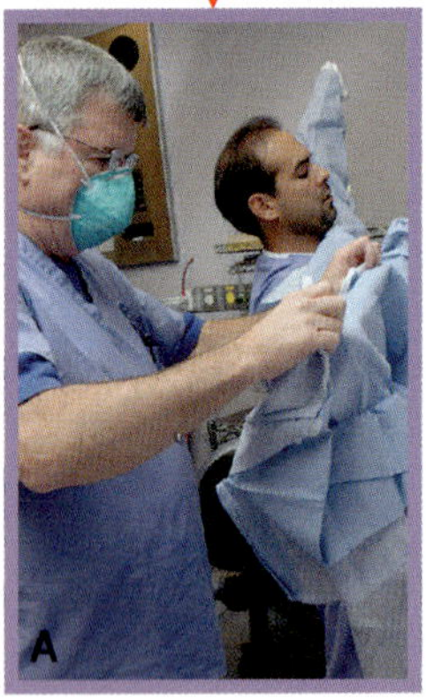

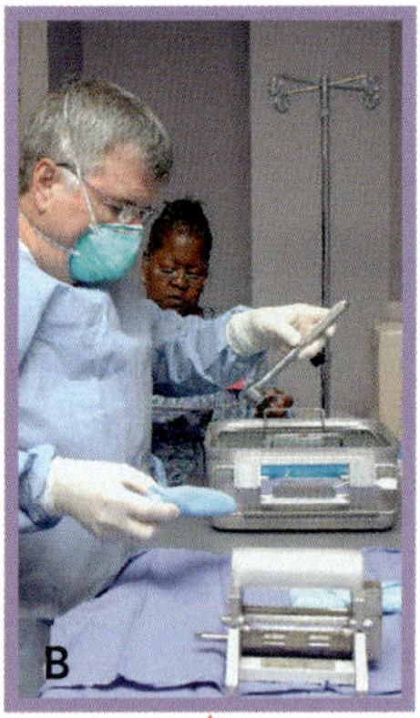

- (B) 외과의사가 이식에 필요한 기구를 준비한다. 피부이식용 작은 칼은 피부를 적절한 두께로 깎기위한 것이고 이식될 부위에 이식 조직의 크기를 맞추기 위한 넓은 메셔(broad mesher)도 있다.

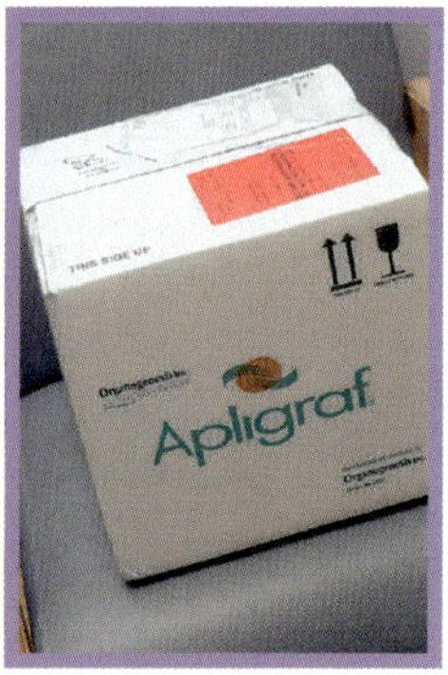

- 피부이식은 사람, 이종이식, Apligraf 같은 살아있는 두 층의 피부대체품에서 얻을 수 있다. 피부대체품은 소와 인간세포의 구조를 가진 단백질로, 살아있는 세포이다.

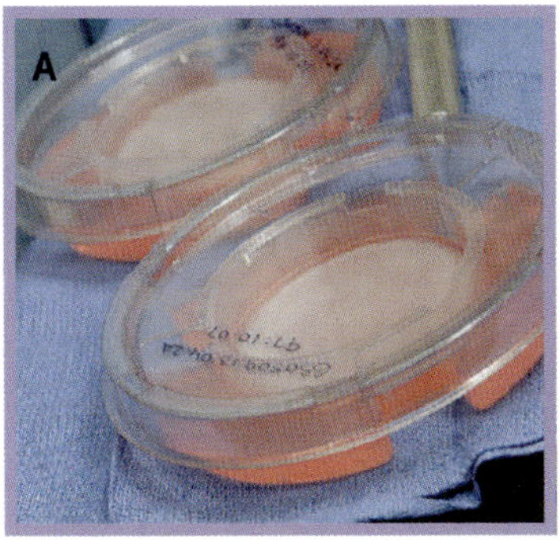

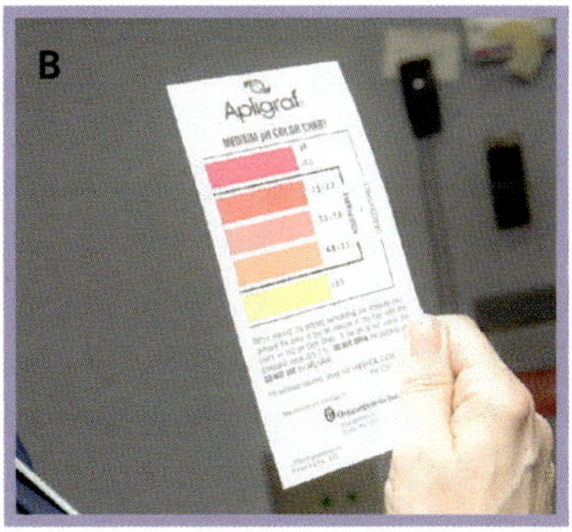

- (A) 피부이식 과정은 멸균법을 이용하여 수행된다.

- (B) 유효기한과 색깔 챠트(배지의 pH가 적절한 범위 내에 있다는 것을 확실히 하는)를 대상자에게 적용하기에 앞서 확인해야 한다. pH가 적절하지 않거나 유효기한이 지났다면, 그제품은 사용하지 말고 제조자에게 돌려보낸다.

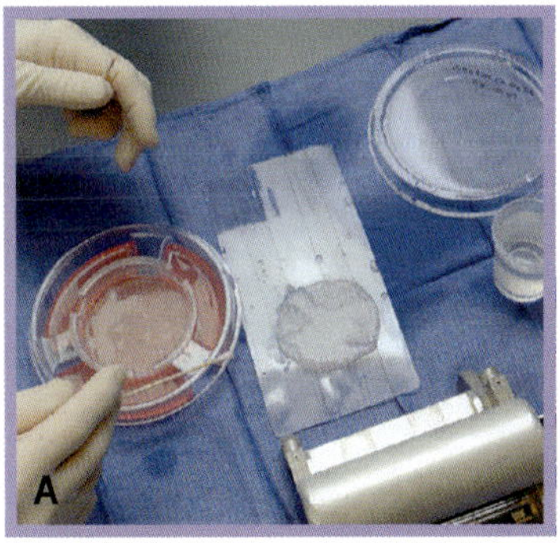

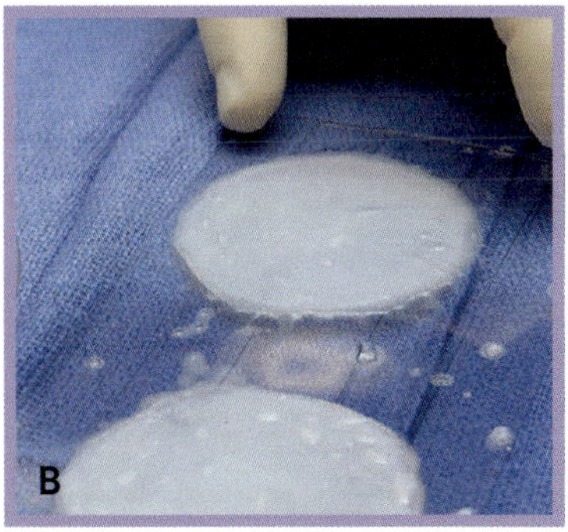

- (A) 피부대체품나 이식조직을 배지(분홍색의 둥그런 접시)에서 제거한다. 배지는 제품이 살아있고, 습하게 유지되도록 한다. 이식조직을 펼쳐서 넓은 메셔(broad mesher(silver tube 같은 모양의 기구))를 이용하여 작은구멍

- (B) 피부대체품이 대상자에게 적용할 준비가 되었다.

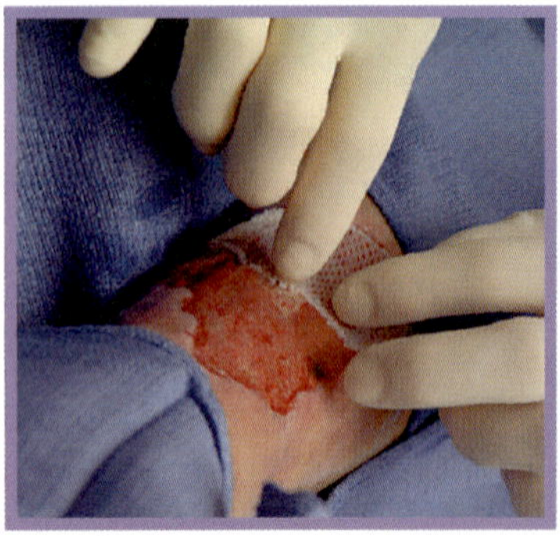

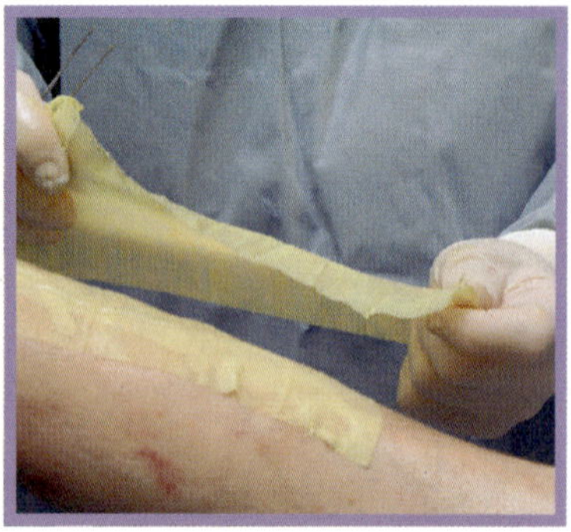

- 멸균법을 이용하여, 이식조직을 대상자에게 적용한다. 이식 조직의 작은구멍을 유의한다. 이식조직이 피부에 위치하게 되면 봉합하게 된다.

- Xeroform 같은 비부착성의 드레싱으로 피부이식 부위를 덮어준다. 적절한 치유를 위해서 5-7일 정도 드레싱이 완전하게 유지되어야 한다.

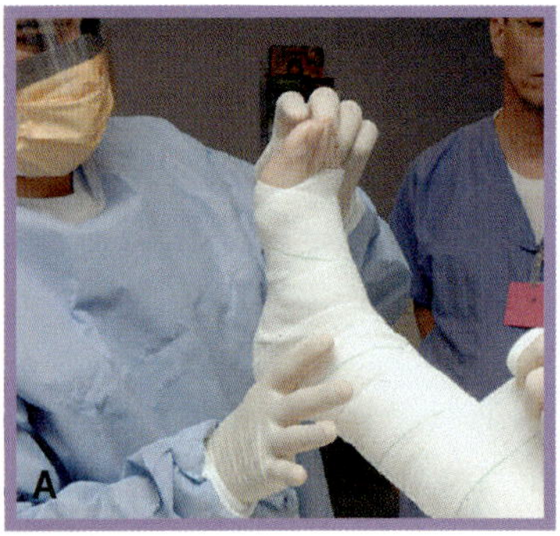

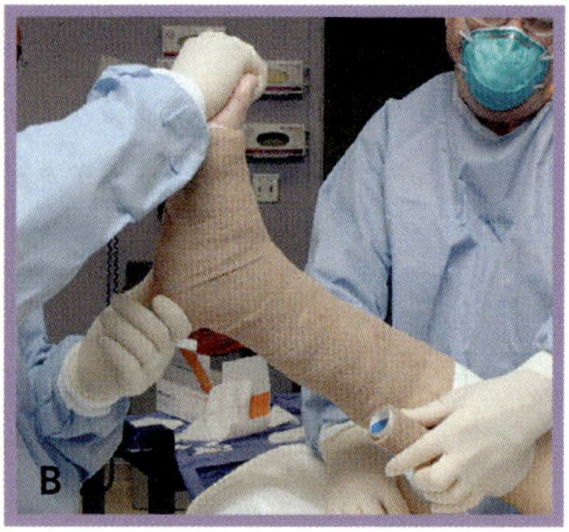

- (A) 2차적인 흡수성의 드레싱을 적용한다.

- (B) 다음으로, 드레싱은 압박붕대로 덮어준다. 수술 후에, 상처를 올려주고 대상자의 의식과 활력징후, 말초의 모세혈관 충만시간과 색깔, 통증을 모니터한다

S

원격측정 Telemetry

- 원격측정은 심장의 전기적 활동이나 리듬에 대한 원거리 관찰이다. 전극을 대상자의 흉부에 위치시키고 이동 가능한 기계에 연결하여 의사가 심박수와 리듬을 모니터하게 한다. 원격측정은 심장기능장애의 위험에 있는 대상자를 모니터하기 위하여 병원에서 많이 이용된다.

사정

- 기본적인 심장리듬을 사정한다.
- 적절한 전극의 위치를 사정한다.
- 활력징후를 사정한다.

간호계획 및 중재

- 모니터 경보음을 설정한다.
- 심박수와 리듬을 모니터한다.
- 리듬의 변화가 있을때 의료진에게 알린다.

간호평가 및 결과

- 대상자는 원격측정의 목적을 이해한다.
- 정상적인 심박수와 리듬을 유지한다.

간호 시 고려사항

▶ 전극을 제거하거나 지역을 이탈하는 것은 모니터링을 방해할 수 있다. 이러한 경우가 발생할 때는 간호사에게 알리도록 대상자를 교육한다.

▶ 대상자의 활동은 부정맥처럼 보일 수 있는데 양치를 하는 행동은 심실부정맥처럼 보일 수 있고, 전극이 갑작스럽게 제거되는 것은 무수축성으로 보일 수 있다. 대상자의 활동에 대해 알아야 하고 대상자에 대한 사정이 리듬을 확진하기 전에 이루어져야 한다.

▶ 대상자가 CAT scan 과 같은 검사를 위하여 병동을 떠나야 할 때, 대상자가 검사를 받는 동안에 심장 모니터링이 필요한지 의사에게 확인해야 한다. 모니터링이 요구된다면 이동식 모니터를 이용한다.

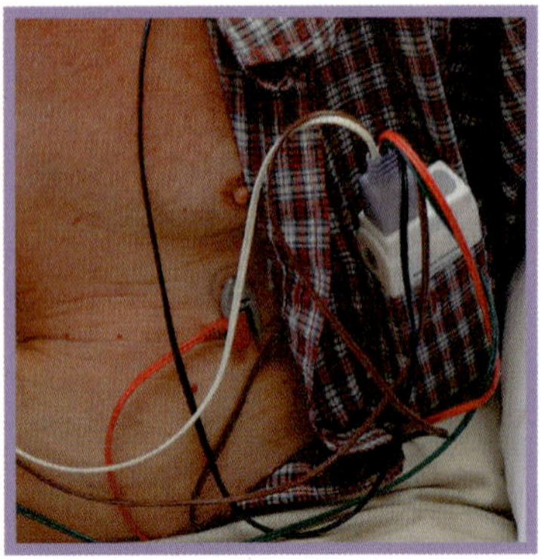

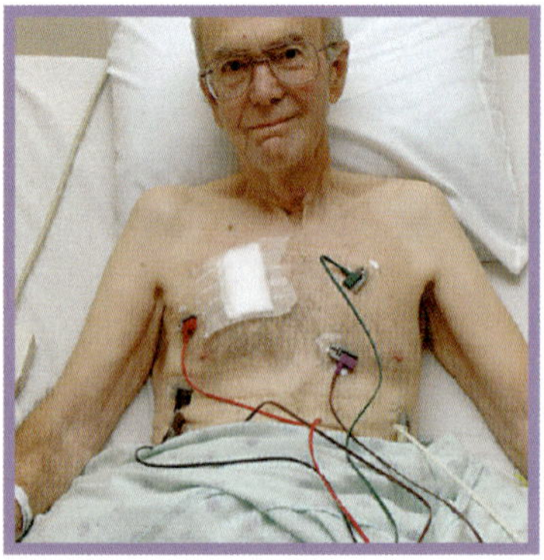

- 원격측정장치는 대상자의 주머니 안에 넣어둘 수 있다. 대상자는 이 기구를 제거하지 말아야 할 것과 장치가 손상되지 않게 씻어야 하는 것, 병실을 떠나지 않아야 하는 것을 교육받는다. 언급된 모든 행동은 대상자의 심장 리듬을 모니터 하는데 방해가 된다. 전극을 매일 교환하고 원격측정의 배터리는 규칙적으로 교환한다.

- 대상자의 흉부에 부착하는 전극은 털을 피하여 위치하도록 하고 전선과 원격측정장치에 연결한다. 정확한 신호를 받기위해서는 적절한 위치에 부착하는 것이 중요하다. 원격측정장치는 적절한 전극과 전선의 위치를 나타내는 명칭이 있음을 주의한다.

T

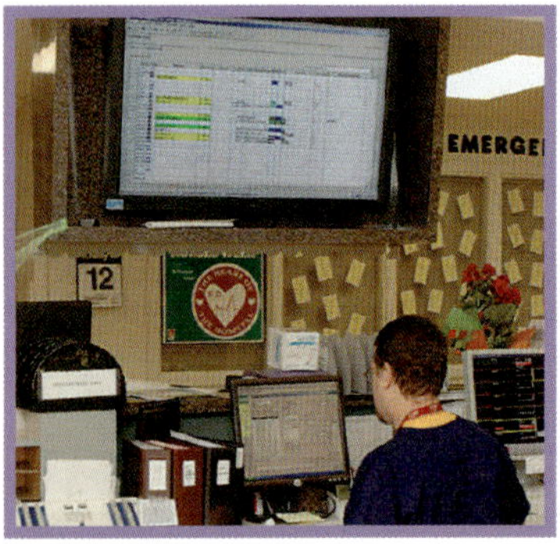

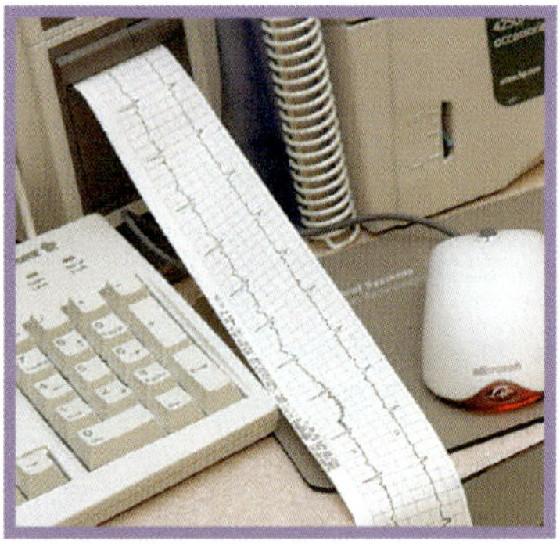

- 원격측정은 대상자의 심박수와 리듬을 원거리에서 관찰하는 것을 가능하게 한다. 대상자의 기초적인 심박수와 리듬에 기초해 경보음을 설정하고 매 근무조마다 조절한다. 모니터에는 다양한 대상자의 리듬을 동시에 모니터하도록 여러 명의 리듬이 나타남을 유의한다.

- 원격측정은 대상자의 심박수와 리듬을 기록하고 문서로 남기는 것을 가능하게 한다. 리듬의 기록은 병동 프로토콜에 따라 기록되고 리듬의 변화가 발생했을 때로 기록된다. PR, QRS, QT 간격과 기록의 해석이 문서에 포함된다

고관절 전치환술 Total Hip Replacement

– 고관절 전치환술은 고관절의 외과적 교환이다. 고관절 치환술은 골관절염, 류마티스관절염, 골절, 엉덩이로의 혈액공급이 부족한 경우, 기형 등을 경험하는 대상자의 통증을 경감시키고 기능을 향상시키기 위하여 시행된다.

사정

- 통증
- 절개부위
- 활력징후
- 말초 맥박과 사지의 색깔

사정과 계획

- 물리치료와 함께 조기이상을 격려한다.
- 활력징후를 모니터한다.
- 통증을 조절한다.
- 상처간호

간호 평가 및 결과

- 대상자는 이동능력이 향상된다.
- 정상적인 활력징후가 유지된다.
- 통증조절을 할 수 있다.

간호 시 고려사항

▶ 수술에 앞서 계단이 있는지 혼자 사는지 등 가정에서의 간호 시 고려사항 조사하기 위하여 case manager이나 사회사업가와 협력한다.

▶ 수술에 앞서 대상자가 예정된 고관절 전치환술을 위하여 자신의 혈액을 준비해 놓을 수 있는 선택권을 제시한다.

▶ 수술한 부위를 90도 넘게 굴곡시키는 것을 피하도록 교육한다. 마루에 있는 물건을 줍거나, 양말을 신거나, 낮은 의자에 앉거나 침대에서 담요를 당기기 위하여 몸을 굽히는 등의 행동이 엉덩이를 90도 이상 굽히는 것이다.

▶ 통증에 대한 약물은 변비의 원인이 될 수 있기 때문에 장관의 장애는 이러한 문제를 피하기 위하여 즉시 알려져야 한다.

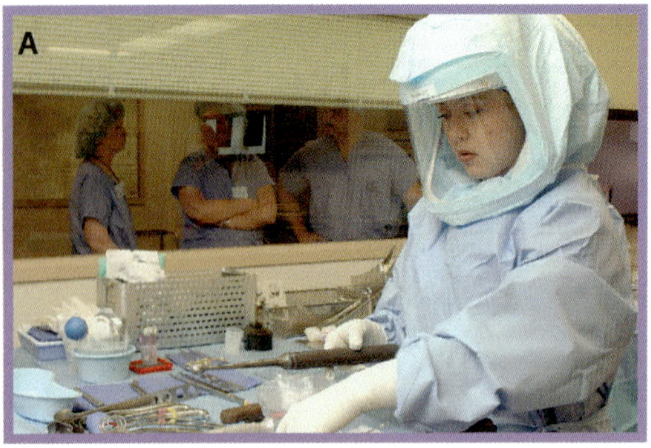

• 고관절 전치환술의 준비는 참여하는 사람의 수나 기구의 종류, 수술과정 그 자체로 인해서도 많은 노력과 비용이 필요로 된다.(A) 외과적 후드는 혈액이 튀는 것을 보호하고 보통 정형외과적 수술에서 사용된다.

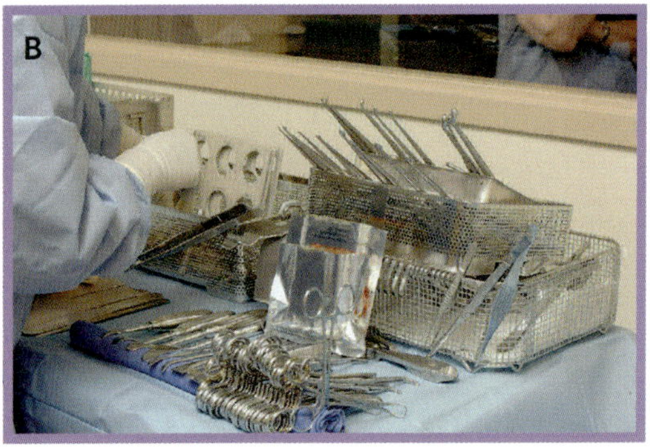

• (B) 수술은 많은 수의 외과적 기구와 장비가 필요하다.

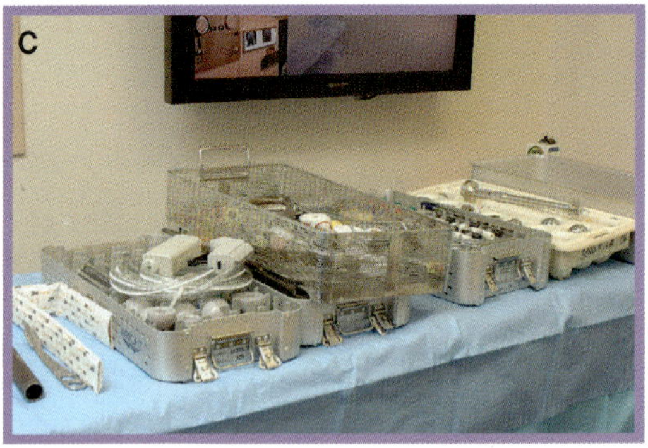

• (C) 수술 전에 간호사는 수술기구 확인과 수량을 파악하고 적절히 매치한다.

T

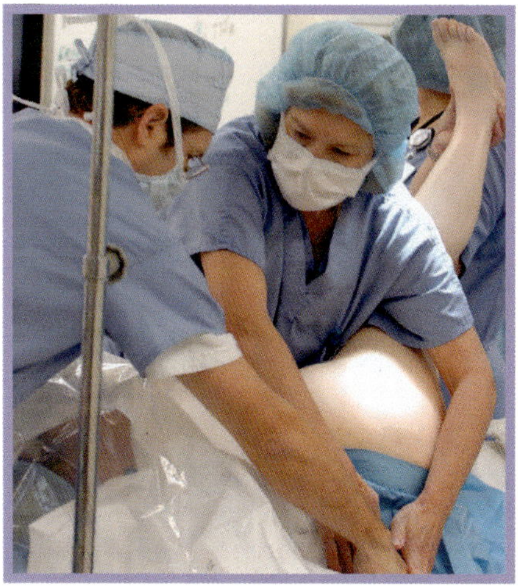

• 대상자와 수술부위에 대한 확인 후에 수술방으로 대상자가 도착한다; 수술 동의서, 검사결과와 알레르기에 대하여 살펴보고 확인한다. 주의깊게 대상자의 자세를 취해서 합병증을 예방하고 의사가 수술하려는 고관절에 더 쉽게 접근하도록 한다. 수술하려는 고관절이 노출되게 옆으로 눕는다. 압력을 받는 부위에 패드를 제공하고 대상자의 기도와 정맥주사에 접근이 용이하도록 한다.

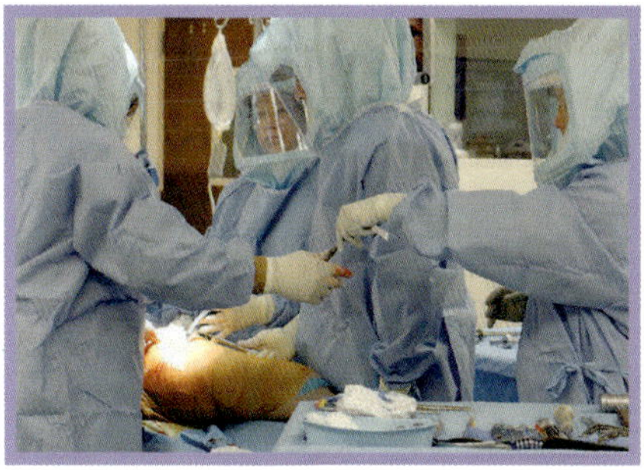

• 수술할 고관절이 노출되도록 하나의 절개선을 만든다. 절개 길이는 대상자의 크기와 수술의 정확한 성격에 따라 2에서 12인치의 길이 사이에서 결정된다. 대상자들은 혈액의 공급이 필요한 경우를 대비해서 몇 달 전에 자신의 혈액을 공여할 수 있다.

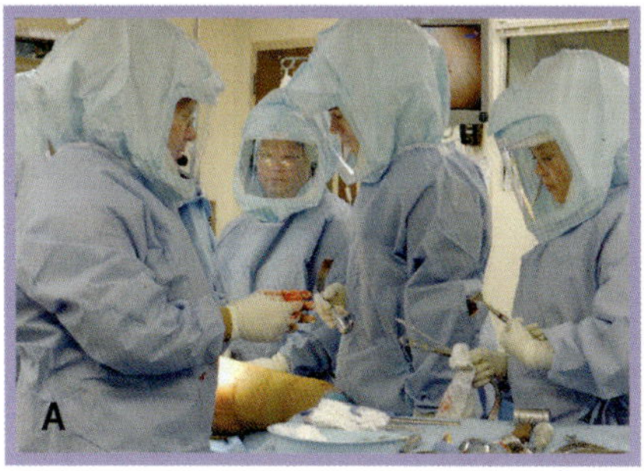

• (A) 고관절의 노출은 질병에 이환된 뼈를 제거할 수 있게 한다.

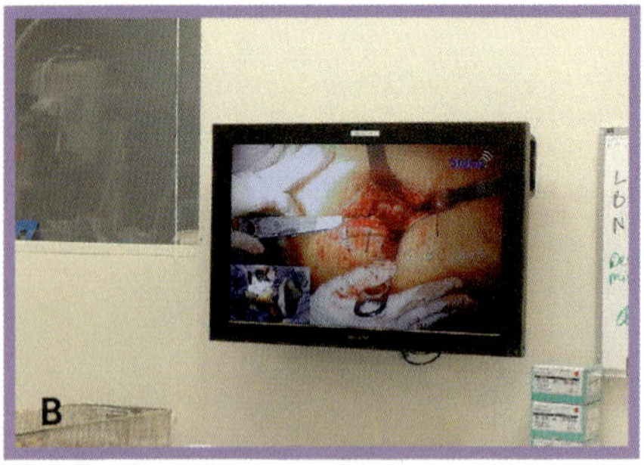

• (B) 영상스크린은 수술장 밖에서 수술을 모니터링하게 한다. 수술 팀원은 금속견인기로 엉덩이 부위에서 피부와 근육을 당기며, 뼈를 제거하고 인공관절을 이식한다.

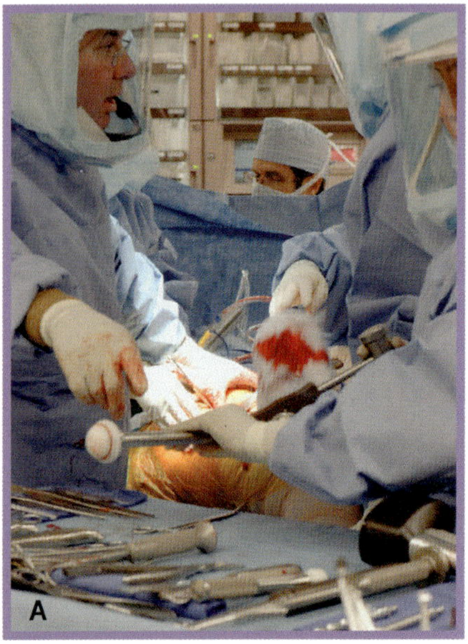

• 대상자와 수술부위에 대한 확인 후에 수술방으로 대상자가 도착한다; 수술 동의서, 검사결과와 알레르기에 대하여 살펴보고 확인한다. 주의깊게 대상자의 자세를 취해서 합병증을 예방하고 의사가 수술하려는 고관절에 더 쉽게 접근하도록 한다. 수술하려는 고관절이 노출되게 옆으로 눕는다. 압력을 받는 부위에 패드를 제공하고 대상자의 기도와 정맥주사에 접근이 용이하도록 한다.

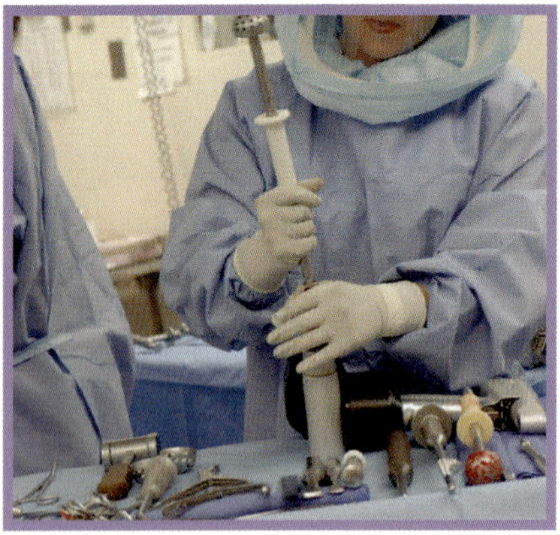

• 인공고관절에는 두 가지 타입 시멘트(cemented)와 비시멘트(non-cemented)가 있다. cemented type은 인공삽입물의 컵과 몸통이 폴리머 복합체를 이용하여 뼈에 부착된다. 비시멘트 인공삽입물은 뼈에 밀어 넣어지고 뼈의 탄성력에 의해 지지된다. 수술 전에 의사와 대상자가 인공고관절의 타입을 결정한다.

T

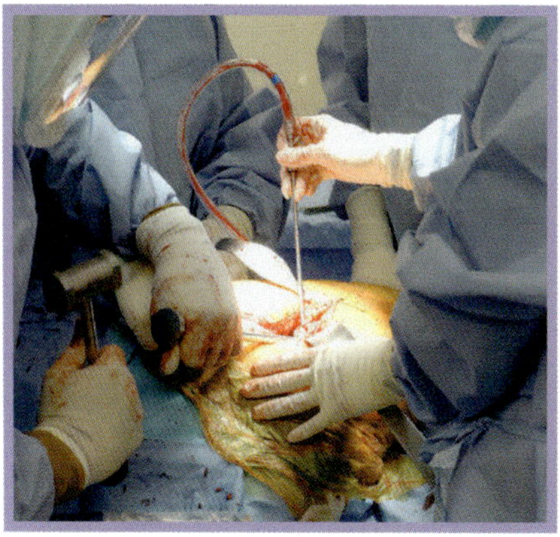

- 봉합이 시작되면 의사는 이때에 배액관을 삽입한다. 배액관은 수술부위가 피로 차는 것을 막아준다.

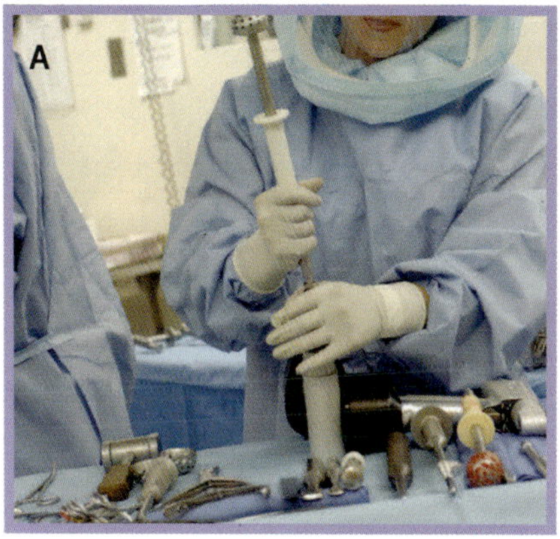

- (A) 이동 X-ray 촬영은 적절한 고관절 전치환술이 적절한 위치인지 확인한다.

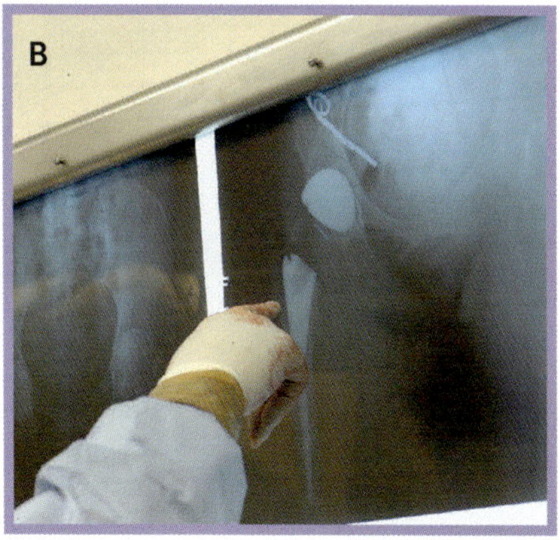

- (B) X-ray 방사선 사진은 인공삽입물을 가리키고 있다. 비구껍질(acetabular shell) 관골구에 맞고 엉덩이 이식물이 대퇴까지 들어간다.

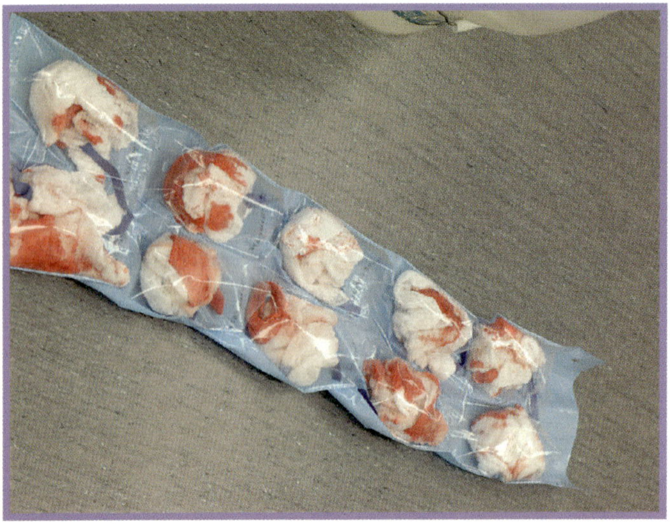

• 수술직후 간호사는 수술기구와 거즈를 세어서 확인한다. 회복실에서는 대상자가 의식을 회복하는지 모니터한다. 대상자가 의식을 찾고 안정되면, 정형외과 병실로 옮겨진다.

T

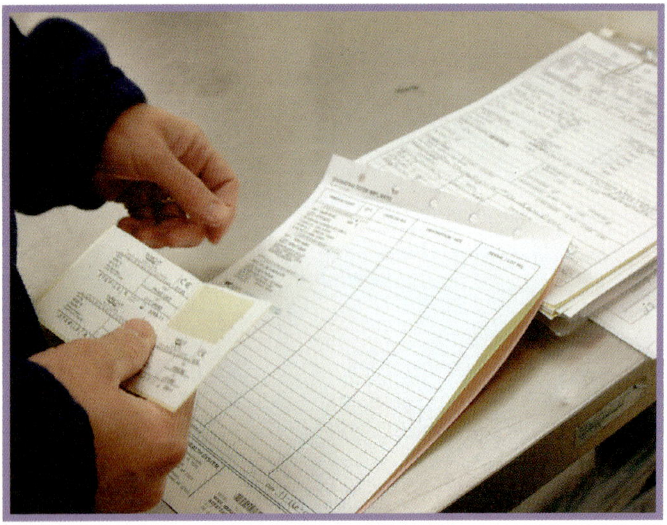

• 이식된 인공삽입물에 대한 정보는 간호사에 의하여 대상자의 챠트에 기록된다. 추후 생길 수 있는 인공삽입물과 관련한 문제에 대비하여 정확한 일련번호가 추적될 수 있고 제조사에도 알려진다.

경요도적 전립선 절제술
Transurethral Resection of Prostate(TURP)

– 경요도적 전립선 절제술는 전립선 비대증에서 과도한 전립선 조직을 제거하는 외과적 시술과정이다. 전립선 비대증은 50세가 넘은 남자에게서 일반적으로 생기며, 요도를 압박하고 소변보는 것이 힘들어진다. TURP는 빈뇨, 요실금, 요정체의 증상을 감소시켜 준다.

사정

- 소변의 색깔과 양
- 통증
- 활력징후

간호계획 및 수행

- 소변량을 모니터한다.
- 처방이 있다면 지속적인 방광세척을 유지한다.
- 과도한 출혈이 있거나 소변량이 적다면 의사에게 알린다.
- 통증을 조절한다.

간호평가 및 결과

- 대상자는 정상적인 배뇨를 경험한다.
- TURP와 수술 후 치료를 이해한다.

간호 시 고려사항

▶ 알파 환원효소 저해제, 아드레날린 분비 억제제, 전립선성장 저해제의 투여는 TURP의 필요성을 감소시킬수 있다.

▶ 드물게 방광세척용 수액이 흡수되어 나트륨과 수액의 불균형을 초래할 수 있으므로 전해질을 모니터한다.

▶ 악취가 나는 소변은 비뇨기계 감염을 의미할 수 있다.

▶ 대상자에게 성생활은 수술 후 6–8주 후에 가능함을 교육한다.

▶ 지속적 방광세척 동안의 적은 소변량은 방광내의 혈전으로 카테터가 막힘을 의미할 수 있으므로 의사에게 보고해야 한다.

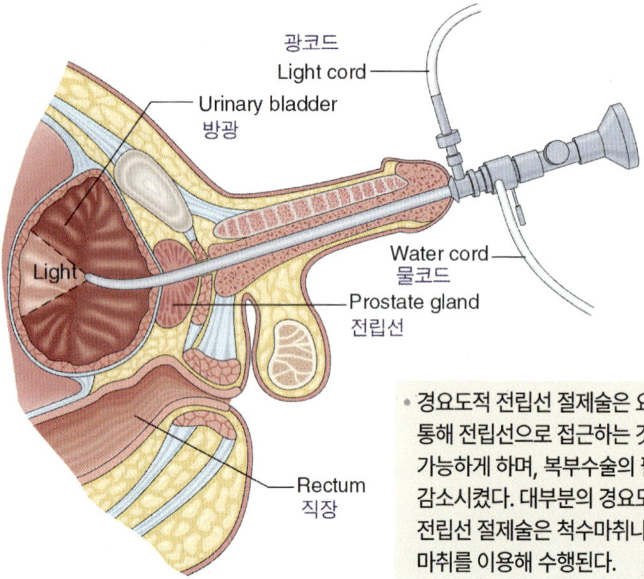

• 경요도적 전립선 절제술은 요도를 통해 전립선으로 접근하는 것을 가능하게 하며, 복부수술의 필요성을 감소시켰다. 대부분의 경요도적 전립선 절제술은 척수마취나 경막외 마취를 이용해 수행된다.

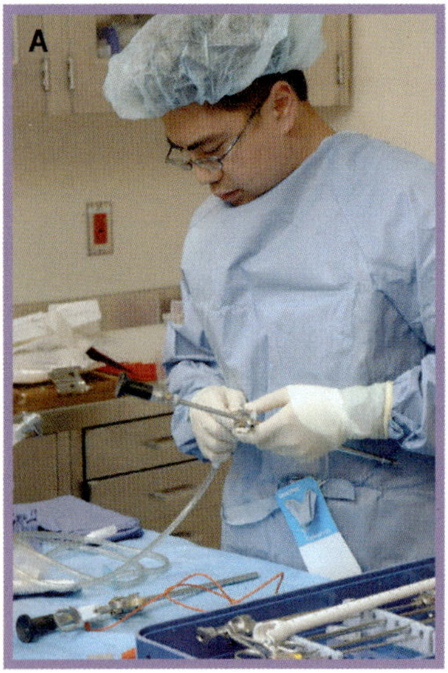

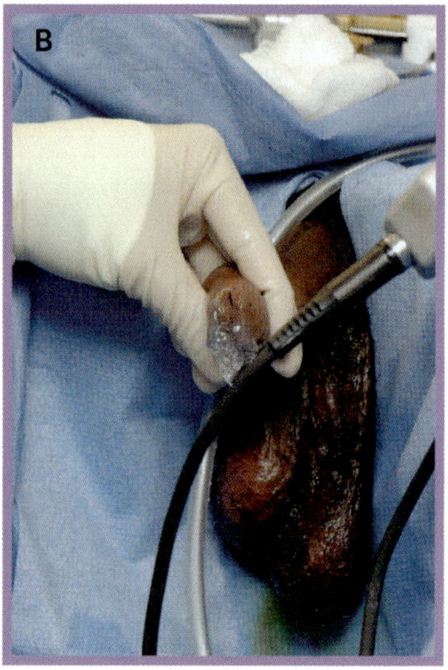

• (A) 수술부위를 노출시키고 인공 고관절을 삽입하도록 한다. 흡입기와 멸균거즈로 혈액을 제거하여 수술 과정동안 외과의사가 고관절을 더 잘 볼 수 있도록 한다.

• (B) 요도에 수용성 윤활제가 도포되어 있다.

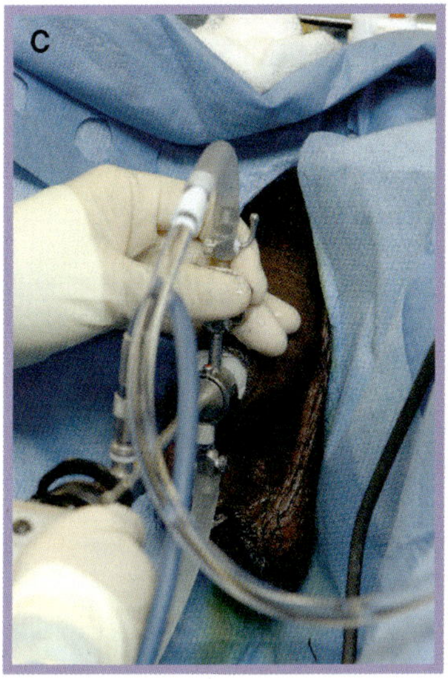

- (C) 내시경(scope)이 삽입되고 전립선까지 들어간다.

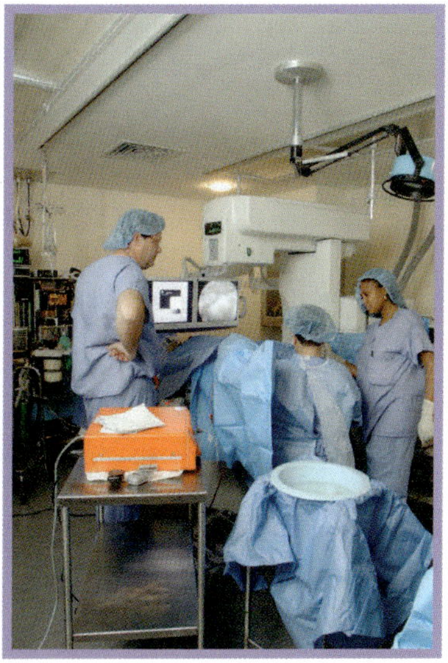

- 간호사는 시술과정 동안 기구를 이용해 의사를 돕고 대상자를 모니터한다. 마취과 의사는 수술과정동안 활력징후, 산소화, 진정의 수준을 모니터한다.

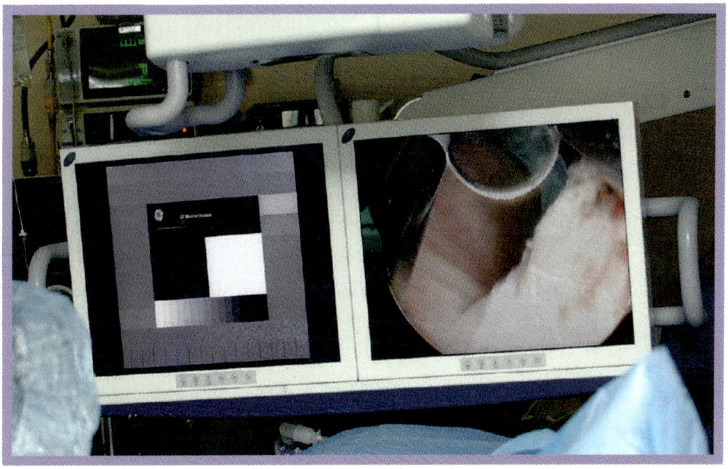

- 모니터는 카테터를 삽입하는 동안 의사가 경계표를 볼 수 있도록 해준다. 내시경(scope)이 음경에 삽입되고 방광을 향해 진행한다. 전립선은 방광 전에 위치한다. 커진 전립선 조직은 스크린에 보이듯이 요도를 좁게 한다

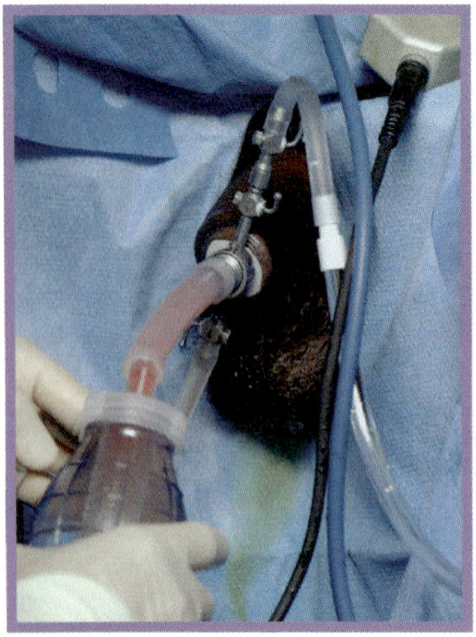

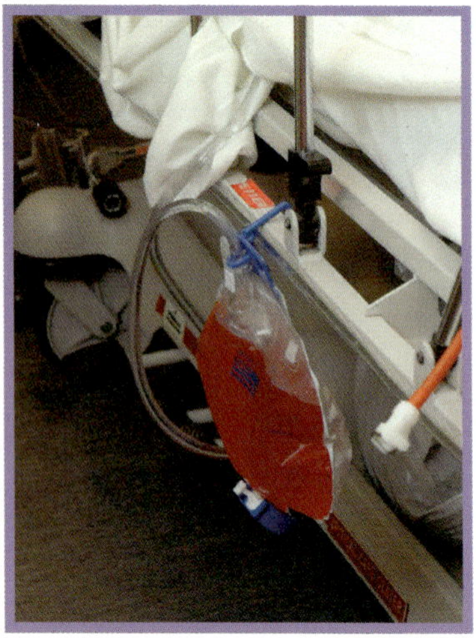

• 잘려진 조직은 전립선으로부터 수집된다. 의사는 scope을 가지고 요도가 넓어지고 전립선이 정상적인 크기가 될 때까지 전립선의 조직을 잘라낸다. 조직샘플은 전립선 암인지 확진하기 위하여 병리학 검사를 한다.

• (A) 수술 후에는 소변 색깔이 피가 섞여 있거나 '과일음료색깔' 일 수 있다. 전립선의 제거된 부위는 수술 후에 출혈이 있을 수 있고 이는 정상이다. 소변줄이 절제된 부위를 지나 방광 내에 있게 된다. 방광내에서 혈전이 생기는 것을 예방하기 위하여 세척하게 된다.

T

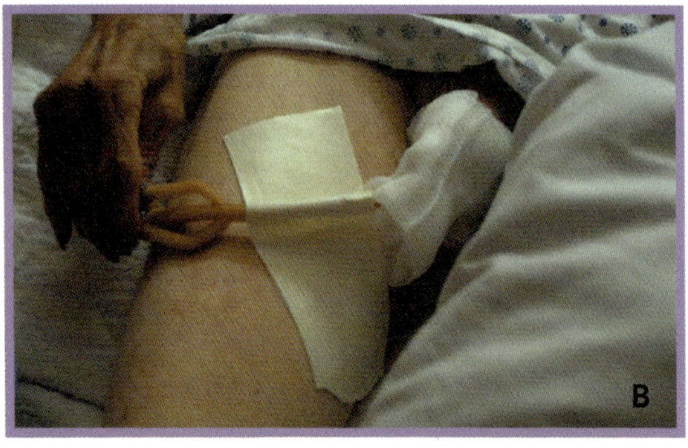

• (B) 지속적인 방광세척은 구멍이 세 개인 소변줄로 시행한다. 구멍 하나는 방광내로 세척액이 주입되는 것을 가능하게 하고, 혈전이 생성되는 것을 예방하고, 다른 하나는 소변이 주머니에 모이도록 하고, 세 번째는 방광에서 카테터가 빠지는 것을 예방하기 위하여 풍선을 부풀리도록 한다. 감소되는 소변량과 방광, 전립선, 직장 내의 통증의 증가는 혈전이 형성되어 소변과 세척액의 흐름을 막는 것일 수 있으므로 의사에게 알려야 한다.

정맥울혈 궤양 드레싱 교환
Venous Stasis Ulcer Dressing Changes

– 궤양 드레싱의 교환은 정맥울혈 궤양의 성공적인 치료를 위한 중요한 치료법이다. 의료인은 상처의 중증도, 크기와 치료에 대한 반응정도에 따라 다른 종류의 드레싱을 실시해야 한다. 습윤 상처 치료 생산품을 적용하거나 상처부위에 연고, 거즈드레싱과 음압을 제공하는 상처기구를 적용하는 압박 등이 일반적인 드레싱법이다. 다른 치료는 죽은조직제거술(죽거나 감염된 조직을 제거하는), 피부이식, 고압치료 등이 있다.

사정

- 상처 크기, 색깔, 깊이를 사정한다.
- 상처 배액물
- 상처치유에 영향을 미치는 요인(흡연, 부적절한 영양)을 사정한다.

간호계획 및 수행

- 처방에 따라 드레싱을 교환한다.
- 상처의 모양을 기록한다.
- 상처에 변화가 생기는 경우 의사나 창상전문간호사에게 알린다.
- 상처가 있는 사지를 올려준다.

간호평가 및 결과

- 간호사는 상처가 치유된다.
- 드레싱 교환의 목적과 과정을 이해한다.

간호 시 고려사항

▶ 정맥울혈 궤양 드레싱 교환은 수주 혹은 몇 달에 걸쳐 이루어진다. 대상자의 이해와 수행률은 상처 치유 과정에서 중요하다.

▶ 당뇨를 가진 대상자는 신경병증이나 사지의 부적절한 감각으로 인하여 궤양부위에 의도하지 않은 상해를 입을 수 있으므로 치유에 영향을 미칠 수 있다.

▶ 사회적 격리와 자아존중감이 문제가 될 수 있는데, 이는 공공장소에서 드레싱을 해야 할 필요가 생길 수 있으므로 당혹감의 원인이 될 수 있다.

▶ 처방이 난 드레싱의 종류는 치유과정동안 여러 차례 바뀔 수 있다.

▶ 대상자의 개인위생은 드레싱이 오염되는 것을 막고 추가적인 드레싱 교환을 예방하기 위하여 드레싱 교환시기에 임박해서 수행한다.

▶ 대상자는 드레싱이 떨어질까 봐 두려워서 움직이지 않으려한다면 간호사는 적절히 대상자에게 부동의 위험성을 교육한다.

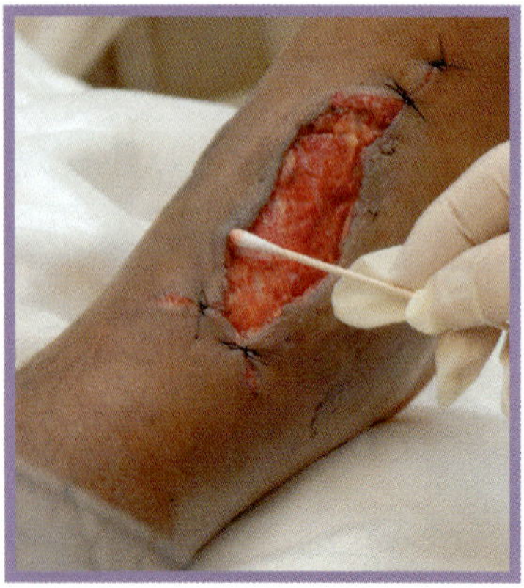

• 드레싱 교환의 목적은 궤양을 깨끗하게 하고, 감염이 없게 유지하고 치유를 증진시키는 것이다. 드레싱의 형태는 대상자의 활동성, 궤양의 크기와 감염이 있는지 여부, 의사의 기호에 따라 다르게 선택된다.

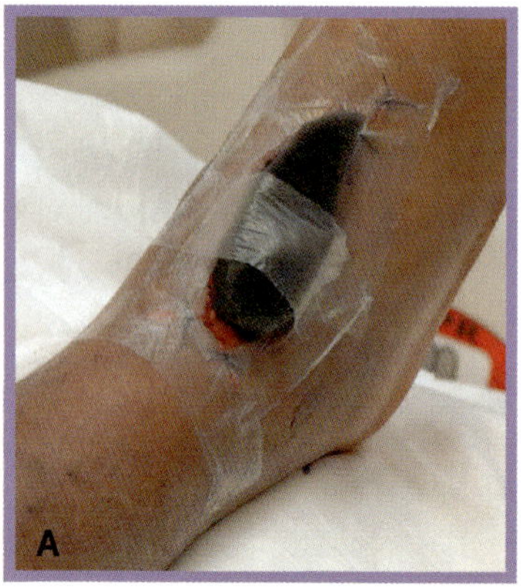

• (A) 정맥울혈 궤양 드레싱은 상처배액물을 제거하기 위하여 부드러운 흡입을 적용하고 육아조직형성을 향상시키기 위하여 foam type을 넣은 진공보조 상처기구를 사용하는 것이 포함된다. 상처는 멸균식염수로 세척하였으며 foam은 상처의 안쪽에 맞게 잘랐으며 밀폐드레싱이 적용되었다.

V

• 죽은조직제거술(debridement)은 괴사된, 감염된 조직을 제거하는 것이다. 이는 상처를 깨끗이 하고 건강한 조직의 육아조직형성이나 치유를 증진시킨다. 이 상처는 외과적으로 죽은 조직을 제거한 것으로 봉합은 상처가장자리의 피부가 서로 붙게 되는 것을 돕는다. 항생제 연고는 상처를 습하게 유지하고 박테리아의 성장을 예방하기 위하여 적용된다. 거즈 드레싱이 제공되고 그 부위는 운동성과 드레싱을 보호하기 위하여 감싸준다. 밴드나 압박스타킹을 이용하여 드레싱을 압박하는 것은 부종을 예방하고, 상처치유를 돕는다. 날짜, 시간, 이름의 첫 자 등을 드레싱위에 적는다. 상처의 모양, 크기, 드레싱의 종류를 대상자의 기록에 적는다.

• 궤양에 대한 기록의 예: 다리의 궤양은 왼쪽 발목의 안쪽 부분에 위치해있으며, 3*4cm 이고, 상처는 육아 조직이 깨끗하게 보이며 붉은 색이다. 상처 가장자리는 깨끗하다. 장액혈액성의 배액이 있다. 상처는 멸균식염수로 세척하였으며 항생제 연고를 적용하였다. 상처는 거즈로 덮었으며 탄력붕대로 감았다. 대상자는 치료과정동안 통증이나 다른 불편감은 없었으며 잘 지냈었다.

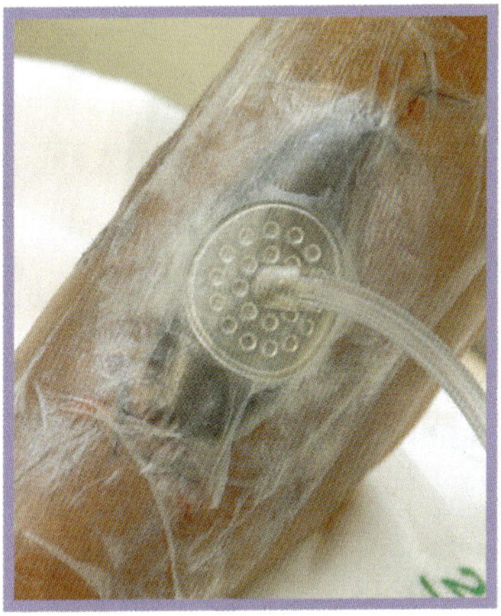

• 흡인 튜브를 foam안에 넣고 흡인을 하면 foam이 평형해지는데 이는 밀봉이 적절하다는 것을 의미한다. 밀봉이 부적절하다면, 드레싱을 다시 적용해야 한다. 흡인은 압박을 유지하여 상처의 치유를 돕는다(압력궤양부분 참고)

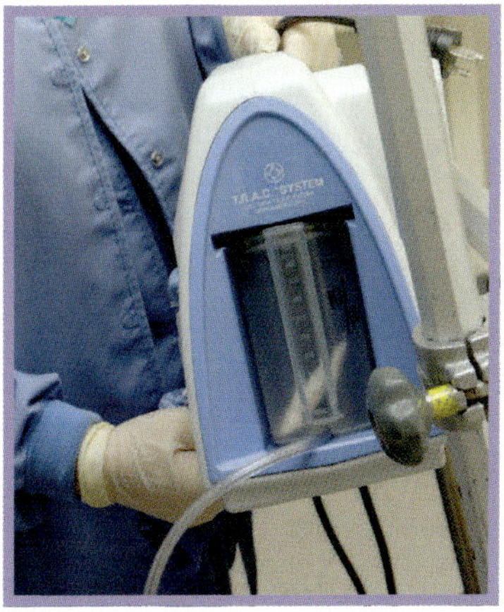

• 배액물은 진공보조 상처기구의 흡입부분의 용기에 모여진다. 간호사는 배액물의 양, 색깔, 냄새를 기록한다. 배액물은 대개 장액혈액성(분홍색이 보이는)이며 악취가 없다. 색깔이 검거나, 희거나 노란 배액물과 악취가 나는 것은 상처에 감염이 있음을 의미한다.

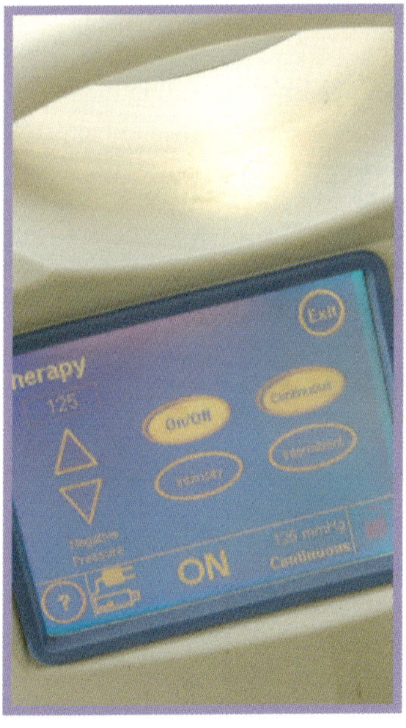

• 상처 진공 기구는 음압이 적용되는지 표시한다. 압력의 양도 보여주고 지시된 음압이 지속적인지 간헐적인지도 나타낸다. 세팅은 의사나 상처 간호사에 의해 처방된다. 음압은 드레싱이 교환될 때를 제외하고는 배액물을 제거하고 치유를 돕기 위하여 항상 지속되어야 한다. 만일 음압이 지속되지 않는다면, 드레싱이 부분적으로 벗겨지든지 시스템이 열린 것을 의미한다. 처방된 음압은 배액물을 끌어내는 것을 도와주는 '진공'의 양이다. 음압의 양과 지속적일지 간헐적일지의 여부는 상처의 크기와 배액물의 양에 달려있다. 상처의 크기가 작고 배액물의 양이 작은 상처에 음압을 작고 간헐적으로 거는 것에 비하여 더 많은 배액물을 가진 더 큰 상처에는 음압의 양이 더 크고 지속적일 것이다.

참고도서

· 간호사연구소.(2022).간호사 면접 보다 –면접관의 프레임과 면접자의 필살공식.포널스
· 간호사연구소.(2022).간호알고리즘 2판 –1권 – 내과계6개분야& 정신과.포널스
· 간호사연구소.(2022).간호알고리즘 2판 – 2권 – 외과계3개분야& 산부인과.포널스
· 간호사연구소.(2021).자소서 쓰다 – 간호사가 말하는 자소서 –.포널스
· 간호사적응연구소.(2023).약물작용기전노트 vol.1.포널스
· 간호사적응연구소.(2023).약물작용기전노트 vol.2.포널스
· 간호사적응연구소.(2022).의학용어 알고리즘.포널스
· 간호사적응연구소.(2023).포널스 임상매뉴얼 – 검사 · 약물 · 수술 외 – vol.1.포널스
· 간호사적응연구소.(2023).포널스 임상매뉴얼 – 질화별 A to Z – vol.2.포널스
· 간호사적응연구소.(2023).포널스 임상매뉴얼 – 건강사정 – vol.3.포널스
· 강경자외 .(2023).메이드인 간호사.포널스
· 김별아.(2022).수술실 별쌤 – 1권.포널스
· 김별아.(2022).수술실 별쌤 – 2권.포널스
· 김수연, 알엔지야.(2023).정맥주사 내비게이션.포널스
· 김지혜.(2021).신규간호사 24시 – 오답노트.포널스
· 김형숙외.(2023).임상간호테크입문서.포널스
· 김효선외 .(2019).사례중심의 환자안전 안내서.포널스
· 모형중, 김지현.(2020).콜라보 핵심간호술.포널스
· 박소진.(2022).간호사, 아무튼출근.포널스
· 박지혜.(2021).간호사, 알엔지야TV 병원이야기 – 1권.포널스
· 박지혜.(2021).간호사, 알엔지야TV 병원이야기 – 2권.포널스
· 세브란스 장루요루전문관리팀.(2016).장루요루관리.포널스
· 신에스더.(2022).간호대학 생활백서.포널스
· 암또.(2019).암또의 임상노트 – 1권 –.포널스
· 암또.(2021).암또의 임상노트 – 2권 –.포널스
· 우진하.(2016).수술실 매뉴얼 – 핸드북.포널스
· 윤혜상외.(2023).최신 수술실 매뉴얼 3판.포널스
· 이유경.(2023).의료기관인증평가 실무매뉴얼.포널스
· 이혜옥외.(2023).상처관리 – 2판.포널스
· 전지선.(2021).슬기로운 인공신장실 생활 – 1권.포널스
· 전지선.(2022).슬기로운 인공신장실 생활 – 2권.포널스
· 최영림.(2021).간호사 대학원완성하기.포널스
· 한국중환자간호학회.(2021).중환자간호 매뉴얼(ICU Manual) 3판.포널스
· 홍지수,오윤희.(2022).크램북(Vol1) – 벼락치기 임상간호 매뉴얼–.포널스